W0256715

Aus dem physiologischen Institute der Universität zu Berlin und
Aus dem psychologischen Laboratorium d. Nervenklinik d. Charité.

Der Einfluß psychischer Vorgänge auf den Körper

insbesondere auf die Blutverteilung.

Von

Professor Dr. med. Ernst Weber
an der Universität Berlin.

Mit 120 Textfiguren.

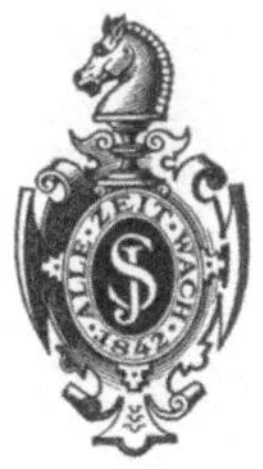

Springer-Verlag Berlin Heidelberg GmbH

Herrn Geheimrat Max Rubner

Herrn Geheimrat Theodor Ziehen

ISBN 978-3-642-50557-7
DOI 10.1007/978-3-642-50867-7

ISBN 978-3-642-50867-7 (eBook)

Softcover reprint of the hardcover 1st edition 1910

Vorwort.

Man darf sagen, daß wir über alle Lebenserscheinungen des menschlichen Körpers besser Bescheid wissen als darüber, wie die höheren psychischen Vorgänge zustande kommen. Eine Erweiterung unserer Kenntnisse in diesem Gebiete ist daher besonders erstrebenswert.

Wir dürfen aber nicht erwarten, durch die rein psychologischen Methoden allein jemals Kenntnis darüber zu erhalten, was die geistigen Vorgänge sind, und wie sie mit denen des Körpers zusammenhängen, sondern können das, wenn überhaupt, nur von der experimentell physiologischen Forschung erhoffen, denn immer müssen es irgendwelche körperliche Veränderungen sein, die psychischen Vorgängen zu Grunde liegen.

Die Veränderungen der nervösen Substanz, die während der verschiedenen psychischen Vorgänge im Gehirn selbst eintreten, sind den bisher bekannten Untersuchungsmethoden nicht zugänglich. Um so wichtiger ist es deshalb, gewisse andere physiologische Begleiterscheinungen der psychischen Vorgänge so weit genau festzustellen, als das unserer wissenschaftlichen Technik möglich ist.

Als solche physiologische Begleiterscheinungen sind alle körperlichen Veränderungen zu verstehen, die unter normalen Verhältnissen bei denselben psychischen Vorgängen bei allen Menschen und bei demselben Menschen immer wieder eintreten. Die Bedeutung dieser Erscheinungen wird klarer hervortreten, und sie werden vor Irrtümern sicherer bewahrt bleiben, wenn sie fixierbar sind, das heißt durch physiologische Methoden registriert und gemessen werden können, und wenn sie ferner von dem Willen der untersuchten Person nicht beeinflußt werden können.

Es ist Aufgabe dieses Buches, die physiologischen Methoden und die Ergebnisse der Untersuchung der verschiedenen körperlichen Begleiterscheinungen der psychischen Vorgänge oder Zustände zu schildern.

Besonders ausführlich wurden die Verschiebungen größerer Blutmengen von einem Körperteil zum anderen behandelt, die in sehr verschiedener Weise bei den einzelnen psychischen Vorgängen gesetzmäßig eintreten, denn diese Schwankungen der Blutverteilung sind keine relativ gleichgültigen Begleiterscheinungen, die nur als objektive Kennzeichen für das Eintreten bestimmter psychischer Vorgänge interessant sind, wie die anderen, sondern sie sind durch ihre Bedeutung für die bessere Ernährung und die damit gesteigerte Funktionsfähigkeit bestimmter Organe von weit größerer Wichtigkeit, als die anderen körperlichen Äußerungen psychischer Zustände, ja können durch die Veränderung der Ernährung des Gehirns Einfluß auf den Verlauf, die Dauer und die Stärke der psychischen Vorgänge selbst gewinnen.

Für die Anordnung des Stoffes war hauptsächlich der Gedanke maßgebend, von der Beschreibung der einfacheren Erscheinungen zu der von komplizierteren vorzuschreiten.

Grunewald, im Dezember 1909.   **Ernst Weber.**

Inhaltsverzeichnis.

I. Körperliche Äußerungen psychischer Vorgänge im allgemeinen und die Überschätzung ihrer Bedeutung.

a) Die Physiognomiker und Darwin.

Schon seit den ältesten Zeiten hat man beobachtet und Interesse dafür gehabt, daß der Puls sich bei Erregung verstärkt, daß die Gesichtshaut bei gewissen Gemütsbewegungen errötet oder erblaßt, daß bei Furcht die Glieder zittern, Schweiß ausbricht, der Atem stockt und anderes mehr, aber man ist merkwürdig lange Zeit hindurch nicht über phantastische Spekulationen darüber hinausgekommen, was diese körperlichen Begleiterscheinungen der psychischen Vorgänge zu bedeuten haben.

Da die wechselnden Ansichten über diese Verhältnisse für die in diesem Buche behandelten Untersuchungen völlig wertlos sind, sollen sie hier nicht ausführlich dargestellt werden.

Abgesehen von den Philosophen, wie Aristoteles, Descartes und dem nur mit leeren Phrasen arbeitenden Lavater, stützen sich auch die Autoren der späteren Werke über Physiognomik, Mimik und Verwandtes auf keine, oder meist sehr zweifelhafte naturwissenschaftliche Grundlagen, wie Piderit[1]), Gratiolet[2]), Mantegazza[3]) und andere, oder begnügen sich, wie z. B. Hughes[4]), mit der einfachen Aufzählung der Veränderungen des Gesichts und der Körperhaltung, ohne die Bedeutung dieser Veränderungen näher zu untersuchen.

Als Beispiel dafür, wie man in dieser Richtung einzelne Begleiterscheinungen der Affekte zu deuten suchte, seien nur die Ansichten mehrerer Autoren über das Zittern bei Furcht gegeben.

---

[1]) Piderit, Grundzüge der Mimik und Physiognomik. 1858.
[2]) Gratiolet, De la physiognomie et des mouvements d'expression. 1865.
[3]) Mantegazza, La physiognomie et l'expression des sentiments. 1889.
[4]) Hughes, Die Mimik des Menschen. 1900.

Haller[1]) sieht das scheinbar Unzweckmäßige des Zitterns bei Furcht ein, das verfolgten Tieren die Flucht erschwert oder unmöglich macht, meint aber, daß gerade diese Erschwerung der Flucht der Zweck dieser Einrichtung sei, denn die fruchtbaren Tiere müßten von den unfruchtbaren gefressen werden, damit das Gleichgewicht unter den verschiedenen Tierarten erhalten bliebe.

Noch in neuester Zeit findet Mantegazza[2]) das Zittern deshalb nützlich, weil dadurch Wärme erzeugt wird, und die bei Furcht eintretende Abkühlung dadurch beseitigt wird! Selbst die Erklärung eines Darwin[3]) für das Zittern bei Furcht mutet sehr sonderbar an. Er hält das Zittern für eine „assoziierte Gewohnheit". Wenn nämlich Tiere erschreckt werden, so flüchten sie, bis vollständige Erschöpfung mit Zittern der Muskeln und starkem Schweiße die weitere Flucht unmöglich macht. Da nun die Nervenerregung mit Vorliebe die gewohnten Bahnen einschlägt, bringt es nach Darwin die Gewohnheit, bei Furcht die Flucht zu ergreifen, mit sich, daß schließlich die Begleiterscheinungen der durch sie herbeigeführten Erschöpfung durch Gedankenassoziation schon zu Begleiterscheinungen der Furcht werden.

Auf die wirkliche Bedeutung des Zitterns bei Furcht soll hier nicht eingegangen werden, wohl aber auf das eben erwähnte Werk Darwins, das, obwohl es eins der schwächeren Werke Darwins ist, neben dem Werke Spencers den Übergang bildet von den unwissenschaftlichen physiognomischen Werken zu den streng physiologischen Untersuchungen über dieses Gebiet.

Es seien deshalb aus seinem Buche einige Beispiele ausgewählt, um zu zeigen, in welcher Weise er den Stoff im einzelnen behandelt, obgleich der Versuch des Werkes im ganzen, die Affektäußerungen bei Mensch und Tier gleichmäßig durch die Entwicklungsgesetze zu erklären, als nicht erreicht anzusehen ist.

---

[1]) Haller, Elementa physiologiae. Tom. V. lib. 17.

[2]) Zit. oben. Kap. 7.

[3]) Darwin, Der Ausdruck der Gemütsbewegungen bei Menschen und Tieren. 1872. Hendel, S. 77.

Die Methode Darwins bestand darin, daß er

1. die Ausdrucksbewegungen an Kindern und Geisteskranken studierte, da sie bei diesen am ungehemmtesten und reinsten sich zeigen.

2. Daß er in bestimmter Weise die Photographien aus dem Werke von Duchenne[1]), die von Personen stammten, bei denen vorher gewisse Muskelgruppen des Gesichts durch Elektrisierung künstlich zur Kontraktion gebracht worden waren, benutzte. Diese Photographien zeigte er zahlreichen Freunden und ließ sie angeben, welcher Affekt in dem betreffenden Gesicht ausgedrückt sei. Stimmten die Urteile der gefragten Personen für einen bestimmten Affekt überein, so nahm er an, daß die Kontraktion derselben Muskelgruppen auch den Affekt selbst begleite.

3. Darwin untersuchte weiterhin, ob bei denselben Affekten bei allen Völkern, besonders auch bei denen, die wenig mit Europäern in Berührung gekommen waren, dieselben Ausdrucksformen vorhanden seien. Er setzte zu dem Zwecke ausführliche Fragebogen in allen englischen Kolonien in Umlauf und erhielt wertvolle Auskunft.

4. Er beobachtete endlich auch den Ausdruck der Leidenschaften bei den Tieren, da er bei diesen am leichtesten den Ursprung der verschiedenen Ausdrucksbewegungen nachgehen zu können glaubte.

Darwin beschränkt sich in seinem Buche nicht auf die Begleiterscheinungen der Affekte, sondern berührt mit seinen Erklärungen auch andere mimische Bewegungen. So hatte er festgestellt, daß bei allen Völkern die Bejahung durch Kopfnicken, die Verneinung durch Abwenden des Kopfes seitwärts oder rückwärts ausgedrückt wird und erklärt, offenbar mit vollem Rechte, diese Bewegung damit, daß sie von den ersten Gewohnheiten des Kindes herrührt, bei dem der erste Akt der Verneinung darin besteht, daß es seinen Kopf von der gebotenen Nahrung abwendet, der der Bejahung, daß es den Kopf darauf senkt.

Auch die Erklärung, die er für das Aufrichten oder Sträuben der Haare und Federn der Tiere bei Zorn gibt, kann uns noch

---

[1]) Duchenne, Mécanisme de la physiognomie. 1862.

allenfalls einleuchten. Darwin geht davon aus, daß viele Tiere, wenn sie angegriffen werden und in Zorn geraten, den Gegner zunächst durch Schrecken in die Flucht zu jagen suchen. So fletschen Hunde die Zähne, viele Tiere brüllen zu diesem Zwecke oder erzeugen durch besondere Apparate lautes Geräusch, wie die Klapperschlangen, andere suchen sich dadurch ein furchtbareres Äußere zu geben, daß sie künstlich ihre Gestalt vergrößern. Dies tut der Frosch durch Aufblasen des Leibes, die Katze durch den bekannten „Katzenbuckel", und demselben Zwecke dient nach Darwin das Aufrichten der Haare, Fleischanhänge und Federn vieler Tiere, wenn sie angegriffen oder gereizt werden. (Der ursprüngliche Nutzen des Federsträubens ist die Vertreibung von Insekten und die Beseitigung von Schmutz.)

Viel unbefriedigender sind die Ausführungen Darwins über die Bedeutung des Weinens bei Gemütsbewegung. Er stützt sich darauf, daß die natürliche Reaktion des Naturmenschen, wie des Kindes, auf Schmerz und Unbehagen ein lautes Hilfeschreien ist, bei dem nach physiologischen Gesetzen eine venöse Stauung des Blutes in den äußeren Gefäßen eintritt. Diese Stauung würde den zarten Blutgefäßen des Auges gefährlich werden, wenn nicht gleichzeitig die Ringmuskeln der Augen sich zusammenzögen und so einen Gegendruck auf den Augapfel herbeiführten, durch den das Platzen der kleinsten Augengefäße verhütet werde.

Reflektorisch werde dann durch die plötzliche Druckerhöhung im Auge, offenbar wie bei einem Schlag aufs Auge, Tränensekretion verursacht. Nach Darwin kommt es schließlich mit Hilfe der assoziierten Gewohnheit beim Kulturmenschen dahin, daß beim bloßen Gedanken an Leid Tränen sezerniert werden, ohne daß dabei geschrien und der Ringmuskel des Auges kontrahiert wird. In dem Zucken der Muskeln um die Augen sieht Darwin noch die Spuren des ursprünglichen Nervenimpulses.

Sicherlich ist diese Erklärung wenigstens insofern falsch, als nicht die Blutstauung infolge des Schreiens allein zum Tränenerguß führt. Man kann nicht absichtlich durch lautes Schreien eine einigermaßen ergiebige Tränenabsonderung herbeiführen, ferner vergießt das neugeborene Kind trotz heftigsten Schreiens noch keine Tränen, und endlich sind auf Veranlassung Darwins selbst Beobachtungen an frisch gefangenen Elefanten auf Ceylon angestellt worden, nach denen diese Tiere trotz stärksten Brüllens keine Tränen sezernierten.

Bei manchen anderen Erklärungsversuchen Darwins liegt ihre Schwäche noch viel mehr auf der Hand. So hat er zwar vielleicht recht, wenn er meint, die Lokalisierung des Errötens bei Scham auf Kopf und Hals hänge damit zusammen, daß wir uns bewußt wären, die Aufmerksamkeit der uns beobachtenden Personen richte sich besonders auf das unbekleidete Gesicht, das zudem noch, als den Temperaturwechseln stark ausgesetzt, besonders empfindliche Gefäße besitze (wie sie dann freilich auch die Hände haben müßten), aber er darf es weiterhin nicht als Erklärung des Errötens selbst bezeichnen, wenn er einfach behauptet, ohne irgendwelche Versuche darüber angestellt zu haben, daß die eifrig von uns auf einen Körperteil gerichtete Aufmerksamkeit durch Störung der tonischen Kontraktion der in Betracht kommenden Blutgefäße das Erröten der Haut herbeiführe.

Wenig einleuchtend ist unter anderem auch die Meinung Darwins über die Bedeutung des Achselzuckens bei Unvermögen, Hilflosigkeit, das im Verein mit anderen Zeichen der Hilflosigkeit nur einen unbewußten Gegensatz gegen das Zurückwerfen der Schultern, Aufrichten des Kopfes bei dem entgegengesetzten Affekt, dem Zorn, darstellen soll. Auch sonst benutzt Darwin das „Prinzip des Gegensatzes“ oft zur Erklärung, nach dem bei psychischen Vorgängen, die das direkte Gegenteil anderer sind, sich die Neigung zeigt, mimische Gebärden der entgegengesetzten Art zu entwickeln, wie sie bei jenen Affekten ursprünglich zweckmäßig herangebildet worden waren.

Wie man aus diesen Beispielen wohl erkennt, enthalten die Deutungsversuche der Erscheinungen auch in Darwins Werk manche Schwächen neben manchem vielleicht Richtigen. Wertvoll wird aber immer die reiche Sammlung neuer Tatsachen bleiben, und sicherlich steht das Werk auf einer viel höheren Stufe als alle früheren Werke ähnlicher Art.

b) Die Theorie von James und Lange.

Mehr und mehr wandte sich die Aufmerksamkeit auch der Psychologen der Bedeutung der körperlichen Begleiterscheinungen der psychischen Vorgänge zu, und zwar besonders der der Affekte, die ja am auffälligsten sind und der einfachen Beobachtung vor Anwendung der exakten physiologischen Methoden am leichtesten zugänglich waren. Wie meist beim Auftauchen neuer Gedankenrichtungen kam es auch hierbei zunächst zu einer starken Überschätzung der Bedeutung der körperlichen Begleiterscheinungen für das Zustandekommen der Affekte.

Diese Richtung ist am deutlichsten in einer Theorie über das Verhältnis der körperlichen Begleiterscheinungen der Affekte zu den Affekten selbst von dem dänischen Pathologen Lange[1]) und dem englischen Psychologen James[2]) ausgesprochen, die sich gleichfalls noch nicht auf exakte physiologische Untersuchungen, sondern nur auf Beobachtungen allgemeiner Art stützten.

Die bis dahin geltende Anschauung war die, daß die Sinneseindrücke, die zu einem Affekt führen, zur Hirnrinde gelangen, dort die erworbenen Assoziationsmechanismen erregen und in Verbindung mit der Erinnerung an die Erfahrungen, die bei ähnlichen Sinneseindrücken früher gemacht wurden, den Affekt herbeiführen. Dann erst pflanzt sich nach dieser Anschauung die Erregung zu den Hirnzentren fort, die die Blutgefäße, die Schweißdrüsen, die Muskeln, die Bauchorgane usw. beherrschen und die körperlichen Begleiterscheinungen des Affekts an diesen Teilen herbeiführen. Endlich wirken die Veränderungen an diesen peripheren oder extracerebralen Körperteilen wieder durch die sensiblen Nerven auf das Hirn zurück, gelangen dort zum Bewußtsein und können ihrerseits wieder verstärkend auf den schon bestehenden Affekt einwirken.

James und Lange behaupten nun, daß der Affekt erst durch diesen letzten Teil des Vorgangs überhaupt entsteht, daß der Affekt also nur in dem Bewußtwerden der Veränderungen besteht,

---

[1]) C. Lange, Über Gemütsbewegungen, deutsch. 1887.
[2]) W. James, Principles of Psychology. London 1901. t. II.

die durch die körperlichen Begleiterscheinungen bewirkt werden. Nach ihnen pflanzt sich also der Sinneseindruck, den wir z. B. von einem Räuber in uns aufnehmen, der mit geschwungenem Messer auf uns losstürzt, von dem Aufnahmezentrum der Gesichtsempfindungen im Gehirn auf die Zentren der vegetativen Organe fort, ohne daß wir zunächst erschrecken. Durch Erregung dieser vegetativen Zentren erblaßt die Haut infolge der Kontraktion der Blutgefäße, Schweiß bricht aus, der Herzschlag wird stark verändert, der Atem stockt, und indem diese körperlichen Veränderungen uns zum Bewußtsein kommen, empfinden wir heftigen Schreck. Die Affekte bestehen also nur aus dem Empfinden ihrer jeweiligen Begleiterscheinungen: wir werden bekümmert, weil uns das Weinen zum Bewußtsein kommt, schämen uns, weil wir das Erröten der Haut fühlen usw.

James meint, es sei eine allgemeine Beobachtung, daß beim Erschrecken vor irgendeinem Gegenstand die körperlichen Begleiterscheinungen eintreten, bevor eine bestimmte Vorstellung von einer Gefahr im Gehirn sich geformt habe. Die Hauptargumente für die Theorie sind aber folgende.

Lange sagt: ,,Man nehme bei dem Erschrockenen die körperlichen Symptome fort, lasse seinen Puls ruhig schlagen, seinen Blick fest sein, seine Farbe gesund, seine Bewegungen sicher, seine Sprache ruhig, seine Gedanken klar — was bleibt dann noch von seinem Schreck übrig?‘‘ In demselben Sinne führt James aus, daß der Zorn z. B. verschwindet, wenn man seine Begleiterscheinungen unterdrückt, indem man sich zwingt, ruhig bis 10 zu zählen, oder wenn man mit kaltem Wasser übergossen wird.

Das andere Argument wird besonders von Lange hervorgehoben. Er stützt sich darauf, daß durch Einnehmen gewisser Medikamente Affekte und Stimmungen künstlich hervorgerufen werden können, ohne daß irgendein neuer psychischer Eindruck dabei eine Rolle spielt. So wird der Alkoholtrinker lustig und mutig, weil durch den Alkohol alle Begleiterscheinungen des neuen Affekts, besonders an den Blutgefäßen, herbeigeführt werden, die eben nach Lange den Affekt ausmachen. Nach anderen Mitteln treten Wutausbrüche ein, und wieder andere ,,Übelkeit erregende" Substanzen führen eine deprimierte Stimmung herbei.

In ganz gleicher Weise können nach Lange durch rein körperliche Veränderungen infolge von Krankheitsprozessen, die besonders den vasomotorischen Apparat betreffen, oft langdauernde Affekte bestimmter Art herbeigeführt werden, ohne daß dafür ein äußeres Motiv vorhanden ist. Lange stellt folgendes Schema der für jeden Affektzustand charakteristischen Begleiterscheinungen am Körper auf:

Schwächung der willkürlichen Innervation . . . . = Enttäuschung,
    „   „   „   „   + Gefäßverengerung = Kummer,
    „   „   „   „   +   „
                                          + Spasmus der organischen Mus-
                                        keln . . . . . = Schreck,
    „   „   „   „   + Inkoordination . = Verlegenheit,
Erhöhung der willkürlichen Innervation + Spasmus der organischen Muskeln = Spannung,
    „   „   „   „   + Gefäßerweiterung = Freude,
    „   „   „   „   +   „
                                          + Inkoordination = Zorn.

Die Hauptargumente James' und Langes werden scheinbar gestützt durch die Beobachtung, daß in der Tat ein Schmerz durch heftiges Weinen oft noch stärker wird, daß der gute Schauspieler durch Nachahmen der Gebärden eines Erregten wirklich in stärkere Erregung zu geraten glaubt. Ferner scheint es wirklich so, als ob Personen, deren Blutgefäßsystem empfindlicher und beweglicher ist als das anderer, wie es im allgemeinen bei den Frauen im Gegensatz zu den Männern der Fall ist, leichter und in stärkere Affektzustände geraten können als die „Nicht-Vasomotoriker".

James erwartete, daß bei solchen sehr seltenen pathologischen Fällen, bei denen die Gefühlsfähigkeit der äußeren und besonders der inneren Organe zum größten Teil aufgehoben ist, auch Unfähigkeit vorhanden sein müßte, Affekte zu haben, da ja dann die körperlichen Begleiterscheinungen nicht mehr zum Bewußtsein gelangen. Der einzige Fall, der aber daraufhin untersucht wurde[1]), entsprach diesen Erwartungen nicht, und nur bei hypnotischen

---

[1]) James, S. 455.

Experimenten[1]), in denen die Gefühlsfähigkeit der inneren Organe wegsuggeriert wurde, soll angeblich auch Unfähigkeit der Personen eingetreten sein, in Affektzustände zu geraten.

Schon aus dem Titel dieses Buches geht hervor, daß ich nicht auf dem Standpunkt stehe, daß die bisher bekannten körperlichen Begleiterscheinungen psychischer Vorgänge die Ursachen dieser Vorgänge sind, wie James und Lange meinen. Beim näheren Zusehen zeigt es sich, daß alle Gründe, die für die James-Langesche Gefühlstheorie angeführt werden, nur Scheingründe sind, daß sie entweder völlig irrtümlich sind oder richtige Beobachtungen in übertriebener und falscher Weise deuten.

Diese Lehre hat deshalb auch starke Zurückweisung durch viele Autoren, wie z. B. Irons[2]), Lipps[3]) und besonders Stumpf[4]), erfahren.

Daß zunächst Selbstbeobachtung irgendeinen ernsthaften Wert für die Frage hat, ob die Begleiterscheinung eines Affekts eher entsteht als der Affekt selbst, ist ausgeschlossen. Es sind zu viel Beispiele dafür bekannt, wie groben Irrtümern man in dieser Beziehung unterworfen ist, als daß es nötig wäre, darauf näher einzugehen. Wenn man auch beim Erschrecken vor irgendeinem Anblick sich noch keine Vorstellung einer bestimmten Gefahr gebildet hat, bevor man zusammenzuckt, so ist damit noch keineswegs gesagt, daß nicht eine unbestimmte Vorstellung der Gefahr, die eben mit einem Affektzustand verbunden ist, schon vorher bestanden hat. Eine präzise Vorstellung einer bestimmten Gefahr ist keineswegs die Vorbedingung für das Zustandekommen eines affektiven Zustandes. Gerade James spricht an anderen Stellen viel von psychischen Vorgängen, die nicht völlig klar zum Bewußtsein zu kommen brauchen und darum doch vorhanden sind.

So ist durch diese oberflächlichen Beobachtungen keineswegs bewiesen, daß die Begleiterscheinungen dem Bewußtwerden des

---

[1]) Sollier, De la sensibilité et de l'émotion. Revue philosoph. **37**, 241. 1894.

[2]) Irons, Prof. James Theorie of Emotion. Mind 1894. S. 77 ff.

[3]) Lipps, Göttingsche gelehrte Anzeigen 1894, S. 98 ff.

[4]) Stumpf, Über den Begriff der Gemütsbewegung. Zeitschr. f. Psychol. **21**, 63 ff. 1899.

Affekts selbst vorausgehen, im Gegenteil haben aber A. Lehmann[1]) und M. Kelchner[2]) mit exakten Maßmethoden gezeigt, daß sie den subjektiven Erscheinungen folgen.

Wenn ferner behauptet wird, da es keine Affekte ohne körperliche Begleiterscheinungen gebe und deshalb eben die Begleiterscheinungen die Affekte selbst ausmachen, so sagt Irons[3]) über diesen Satz sehr richtig, daß es dasselbe sei, wenn man behaupte, da es keinen Apfel ohne eine Form gebe, so bedeute die Form den Apfel selbst.

Natürlich ist kein Affekt ohne alle körperlichen Veränderungen möglich, da es irgendwelche molekularen Hirnveränderungen sein müssen, mit denen er fest verknüpft ist, und die wieder die anderen körperlichen Begleiterscheinungen herbeiführen; aber daß der psychische Vorgang immer mit Veränderungen auch in den peripheren, extracerebralen Körperteilen verbunden ist, beweist natürlich durchaus nicht, daß diese Veränderungen den Affekt erst herbeiführen. Wenn der Zornige bisweilen ruhiger wird, wenn er bis 10 zählt, so ist die Ursache einfach die Ablenkung von dem zum Affekte führenden Gedankengang, die das Aufkommen anderer ruhigerer Gedankenrichtung erleichtert. Ebenso ist es bei dem kalten Wassergusse, der zur Beruhigung wütender Kranken angewendet wird.

Das weiter herangezogene Argument der affektiven Wirkung der Medikamente ist äußerst schwach. Gewiß wirkt der Alkohol exzitierend auf den vasomotorischen Apparat, aber das ist bei weitem nicht seine einzige Wirkung, er beeinflußt sicher auch die Gehirnsubstanz selbst, bewirkt dort das Wegfallen von Hemmungen und erleichtert die Gedankenassoziation. Dadurch werden im Gehirn neue Verhältnisse geschaffen, die einen affektiven Zustand herbeiführen können, ohne daß neue psychische Momente entsprechender Art von außen hinzuzukommen brauchen, denn sonst gleichgültige äußere Eindrücke werden von dem Gehirn in seinem veränderten

---

[1]) A. Lehmann, Die Hauptgesetze des Gefühlslebens 1892. Körperliche Äußerungen psychischer Zustände 1899—1905.

[2]) M. Kelchner, Archiv f. Psychol. 1905.

[3]) Irons, zit. oben.

Zustand anders aufgenommen als sonst und haben die gleiche Wirkung wie bei normalem Zustand Eindrücke, die einen solchen Affekt herbeizuführen geeignet sind. Es brauchen also durchaus nicht die vasomotorischen Änderungen in den peripheren Körperteilen zu sein, die den affektiven Zustand der Alkoholiker ausmachen.

Die Unlustempfindungen infolge von Einnehmen gewisser Medikamente wie Brechweinstein usw. oder infolge von Herzklopfen, Magendrücken und anderen Organveränderungen sind noch keine Affekte, sondern werden das erst dadurch, daß gewisse Befürchtungen damit verknüpft werden. Daß aber Verletzungen und krankhafte Veränderungen der Organe als Unlust und Schmerz empfunden werden, hat mit der James - Langeschen Theorie nichts zu tun. Endlich handelt es sich bei den Krankheitszuständen, die mit Änderungen des Affektzustandes verbunden sind, wie Melancholie und Manie, höchstwahrscheinlich nicht allein um vasomotorische Veränderungen.

Wie schon erwähnt, entsprach auch der Befund bei den Personen, deren Sensibilität größtenteils erloschen war, nicht den Erwartungen James', obwohl selbst stark herabgesetzte Affektfähigkeit bei solchen Patienten nicht viel beweisen würde, wie Stumpf[1]) hervorhebt, da natürlich der ganze intellektuelle Zustand solcher Patienten stark leiden muß, wenn ihnen durch Abhandenkommen der Sensibilität, besonders auch der inneren Organe, fast alle Unterscheidungsmerkmale zwischen ihrem und fremden Körpern genommen sind, und damit zugleich auch die Anhaltspunkte zur Bildung von Urteilen, auf denen sich die Affekte aufbauen. Die Versuche mit hypnotischer Suggestion in dieser Beziehung machen einen höchst unsicheren Eindruck, und ihre Ergebnisse sind keinesfalls als sicher zu betrachten, wie Stumpf[2]) genauer ausführt.

Die Unrichtigkeit der Theorie von James und Lange geht besonders auch daraus hervor, daß keineswegs beim Vorhandensein gleicher oder doch sehr ähnlicher körperlicher Begleiterscheinungen

---

[1]) Stumpf, zit. oben S. 72.
[2]) Stumpf, zit. oben S. 72—74.

auch dieselben oder ähnliche psychische Vorgänge gleichzeitig vorhanden sind. So sind die von Lange beobachteten Begleiterscheinungen der Freude fast genau dieselben wie die des Zornes (siehe obiges Schema), es tritt Erweiterung der äußeren Blutgefäße, Herzklopfen und Neigung zu stärkeren Bewegungen auf. Nach Lange ist der Unterschied nur der, daß bei Zorn eine Neigung zu unkoordinierten Bewegungen (Um-sich-Schlagen usw.) auftritt, bei Freude dagegen zu koordinierten, gemäßigten Bewegungen. Aber schon Stumpf[1]) hebt hervor, daß dieser Unterschied illusorisch ist, da auch bei starker Freude Neigung zu unkoordinierten Bewegungen vorhanden ist (Freudentaumel usw.), so daß diese körperlichen Begleiterscheinungen, die von Lange und James hierbei allein berücksichtigt werden, bei Freude und Zorn völlig gleich sind, obwohl es doch sehr kühn wäre, zu behaupten, daß diese Affekte einander sehr ähnlich sind.

Auf die Schwäche mancher physiologischer Vorstellungen besonders Langes näher einzugehen, ist wertlos. So nimmt er ohne weiteres an[2]), daß alle die Gefäßveränderungen, die er an der Oberfläche des Körpers beobachtete, sich auch aufs Innere des Körpers erstrecken, während in den späteren Kapiteln dieses Buches gerade das Gegenteil bewiesen werden wird. Dann meint er unter anderem, daß die Gewaltsamkeit des Wütenden durch die Überfüllung des Gehirns mit Blut veranlaßt werde, während wir später bei verschiedenen anderen psychischen Vorgängen gleichfalls eine starke Zunahme der Blutfülle des Gehirns kennen lernen werden, die durchaus keine derartigen Folgen haben.

Trotz allem enthält die Theorie von James und Lange manches Richtige, das aber vorher schon nicht völlig unbekannt war.

Es ist möglich, wenn bei dem Entstehen eines schwachen affektiven Zustandes verhältnismäßig starke Begleiterscheinungen an den extracerebralen Körperteilen entstehen, und diese Veränderungen durch die sensiblen Nerven zurückgeleitet im Zentralorgan zur Empfindung gelangen, daß dann durch assoziative Vorgänge, d. h. durch unbestimmte Erinnerung an Umstände, unter

---

[1]) Stumpf, zit. oben S. 90.
[2]) Lange, zit. oben S. 44.

denen früher noch heftigere körperliche Begleiterscheinungen von Affekten zum Bewußtsein gelangten, der anfänglich schwache affektive Zustand dadurch verstärkt wird. So mag es sich auch erklären, daß bei solchen Personen, deren körperliche und zwar vor allem vasomotorische Begleiterscheinungen besonders leicht erregbar sind, wie es im allgemeinen bei den Frauen zutrifft, durch denselben äußeren Anlaß ein stärkerer Affekt hervorgerufen wird als bei anderen, deren Ausdrucksbewegungen nicht so leicht auf affektive Einflüsse reagieren.

Immer ist aber in solchen Fällen, im Gegensatz zu der Ansicht von James und Lange, Vorbedingung, daß ein, wenn auch schwacher Affektzustand schon vorher vorhanden war, durch den erst die Begleiterscheinungen ausgelöst wurden.

Im letzten Abschnitte dieses Buches werde ich auf diese Verhältnisse zurückkommen.

Während alle die bisher besprochenen Untersuchungen, soweit sie nicht nur vage Spekulationen waren, auf bloßer Beobachtung leicht erkennbarer äußerer Veränderungen des Körpers beruhten, die natürlich, wie alle subjektiven Beobachtungen, vielen Irrtümern ausgesetzt sind, wollen wir uns nun zu solchen Untersuchungen der körperlichen Begleiterscheinungen wenden, die den wissenschaftlichen Anforderungen genügen, und auf deren Ergebnisse gestützt man mit größerer Sicherheit zu richtigen Vorstellungen gelangen kann über die Beziehungen zwischen den psychischen Vorgängen und den gleichzeitigen Veränderungen sowohl an den peripheren Körperteilen, wie am Gehirn selbst, soweit sie den physiologischen Untersuchungsmethoden bisher zugänglich waren.

II. Die verschiedenen physiologischen Methoden der Registrierung körperlicher Begleiterscheinungen der psychischen Vorgänge.

a) Die Messung feinerer Bewegungen willkürlicher Muskeln.

Während man die gröberen Ausdrucksbewegungen der willkürlichen Muskeln, die mimischen Gebärden, nur durch Momentphotographie im allgemeinen fixieren kann, kommt es bei verschiedenen psychischen Vorgängen auch zu feinen Bewegungen der willkürlichen Muskeln, die der einfachen Beobachtung unzugänglich sind, aber durch bestimmte Methoden registriert werden können, wie R. Sommer[1]) gezeigt hat.

Die Veranlassung zur Ausbildung dieser Methode war die Beobachtung der Möglichkeit des sogenannten „Gedankenlesens", das darin besteht, daß einzelne besonders fein organisierte oder geübte Menschen durch Berührung der Hand eines anderen einen von diesem versteckten Gegenstand finden können, indem sie die von der berührten Person unbewußt ausgeführten feinen Bewegungen fühlen und dadurch die Annäherung an den versteckten Gegenstand merken.

Fig. 1 zeigt den Apparat[2]), den Sommer benutzte, um die unmerklichen Hand- und Fingerbewegungen nach allen drei Dimensionen hin zu registrieren. Der Finger wird durch ein Gummiband auf der für ihn bestimmten Unterlage etwas angedrückt, und durch die drei verschiedenen Schreibstifte werden die Bewegungen des Fingers nach jeder der drei Dimensionen gesondert auf der rotierenden, berußten Registriertrommel verzeichnet.

Durch ein kompliziertes Hebelwerk, dessen ausführliche Beschreibung hier zu weit führen würde, werden die Bewegungen des

---

[1]) R. Sommer, „Eine Methode zur Untersuchung feinster Ausdrucksbewegungen." Verhandlungen d. Kongresses f. innere Medizin 1896, S. 574. — „Die Dreidimensionale Analyse d. Ausdrucksbewegungen". Z. f. Psychol. **16**. 1898.

[2]) Aus dem Kataloge der Firma E. Zimmermann, Leipzig.

Fingers nach seitwärts, vor- und rückwärts so umgesetzt, daß alle drei Schreibstifte sich in einer Ebene bewegen und so ihre Kurven auf derselben Trommel verzeichnen können. Es können auf diese Weise sehr komplizierte Bewegungen graphisch völlig exakt fixiert werden, und später kann ein genauer Schluß auf die Aufeinanderfolge der Bewegungen nach den verschiedenen Richtungen gezogen werden, wenn die Schreibstifte hinreichend genau untereinander eingestellt waren.

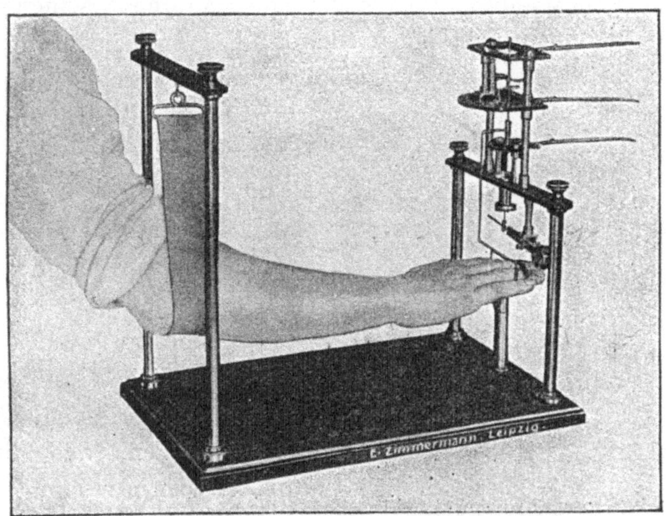

Fig. 1. Sommers Apparat zur dreidimensionalen Analyse der feineren Ausdrucksbewegungen der Hand.

Die Reibungen sind in dem ganzen System sehr gering, und die Vergrößerung der Bewegungen hängt nur von der Länge der Arme der Schreibhebel ab.

Es gelang in der Tat mit dieser Methode festzustellen, daß bei Nennung verschiedener Worte oder bei Zeigen verschiedener Farben, jedesmal bei dem Wort und der Farbe, die sich die Versuchsperson vorher gemerkt hatte, solche schwache unwillkürlich Bewegungen der Hand eintraten, wie sie den Bewegungen entsprechen, die der „Gedankenleser" fühlt und denen er folgt. Ähnliche Apparate konstruierte Sommer auch für die Messung der Bewegungen der Beine und besonders des Kopfes. Der Apparat hierfür ist in Fig. 2 abgebildet. Das Saughütchen G liegt der Stirn auf und überträgt ihre Bewegungen hier nicht durch Hebel, sondern durch zwei rechtwinklig zueinander stehende Gummikapseln auf die durch Schläuche mit ihnen verbundenen Registrierkapseln.

Indessen sind die Ergebnisse, die mit dieser Methode gewonnen werden können, doch nur von geringem Wert. Es sei aber erwähnt, daß Pfungst[1]) mit Anwendung des Apparates für die Kopfbewegungen der Nachweis gelang, daß das Pferd des Herrn von Osten, der sogenannte „kluge Hans", nur dadurch zu seinen rechnerischen Leistungen befähigt wurde, daß der Experimentator, ohne es selbst zu wissen, ganz geringfügige Kopfbewegungen ausführte, wenn das Pferd so oft mit dem Hufe gescharrt hatte, als es für Lösung der gestellten Aufgabe richtig war, und daß diese fast unmerklichen Bewegungen von dem Pferde wahrgenommen wurden.

Wenn infolge festen Willensvorsatzes keine Kopfbewegungen vom Experimentator ausgeführt wurden, was mit dem Apparat Sommers kontrolliert werden konnte, so blieben auch die Leistungen des Pferdes aus.

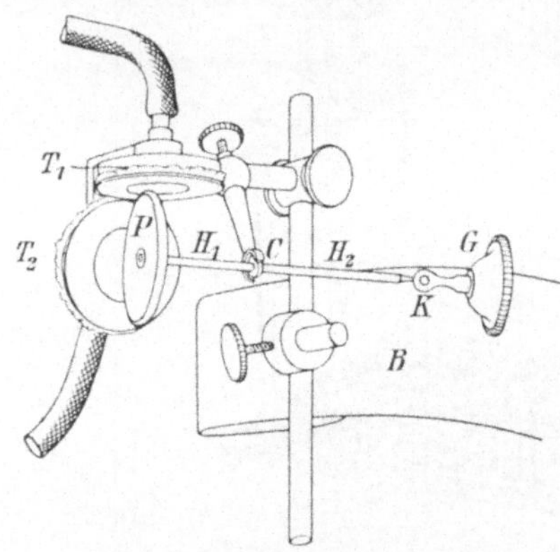

Fig. 2. Sommers Apparat zur Messung der feineren Ausdrucksbewegungen des Kopfes.

b) Die Messung unwillkürlicher Änderung der Arbeitsleistung willkürlicher Muskel.

Gleichfalls mit der Bewegung willkürlicher Muskel beschäftigt sich die Methode der Messung der Arbeitsleistung dieser Muskel. Die Apparate, die dabei benutzt werden, sind entweder der Ergograph oder der Dynamograph (siehe Fig. 3 und 4). Wie aus den Figuren hervorgeht, wird beim Ergographen nur ein Finger abwechselnd gebeugt und gestreckt, der bei der Beugung jedesmal ein Gewicht heben muß, während beim Dynamographen durch die ganze Hand ein Zug auf eine starke Stahlfeder ausgeführt wird.

[1]) Pfungst, Das Pferd des Herrn v. Osten. 190.

An beiden Apparaten sind auf geeignete Weise Schreibhebel angebracht, durch die bei jeder einzelnen Bewegung die Stärke der Beugung des Fingers oder die Stärke des Zugs an der Feder auf einer gleichmäßig rotierenden Trommel registriert wird.

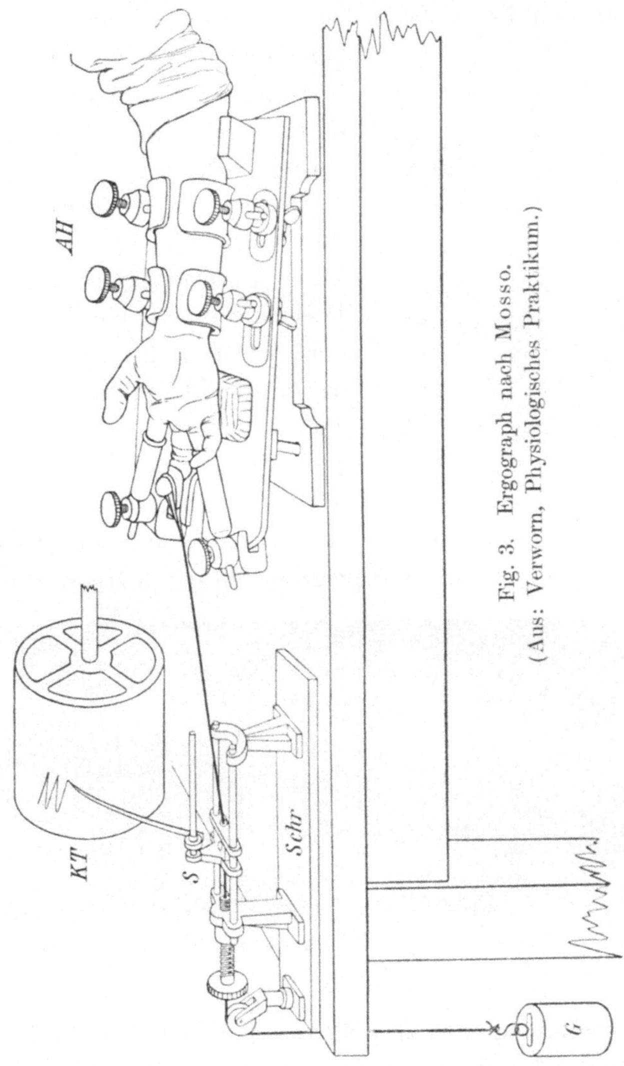

Fig. 3. Ergograph nach Mosso.
(Aus: Verworn, Physiologisches Praktikum.)

Fig. 5 zeigt eine so gewonnene Kurve, bei der der Apparat in gleichmäßigen Zwischenräumen, die durch die Schläge eines Metronoms angegeben wurden, bearbeitet wurde, und man sieht, daß infolge der eintretenden Ermüdung die Arbeitsleistung allmählich eine immer geringere wird.

Féré[1]), der meist mit dem Dynamographen arbeitete, gibt nun an, daß verschiedene psychische Eindrücke einen deutlichen Einfluß haben auf die Größe der Arbeitsleistung der mit diesem Apparat

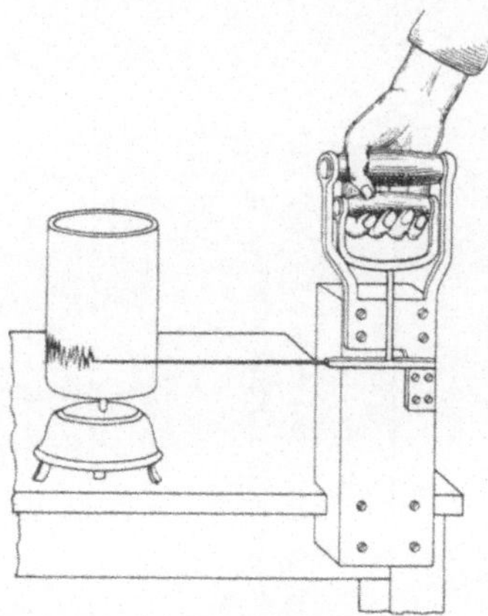

Fig. 4.   Dynamograph.

gemessenen Muskel, indem bei ganz bestimmten Einflüssen die Arbeitsleistung größer, bei anderen dagegen geringer würde.

Zunächst sollen Töne solchen Einfluß haben, und zwar laute und hohe Töne einen stärkeren als andere. Bei Dissonanzen soll eine Abnahme, bei harmonischen Intervallen eine Zunahme der Arbeitsleistung der Muskeln eintreten. Die Farben wirken nach Féré alle verstärkend auf die Arbeitsleistung, aber in verschiedenem Grade: blau und grün weniger als orange und rot. In Fig. 6 ist eine solche Kurve Férés beigegeben, in deren Mitte rote Strahlen

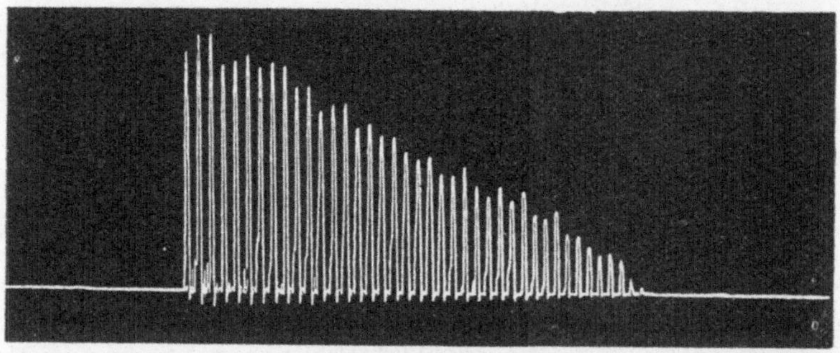

Fig. 5.   Normale ergographische Kurven mit Eintreten von Ermüdung der Versuchsperson.

auf den Arbeitenden einzuwirken begannen. Auch die Einwirkung von unangenehmen und angenehmen Geruchs- und Geschmacksstoffen untersuchte Féré und kommt zu dem Schlusse[2]), daß

[1]) Féré, Sensation et mouvement. 2. Ed. Paris 1900.
[2]) Féré, zit. oben S. 67.

angenehme Gefühle mit einer Zunahme, unangenehme mit einer Abnahme der Arbeitsleistung verbunden sind.

Gegen die Richtigkeit dieser Befunde sind aber manche Einwände erhoben werden. Zunächst stellte Féré diese Versuche an hysterischen Personen an, von denen Féré meint, daß ihr empfindliches Nervensystem die zu untersuchenden normalen Verhältnisse einfach in vergrößertem Maßstabe zeige. Nun ist aber immer bei solchen Versuchen die außerordentliche Suggestibilität der Hysterischen zu fürchten, und daß Untersuchungsfehler in dieser Beziehung vorgekommen sind, wird dadurch besonders wahrscheinlich, daß bei Wiederholung derselben Untersuchungen auch an Gesunden durch andere Autoren die Resultate Férés keineswegs bestätigt werden konnten.

So fielen die Untersuchungen Breukinks[1]) in dieser Richtung völlig negativ aus, und auch an einer Hysterischen, an der unter Stumpfs Leitung von Hirsch-laff die Versuche Férés nach-geprüft wurden, kam man nicht zu den Ergebnissen, die Féré angibt[2]).

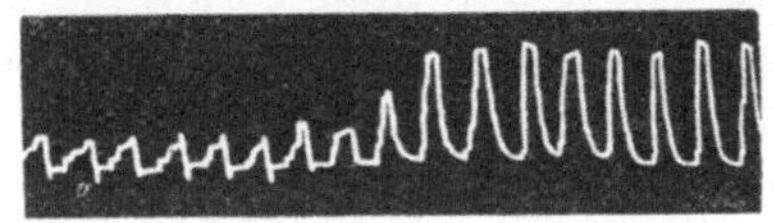

Fig. 6. Änderung der Arbeitskurve unter der Einwirkung von Lichtstrahlen. (Nach Féré zit. oben.)

Dagegen hat Lehmann[3]) und vorher J. Loeb[4]) mit der ergographischen Methode festgestellt, daß bei Ausführung einer geistigen Arbeit (Kopfrechnen) neben der körperlichen am Ergographen, durch diese psychische Arbeit eine Verminderung der gleichzeitig geleisteten körperlichen herbeigeführt wird, und zwar im Verhältnis zu der Schwierigkeit der geleisteten psychischen Arbeit. Außerdem bestätigte er, daß bei Unlustgefühlen die körperliche Arbeit herabgesetzt wird (S. 288), konnte aber die Befunde Férés bei Lustgefühlen nicht bestätigen (S. 286).

Die Angaben der verschiedenen Autoren über diese Erscheinungen entsprechen einander also oft keineswegs, und besonders die Resultate Férés scheinen weiterer Nachprüfung zu bedürfen.

---

[1]) Breukink, Über Ermüdungskurven bei Gesunden und bei einigen Neurosen und Psychosen. Journ. f. Psychol. u. Neurol. **4**, S. 99ff.

[2]) Stumpf, Über den Begriff d. Gemütsbewegung. Z. f. Psychol. **21**, 81.

[3]) Lehmann, zit. oben **2**, 209.

[4]) J. Loeb, Pflügers Archiv **39**, 1886.

c) Die Registrierung der Atmung.

Daß bei manchen psychischen Vorgängen die Atmung sich verändert, ohne daß eine Muskelanstrengung die Ursache davon ist, daß sie sich beschleunigt oder verlangsamt, verstärkt oder abschwächt, oder zeitweilig ganz aussetzt, ist eine sehr auffällige Erscheinung und wurde deshalb auch schon im ersten Kapitel unter den grob-sinnlich wahrnehmbaren Ausdrucksbewegungen erwähnt. Diese Veränderungen kann man aber auch registrieren und sie dadurch der exakten Untersuchung zugänglich machen.

Die einfachste Methode, die man dabei anwenden kann, ist die, daß man einen starkwandigen Gummiballon durch unnachgiebige Binden über der Brust oder dem Bauch befestigt. Bei jeder Inspiration wölbt sich die Brust oder der Bauch entsprechend der Stärke der Atembewegung mehr oder weniger vor und drückt die Luft aus dem Gummiballon heraus, die durch einen Gummischlauch nach der Registrierkapsel (siehe Fig. 7) hin entweicht und dort mit der elastischen Verschlußmembran gleichzeitig den Schreibhebel hebt, durch den die Atmungsbewegung auf der rotierenden Trommel verzeichnet wird.

Die gebräuchlichste Form eines solchen Pneumographen ist die von Brondegest angegebene, die in Fig. 7 abgebildet ist. Eine flache Metallschale ist mit einer doppelten Gummimembran E und D überspannt, so daß nach Einblasen von Luft in den zwischen diesen beiden Gummimembranen befindlichen Raum durch die Röhre F und nach darauffolgendem Verschluß der Öffnung die äußere Gummimembran dauernd etwas vorgewölbt bleibt. Der andere Teil des inneren Luftraumes geht in der Öffnung A in den ableitenden Schlauch über, der zur Registrierkapsel führt.

Auf diese Weise entsteht also jedesmal bei der Inspiration eine Steigung, bei Exspiration eine Senkung der Atmungskurve.

Zuerst hat Mosso[1]) versucht, auf diese Weise einen regelmäßigen Einfluß bestimmter psychischer Vorgänge auf die Atmungsform festzustellen. Obgleich er aber zahlreiche Personen untersuchte, konnte er bei intellektueller Arbeit, dem einzigen psy-

---

1) Mosso, Der Kreislauf des Blutes im Gehirn. 1881. S. 69ff.

chischen Vorgang, den er in dieser Hinsicht untersuchte, nicht zu gleichmäßigen Resultaten kommen, da, wie er meinte, die Atmungstypen der einzelnen Personen zu mannigfaltig sind.

Von den späteren Experimentatoren fand A. Lehmann[1]) bei Lustgefühlen eine Vertiefung der Atmung, während Mentz[2]) dabei eine Verlangsamung und bei Unlustgefühlen eine Beschleunigung feststellen zu können glaubte. Bei Affekten infolge von musikalischen Eindrücken fand Mentz überhaupt keine Veränderungen.

Die Versuche von Isenberg und Vogt[3]) sind nur an einer einzigen Person angestellt worden, und obwohl dies manchen Vorteil mit sich bringt, sind doch wohl auch manche Bedenken dagegen zu erheben. Bei Unlustgefühlen fand sich hier eine mehr oberflächliche Atmung bei vertieftem Inspirationszustand, bei angenehmen Einflüssen das Gegenteil. Die Begleiterscheinung an der Atmung bei Heiterkeit glichen mehr denen bei unangenehmen, die bei Traurigkeit mehr denen bei angenehmen Einflüssen.

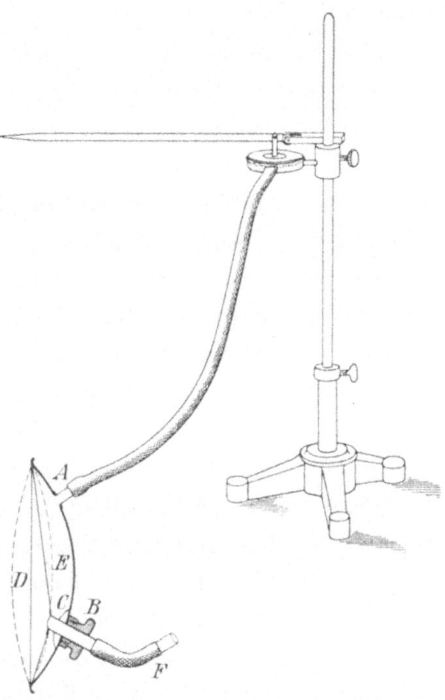

Fig. 7. Pneumograph nach Brondegest mit Registrierapparat (Mareysche Kapsel.)

Die ausführlichsten Untersuchungen über diese Verhältnisse sind jedoch die von Zoneff und Meumann[4]). Während Mentz,

---

1) A. Lehmann, Hauptgesetze des menschlichen Gefühlslebens. 1892.

2) P. Mentz, Die Wirkung akustischer Sinnesreize auf Puls und Atmung. Wundt, Philos. Studien 11.

3) Isenberg und Vogt, Zur Kenntnis des Einflusses einiger psychischer Zustände auf die Atmung. Zeitschr. f. Hypnotismus 10.

4) Zoneff und Meumann, Über Begleiterscheinungen psychischer Vorgänge in Atem und Puls. Wundt. Philos. Studien 18. 1903.

Lehmann und andere, wenn überhaupt welche, nur geringe regelmäßige Begleiterscheinungen der Gefühle an der Atmung fanden, ist nach Zoneff und Meumann die Atmung das bei weitem empfindlichste Reagens für alle Veränderungen des Gefühlslebens, und ganz besonders für den Grad der Aufmerksamkeit der Versuchsperson. Die Autoren erklären diese Verschiedenheit der Ergebnisse mit ihrer sorgfältigeren Handhabung der Versuchstechnik.

Es wurde von ihnen gleichzeitig das Verhalten der Brustatmung und das der Bauchatmung registriert, wie dies früher schon Mosso[1]) getan hatte, und es zeigten sich regelmäßige Unterschiede in der Beteiligung der beiden Atmungsformen bei den Änderungen der Atmung infolge psychischer Einflüsse. Es fand sich, daß alle Unlustgefühle eine Vertiefung und Verlangsamung der Atmung herbeiführen, also eine Vermehrung der Atemtätigkeit im ganzen, alle Lustgefühle aber eine Abflachung und Beschleunigung, im ganzen eine Verminderung der Atemtätigkeit.

Da nun jeder psychische Vorgang mit einem Aufmerksamkeitszustand eng verbunden ist, indem z. B. jeder ein Gefühl herbeiführende äußere Reiz im ersten Augenblick nur einen Zustand der gesteigerten Aufmerksamkeit herbeiführt, so mußten auch Versuche über den Aufmerksamkeitszustand selbst angestellt werden.

Die Autoren fanden bei diesen Versuchen, daß in dem Maße, wie die Konzentration der Aufmerksamkeit andauert, eine Hemmung der Atmung eintritt, die mehr auf den Brustanteil der Atembewegung beschränkt ist und entweder in totalem oder partiellem Stillstand, oder nur in Abflachung der Atmung besteht.

Endlich dehnten sich die Versuche auch auf Messung des Quantums der aus- und eingeatmeten Luft aus, dessen Veränderung nach Zoneff und Meumann ein charakteristisches Kennzeichen gewisser Gefühlszustände darstellt.

Wie man aus der Wiedergabe der Resultate der verschiedenen Experimentatoren erkennt, waren die Ergebnisse durchaus nicht immer übereinstimmend, wenn auch die zuletzt erwähnte Arbeit

---

[1]) A. Mosso, Über die gegenseitige Beziehung der Bauch- und Brustatmung. Archiv f. Physiol. 1878. S. 441.

wohl ganz besondere Beachtung verdient. Mit Recht hebt Mosso hervor, daß die durch psychische Vorgänge veranlaßten Änderungen an den Blutgefäßen viel gleichmäßiger bei den verschiedenen Menschen eintreten als die der Atmung, da die Atmungstypen der verschiedenen Personen von vornherein sehr verschieden sind, und das ist wohl auch die Erklärung dafür, daß die Resultate dieser Versuche nicht immer einheitlich ausgefallen sind.

Der Mangel dieser ganzen physiologischen Untersuchungsmethode ist eben der, daß die Atmungsveränderungen dem Willen der untersuchten Person nicht völlig entzogen sind, ebenso wie dies auch bei den anderen beiden bisher besprochenen Methoden nicht der Fall war. Man hat also niemals völlige Sicherheit, ob die Atmungsveränderung nur als Begleiterscheinung des psychischen Vorganges auftritt, oder durch einen besonderen Willensakt herbeigeführt wurde. Wenn Zoneff und Meumann behaupten, dieser eventuelle Einfluß des Willens auf die Atmung sei völlig unbedenklich, wenn die untersuchte Person die Atmungskurve nicht sehen könne und über die sonst beobachteten Veränderungen derselben bei den verschiedenen psychischen Vorgängen nichts wisse, so dürfte dieses durchaus nicht so sicher sein.

Die Versuchsperson weiß in jedem Falle, daß die Veränderungen ihrer Atmung untersucht werden sollen und richtet ganz unwillkürlich, wohl meist ohne daß sie es vermeiden kann, ihre Aufmerksamkeit auf diese Veränderungen, die ihr sehr im Gegensatz zu den Veränderungen an der Bewegung des Herzens und der Blutgefäße vollkommen deutlich bewußt werden. Wie sehr aber eine solche Selbstbeobachtung von Körperbewegungen, die dem Willen unterworfen sind, auf diese Bewegungen verändernd einwirken kann, ist eine zu bekannte Tatsache, als daß darauf näher eingegangen werden müßte.

Weniger wird der Einfluß des Willens auf die Atmungsveränderung z. B. bei Beobachtung des Schlafzustandes zu fürchten sein, und deshalb werden darauf bezügliche Untersuchungen besonderen Wert haben.

Sehr wichtig und notwendig ist aber die genaue Registrierung der Atmung bei der Messung der Änderungen der Blutfülle der einzelnen Körperteile, ganz besonders der der Bauchorgane beim Menschen, da die Atmungsveränderungen die Ergebnisse dieser Untersuchungen in ganz bestimmter Weise beeinflussen können und nur ihre genaue Registrierung vor großen Irrtümern bei diesen Untersuchungen schützt. Da die Registrierung der Atmung dabei nur Hilfsmethode ist, werden diese Verhältnisse erst an späterer Stelle erörtert werden.

d) Die Registrierung der Bewegungen der Blase.

Wir kommen nun zu den Untersuchungen der Begleiterscheinungen psychischer Vorgänge an solchen Körperteilen, deren Bewegungen dem Willen der untersuchten Person völlig entzogen sind, und die also nach obigen Ausführungen am meisten für solche Untersuchungen geeignet sind.

Nicht sehr ergebnisreich waren allerdings die Untersuchungen, die zunächst an der Blase angestellt wurden[1]). A. Mosso und Pellacani stellten erst Vorversuche an Hündinnen an, denen ein Katheter in die Harnblase eingeführt wurde, der durch einen Schlauch mit der Registrierkapsel verbunden war, so daß alle Veränderungen des Volumens der mit Wasser angefüllten Blase auf der rotierenden Trommel aufgezeichnet wurden. Es zeigten sich zunächst passive Bewegungen der Blase infolge des Wechsels des abdominalen Druckes, indem bei jeder Inspiration durch die Abflachung des nach oben kuppelförmig gewölbten Zwerchfells ein Druck auf die Bauchorgane ausgeübt wird.

Daneben traten aber auch Bewegungen infolge von reflektorischen Kontraktionen der glatten Blasenmuskulatur ein, die von äußeren Einflüssen ausgelöst wurden. Diese Erscheinungen untersuchten die Autoren dann näher in derselben Weise an Mädchen, und sie behaupten, daß die Blase ein ebenso gutes Ästhesiometer sei wie die Pupille.

Bei verschiedenen rein psychischen Einflüssen, wie beim Anreden der Versuchsperson, oder wenn das Mädchen etwas lebhaft erwartete oder eine anstrengende intellektuelle Arbeit ausführte,

---

[1]) A. Mosso e P. Pellacani, Sulle funzione della vesica. R. Accad. dei Lincei 1881/82.

traten solche Bewegungen der Blasenmuskulatur ein, die von der Atmung völlig unabhängig waren. Meist traten die Bewegungen im Verein mit den später zu besprechenden Veränderungen an den Blutgefäßen ein, waren aber von ihnen nicht abhängig, da sie genau gleichzeitig und bisweilen auch ohne sie auftraten. Im Schlafe soll der Tonus der Blasenmuskulatur etwas nachlassen. An Tierversuchen konnte gezeigt werden, daß das Zentrum für diese Reflexbewegungen im Gehirn liegt.

e) Messung der Änderung der Pupillenweite.

Nicht viel ergebnisreicher ist die Messung der Pupillenweite bei verschiedenen psychischen Vorgängen gewesen[1]). Es gibt verschiedene Instrumente, mit denen man die jeweilige Weite der Pupille aufs genaueste messen kann, auf deren Beschreibung hier aber nicht eingegangen werden ksnn.

Es besteht dauernd ein Tonus des Sphincter pupillae, der im wesentlichen vom Opticus aus reflektorisch unterhalten wird.

Durch die Reizung der verschiedenen Nervenendigungen der Sinnesoberflächen findet eine Hemmung dieses Sphinctertonus' statt, es tritt also z. B. bei Schmerzempfindungen eine Erweiterung der Pupille ein, und weil im Wachen die peripheren sensiblen Nerven immer sich in einem mittleren Erregungszustand befinden, so besteht während dieser Zeit ein labiler Zustand der mittleren Pupillenweite. Fallen die äußeren Reize weg, wie z. B. im Schlafe, so tritt eine dauernde Pupillenverengerung ein, die bei jedem äußeren Reiz auf den Schlafenden, auch ohne daß dieser zu erwachen braucht, in eine kurzdauernde Erweiterung der Pupille übergeht. (Sander.)

Geradeso wie periphere Reize, wie z. B. auch die Geburtswehen, geschlechtliche Erregungen und anderes mehr, wirken nun auch verschiedene psychische Vorgänge hemmend auf den Sphinctertonus der Pupille.

Dies ist ganz besonders bei schreckerregenden Einflüssen und

---

1) Schiff, La pupille considérée comme esthésiomètre. Virchows Archiv 27, 409. 1863. — Foà und Schiff, Med. Centralbl. 1876. — Westphal, Archiv f. Psychol. 7, 652. — Sander, Archiv f. Psychol. 9, 129 und andere.

bei Konzentrierung der Aufmerksamkeit der Fall. Auch bei ruhiger, aber intensiver intellektueller Arbeit wurde Pupillenerweiterung festgestellt.

Auch infolge von Veränderungen in der Blutfüllung der Gefäße der Iris treten zwar Änderungen der Pupillenweite ein, eine stärkere Anämie der Irisgefäße würde also auch eine Erweiterung der Pupille herbeiführen, wie sogar bei jedem einzelnen Pulsschlag eine geringe Veränderung der Pupillenweite zu beobachten ist; es ist aber durch Versuche von Wernicke[1]) festgestellt worden, daß die Pupillenveränderung bei psychischen Vorgängen nicht von gleichzeitigen vasomotorischen Veränderungen abhängig ist, sondern durch direkte Innervationsvorgänge herbeigeführt wird und also eine selbständige Begleiterscheinung der psychischen Vorgänge darstellt.

f) Die Registrierung der Tätigkeit der Speicheldrüsen.

Eine weit interessantere und für die Untersuchung ergebnisreichere Begleiterscheinung psychischer Vorgänge ist die Tätigkeit der Speicheldrüsen, deren Sekretion gleichfalls dem direkten Willenseinfluß völlig entzogen ist. Die Technik der Untersuchungsmethode ist von Pawlow und den späteren Bearbeitern ausgebildet worden[2]).

Sie besteht darin, daß der in die Mundhöhle sich öffnende Ausführungsgang der Speicheldrüse von seiner Umgebung frei präpariert wird und dann in der Weise in einem Schlitz in der Wange festgenäht wird, daß der ausfließende Speichel an der äußeren Seite der Wange herausfließt. Es kann dann später, nach Heilung der Wunde, der Speichel entweder direkt in einem Meßglase aufgefangen werden und seine Menge in der Zeiteinheit bestimmt werden, noch besser aber wendet man die graphische Methode an, wie sie in Fig. 8 abgebildet ist. Beginnt der

---

[1]) Wernicke, Virchows Archiv **56**, 403.

[2]) Pawlow, Psychische Erregung der Speicheldrüsen. Ergebnisse d. Physiologie III. **1**, 177; Sur la sécrétion psychique des glandes salivaires. Arch. internat. de physiol. I. — Meißl, Die Erfahrungen der Pawlowschen Schule usw. Journ. f. Psychol. u. Neurol. **6**. — Nicolai, Die physiol. Methodik zur Untersuchung d. Tierpsyche. Journ. f. Psychol. u. Neurol. **10**.

Speichel zu fließen, so tropfen aus dem schon vorher mit Speichel gefüllten Gummischlauch mit Glasansatz bei A einzelne Speicheltropfen herunter, um so schneller, je stärker der Speichel fließt. Jeder Tropfen fällt auf das verbreitete Ende eines Hebels und drückt ihn etwas hinab, wodurch gleichzeitig jedesmal ein Druck auf die Gummimembran der Kapsel C_1 ausgeübt wird. Die aus

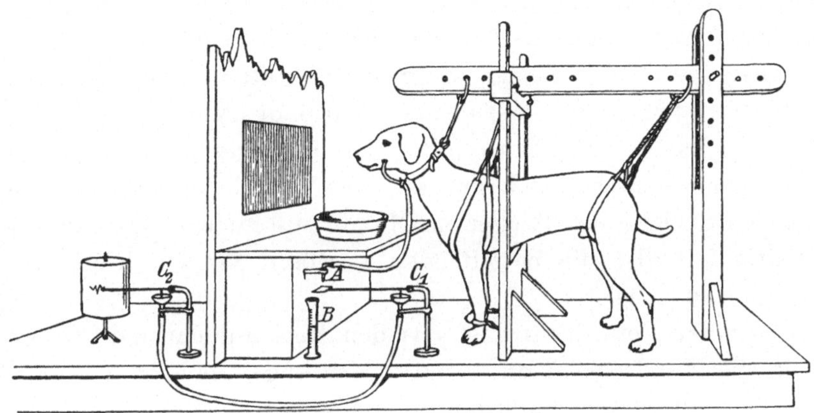

Fig. 8. Schematische Darstellung eines Speichelversuches mit graphischer Registrierung. (Nach G. F. Nicolai, Die physiol. Methodik zur Erforschung der Tierpsyche. Journ. f. Psychol. u. Neurol. 1907.)
Der Hund ist fixiert durch Stricke, die mit Gummischläuchen überzogen sind. Die abgebrochen gezeichnete Wand versinnbildlicht die Wand gegen ein anderes Zimmer; die schraffierte Fläche stellt eine Mattscheibe dar, auf die durch eine im andern Zimmer befindliche Projektionslampe (nicht mitgezeichnet) farbige Flächen projiziert werden können. A ist die Abtropfvorrichtung, B ein Mensurglas, um die Gesamtmenge des Speichels zu messen, C_1 und C_2 zwei durch Luftleitung verbundene Mareysche Kapseln (jeder Tropfen bewegt C_1 und wird durch C_2 auf dem Kymographion aufgeschrieben).

dieser Kapsel durch den Druck verdrängte Luft hebt die Membran der Kapsel C_2 und den damit verbundenen Schreibhebel, der eine Marke auf der gleichmäßig rotierenden Trommel verzeichnet.

Die Speichelsekretion ist an sich eine der weniger wichtigen Funktionen des Körpers. Sie dient dazu, Nahrungsstoffe zu lösen und dadurch chemisch wirksam zu machen, ferner um die mechanische Weiterbeförderung der Nahrung zu erleichtern und endlich auch dazu, den Mund rein zu spülen (so ergießt sich kein Speichel, wenn Steine in den Mund kommen, die leicht wieder entfernt werden können, wohl aber, wenn Sand hineinkommt). Bei stark reizenden Stoffen ergießt sich viel Speichel, damit die Säure verdünnt und der Mund davon gereinigt wird. Besonders tritt aber natürlich bei jeder Mahlzeit eine reichliche Speichelsekretion auf. Der Vorgang ist ein einfacher Reflexakt, indem die chemischen, mechanischen und thermischen Reize der Mundhöhle durch die sensiblen Nerven zum Zentralorgan gelangen, wo sie auf die sekretorischen Nerven übergreifen, die zur Speicheldrüse verlaufen.

Die nämliche Wirkung der Speichelsekretion kann aber auch dann eintreten, wenn die Nahrung nicht in das Maul gelangt, sondern nur aus gewisser Entfernung dem Tiere gezeigt wird, wie ja auch vom Menschen bekannt ist, daß ihm beim Anblick von leckeren Speisen das Wasser im Munde zusammenläuft, wenn er hungrig ist, also die betreffenden nervösen Organe leicht auf Erregungen reagieren.

Bei der Fernwirkung ist das den Reiz aufnehemnde Organ nicht die Mundschleimhaut, sondern das Auge, die Nase, das Ohr, und deshalb wirken durch die Sinnesorgane auch solche zufällige Begleitumstände, die mit dem Erkennen der Nahrungsmittel verknüpft sind, auf die Speicheldrüsen auch wenn sie eigentlich mit den Nahrungsmitteln selbst nichts zu tun haben, oder ganz unwesentlich für sie und für ihren Genuß sind. Auf die Mundschleimhaut wirken nur die Stoffe selbst, aber bei der Erkennung durch die Sinnesorgane spielt eine Rolle das Gefäß, worin sie enthalten sind, das Mobiliar, worauf sie stehen, die Menschen, die sie bringen, selbst ihre Stimme und viele andere Begleitumstände.

Durch die Assoziationstätigkeit des Tieres kommt es dann sehr schnell dahin, daß schon bei der Einwirkung solcher Begleitumstände allein, ohne daß die Nahrung selbst vorhanden ist, eine Wirkung auf die Speicheldrüsen eintritt. Bei Wasser tritt z. B. keine Speichelsekretion ein. Hat man dem Hunde aber schwarz gefärbte Säure gegeben, so genügt es das nächste Mal, dem Hunde schwarz gefärbtes Wasser zu zeigen, um bei ihm durch die Erinnerung an die gleich gefärbte Säure Speichelsekretion herbeizuführen. Man weiß dann durch das Ergebnis dieses Versuchs, daß der Hund die schwarze Farbe erkennt.

Darin besteht nun die Möglichkeit, diese Methode als psychologische Methode zu verwenden. Man kann objektiv feststellen, was für Unterschiede der Hund noch erkennen kann.

Es wird dem Hund z. B. während des Fressens immer eine erleuchtete Kreisfigur gezeigt, und schließlich verbindet sich dieser Eindruck so mit der Vorstellung der Nahrungsmittel, daß schon beim Sehen des Kreises allein der Speichel zu tropfen beginnt. Zeigt man dem Hund dann ein erleuchtetes Quadrat, so kann man aus dem Eintreten oder Unterbleiben der Speichelsekretion entnehmen, ob der Hund den Kreis vom Quadrat unterscheidet oder nicht. Ebenso konnte man den Hund daran gewöhnen, schon beim Hören eines bestimmten Tones Speichel zu sezernieren, während schon bei einem Unterschied von $1/_4$-Ton den Eindruck wirkungslos blieb. Das zeigte, daß das Tier Unterschiede von $1/_4$-Ton erkennen konnte.

Es ist aus alledem deutlich zu erkennen, daß diese Methode sehr wertvoll als rein psychologische Methode zur Erkennung der Leistungsfähigkeit des Tiergehirnes, wenig nutzbringend aber für die Untersuchung der körperlichen Begleiterscheinungen psychischer Vorgänge ist, da es sich hierbei immer nur um einen psychischen Vorgang handelt, der mit dem Fressen und der Begierde nach Nahrungsaufnahme verknüpft ist. Es ist deshalb von dieser Methode auch gar nicht zu erwarten, daß sie für die hier behandelten Fragen weitere Aufklärung bringen könnte.

g) Die Messung der elektrischen Vorgänge an der Haut.[1])

Viel Aufsehen hat in neuester Zeit das sogenannte psychogalvanische Reflexphänomen gemacht. Der erste, der die Messung von elektrischen Vorgängen an der Haut bei psychischen Vorgängen

---

[1]) Féré, Compt rend. Soc. de biol. 1888, p. 217. — Tarchanoff, Über die galvanischen Erscheinungen in der Haut des Menschen bei Reiz d. Sinnesorgane und bei verschiedenen Formen d. psych. Tätigkeit. Pflügers Archiv **46**. 1890. — Sticker, Wiener klin. Rundschau 1897. Nr. 30/31. — Sommer u. Fürstenau, Klinik f. psych. u. nerv. Krankheiten. 1906. S. 197 und frühere Arbeiten. — Veraguth, Das psycho-galvanische Reflexphänomen. Monatsheft f. Psychiater u. Neurol. 1907. 1908. — L. Binswanger, Journ. f. Psychol. u. Neurol. 1907. — Petersen and Jung, Brain 1907. p. 153.

eingehender wissenschaftlich behandelte, war Tarchanoff. Wie bei allen späteren Experimentatoren, so bestand auch bei ihm der wichtigste Teil der Methode darin, daß die Haut des menschlichen Körpers an zwei Stellen mit einem Galvanometer in Verbindung gebracht wurde, mit dessen Hilfe bekanntlich das Entstehen oder Verschwinden, ja die geringste Verstärkung oder Abschwächung eines elektrischen Stromes genau beobachtet oder auch registriert werden kann. Da bei direkter Berührung von Metalldrähten mit lebendem tierischen Gewebe, also mit Feuchtigkeit, besondere Ströme schon infolge der Berührung selbst entstehen würden, wie bei jedem elektrischen Element, das ja aus der Verbindung von Metallen mit Flüssigkeit besteht, so muß man zur exakten Ausführung solcher Untersuchungen diese oft sehr störenden Polarisationsströme vermeiden, und man erreicht dies durch Benutzung von unpolarisierbaren Elektroden, wie sie E. Du Rois - Reymond angab.

Solche Elektroden benutzte Tarchanoff bei seinen Versuchen. Die durch Drähte mit dem Galvanometer verbundenen beiden unpolarisierbaren Elektroden wurden durch ca. 10 cm lange, mit Kochsalzlösung angefeuchtete Wattebäusche mit je einer Hautstelle in leitende Verbindung gebracht. Es wurde von den verschiedensten Hautstellen abgeleitet, am bequemsten war es, zwei Stellen derselben Hand zu benutzen, etwa Fingerbasis und Volarfläche der Hand. Der im Ruhezustand der Versuchsperson nach der Schließung des Stromkreises schon vorhandene Strom wurde zunächst durch einen entgegengerichteten Strom gleicher Stärke kompensiert, so daß der Spiegel des Galvanometers unbewegt war. Es traten dann regelmäßig bei bestimmten Vorgängen Schwankungen des Galvanometerspiegels auf, also Veränderungen des elektrischen Verhaltens der Haut.

Jede willkürliche Bewegung eines anderen Körperteiles führte, bei absoluter Ruhe des untersuchten Gliedes, einen Ausschlag am Galvanometer herbei, um so stärker, je kräftiger die Bewegung war; es genügte die Kontraktion der Zehen des Fußes, ja es schien nur auf das Bewußtsein der Anstrengung dabei anzukommen, denn schon die Konvergenzbewegung der Augen beim Fixieren der Nasenspitze verursachte einen Strom. Ferner zeigte sich bei Kitzeln der Haut oder bei allen möglichen stärkeren Sinnesreizen auf Ohr, Nase, Zunge, Auge ein beträchtlicher Strom am Galvanometer.

Schon bei der lebhaften Vorstellung eines dieser Reize trat ein ähnlicher Erfolg ein und ebenso bei Erinnerung an Ereignisse, die mit einem Affekt verbunden gewesen waren. Auch die gespannte Erwartung eines Reizes wirkte so. Ganz besonders intensive Einwirkung sah Tarchanoff endlich auch bei anstrengender geistiger Tätigkeit, wie bei Lösung komplizierter arithmetischer Aufgaben.

Nach Tarchanoffs Ansicht sind alle diese galvanischen Erscheinungen von seiten der Haut bei den verschiedenen Arten von Nerventätigkeit als der Ausdruck eines tätigen Zustandes der Schweißdrüsen aufzufassen.

Nach eingehenden früheren physiologischen Untersuchungen nämlich verhält sich der verletzte Teil einer Drüse negativ elektrisch gegenüber dem unverletzten Teil, ebenso der tätige Teil gegenüber dem untätigen, und bei Reizung der sekretorischen Hautnerven beim Frosch entsteht ein von außen nach innen gerichteter Strom, der sogenannte Sekretionsstrom.

Auch beim Menschen stellte Hermann einen solchen Strom z. B. dann fest, wenn die Muskeln angestrengt werden, da dadurch gleichzeitig die Schweißdrüsen der Haut (nach Hermann) erregt werden. Das würde also die entsprechenden Beobachtungen Tarchanoffs bei willkürlicher Bewegung und den anderen Einwirkungen erklären. Tarchanoff konnte sich ferner darauf stützen, daß, wenn er gleichzeitig eine solche Hautpartie, die reich, und eine andere, die arm an Schweißdrüsen ist, zum Galvanometer ableitete, wie die innere Handfläche und den Rücken, immer die mit zahlreichen Drüsen versehene sich negativ elektrisch gegen die andere verhielt. Zwei verschiedene Hautpartien mit spärlichen Schweißdrüsen, wie verschiedene Teile des Rückens oder der Oberarme, zeigten dagegen, wenn von ihnen abgeleitet wurde, bei Nervenerregung gar keinen oder nur einen sehr geringen Hautstrom. Nach Tarchanoff ist also beinahe jede Art von Nerventätigkeit, von der einfachsten bis zu der höchsten, von verstärkter Tätigkeit der Schweißdrüsen begleitet, und am Galvanometer wird nur der dadurch entstehende Sekretionsstrom gemessen.

Seine Untersuchungen wurden im allgemeinen von Sticker[1] bestätigt, der glaubte, daß vielleicht auch die Kontraktion der glatten Muskeln der Blutgefäße zum Zustandekommen der Hautströme, die er als Erregungsströme auffaßte, beitrage, was auch schon Tarchanoff angedeutet hatte.

Sticker bemerkte schon, daß diese ganze Untersuchungsmethode mit großer Zuverlässigkeit zur Entdeckung von gemütsbewegender Wirkung bestimmter Worte verwendet werden kann: „Auf ein Wort, welches von vielen anderen ohne Reaktion gehört wird, reagiert mit einem starken galvanischen Hautphänomen ganz sicher der, welchem sein Inhalt zu Herzen geht."

Gegen die von Tarchanoff und Sticker geübte Technik erhoben Sommer und Fürstenau[2] Einwendungen. Sie meinten, daß die Stärke des Hautstromes nicht nur von der Entstehung des Sekretionsstroms abhänge, sondern auch von dem durch die Schweißsekretion bedingten jeweiligen Feuchtigkeitsgrade der Haut, durch den die elektrische Leitungsfähigkeit der Haut bekanntlich stark beeinflußt wird. Neben der Menge an Kochsalzlösung, die bei der Technik Tarchanoffs durch die Wattebäusche in Berührung mit der Haut komme, spiele aber die Änderung des Feuchtigkeitsgrades der Haut durch die Schweißsekretion gar keine Rolle und werde also nicht mit gemessen.

Dieser Ansicht ist zunächst entgegenzuhalten, daß ja die Menge der Kochsalzlösung, die mit der Haut in Berührung kommt, während kurz dauernder Versuche dieselbe bleibt oder durch Verdunstung gleichmäßig abnimmt, also eine hinzukommende Schweißsekretion die Leitungsfähigkeit der Haut doch vielleicht noch verbessern kann. Es kommt aber darauf gar nicht an, denn Tarchanoff hat jedenfalls mit seiner Versuchstechnik starke Hautströme erhalten, und wenn der Einfluß der Schweißsekretion

---

[1] Sticker, zit. oben.

[2] Sommer, Beitr. z. psych. Klinik 1902. S. 157.—Sommer u. Fürstenau, zit. oben, und andere Arbeiten.

auf die Leitungsfähigkeit der Haut dabei nicht mit gemessen wurde, so beweist dies, daß die Sekretionsströme schon bei gleichbleibender Leitungsfähigkeit der Haut stark genug waren, solche deutliche Wirkungen herbeizuführen, wie sie Tarchanoff erhielt. Jede Schweißsekretion, also jede Entstehung der damit verbundenen Sekretionsströme, ist mit einer größeren Durchfeuchtung der Haut verbunden, deshalb kann man wohl darauf verzichten, jedesmal den Erfolg der besseren Leitungsfähigkeit der Haut auch mit zu messen, deren Hinzukommen zur Wirkung nur den ohnehin eintretenden Effekt vergrößern müßte. Am Ende dieses Abschnittes werden wir darauf zurückkommen, ob überhaupt ein großer Einfluß der Schweißsekretion vermittels der dadurch bewirkten besseren Leitungsfähigkeit der Haut bei diesen Experimenten anzunehmen ist.

Sommer und Fürstenau stellten ihre Versuche in der Weise an, daß sie an Stelle der feuchten, unpolarisierbaren Elektroden zwei trockene Elektroden benutzten, und zwar zunächst Metallelektroden aus Stanniol, die jede in einer Hand gehalten wurden. Natürlich traten dann die Vorgänge ein, die Tarchanoff vermieden hatte, es entstanden nämlich an den Berührungsstellen der Haut mit den Metallen Polarisationsströme. Aber die so entstehenden Polarisationsströme meinten die Autoren gerade benutzen und ihre durch den wechselnden Leitungswiderstand der Haut bedingten Stärkeänderungen am Galvanometer messen zu können. Sie betrachteten jede in Berührung mit der Haut stehende Elektrode als ein Element, in dem die Haut, die dabei die Rolle des zweiten Metalls spielt und das Elektrodenmetall durch die Hautfeuchtigkeit als Elektrolyt verbunden sind. In jedem der beiden Elemente entsteht ein Strom, der in den Körper hineinfließt, und deshalb heben sich die an beiden Händen entstehenden Ströme bei gleichem Elektrodenmetall gegenseitig auf oder schwächen sich stark ab.

Nach vielen Untersuchungen fand Sommer, daß die Haut in der elektrischen Spannungsreihe eine Stellung zwischen Kupfer und Antimon einnimmt, und daß die beiden an den Elektroden entstehenden Ströme dann gleichgerichtet sind, also sich akkumulieren, nicht mehr abschwächen, wenn als Elektrodenmaterial für die Elektroden beider Körperseiten solche Stoffe gewählt werden, die auf der einen Seite möglichst weit nach der positiven, auf der anderen möglichst weit nach der negativen Seite von der Haut, entsprechend deren Stellung in der Spannungsreihe, entfernt sind, also am besten Kohle und Zink. Die beiden durch die Berührung der Elektroden mit der Haut entstehenden Elemente sind dann nach den Autoren hintereinander geschaltet und geben einen kräftigen Strom. Infolge der wechselnden Hautfeuchtigkeit bei der Schweißsekretion entstehen stärkere oder schwächere Schwankungen der Stromstärke, und zwar scheinen die Autoren zu glauben (es geht nicht völlig klar aus ihren Ausführungen hervor), daß dies deshalb geschieht, weil die Hautfeuchtigkeit das Elektrolyt in den beiden aus Elektroden und Haut gebildeten „Elementen" darstellt, und bei Verminderung dieser Feuchtigkeit die Berührung inniger und der innere Widerstand in diesen „Elementen" geringer wird (S. 202 und 205). Diese Stromschwankungen sind es, die die Autoren am Galvanometer zu messen glauben.

Im Gegensatz zu Tarchanoff meinen also Sommer und Fürstenau, außer den gleich zu besprechenden unwillkürlichen Bewegungen willkürlicher Muskeln nur die Schwankungen des Feuchtigkeitsgrades der Haut zu messen, den Sekretionsstrom der Schweißdrüsen berücksichtigen sie überhaupt nicht. Bei den Versuchen selbst stellten die Autoren einen außerordentlich großen Einfluß der jeweiligen Größe der Berührungsfläche zwischen Haut und Elektroden und daher auch des Druckes der Haut auf die Elektroden fest. Sie gehen so weit, anzunehmen, daß alle die Veränderungen, die Tarchanoff bei rein psychischen Vorgängen, wie bei Schreck oder Kopfrechnen, beobachtet hatte, nur auf Veränderung der Berührungsfläche der Elektroden mit der Haut infolge von unwillkürlichen oder willkürlichen Bewegungen beruhen, oder höchstens auf dem Hinzukommen der Wirkung einer stärkeren oder geringeren Durchfeuchtung der Haut infolge der wechselnden Stärke der Schweißsekretion.

Der Wert der Methode besteht nach Sommer und Fürstenau also höchstens darin, daß dadurch die feinen, unwillkürlichen

Muskelbewegungen der willkürlichen Muskeln bei den verschiedenen Einwirkungen oder bei psychischen Vorgängen registriert werden.

Ein solcher Wert müßte aber doch als ein höchst zweifelhafter angesehen werden, denn für die Messung der feinen Bewegungen der willkürlichen Muskeln gibt es andere Methoden (siehe diesen Abschnitt sub a).

Sommer und Fürstenau haben nun zwar ganz recht, wenn sie den Einfluß der Veränderung der Berührungsfläche zwischen Haut und Elektroden bei allen diesen Versuchen hervorheben, und es mögen zahlreiche Versuchsergebnisse, bei denen die Versuchsperson durch plötzliche Reize, wie Aufflammen von Magnesiumlicht, oder gar Schüsse in größter Nähe, erschreckt wird, fehlerhaft durch unwillkürliche Bewegungen der mit dem Galvanometer in Verbindung stehenden Körperteile beeinflußt worden sein; aber es geht doch durch zahlreiche andere Untersuchungen hervor, daß auch ohne solche Bewegungen starke Hautströme entstehen, und daß die Hautströme bei psychischen Vorgängen oft an Stärke die Ströme übertreffen, die durch absichtliche Änderungen des Kontaktes der Haut mit den Elektroden entstehen. Am meisten sprechen dagegen die Versuche, bei denen die Berührung der Haut mit den Elektroden durch Eintauchen der Hände in Wasser[1]) bis zu einer festen Grenze ersetzt wurde, wobei eine Veränderung der Größe der Berührungsflächen unmöglich war, und bei denen die Hautströme sich trotzdem zeigten.

Die Ansichten Sommers und Fürstenaus hierüber sind also sicherlich falsch. Über den sonstigen Wert ihrer Methode wird noch später gesprochen werden.

Während schon bei der eben besprochenen Methodik ein wenigstens zum Teil „körperfremder" Strom durch den Körper geleitet wurde, der durch den Kontakt der Haut mit den Elektroden entstehen sollte, so gingen Veraguth[2]) und die späteren Experimentatoren darin noch weiter, indem sie den völlig körperfremden Strom einer elektrischen Batterie in den Stromkreis einschalteten.

---

1) E. K. Müller u. L. Binswanger, zit. oben.
2) Veraguth, zit. oben.

Veraguth, der durch den Ingenieur E. K. Müller auf die Erscheinungen aufmerksam gemacht worden war, ließ den Strom einer elektrischen Batterie, der durch ein Shunt beliebig abgeschwächt werden konnte, durch den Körper der Versuchsperson und dann durch das Galvanometer gehen. Die Verbindung mit der Haut wurde durch zwei Nickelelektroden hergestellt, die die

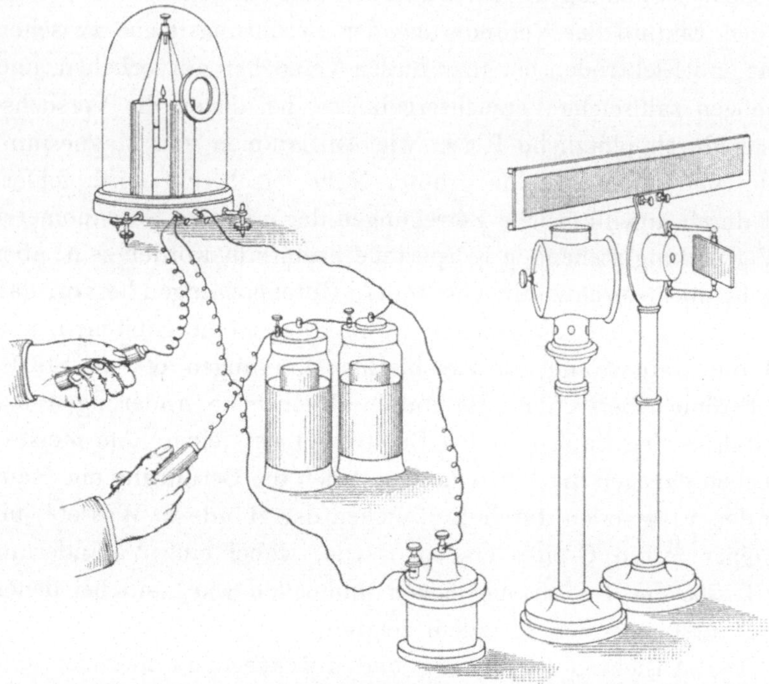

Fig. 9. Die Versuchsanordnung Veraguths. (Nach Veraguth, zit. oben.)

Versuchsperson gewöhnlich in beiden Händen hielt (daneben waren Plattenelektroden im Gebrauch).

Was zunächst die Resultate Veraguths betrifft, so waren sie im allgemeinen die gleichen wie die, zu denen Tarchanoff und Sticker mit ihrer Methodik kamen; besonders bezüglich der Reize auf die verschiedenen Sinnesorgane. Wie Sticker, fand auch er besonders starke Reaktionen auf solche Reizworte, die für die Versuchsperson von besonderer Bedeutung waren, während sie für andere Personen gleichgültig gewesen wären. Überhaupt hebt

Veraguth hervor, daß es nicht auf die Stärke eines Sinnesreizes bei diesen Versuchen ankomme, sondern darauf, daß die Reize von einer Gefühlsbetonung begleitet seien. Deswegen genüge oft ein ganz leises Geräusch, das aber die Aufmerksamkeit der Versuchsperson stark erregt, um eine beträchtliche Verstärkung des am Galvanometer gemessenen Stromes herbeizuführen, während ruhige geistige Arbeit ohne Hinzukommen eines affektiven Moments, wie ruhiges Lesen indifferenter Lektüre, nach ihm ohne Einfluß bleibt. Neu ist bei Veraguths Versuchen auch die Feststellung einer allmählichen, etwa 15 Minuten lang dauernden Abnahme der gemessenen Stromstärke, nachdem zuerst der Stromkreis geschlossen wurde, die möglicherweise mit der allmählichen Beruhigung der Versuchsperson nach den mit der Einspannung in den Stromkreis verknüpften Bewegungen zusammenhängt.

In Zusammenhang mit diesen Untersuchungen stehen die von L. Binswanger[1]), der außer der Methode Veraguths auch die von Sommer und Fürstenau anwendete und besonders Assoziationsversuche anstellte, auf die hier nicht im einzelnen eingegangen werden kann. Binswanger bestätigt die Resultate Veraguths und fügt besonders hinzu, daß das Sinken der Stromstärke, das Veraguth beobachtet hatte, nachdem die Versuchsperson in den Stromkreis eingeschaltet ist und sich völlig ruhig verhält, auch bei Eintreten des Schlafes zu bemerken ist (die Ursache davon ist vielleicht dieselbe wie beim Ruhezustand nach Beginn des Experimentes). Er bestätigt ferner die Unwirksamkeit von nicht aufregender geistiger Arbeit auf die Stromstärke, die sogar Verminderung der Stromstärke zur Folge haben kann, ebenso wie die Ablenkung der Aufmerksamkeit der Versuchsperson.

Die wichtige Widerlegung der Ansichten Sommers und Fürstenaus durch Binswangers Versuch, die Ableitung von der Haut zum Galvanometer durch Eintauchen der Hände in Flüssigkeit herbeizuführen, wurde schon erwähnt.

Endlich bestätigten auch Petersen and Jung[2]) die Befunde Veraguths mit derselben Methode unter gleichzeitiger Registrie-

---

[1]) Binswanger, zit. oben.
[2]) Petersen and Jung, zit. oben.

rung der Atmung, nur fanden sie bei Ausführung auch sehr leichter arithmetischer Aufgaben im Gegensatz zu Veraguth und Binswanger Verstärkung des im Galvanometer gemessenen Stromes. Betreffs der Wirksamkeit von emotionellen Reizen auf die Stromstärke gehen diese Autoren so weit, solche emotionellen Ursachen auch bei den Änderungen der Stromstärke infolge vertiefter Inspiration oder Exspiration anzunehmen. Zum Schluß sei noch erwähnt, daß alle Experimentatoren zwischen dem wirksamen Reiz und dem Galvanometerausschlag eine (individuell verschiedene) Latenzzeit von 1 bis 3 Sekunden feststellten.

Von den drei hier beschriebenen Untersuchungsmethoden ist jedenfalls die Methode von Sommer und Fürstenau und ihre Deutung durch die Autoren die am wenigsten klare. Die Experimentatoren geben ausdrücklich zu, daß die veränderte Hautfeuchtigkeit infolge von verstärkter Schweißsekretion bei psychischen Vorgängen bei der Änderung der von ihnen gemessenen Stromstärke eine Rolle spiele, kümmern sich aber gar nicht um den doch gleichzeitig mit der Schweißsekretion entstehenden Sekretionsstrom, von dem überhaupt nicht die Rede ist. Andererseits muß nach ihrer Anschauung, wenn ihre in dieser Beziehung etwas unklaren Ausführungen vom Verfasser richtig verstanden wurden, eine größere Durchfeuchtung der Haut eine weniger innige Berührung zwischen Haut und Elektrode herbeiführen, der innere Widerstand in diesem „Element" also steigen, und der Galvanometer müßte einen schwächeren Strom anzeigen. Es müßten dann also bei dieser Versuchsanordnung gerade die entgegengesetzten Schwankungen der Stromstärke eintreten, wie bei den anderen beiden Methoden, bei denen die Haut infolge der größeren Durchfeuchtung besser leitungsfähig wird und daher am Galvanometer eine Stromverstärkung zu beobachten ist. Daß auf diese Weise bei den Messungen immer der entgegengesetzte Effekt sich zeigen müßte, wie bei den Untersuchungen aller anderen Autoren, scheint von Sommer und Fürstenau gar nicht genügend beachtet worden zu sein.

Es ist aber völlig sicher, daß bei stärkerer Schweißsekretion die Verbindung zwischen der Haut und den Elektroden, selbst wenn sie beide dann nicht mehr so dicht aneinander liegen wie vorher, bezüglich der Leitungsfähigkeit für den elektrischen Strom eine innigere wird, daß der innere Widerstand in diesem „Element" verringert wird, also eine Stromverstärkung am Galvanometer sichtbar werden muß; denn im Ruhezustand läßt sich doch die zwischen Hand und Elektrode befindliche Schweißmenge nicht mit der Flüssigkeitsmenge zwischen den beiden Platten in einem wirklichen Element vergleichen, sondern ist viel zu gering, um schon das Optimum der Leitungsfähigkeit darzustellen. Vielleicht haben aber die Autoren auch dies gemeint, obwohl es aus ihren Ausführungen nicht hervorgeht und manche Stellen eher auf die andere Ansicht hindeuten.

Wenn einmal ein körperfremder Strom in den zwischen Körper und Galvanometer gebildeten Stromkreis eingeschaltet werden soll, damit der wechselnde Widerstand gemessen wird, den der Körper diesem Strom entgegensetzt, so ist die einzige sichere Methode wohl die von Veraguth, weil wir dabei wenigstens die Stromquelle genau kennen. Aber auch dabei müssen wir das Bedenken haben, daß einmal der Sekretionsstrom zu dem durch den Körper hindurchgesandten körperfremden Strom hinzukommt, ohne daß der Experimentator das von einer Steigerung der Leitungsfähigkeit der Haut unterscheiden kann, und dann, daß an den Berührungsstellen der Metallelektroden mit der Haut Polarisationsströme entstehen, die störend wirken können.

Das erste Bedenken dürfte nicht schwerwiegend sein, da ja die größere Hautfeuchtigkeit bei stärkerer Schweißsekretion, infolge der der körperfremde Strom geringeren Widerstand in der Haut findet, immer gleichzeitig mit der Entstehung des Sekretionsstromes auftritt, so daß die Wirkung auf den Galvanometer einfach eine verstärkte sein kann.

Die Wirkung der Polarisationsströme kann aber wohl störender sein.

Nun haben aber trotz aller technischen Verschiedenheiten die Untersuchungsmethoden nach Tarchanoff und die nach Veraguth im allgemeinen ganz gleiche Resultate ergeben, und das deutet darauf hin, daß durch beide Methoden derselbe physiologische Vorgang gemessen wird.

Die Veränderungen, die bei den verschiedenen Methoden gemessen werden, können also sein: das Auftreten von Sekretionsströmen der Schweißdrüsen und die Veränderungen des Leitungswiderstandes der Haut infolge des verschiedenen Durchfeuchtungsgrades bei veränderter Schweißsekretion, daneben kommt noch die eventuell fehlerhafte Beeinflussung der Resultate bei Veraguths Methode durch Polarisationsströme in Frage. Den obenerwähnten Einfluß einer mehr oder weniger innigen Berührung der Elektroden mit der Haut wollen wir hier beiseite lassen. Man könnte weiterhin daran denken, daß auch der wechselnde Kontraktionszustand der peripheren Gefäßmuskulatur elektrische Veränderungen herbeiführen könnte, und daß endlich der so wichtige Feuchtigkeitsgrad der Haut auch durch die wechselnde Blutfülle der kleinsten Hautgefäße verändert werden könne.

Schon vor den Untersuchungen Tarchanoffs war einiges darüber bekannt geworden, daß bei bestimmten psychischen Vorgängen sich die kleinsten Blutgefäße der Haut z. B. des Armes zusammenziehen, so daß die Haut blutleerer und vielleicht infolgedessen auch schlechter leitend für den elektrischen Strom wird.

Aber schon Tarchanoff hob hervor, daß man die Vermehrung der Schweißsekretion, die er mit seiner Methode maß, nicht durch die gleichzeitige Veränderung der Blutfülle der Haut erklären könne, da ja bei Reizung der Sinnesorgane und bei geistiger Arbeit gerade eine Kontraktion der Blutgefäße der Haut beobachtet wurde. Die wechselnde Blutfülle der kleinsten Hautgefäße hat also keinen starken Einfluß auf die Stärke des im Galvanometer gemessenen Stromes, denn bei den erwähnten Vorgängen könnte sie nur einen abschwächenden Einfluß auf den Strom haben, es wird aber eine Stromverstärkung dabei beobachtet. Auch eine Wirkung der Muskelkontraktion der Blutgefäße im Sinne Stickers auf die Stromstärke als Erregungsstrom ist unwahrscheinlich. Bei den obenerwähnten Vorgängen ist die Stromverstärkung zwar von einer Gefäßkontraktion begleitet, aber wie Verfasser später (Kap. V) zeigen wird, tritt bei Ausführung auch nur lokalisierter Bewegungen und auch bei den von Tarchanoff erwähnten Bewegungsvorstellungen eine Erweiterung der Blutgefäße der äußeren Körperteile ein, es fehlt also dann die von Sticker als Stromquelle betrachtete Kontraktion der Gefäßmuskulatur, und trotzdem wurde durch alle Experimentatoren dabei eine Stromverstärkung beobachtet.

Die Möglichkeit, daß die wechselnde Blutfülle der Haut durch den veränderten Feuchtigkeitsgrad die Stromstärke beeinflußt, die nach obigen Erörterungen noch nicht völlig ausgeschlossen war, wird beseitigt durch Versuche, die von Veraguth[1]) in der Weise angestellt wurden, daß die Hände der Versuchsperson vor dem Versuche mit Esmarchscher Binde blutleer gemacht wurden, und bei ihnen dann trotzdem die gewöhnlichen Phänomene am Galvanometer nachgewiesen wurden.

Es muß aber doch im Auge behalten werden, daß gar kein Grund zur Erklärung dafür vorliegt, warum der oft sehr starke Wechsel der Blutfülle der kleinen und kleinsten Blutgefäße der Haut gar keinen Einfluß auf die Leitungsfähigkeit der Haut für den elektrischen Strom haben soll. Der Feuchtigkeitsgrad der Haut muß dadurch bisweilen in merklicher Weise geändert werden, und daher müßte sich auch ihre Leitungsfähigkeit ändern. Es scheint dies eher darauf hinzudeuten, daß die Veränderung der Leitungsfähigkeit der Haut bei den Änderungen der gemessenen Stromstärke eine viel geringere Rolle spielt als das Entstehen der Sekretionsströme.

Dazu kommt noch der obenerwähnte Grund, daß Tarchanoff mit seiner Methode sehr deutliche Resultate erhielt, obwohl bei der Menge von Kochsalzlösung, die dabei mit der Haut in Berührung kam, nach der Meinung der späteren Experimentatoren der Einfluß der Durchfeuchtung durch Schweiß gar keine Rolle spielen konnte. Auch Binswanger erhielt bekanntlich bei Eintauchen der Hände in Flüssigkeit zur Ableitung noch starke Stromschwankungen. Alles dies spricht dafür, daß die Ergebnisse Tarchanoffs nur durch das Entstehen des Sekretionsstromes zu erklären sind, und daher seine Methode die eindeutigste von allen ist.

Wie schon oben erwähnt, muß es ja eigentlich ganz gleichgültig sein, ob man die Sekretionsströme mißt, oder die eventuell durch die Schweißsekretion veränderte Leitungsfähigkeit der Haut, da ja das Entstehen eines beträchtlichen Sekretionsstromes immer von einer Schweißsekretion gefolgt ist, also beides nur zwei verschiedene Erscheinungen desselben physiologischen Vorganges darstellen.

Dann erscheint aber in jedem Falle die Methode Tarchanoffs, ganz gleichgültig, ob dabei nur der Sekretionsstrom gemessen wird oder nicht, als die bei weitem einfachste und zweckmäßigste. Es scheint eine nicht nur unnötige, sondern sogar schädliche Komplizierung der ganzen Untersuchungsmethode zu sein, einen körperfremden Strom in den Stromkreis einzuführen, der durch Metallelektroden zur Haut geleitet wird, wodurch wieder neue Ströme entstehen.

Daß die Versuchsergebnisse mit dieser Methode trotzdem im ganzen die gleichen waren, wie bei der Tarchanoffs, deutet offenbar darauf hin, daß die durch den Sekretionsstrom bewirkten Änderungen oft so groß sind, daß sie die schädigenden Nebenwirkungen der Methode überwinden; aber anders kann dies bei der Entstehung schwächerer Sekretionsströme sein, wie ja auch die nicht übereinstimmenden Ergebnisse über den Einfluß psychischer Arbeit zeigen, und jedenfalls dürfte diese Methode keinen Fortschritt darstellen.

Es scheint also mit allen diesen Methoden, abgesehen von fehlerhaften Polarisationsströmen, nur die Änderung der Tätigkeit der unzähligen in der Haut verstreuten Schweißdrüsen gemessen zu werden, die bei den wirksamen psychischen Einflüssen offenbar immer in einer Verstärkung der Sekretion besteht. Andere gleichzeitige physiologische Änderungen, besonders die an den Blutgefäßen, scheinen für diese Untersuchungsmethode bedeutungslos zu sein.

Die Resultate der Anwendung dieser Methode für die Untersuchung der Begleiterscheinungen psychischer Vorgänge können daher nur recht beschränkt sein, indem sie immer nur die gradweise Verschiedenheit des Entstehens derselben körperlichen Veränderung feststellen können, deren physiologische Bedeutung eine verhältnismäßig sehr geringe ist.

Im Gegensatz dazu wird im folgenden eine Art der Untersuchung beschrieben werden, bei der nicht nur eine große Zahl von deutlichen Modifikationen der gemessenen physiologischen Veränderung bei den einzelnen psychischen Vorgängen festgestellt werden kann, sondern wobei auch die physiologische Bedeutung des Vorganges selbst von der größten Bedeutung für die Lebensvorgänge, ja für die Fortdauer des psychischen Vorganges selbst sein kann.

h) Die Registrierung der Herztätigkeit und der Weite der Blutgefäße.

Die Veränderung der Herztätigkeit und das Erröten und Erblassen der Gesichtshaut sind wohl die auffälligsten körperlichen Begleiterscheinungen psychischer Vorgänge, und es lag nahe, die Art der Veränderung der Herztätigkeit bei den einzelnen psychichen Vorgängen genau festzustellen und ebenso die regelmäßigen Änderungen der Weite der Blutgefäße, die sich ja vielleicht auch auf andere Körperteile erstrecken konnten, als auf die Gesichtshaut.

Die Herztätigkeit kann man leicht durch Aufnahme des Herzstoßes registrieren. Das dazu benutzte Instrument ist der Kardiograph, der in Fig. 10 abgebildet ist. Der

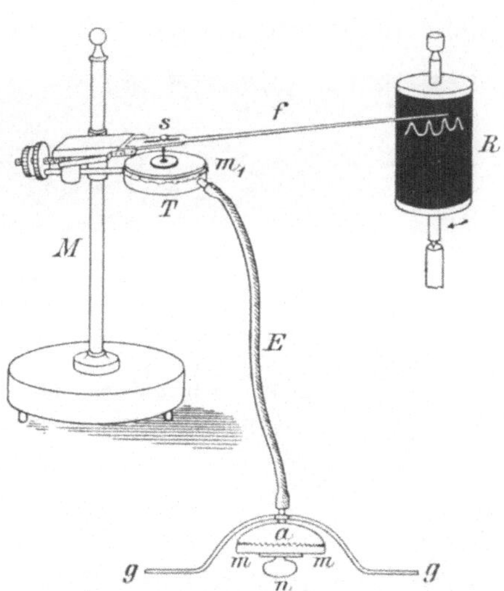

Fig. 10.   Kardiograph mit Registrierapparat (Mareyscher Kapsel). (Nach J. Munk, Lehrbuch der Physiologie.)

Knopf P liegt an der Stelle der Brustwand auf, an der der Herzstoß am deutlichsten fühlbar ist und drückt bei jedem Stoß die Gummimembran S der Mareyschen Kapsel nach innen, so daß Luft durch den Schlauch R entweicht und den mit einer zweiten Mareyschen Kapsel verbundenen Schreibhebel in bekannter Weise hebt.

Am Menschen kann man die Herztätigkeit auch leicht am

Arterienpuls messen, und zwar durch Registrierung von Druckpulsen.

Da die Blutgefäße ein Röhrensystem darstellen, das dauernd vollständig mit Flüssigkeit gefüllt ist, und da die Wand dieser Röhren in hohem Grade elastisch ist, so pflanzt sich die plötzliche Ausdehnung, die das Arterienrohr am Herzen erfährt, wenn durch die Herzkontraktion eine größere oder kleinere Menge von Blut in die Arterien hineingeworfen wird, als Pulswelle zur Peripherie fort (und zwar weit schneller, als die Vorwärtsbewegung des Blutes selbst vor sich geht), und diese vorübergehende Dickenzunahme des Arterienrohres kann bequem an vielen Stellen, z. B. an den Arteria radialis am Handgelenk, durch ein ganz ähnliches Instrument registriert werden, wie der in Fig. 10 abgebildete Kardio

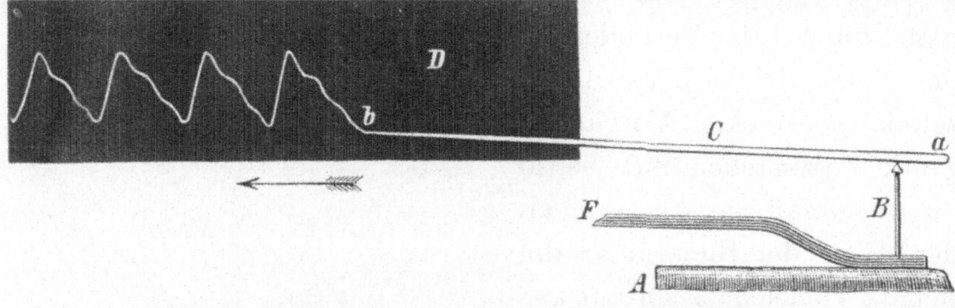

Fig. 11. Schema des Sphygmographen nach Marey.
(Aus J. Munk, Lehrbuch der Physiologie.)

graph ist, bei dem dann der Knopf mit einem gewissen Druck der Arterie aufliegen muß. Das Instrument nennt man dann Sphygmograph. Die Registrierung kann auch ohne Luftübertragung geschehen, wie aus Fig. 11 zu ersehen ist, in der A die Arterie darstellt.

Die so entstehende Kurve ist natürlich auch davon abhängig, ob die glatten Muskeln der Gefäßwände sich in stärkerem oder schwächerem Kontraktionszustand befinden, und man kann daher auch manche Schlüsse auf das Verhalten der Gefäße aus der sphygmographischen Kurve ziehen; aber abgesehen davon, wird eine stärkere Herzkontraktion immer einen stärkeren Kurvenausschlag bewirken. Daß man allerdings mit völliger Sicherheit aus der sphygmographischen Kurve eigentlich nur die Veränderung der Geschwindigkeit des Herzschlags erkennen kann, wird später noch erörtert werden.

Bei Tieren hat man die Aufnahme einer sphygmographischen Kurve nicht nötig, da man bei ihnen auf bequemste Weise eine fortlaufende Kurve des Blutdruckes aufnehmen kann, aus der man gleichzeitig Schlüsse auf das Verhalten des Herzens ziehen kann.

Der allgemeine Blutdruck ist der Druck, der in den größeren Arterien herrscht, der Druck, der z. B. auf eine bestimmte Stelle der Gefäßwand durch das Blut ausgeübt wird. Bindet man eine

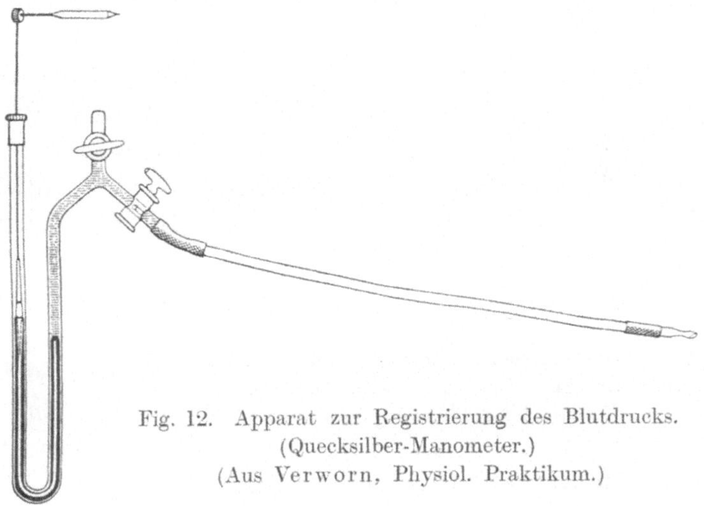

Fig. 12.   Apparat zur Registrierung des Blutdrucks.
(Quecksilber-Manometer.)
(Aus Verworn, Physiol. Praktikum.)

Glaskanüle in das Ende einer Arterie ein und verbindet diese Kanüle durch einen Schlauch mit dem einen Ende einer U-förmig gebogenen Röhre, die zur Hälfte mit Quecksilber gefüllt ist (siehe Fig. 12), so drückt das herausgedrängte Blut auf das Quecksilber, so daß es auf der anderen Seite etwas in die Höhe getrieben wird, und man kann nach der Höhe der Steigung des Quecksilbers in Millimeter genau angeben, wie hoch der Blutdruck an der Stelle der Arterienwand ist, an der das Gefäß abzweigt, in das man die Kanüle eingebunden hat. Ein Schwimmer, der auf der Quecksilberoberfläche liegt, kann zur Registrierung der Druckschwankungen dienen (Fig. 12).

In mancher Beziehung vorteilhafter ist es, man läßt den Druck der Blutsäule nicht auf Quecksilber, sondern direkt gegen eine elastische Membran (Stahlblech) wirken, die unter dem wechselnden Druck verschieden stark ausgewölbt wird und dabei einen Schreibhebel bewegt, der die Kurve verzeichnet.

Während durch den Sphygmographen nur die Veränderung der Dicke der Arterie an einer bestimmten Stelle angegeben wird, wodurch man allerdings bisweilen auch Schlüsse auf das Verhalten des Blutdruckes ziehen kann, erfahren wir durch das Manometer die jeweilige Höhe des Blutdruckes auf direkte Weise.

Um Wiederholungen zu vermeiden, werden die verschiedenen Einflüsse, die den Blutdruck ändern können und die Deutungsmöglichkeit der Einzelheiten der Blutdruckkurve später beim Vergleich der Blutdruckkurve mit der Volumkurve besprochen werden.

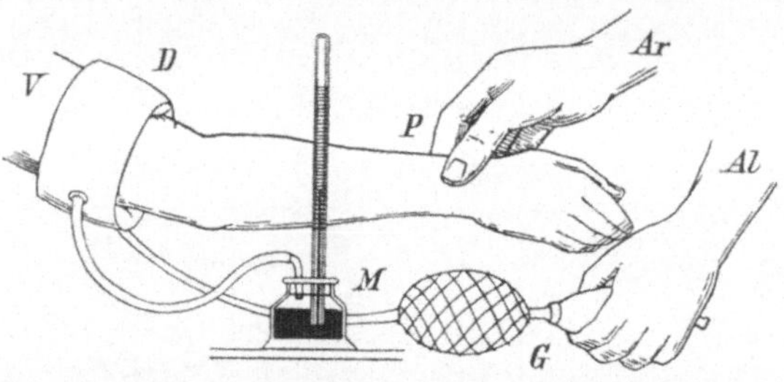

Fig. 13. Apparat für Blutdruckmessung am Menschen von Riva-Rocci. (Aus Du Bois-Reymond, Kompendium für Physiologie.)

Nur das sei hier erwähnt, daß der Einfluß von Änderungen der Atmung auf die Blutdruckkurve bei Tieren keine Rolle spielt, da Tiere bei Blutdruckversuchen immer vorher mit Curare vergiftet werden müssen, wodurch alle Bewegungen willkürlicher Muskeln der Tiere, auch die Atembewegungen, aufgehoben werden. Es wird dann bei diesen Tieren künstliche, maschinelle Atmung eingeführt, die natürlich dauernd unverändert bleibt. Beim Menschen ist die Messung des Blutdruckes nicht so einfach, da man unblutig operieren muß.

Die gebräuchlichste Methode ist die mit dem Apparat von Riva-Rocci (siehe Fig. 13).

Der Gummischlauch D, der mit unnachgiebigem Gurt am Arm befestigt ist, wird vom Ballon G aus immer stärker aufgeblasen, wodurch der Arm mit immer größerem Druck zusammengepreßt wird. Die Größe dieses Druckes wird gleichzeitig vom Manometer M angegeben. In dem Augenblick, in dem der aufgewendete Druck so groß ist, daß er den Blutdruck der Armarterie etwas übertrifft, fühlt man am Handgelenk keinen Puls mehr und kann also nahezu richtig den Blutdruck am Manometer ablesen.

Außer anderen Fehlern dieser Methode ist ihr größter Nachteil der, daß man nicht eine fortlaufende Kurve der Änderungen des Blutdruckes erhält, sondern nur von Zeit zu Zeit einzelne Messungen vornehmen kann. Sie ist deshalb praktisch für unsere

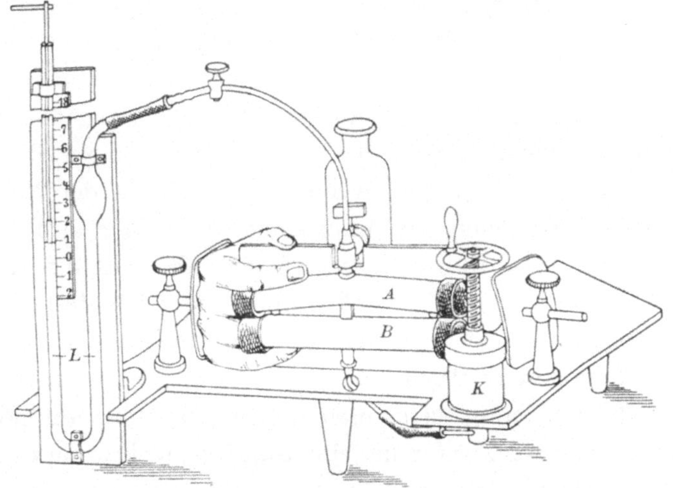

Fig. 14. Sphygmo-Manometer von Mosso.
(Aus Archives Ital. de biol. 1895, p. 172.)

sehr wenig verwendbar. Auch mit dem Apparat von Uskoff kann man nur den Blutdruck zu einer bestimmten Zeit, nicht fortdauernd seine Schwankungen beobachten. Eine fortlaufende Blutdruckkurve vom Menschen kann man höchstens durch das Sphygmomanometer von Mosso erhalten, das Mosso allerdings in etwas anderer Weise benutzte, als hier angegeben.

An dem in Fig. 14 abgebildeten Apparat sind zwei Finger der Versuchsperson unbeweglich in den Röhren A und B fixiert. Diese Röhren sind mit Quecksilber gefüllt, das durch einen Schlauch an dem einen Ende der U-förmigen Glasröhre L mit dem Quecksilber in Verbindung steht, das diese Röhre L ausfüllt.

Solange das Quecksilber die Blutgefäße der beiden Finger noch nicht so stark zusammendrückt, daß kein Blut mehr hindurchfließen kann, wird bei jedem Pulsstoß etwas Quecksilber nach der U-förmigen Röhre L zu verdrängt; die freie Oberfläche des Quecksilbers hebt sich etwas, und diese Bewegung kann durch einen Schwimmer registriert werden.

Den Druck in den Röhren A und B kann man vergrößern entweder durch Hebung der Röhre L oder durch Drehung der Schraube K.

Bevor die Bewegung des Schwimmers durch den in A und B steigenden Druck bis auf das Minimum reduziert wird, werden die Pulsbewegungen allmählich immer kleiner. Richtet man diesen Druck nun so ein, daß die einzelnen Pulsbewegungen etwa die Hälfte der maximalen Höhe haben, so werden diese Pulse der Kurve dann größer werden, wenn der Blutdruck der Versuchsperson steigt und kleiner, wenn er sinkt. Man kann also dauernd die Änderungen des Blutdruckes verfolgen, aber nur bis zu einem gewissen Grade, da bei sehr starken Änderungen die Methode nicht mehr ausreicht. Auch sonst erhält man bei Anwendung dieser Methode häufig undeutliche Resultate. Wir werden aber später sehen, daß man dann, wenn man wissen muß, ob während eines bestimmten, kurzen Zeitraumes eine Blutdrucksteigerung bei einem Menschen vorhanden war, außer mit der eben beschriebenen Methode auch noch auf andere, indirekte Weise sich helfen kann.

Schon bei Anwendung der bisher beschriebenen Methoden können wir manches über die Veränderungen an den Blutgefäßen erfahren, die in Erweiterung oder Verengerung ihres Kalibers bestehen.

Da die Wände der Blutgefäße elastisch sind, können sie sehr stark passiv erweitert werden, wenn eine größere Menge von Flüssigkeit in ein bestimmtes Gefäßgebiet hineingedrängt wird, und der Abfluß nicht ebenso schnell vonstatten geht. Außerdem können aber die Muskeln der Gefäßwände, die sich im normalen Zustand dauernd in einem gewissen Kontraktionszustand befinden, also einen Tonus besitzen, auch durch bestimmte Nerveneinwirkung erschlaffen und dadurch eine sogenannte aktive Gefäßerweiterung herbeiführen. Ob diese aktive Erweiterung nur durch eine zeitweilige Hemmung des Gefäßtonus, oder durch andere Einflüsse bewirkt wird, ist uns nicht bekannt. Ebenso können sich bei anderer Nerveneinwirkung die Gefäße durch stärkere Kontraktion ihrer muskulären Wände verengen.

Steigt nun z. B. die Blutdruckkurve an, ohne daß man aus der Kurve erkennen kann, daß die einzelnen Herzschläge stärker oder häufiger geworden sind, so kann man annehmen, daß sich eine Anzahl von kleineren Blutgefäßen kontrahiert haben, so daß die Blutmenge in den großen Gefäßstämmen, in denen man den Blutdruck mißt, größer wurde, ihre Wand mehr ausgedehnt und infolge des stärkeren Gegendruckes der elastischen Gefäßwände der allgemeine Druck stieg.

So erfährt man aber nur indirekt etwas über das Verhalten der Gefäße in ihrer Gesamtheit. Direkte Auskunft über das Verhalten eines ganz bestimmten Gefäßgebietes erhält man durch die Methode der Volummessung.

Das Prinzip der Volummessung besteht darin, daß der zu messende Körperteil von einer starren Kapsel umgeben wird, so daß die Blutzirkulation in dem Körperteil nicht gestört wird. Da die Kapsel dem Körperteil luftdicht aufsitzen muß, so wird bei jeder Größenzunahme des eingeschlossenen Gliedes die zwischen diesem und der Kapsel befindliche Luft durch einen abführenden Gummischlauch hinausgedrängt werden und den Schreibhebel an der mit dem Schlauch verbundenen Registrierkapsel heben.

Bisweilen ist es vorteilhafter, an Stelle dieser reinen Luftübertragung der Volumänderungen des Körperteiles auf die Registrierkapsel eine gemischte Wasser-Luftübertragung einzuführen. Man füllt dann die wasserdicht um das Glied befestigte Kapsel mit Wasser, das bis über die Kapsel hinaus in die Ableitungsröhre reichen kann, und die infolge der Volumänderungen eintretende Bewegung des Wasserspiegels wird durch die zwischen dem Wasser und der Registrierkapsel eingeschlossene Luft auf die Kapsel übertragen.

Um das Volumverhalten der Beine von Tieren zu messen, benutzt man entweder eine Glasröhre, die über das Bein geschoben, am Oberschenkel luftdicht befestigt und mit Wasser gefüllt wird, oder man benutzt noch bequemer reine Luftübertragung, bei der der Abschluß der Röhre natürlich leichter zu erreichen ist.

Für den Menschen benutzt man zur Volummessung des Armes am besten den durch Lehmann verbesserten Plethysmographen Mossos[1]), der in Fig. 15 abgebildet ist.

Hierbei ist die Schwierigkeit, die Kapsel wasserdicht über dem Arm zu befestigen, was nur durch Gummibinden zu erreichen ist, die leicht die Blutzirkulation im Arm stören, dadurch vermieden worden, daß der Arm selbst gar nicht mit dem Wasser direkt in Berührung kommt. Am Rand der Kapsel ist ein dünner Gummisack P befestigt und in sie hineingestülpt, und in diesen Gummisack legt man den Arm hinein. Durch Festlegen des Ellbogens in der gepolsterten und verstellbaren Stütze S wird der rechwinklig

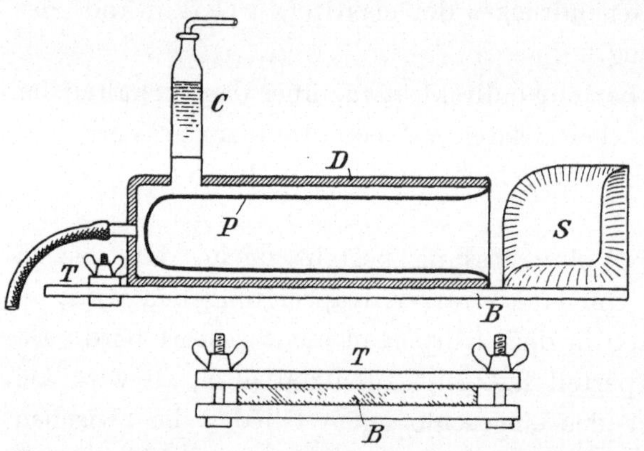

Fig. 15. Mossos Arm-Plethysmograph, verbessert nach A. Lehmann. (Aus Lehmann, Körperliche Äußerungen psychischer Zustände Bd. I.)

gebeugte Arm dauernd in seiner Lage festgehalten. Wird nun der Raum zwischen der starren Kapsel und dem Gummisack durch den vorn herabhängenden Gummischlauch mit Wasser gefüllt, das bis C in dem Steigrohr in die Höhe reicht, so legt sich der dünne Gummisack fest an den Arm an, und jede Volumzunahme des eingeschlossenen und in seiner Lage festgehaltenen Armes wird fast in derselben Weise durch Änderung der Höhe des Wasserspiegels bei C sichtbar werden, wie wenn der Arm direkt im Wasser läge.

---

[1]) Mosso benutzt den Apparat bei Offenlassen des Verbindungsschlauches nach der das Wasser für den Apparat enthaltenden Füllflasche als Hydro-Sphygmograph.

Jede Umschnürung des Armes wird dadurch unnötig und die Zirkulation im Arm ist völlig ungehindert. Von der Höhe des Wasserspiegels bei C hängt der Druck ab, der vom Wasser auf den Arm ausgeübt wird und der nicht zu groß sein darf. Durch Probeversuche muß man bei jeder Versuchsperson feststellen, welche Wasserhöhe für Erzielung einer deutlichen Kurve am vorteilhaftesten ist. Bei zu großem Druck wird der Puls zu stark verkleinert, bei zu kleinem wird der Gummisack nicht fest genug an den Arm gedrückt.

Einen ganz ähnlichen Apparat kann man für den Fuß des Menschen verwenden. Da es ferner von Interesse ist, auch dasjenige Gefäßgebiet auf diese Weise zu untersuchen, das dem Anschein nach am leichtesten Veränderungen der Gefäßweite eintreten läßt, nämlich die äußeren Teile des Kopfes, besonders des Gesichts, benutzte ich dazu einen Apparat für die Registrierung des Ohrvolumens. Es wird am besten eine flache, ohrförmige Kapsel aus biegsamem Bleiblech benutzt, die über das Ohr gelegt und deren Ränder der Form der knöchernen Unterlage der Umgebung angedrückt wird. Nach gründlichem Einfetten der Haare und der Kapselränder mit Vaselinanhydrit und luftdichter Fixierung der Kapsel durch Binden über dem Ohr wird der zwischen Ohr und Kapsel befindliche Luftraum durch einen Schlauch mit der Registrierkapsel verbunden, und man erhält auf diese Weise sehr schöne Volumkurven des Ohres. Der Gehörgang kann während der Versuche verstopft werden, es bringt dies aber in den Ergebnissen keine Änderung hervor.

Der Einwand, daß die Pulsationen, die auf der so gewonnenen Kurve sich zeigen, von Hebungen des Kapselrandes durch eine darunterliegende Arterie verursacht werden könnten, ist hinfällig, denn einmal sind durchaus keine Bewegungen der fest durch die Binden dem Schädel angedrückten Kapsel festzustellen, dann aber könnte durch solches Heben des Kapselrandes und die dadurch herbeigeführte Erweiterung des Innenraumes zwischen Ohr und Kapsel höchstens eine Senkung der Volumkurve herbeigeführt werden, nie aber eine Steigung, die sich nur durch Volumzunahme des Ohres erklären läßt. Aus den so gewonnenen Kurven (Fig. 20,

21, 60, 61) wird am besten hervorgehen, daß diese Methodik brauchbar ist.

Für gewisse Fälle ist es wichtig, diese Methode in derselben Weise auch beim Tier anzuwenden.

Um das Volumverhalten der äußeren Rumpfteile zu messen, kann man beim Menschen eine ähnliche Kapsel in derselben Weise über einer Brustseite befestigen. Auch das Penisvolumen ist leicht aufzunehmen. Schwieriger ist die Volummessung der inneren Organe des Körpers. Am leichtesten ist dies noch am Gehirn sowohl beim Tier als beim Menschen ausführbar, indem über eine in den Schädel gebohrte oder schon vorhandene Öffnung eine gewölbte Guttaperchaplatte mit durchführendem Glasröhrchen, das mit der Registrierkapsel verbunden ist, luftdicht befestigt wird. Ein etwas komplizierterer Apparat für die Untersuchungen des Hirnvolums am Tier wird später in Abschnitt VIIa beschrieben werden.

Sehr wichtig ist aber auch die Messung des Volums der inneren Organe, besonders der Bauchorgane. Beim Tiere hilft man sich dabei so, daß man die Bauchhöhle (oder wenn die Lunge in Frage kommt, die Brusthöhle) eröffnet und das zu messende Organ, z. B. die Niere, von ihrer Umgebung so isoliert, daß sie bloß noch durch einen Stiel, der aus den Blutgefäßen besteht, mit ihrer Umgebung in Verbindung steht. Handelt es sich dabei um den Darm, so muß ein etwa 20 cm langes Darmstück aus seiner Verbindung mit dem anderen Darmteil getrennt werden, nachdem die Durchtrennungsstellen vorher doppelt unterbunden waren. Das Darmstück ist dann nur noch durch die radiär verlaufenden Gefäße in Verbindung mit dem Körper.

Das Organ wird dann in ein Roysches Onkometer gelegt, das aus einer starren Kapsel besteht, die aus zwei aufeinander passenden Hälften zusammengesetzt wird. Die Ränder dieser beiden Kapselteile werden mit Fett bestrichen und so aufeinandergelegt, daß sie das zu messende Organ zwischen sich einschließen. Der aus Gefäßen bestehende Stiel des Organes hängt aus der Kapsel heraus, und diese Öffnung der Kapsel muß durch Einschieben von durchfetteten Wattebäuschen vorsichtig so verstopft werden, daß der Verschluß der Kapsel nach allen Seiten luftdicht ist, ohne daß aber durch zu starken Druck die Blutzirkulation in dem Gefäßstiel gestört wird. Die Technik dieser Methode ist einfacher, als man nach dieser Beschreibung denken sollte. Ebenso kann man das Volumen der Niere registrieren, während man sich bei plethysmographischer Untersuchung der Leber, der Lunge oder des Herzens lieber einer kleinen passend gearbeiteten Nachbildung des oben beschriebenen Apparates für den Arm bedient, den man über einen Lappen der Lunge oder Leber oder auch über das Herz stülpt.

Bei dem Menschen kann man gleichfalls nach zwei von mir angegebenen verschiedenen Methoden das Volumen der Bauchorgane messen, natürlich nur das Volumen der Bauchorgane in ihrer Gesamtheit; diese Methoden sollen aber erst später (Kap. III b und Kap. VI a) ausführlich beschrieben werden, da die technischen Schwierigkeiten ihrer Anwendung zu eng mit den durch sie gewonnenen Resultaten zusammenhängen.

Bei den meisten der bisherigen Methoden wurde die zu registrierende Bewegung auf eine Mareysche Kapsel übertragen, deren Gummimembran samt dem mit ihr verbundenen Schreibhebel durch die andrängende Luft gehoben wurde (siehe Fig. 4 und Fig. 7 auf S. 18, 21). Da die Elastizität dieser Membran bei starker Ausdehnung eine andere wird, so entspricht die Höhe des Kurvenausschlags nicht genau der Größe der sie veranlassenden körperlichen Bewegung (hier ganz abgesehen von der Kreisbewegung des Schreibhebels). Am störendsten wird dies bei sehr starken Volumänderungen, und man muß daher entweder jede Gummikapsel vor dem Gebrauch empirisch kalibrieren, oder muß in solchen Fällen besser Registrierapparate benutzen, die die Größe der Volumänderungen im richtigen Verhältnis angeben.

Ein solcher Apparat ist der in Fig. 16 abgebildete Piston-Recorder[1]), bei dem die durch die Volumvermehrung weggedrängte Luft einen geschliffenen Kolben, der luftdicht in einem Rohr gleitet, in Bewegung setzt, wie der Dampf den Kolben einer Lokomotive. Praktischer ist der Bellow-Recorder nach Brodie, der einen kleinen Blasebalg darstellt, dessen bewegliche Teile aus

---

¹) Aus dem Kataloge der Firma E. Zimmermann, Leipzig.

sehr dünnem Gummi bestehen. Bei der Hebung der oberen festen Seite des Balgs wird gleichzeitig ein leichter Schreibhebel gehoben.

Handelt es sich indessen um nur geringe Volumänderungen, oder besonders, kommt es nicht darauf an, die genaue Größe der Volumänderung eines Körperteiles zu wissen, sondern nur darauf, zu wissen, ob zu einer bestimmten Zeit überhaupt eine Zunahme oder Abnahme des Volums eintrat, dann genügt auch zur Volummessung die gewöhnliche Mareysche Kapsel.

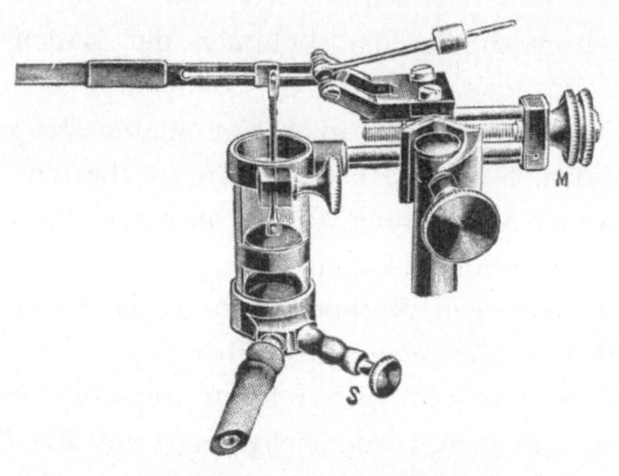

Fig. 16.   Piston-Recorder.

Es entsteht nun die Frage, was für Veränderungen man durch die Volummessung beobachtet, also was für organische Einflüsse das Volumen eines Körperteiles ändern können.

Für die hier behandelten, kurzdauernden Untersuchungen kommt dabei zunächst die Änderung der Flüssigkeitsmenge innerhalb des gemessenen Körperteiles in Betracht, also das zufließende, das abfließende Blut und die Lymphflüssigkeit.

Die Lymphflüssigkeit ist während der verhältnismäßig kurzen Dauer der Versuche als gleichbleibend anzusehen und kann vernachlässigt werden. Höchstens bei Volummessungen des Gehirns könnte sie eine Rolle spielen. In jedem Falle sind in sehr kurzer Zeit auftretende Volumänderungen von einiger Stärke völlig unabhängig von ihr. Es bleibt also das arterielle und venöse Blut übrig. Da auch die Höhe der oben besprochenen Blutdruckkurven von der Menge des arteriellen Blutes abhängig ist, das in der Zeiteinheit in das betreffende Gefäß einströmt, so wirken zunächst alle Ursachen, die in dieser Beziehung den Blutdruck beeinflussen, auch auf die Volumkurve, also z. B. auch die verstärkte Herzarbeit. Aber die Wichtigkeit der Menge des venösen Blutes in dem gemessenen Körperteil ist für die Volumkurve eine ungleich wichtigere als für die Blutdruckkurve, und das ist einer der wichtigsten Unterschiede beider.

Während für die Höhe des Blutdruckes nur selten eine starke allgemeine Stauung des venösen Blutes von geringem Einfluß ist, macht sich auch die geringste venöse Stauung in dem gemessenen Gliede sofort durch Zunahme des Volums bemerklich, wenn die übrigen Verhältnisse die gleichen bleiben.

Bezüglich der Wirkung des Gefäßverhaltens ist der Hauptunterschied zwischen beiden Kurven natürlich der, daß bei Erweiterung sämtlicher Gefäße des gemessenen Körperteils sein Volumen zunimmt, der Blutdruck in seiner Arterie aber sinkt.

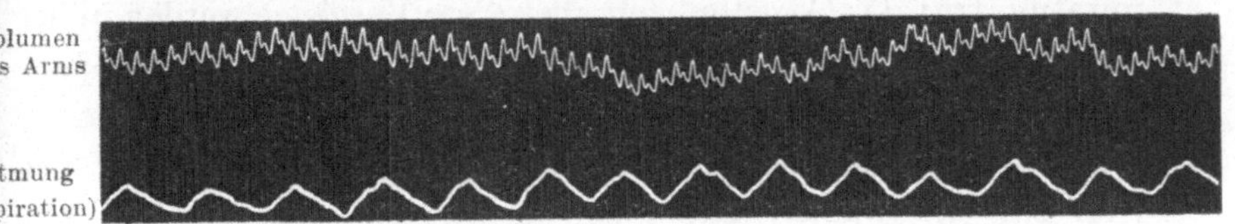

Fig. 17. Normale Volumkurve des Armes im Ruhezustand
bei gleichmäßiger Atmung.

An den Volumkurven selbst sieht man zunächst (siehe Fig. 17), gerade wie auch an der Blutdruckkurve, die sogenannten Wellen erster Ordnung, nämlich die steilen, kurzdauernden Erhebungen der Kurve, die den einzelnen Herzschlägen entsprechen, da natürlich während der vorübergehenden Druckerhöhung infolge der Herzkontraktion mehr Blut in den gemessenen Körperteil hineinfließt, ohne daß es Zeit hat, ebenso schnell wieder aus ihm abzufließen. Außerdem zeigen sich auf der ruhigen Kurve unter gewissen Umständen Wellen zweiter Ordnung, die jede etwa eine Dauer von 3 bis 6 Pulsschlägen haben und die von der Atmung verursacht werden (siehe die Kurven in Fig. 17).

Während, wie oben erwähnt, der Einfluß der Atmung auf die Blutdruckkurven bei Tieren keine Rolle spielt, da die Tiere, bei denen sie benutzt wird, alle mit Curare vergiftet werden, hat sie einen oft sehr störenden Einfluß auf die Volumkurve des Menschen, der nur durch besondere Maßregeln unschädlich gemacht werden kann. Da diese Störung nur darin besteht, daß die Inspirations- oder Exspirationsbewegung stärker oder schwächer wird als vorher, so wollen wir nur den Einfluß solcher Änderungen kennen lernen und nicht alle die ziemlich verwickelten Komponenten genauer erörtern, die den Einfluß der ruhigen, gleichmäßigen Atmung auf die Volumkurve zusammensetzen. Es sei nur kurz erwähnt, daß dabei die Erweiterung des Brustkorbes bei der Inspiration eine Rolle spielt, während der das venöse Blut stärker nach dem Brustkorbe zu gesaugt, das arterielle mehr in ihn zurückgehalten wird, so daß eine Senkung des Blutdruckes in den peripheren Arterien und Volumabnahme des Gliedes entsteht. Bei Exspiration tritt das Gegenteil ein, aber diese Vorgänge werden in bestimmter Weise modifiziert durch einen Einfluß jeder Atembewegung auf das Nervenzentrum für die Blutgefäße im verlängerten Mark und auf das für die Regulierung der Geschwindigkeit der Herzschläge. Endlich muß auch die Änderung der Blutfülle der Lunge während Inspiration und Exspiration berücksichtigt werden, da der Durchtritt des Blutes durch die Lunge während der Inspiration erleichtert ist. Da nun diese verschiedenen Einflüsse bei ungleicher Stärke der Atmung ihre Wirkung in ganz verschiedenem Maße geltend machen und auch, wie wir sehen werden, individuelle Unterschiede bestehen, ist es klar, daß rein theoretische Erwägungen hierbei leicht zu Irrtümern führen können.

Praktisch wichtig ist bei den hier behandelten Experimenten, bei denen es sich meist um Beibringung irgendwelcher Reize an die Versuchsperson handelt, nur die Frage, wie sich die Volumkurve, abgesehen von anderen Einflüssen, verhält, wenn plötzlich eine oder mehrere besonders tiefe Exspirationen oder Inspirationen erfolgen.

Es kann aber auch hierfür kein für alle Fälle gültiges Gesetz aufgestellt werden, und zwar besonders deshalb nicht, weil außer der Möglichkeit der Einwirkungen von den verschiedenen anderen Seiten aus, die nicht immer eine gleichmäßige ist, auch viel darauf ankommt, ob bei der in Frage stehenden Atmung einer Versuchsperson die Bauch- oder Brustatmung eine größere Rolle spielt, was individuell, und auch zufällig, verschieden sein kann. Während bekanntlich die Brustatmung darin besteht, daß die Rippen gehoben werden, dadurch der Raum innerhalb des Brustkorbes vergrößert wird, was infolge der Saugwirkung des vergrößerten Brustraumes für sich allein eine Volumenverminderung z. B. am Arm zur Folge haben müßte, besteht die Bauchatmung darin, daß das nach dem Brustkorb zu kuppelförmig gewölbte Zwerchfell sich kontrahiert und abflacht, wodurch zwar gleichfalls eine Vergrößerung des Raumes im Brustkorb bewirkt wird, aber auch gleichzeitig ein starker Druck auf die Bauchorgane ausgeübt wird. Wie wir später genauer sehen werden, wirkt ein solcher Druck auf die Bauchorgane drucksteigernd und vermehrt dadurch für sich allein das Volumen des gemessenen Armes. Ist nun die Bauchatmung stärker als die Brustatmung, so kann dies dazu führen, daß die Volumabnahme nur wenig oder gar nicht hervortritt. In der Mehrzahl der Fälle kann man aber darauf rechnen, daß bei verstärkter Inspiration zunächst eine Volumsenkung eintritt und bei verstärkter Exspiration (wie Husten) eine Volumzunahme. Es ist aber bei jedem wichtigen Falle zu empfehlen, lieber mit der betreffenden Versuchsperson durch einen einfachen Probeversuch mit absichtlich verstärkter Inspiration und Exspiration sich über die Wirkung dieser Veränderungen bei der Person zu vergewissern.

Wegen dieses oft starken Einflusses der Atmungsänderung auf die Volumkurve ist es notwendig, daß man gleichzeitig mit der Volumkurve eine Atmungskurve (siehe oben Abschnitt IIc) aufnimmt.

Findet man dann, daß gleichzeitig mit einer Volumänderung eine Änderung der Atmung eingetreten ist, so muß man immer vorsichtigerweise die Atmungsänderung als Ursache der Volumänderung betrachten, ganz besonders natürlich, wenn es sich zeigt, daß eine absichtliche Änderung der Atmung in derselben Richtung die gleiche Volumänderung zur Folge hat.

Wird die Atmung plötzlich ausgesetzt oder künstlich unterbrochen, so erscheinen trotzdem oft die mit der Respiration zusammenhängenden regelmäßigen Schwankungen der Volumkurve noch weiter, es sind dies die sogenannten Traube-Heringschen[1]) Wellen, die allein durch rhythmische nervöse Einflüsse vom Atemzentrum hervorgerufen werden und deshalb gleichfalls Wellen II. Ordnung sind.

Wie aus der Kurve in Fig. 17 deutlich zu erkennen ist, gibt es aber in der normalen Ruhekurve noch andere Schwankungen, die Wellen III. Ordnung, die meist größere Ausdehnung haben; auf Fig. 17 sind z. B. im ganzen zwei solche Wellen zu sehen. Diese Wellen wurden zuerst von S. Mayer[2]) beobachtet und sind von der Atmung sicherlich unabhängig.

Im Gegensatz zu den mit der Atmung zusammenhängenden Wellen treten sie ganz unregelmäßig auf und sind von viel längerer Ausdehnung. Man kann annehmen, daß Erregungszustände des Vasomotorenzentrums und dadurch bewirkte Änderungen im Kontraktionszustand der Gefäße sie herbeiführen, ohne daß damit etwas über ihre Bedeutung gesagt ist. Außer den sanften Undulationen der Mayerschen Wellen (in der Kurve auf Fig. 17 sind sie schon verhältnismäßig groß) kommen an der Volumkurve der ruhenden, untätigen Versuchsperson noch ähnliche Schwankungen vor, die sich durch das jähere Abfallen der Volumverminderung von den anderen unterscheiden. Es scheint durch zahlreiche Untersuchungen hinreichend sichergestellt worden zu sein, daß diese jähen, plötzlich auftretenden Volumverminderungen mit dem unwillkürlichen Eintreten einer stärkeren psychischen Tätigkeit bei der ruhenden Versuchsperson zusammenhängen, also mit dem plötzlichen Auftauchen eines lebhaften Gedankens. Das geht nicht nur aus der Selbstbeobachtung hervor[3]), bei der die Versuchsperson angibt, ohne natürlich die Kurve selbst zu sehen, wenn ein lebhafter neuer Gedanke bei ihr auftaucht und bei der man gleichzeitig mit dieser Angabe eine jähe Volumsenkung eintreten sieht, sondern auch daraus, daß diese Volumänderungen unter solchen

---

1) Hering, Sitzungsber. d. Akad. d. Wissensch. Wien **40**. II, 837. 1869.

2) Sigmund Mayer, Sitzungsber. d. Akad. d. Wissensch. Wien **74**. VII, 281. 1876.

3) Lehmann, Körperliche Äußerungen psychischer Zustände. 1899. S. 53.

Verhältnissen nicht vorkommen, bei denen willkürliche Denkarbeit als ausgeschlossen anzusehen ist, wie z. B. im hypnotischen Zustand der Versuchsperson[1]). Ganz besonders aber werden die im folgenden Abschnitt erwähnten Tatsachen dafür sprechen, da aus ihnen hervorgehen wird, daß bei absichtlich angestrengter psychischer Tätigkeit regelmäßig eine oft viel größere und meist ebenso jähe Senkung der Volumkurve eintritt.

Auch von den zuerst von Mayer beobachteten sanften Undulationen der Volumkurve des ruhenden Menschen meint Lehmann[2]), daß sie mit psychischen Zuständen zusammenhängen, daß sie ein Ausdruck der vagen Bewußtseinszustände sein, die einen Menschen auch dann beherrschen, wenn er mit keinen bestimmten Gedanken beschäftigt ist. Beweise dafür sind allerdings nicht vorhanden, denn die Meinung Lehmanns, daß sie im Schlafe wegfallen, ist unrichtig, wie wir später sehen werden. Es war deshalb auch berechtigt, daß sich R. Müller[3]) gegen diese, wenn auch naheliegende, so doch unbewiesene Ansicht Lehmanns über die Mayerschen Wellen wandte. Im Abschnitt VIII wird weiter auf diese Frage eingegangen werden. Der Hinweis R. Müllers auf die Schwierigkeit der Deutung der Volumkurve war gewiß vielfach nützlich, nur geht Müller in seiner Kritik viel zu weit und schüttet das Kind mit dem Bade aus.

Es ist völlig unhaltbar, wenn er, ohne neues Beweismaterial zu bringen (in seiner Arbeit befinden sich keine Versuchsbeschreibungen und sind auch keine Kurven abgebildet), behauptet, daß von den verschiedenen Schwankungen der Normalkurve keine in irgendwelcher Beziehung zu psychischen Vorgängen stehe, und daß deshalb die ganze Methode unbrauchbar zu derartigen Untersuchungen sei. Die Gründe, die nach obigen Ausführungen wenigstens für die Beziehung zwischen den jähen Volumschwankungen III. Ordnung und psychischen Vorgängen sprechen, sind dabei in keiner Weise von Müller widerlegt worden. Aber ganz abgesehen

---

[1]) Lehmann, zit. oben S. 41.
[2]) Lehmann, zit oben S. 55 ff.
[3]) Robert Müller, Die Verwendbarkeit der plethysmographischen Kurven für psychol. Fragen. Zeitschr. f. Psychol. **30**, 387. 1902.

von den Veränderungen an der Volumkurve des ruhenden, untätigen Menschen, von denen wir selbst mit Müller annehmen könnten, daß sie nicht mit psychischen Vorgängen zusammenhängen, ist doch damit noch gar nichts dagegen gesagt, daß nicht bei absichtlicher psychischer Tätigkeit und Beeinflussung des Gefühls Volumschwankungen eintreten können, die mit psychischen Vorgängen zusammenhängen. Darüber äußert sich aber Müller überhaupt nicht, sondern begnügt sich damit, die naturgemäß undeutlicheren Erscheinungen der Ruhekurve in den Kreis seiner Betrachtungen zu ziehen. Sonst wäre auch die Haltlosigkeit seiner übertriebenen Kritik völlig offenkundig gewesen.

Wir werden im folgenden Abschnitt sehen, daß bei Beibringung ganz bestimmter Gefühlsreize, oder bei Vornahme bestimmter psychischer Arbeiten durch die Versuchsperson, jedesmal im normalen Zustand bei allen Versuchspersonen dieselben Volumänderungen eintreten, und bei derselben Person immer wieder im normalen Zustand derselbe Erfolg eintritt.

Man könnte an zufällig gleichzeitig mit den einzelnen Einwirkungen eintretende Mayersche Wellen denken, aber wenn man annehmen will, daß diese Wellen bei so vielen Menschen und unzähligen Versuchen immer genau zu der passenden Zeit eintreten, ohne daß ein Zusammenhang zwischen ihnen und den psychischen Vorgängen besteht, dann ist die Beobachtung derartiger Lebensvorgänge des Menschen überhaupt völlig zwecklos. Zudem sind die bei Aktivität der Versuchsperson auftretenden Volumänderungen sehr oft außerordentlich viel größer als die bei der Ruhe beobachteten (siehe z. B. Kurve 28, 60 auf S. 107 u. 203). Auch die Einwendungen Müllers betreffs der Technik sind in ihrer Übertreibung wertlos. Daß infolge der Übertragung der Volumbewegung auf den Schreibapparat das angegebene Resultat nicht genau der Größe der wirklichen Veränderung entspricht, ist schon von Lehmann[1]) ausführlich erörtert worden. Der Unterschied besteht nur darin, daß die Volumkurve immer etwas geringere Änderungen angibt, als die wirklichen sind, wenn also trotzdem Kurvenänderungen eintreten, so sind die Erscheinungen in Wirklichkeit nur noch größer. Auf

---

[1]) Lehmann, zit. oben I.

quantitative Genauigkeit der Messung kommt es vorläufig bei diesen Untersuchungen überhaupt meist nicht an, sondern nur darauf, mit Sicherheit feststellen zu können, ob in einer bestimmten, meist nur einige Sekunden dauernden Zeit eine Volumzunahme oder Abnahme eintrat, also auf qualitative Messung.

Ebenso unrichtig sind die Ausführungen Müllers darüber, daß der Arm durch den steigenden Wasserdruck bei Volumzunahme des Armes aus dem Rohre etwas hinausgedrängt werde. Das ist bei der Unterstützung des Armes im Ellbogen (siehe Fig. 15) nicht möglich, wäre auch nicht allzu schlimm, da dadurch das Resultat an der Kurve nur etwas kleiner erscheinen würde, als es in Wirklichkeit war.

Wichtiger ist wohl ein anderes Bedenken, das man bei Anwendung des Plethysmographen beim Menschen haben könnte, besonders wenn Gefühlsreize auf ihn wirken, nämlich, daß er unwillkürliche Bewegungen mit dem im Plethysmographen eingeschlossenen Gliede ausführt und daß dadurch fehlerhafte Volumschwankungen eintreten können, die zu Verwechslungen und falscher Deutung der Kurven führen würden. Wegen der Wichtigkeit dieser Frage stellte ich ausführliche Untersuchungen darüber an.

Zunächst kann durch möglichst weites Einschieben des Armes in die Röhre und Fixieren des Armes in dieser Stellung die Möglichkeit störender Bewegungen sehr verringert werden. Damit die Fixierung des Armes im Ellbogen wirksam ist, muß der Arm am Ellbogen mindestens rechtwinklig gebeugt sein. Ist dieser Winkel stumpf, so ist Gefahr vorhanden, daß der Arm bei Ermüdung noch tiefer in den Apparat hineingeschoben wird. Der Stützpunkt für den Arm muß immer in dem Polster der Ellbogenstütze liegen. Nach einigen Versuchen gewöhnen sich die Versuchspersonen meist leicht daran, den Arm völlig ruhig in der Röhre liegen zu lassen. Ganz besonders ist diese Unbeweglichkeit bei Personen garantiert, die man hypnotisiert hat, und denen man in Hypnose entsprechende Ruhebefehle für den Arm erteilt hat. Geschieht aber doch eine unwillkürliche Bewegung in der Röhre von seiten der Finger, die allein frei beweglich sind, so sind die Veränderungen an der Volumkurve immer mit Sicherheit von den Kurvenänderungen zu unterscheiden, die durch psychisch bedingte Volumänderungen herbeigeführt werden.

In Fig. 18 ist eine Kurve abgebildet, in der die obere Kurve die des Armvolums ist.

Vom Zeichen + bis zum Zeichen — wurden von der Versuchsperson absichtlich kräftige Bewegungen mit den Fingern innerhalb des Plethysmographen ausgeführt, und es ist deutlich zu erkennen, daß während der ganzen Zeit starke zackige Bewegungen der Kurve eintreten (die nur zufällig mit der Atmung übereinstimmen, vgl. dazu Fig. 19), daß aber nach Ende der Bewegung, nach dem Zei-

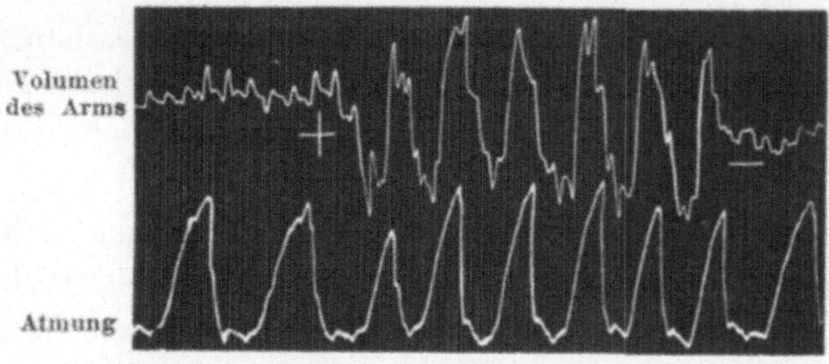

Fig. 18. Bei Zeichen + Aufforderung zum Beginn, bei — Aufhören der
absichtlichen Bewegung der Finger im Plethysmographen.

chen —, die Volumkurve ungefähr auf gleicher Höhe weitergeht, wie vor den Bewegungen, daß also eine eigentliche Volumänderung trotz der (leichten) Bewegung nicht eingetreten ist. Noch deutlicher konnte der Unterschied zwischen der Wirkung einer die psychischen Vorgänge begleitenden Volumänderung und von zufälligen Bewegungen des gemessenen Gliedes auf die Kurve durch einen Kontrollapparat demonstriert werden, durch dessen Anwendung auch bewiesen wird, daß starke Volumänderungen ohne jede Bewegung des gemessenen Gliedes, nur infolge psychischer Vorgänge eintreten können.

Der Kontrollapparat bestand aus einem Kardiographen, wie er in Fig. 10 abgebildet ist. Der Knopf des Apparates wurde dem aus dem Plethysmographen noch herausragenden Teil des Unterarmes aufgesetzt und der Apparat selbst mit Gurten an die Unterlage des Armes fixiert. Der Knopf wurde sorgfältig solchen Muskelgruppen des Unterarms aufgesetzt, die sich bei Bewegungen der Finger oder Hand im Apparat am ehesten bewegen mußten. Dieser Kardiograph wurde mit einem Schreibapparat verbunden, der in

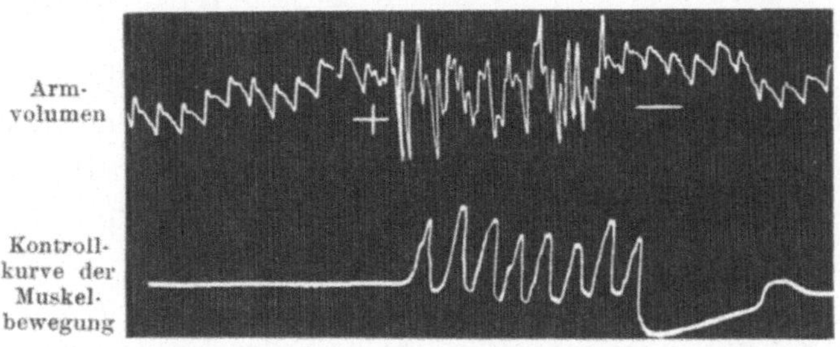

Fig. 19a. Von + bis — absichtliche Bewegungen an der untersuchten Hand unter Anwendung des Kontrollapparates für Bewegungen.

den Fig. 19a und 19b jedesmal die untere Kurve zeichnete. Blieb der Arm und die Hand völlig ruhig, so mußte dieser Apparat eine gerade Linie aufzeichnen, bei Bewegungen der Finger oder der Hand,

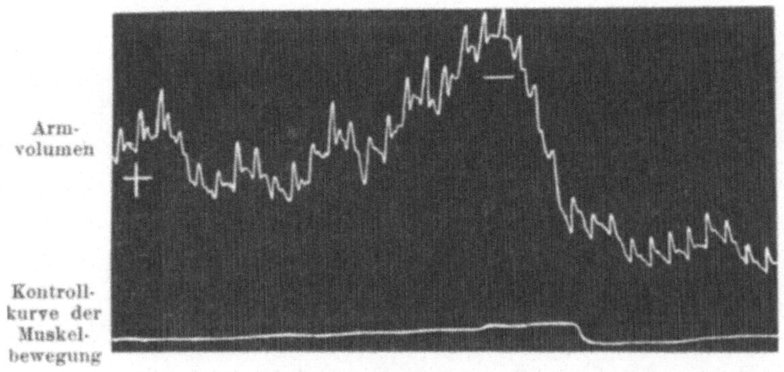

Fig. 19b. Von + bis — experimentell herbeigeführte Volumzunahme des bewegungslosen Armes unter Anwendung des Kontrollapparates.

oder auch des ganzen Armes mußten sofort entsprechende Zacken veerzichnet werden.

Daß der Apparat funktionierte, zeigt die Kurve in Fig. 19a, in der von + bis — absichtlich geringe Fingerbewegungen ausgeführt wurden. Neben den schon bekannten unregelmäßigen Zacken in der Volumkurve, durch die auch hier keine wirkliche Volumänderung herbeigeführt wird, zeigt die untere Kontrollkurve der Muskelbewegung durch deutliche Zacken die Bewegung an.

Unter denselben Versuchsbedingungen war bei derselben Versuchsperson in der Kurve Fig. 19b ein psychischer Vorgang in der Zeit vom Zeichen + bis zum Zeichen — wirksam und führte eine starke Volumzunahme des Armes herbei, die sofort nach Aufhören dieses Vorganges zurückging. Im Gegensatz zu der Kurve 19a ist dabei zunächst zu erkennen, daß während des allmählichen Entstehens der Volumzunahme immer die einzelnen Pulse und auch die Respirationswellen deutlich erkennbar bleiben, die Form der Kurve in diesen Einzelheiten ungefähr dieselbe wie vorher und nachher im Ruhezustand bleibt, während in Kurve 19a der Kurventeil von + bis — nur aus unregelmäßigen Zacken besteht, die das ursprüngliche Kurvenbild nicht mehr erkennen lassen.

Ferner zeichnet die Kontrollkurve der Muskelbewegung in Fig. 19b eine von keiner Zacke unterbrochene Linie an, es traten also keine unwillkürlichen Bewegungen ein, ähnlich den willkürlichen in 19a, die ja trotzdem keine Volumänderung herbeiführten. Daß aber auch in Fig. 19b der Kontrollapparat gut funktionierte, zeigt der Umstand, daß er infolge der Volumzunahme des Armes, also auch an der Stelle des Armes, an der der Apparat den Muskeln aufgesetzt war, keine gerade Linie verzeichnete, sondern entsprechend der Dickenzunahme des Armes den dadurch allmählich stärker werdenden Druck auf den Knopf des Apparates durch ein allmähliches Steigen der Kurve anzeigte, das nach dem Sinken der Volumkurve gleichfalls wieder zurückging.

So wie bei diesen Kurven, kann man immer eine Bewegung des eingeschlossenen Armes an den unregelmäßigen Zacken der Volumkurve erkennen, die bei den psychisch bedingten Volumänderungen nie vorhanden sind. Zudem ist bei guter Fixierung des Armes ein Einfluß solcher Bewegungen auf die Volumangabe der Kurve nicht einmal zu fürchten.

Bei Anwendung aller der hier erwähnten Vorsichtsmaßregeln können Fehler bei Anwendung des Plethysmographen wohl vermieden werden.

Vergleichen wir nun die Deutungsmöglichkeiten der sphygmographischen, der Blutdruck- und der Volumkurve[1]), so muß es nach allen bisherigen Ausführungen unverständlich erscheinen, daß man den Wert der sphygmographischen Kurve höher als den der plethysmographischen stellen kann, wie es bis vor kurzem vielfach noch geschah[2]). Eine solche Meinung ist nur dann möglich, wenn man die verschiedenen physiologischen Komponenten, die eine Änderung der Volumkurven bewirken können, nicht vollkommen sicher unterscheiden zu können glaubt.

Gerade aber die Ausdrucksfähigkeit der Volumkurve nach verschiedenen Seiten hin macht einen Teil ihres Wertes aus, und wir werden sehen, daß man sehr wohl imstande ist, die Beteiligung der verschiedenen physiologischen Ursachen einer Änderung der Volumkurven auseinanderzuhalten.

Mit Sicherheit kann man aus der sphygmographischen Kurve eigentlich nur die Geschwindigkeit des Pulses, also der Herztätigkeit und daneben die Pulsform erkennen. Die Deutung der Veränderungen der Pulsform, wie z. B. der Schluß, daß bei Erniedrigung des Blutdruckes die dikrote Erhebung des absteigenden Schenkels stärker wird, ist durchaus nicht für alle Fälle sicher. Da die sphygmographische Kurve eine Druckpulskurve ist, sollte man annehmen, daß die Vergrößerung oder Verkleinerung der einzelnen Pulse mit Sicherheit auf eine Änderung des Blutdruckes in der gemessenen Arterie schließen ließe, aber auch das ist nicht der Fall.

Wie Lehmann[3]) mit Recht hervorhebt, wird diese Benutzung der Pulsdruckkurve durch die Möglichkeit des störenden Einflusses einer gleichzeitigen Volumänderung des gemessenen Armes illusorisch gemacht.

Der Sphygmograph wird bekanntlich mit einem unnachgiebigen Bande so am Arm befestigt, daß der Knopf des Apparates mit einem gewissen Druck auf der Arterie aufliegt. Ziehen sich

---

[1]) Vergleiche auch A. Lehmann, Körperliche Äußerungen psychischer Zustände, 1, 204 ff.

[2]) Siehe z. B. Brahn, Experimentelle Beiträge zur Gefühlslehre. Wundt, Philos. Studien 18. 1903.

[3]) Lehmann, zit. oben. S. 9.

nun z. B. aus irgendeinem Grunde die kleinen Gefäße der Oberfläche des Körpers zusammen, wie bei vielen Einwirkungen, so kann es vorkommen, daß das Volumen des Armes abnimmt, während doch der Blutdruck in der unter dem Sphygmographen liegenden großen Arterie steigt, da eine größere Menge von Blut von den äußeren kleinen Gefäßen in die größeren gedrängt worden ist.

Der Sphygmograph müßte also als Druckmesser größere Pulse schreiben. Da aber infolge der gleichzeitigen Dickenabnahme des Armes das Befestigungsband des Apparates lockerer den Arm umschließt, wird der Knopf des Apparates weniger fest an die Arterie gedrückt, und es werden vom Apparat sogar kleinere Pulse als vorher registriert. Ebenso kann der umgekehrte Fall eintreten. Das einzige völlig Sichere, was wir vom Sphygmographen erfahren, die Geschwindigkeit des Herzschlages, erfahren wir aber ebenso genau aus der plethysmographischen Kurve und noch vieles Wichtigere dazu.

Der am meisten zu beachtende Unterschied zwischen Blutdurckkurve und Volumkurve ist, wie schon kurz erwähnt, der, daß bei der Volumkurve außer dem im gemessenen Körperteil befindlichen arteriellen Blut die Menge des venösen Blutes immer eine große Rolle spielt, während sie für die Höhe des Blutdruckes eine meist nur untergeordnete Bedeutung hat.

Infolge dieser Verhältnisse kommt es bisweilen zu einem entgegengesetzten Verhalten der Blutdruck- und der Volumkurve.

So kann trotz verstärkter Blutzufuhr unter Steigerung des arteriellen Druckes infolge vermehrter Herzarbeit die Volumkurve sinken, wenn gleichzeitig der Abfluß des venösen Blutes noch mehr erleichtert ist, so daß die Menge des abfließenden Blutes die des zufließenden übertrifft. Umgekehrt ist es möglich, daß trotz geringeren Zuflusses und während vorläufigen Sinkens der Blutdruckkurve die Volumkurve steigt, da der venöse Abfluß gehindert ist.

Immerhin muß hervorgehoben werden, daß gerade bei den hier besprochenen Versuchen diese entgegengesetzten Schwankungen der Blutdruck- und Volumkurve die Ausnahme bilden. Gewöhnlich entspricht einer Steigerung des Blutdruckes auch eine Zunahme des Volums des dazugehörigen Körperteils. Man muß sich aber immer der Möglichkeit solchen Vorkommens bewußt bleiben.

Schon die Möglichkeit, daß eine Steigung oder Senkung der Volumkurve durch so verschiedene Ursachen bewirkt werden kann, wie durch Veränderung der Herztätigkeit, des Innervationszustandes der Gefäße, der Atmung und der ruhigen Lage des Gliedes, läßt es notwendig erscheinen, sich möglichst über den jeweiligen Einfluß aller dieser Momente bei einer Volumänderung klar zu sein.

Über die Vermeidung und die Unschädlichkeit unabsichtlicher Bewegungen und deren Erkennung war schon die Rede. Beim Tiere fallen sie schon durch die Vergiftung mit Curare weg.

Den Einfluß der Atmung erkennen wir aus der gleichzeitig aufgenommenen Atmungskurve, die Menge der Lymphflüssigkeit bleibt während der kurzen Versuchsdauer gleich; es handelt sich also bloß noch um Erkennung, ob die Ursache der Volumänderung in einer Veränderung der Herztätigkeit liegt, oder in einer Veränderung des Kontraktionszustandes der Gefäße des gemessenen Körperteils, oder der Gefäße eines anderen Körperteils.

Über die Veränderungen der Herztätigkeit erfahren wir vieles aus den Einzelheiten der Volumkurve selbst. Wenn sich die einzelnen Volumpulse vergrößern, so kann man im allgemeinen annehmen, daß die Ursache eine Verstärkung der Herzkontraktion ist, und wenn die Geschwindigkeit der Herzschläge dabei die gleiche bleibt wie vorher, und keine Veränderungen im Kontraktionszustand der Gefäße gleichzeitig eintreten, so muß die Volumkurve dabei steigen. Außer der später zu besprechenden Möglichkeit, daß durch die Kontraktion der Gefäße eines anderen Körperteiles eine Blutdrucksteigerung herbeigeführt wird, gibt es nur einen Fall der Vergrößerung der Volumpulse, der nicht von Verstärkung der Herztätigkeit herrührt: nämlich eine aktive Gefäßdilatation, die Erschlaffung der Wände der kleineren Gefäße im gemessenen Körperteile infolge von Erregung ihrer gefäßerweiternden Nerven. In diesem Falle steigt die Volumkurve natürlich auch immer.

Die Feststellung, welche von diesen beiden Ursachen vorliegt, ist sehr leicht. Ist die Verstärkung der Herztätigkeit die

Ursache der Pulsvergrößerung und Volumzunahme, so muß auch der Blutdruck in den großen Gefäßen dabei steigen, während er etwas sinken muß, wenn eine Erschlaffung der kleinen Gefäße des gemessenen Körperteils die Ursache ist. Es zeigt dies, daß man niemals eine Volumkurve allein für sich aufnehmen darf, sondern immer nebenbei noch andere Kurven über die gleichzeitigen anderen physiologischen Veränderungen aufnehmen muß.

Beim Tiere würde in dem eben erwähnten Falle die Blutdruckkurve zur Erkennung der Ursache dieser Pulsvergrößerung genügen. Beim Menschen können wir eine fortlaufende Blutdruckkurve nur mit Schwierigkeiten aufnehmen; man kann dies aber leicht dadurch unnötig machen, daß man beim Menschen während des gleichen Vorganges mehrere Volumkurven möglichst verschiedener Körperteile aufnimmt. Eine Verstärkung der Herztätigkeit muß sich, bei sonst gleichen Verhältnissen, an allen Körperteilen durch Vergrößerung der Volumpulse kennzeichnen, während eine aktive Gefäßdilatation dies nicht tut, da sie immer mehr oder weniger lokalisiert ist. Endlich besteht noch eine letzte Möglichkeit, nämlich es kann infolge der Kontraktion der Gefäße eines anderen Körperteils eine allgemeine Blutdrucksteigerung entstehen, die wiederum eine Pulsvergrößerung im gemessenen Glied herbeiführen kann. Natürlich muß dann auch jedesmal eine Volumzunahme des gemessenen Gliedes eintreten. Ob nun die Ursache dieser Blutdrucksteigerung, die mit Pulsvergrößerung im gemessenen Glied einhergeht, verstärkte Herztätigkeit oder die erwähnte Gefäßkontraktion in einem anderen Gebiete ist, läßt sich mit Sicherheit dadurch entscheiden, daß man bei demselben Vorgange das Volumverhalten aller der anderen in Frage kommenden Körperteile untersucht, der dann natürlich eine Volumabnahme zeigen muß. Da nur Gefäßkontraktion in einem großen Gefäßgebiete merkliche allgemeine Blutdrucksteigerung herbeiführen kann, wird es sich praktisch meist nur um Untersuchung des Volums der Bauchorgane oder eines Gliedes handeln.

Umgekehrt ist es mit einer Verkleinerung der Volumpulse, die von einer schwächeren Herztätigkeit, von Gefäßerweiterung in einem anderen großen Gefäßgebiet oder von einer Kontraktion der kleineren Gefäße des gemessenen Gliedes herrühren kann und deren Ursachen sich mit denselben Methoden unterscheiden lassen. Ausnahmen bilden die wenigen, genau bekannten Fälle, in denen sich alle Gefäße des Körpers gleichzeitig in derselben Richtung verändern, die aber bei diesen Versuchen nicht in Frage kommen.

Eine Beschleunigung oder Verlangsamung der Pulse ist selbstverständlich immer durch eine Veränderung der Herztätigkeit bewirkt. Sekundär können aber auch Veränderungen im Innervationszustand der Gefäßmuskulatur Veränderungen sowohl in der Schlagfolge als Stärke des Herzschlages herbeiführen. So wird eine Blutdrucksteigerung, die infolge der Kontraktion der Blutgefäße eines größeren Gebietes eintritt, oft von einer sekundären Beschleunigung des Herzschlages begleitet. Indessen hat dies hier wenig Interesse, da solche sekundäre Erscheinungen schon durch ihr verspätetes Eintreten sich deutlich als solche kennzeichnen.

Tritt eine Pulsbeschleunigung ein ohne jede Veränderung der Stärke des Herzschlages, so muß natürlich die Volumkurve steigen und umgekehrt bei einer Pulsverlangsamung sinken. Meistens aber kombinieren sich die qualitativen und quantitativen Veränderungen der Herzkontraktionen, und zwar sehr häufig in der Weise, daß Pulsverlangsamung mit Pulsverstärkung und Beschleunigung mit schwächerer Herztätigkeit einhergeht, und es kommt dann darauf an, welcher Teil der Veränderung der Herztätigkeit der wirksamere ist. Es kommt infolgedessen z. B. oft vor, daß eine Senkung der Volumkurve von schon anfangs beschleunigten Pulsen begleitet wird.

Wenn nun beim Menschen eine Steigung oder Senkung der Volumkurve eintritt, und weder die Pulshöhe noch die Entfernung der Volumpulse voneinander sich dabei geändert hat, oder deren Änderungen nur verspätet eintraten, so kann die Ursache der Änderung nicht im Herz liegen, auch nicht in einer Veränderung des Kontraktionszustandes der Gefäße des gemessenen Körperteils, sondern es muß eine Veränderung im Kontraktionszustand eines anderen Gefäßgebietes vor sich gegangen sein, die den Füllungszustand der Gefäße des gemessenen Körperteiles beeinflußt hat. Oben wurde diese Möglichkeit schon für den Fall erwähnt, daß sich dabei die Größe der Volumpulse ändert, was aber nicht immer beobachtet wird. Welches das Gefäßgebiet ist, dessen Veränderung den gemessenen Körperteil beeinflußte, kann man ohne weiteres dadurch feststellen, daß man gleichzeitig das Volumen aller derjenigen anderen Körperteile mißt, die in Frage kommen können. In den meisten Fällen wird, wie schon oben erwähnt, nur die Untersuchung des Volums der Bauchorgane oder eines Gliedes nötig sein. Kommt man mit der Volummessung an das wirksame Gefäßgebiet, so wird man in diesem zu derselben Zeit die entgegengesetzten Volumänderungen finden wie an den anderen benachbarten Gefäßgebieten, denn die Beeinflussung kann natürlich nur so stattfinden, daß durch die Kontraktion der Gefäße eines Gefäßgebietes eine größere Menge von Blut nach den anderen Gebieten gedrängt oder durch Erweiterung der Gefäße jenen entzogen wird.

Bei solchen Vorgängen wird meist auch der Blutdruck in den großen Gefäßen verändert werden, und daher auch, wie schon oben erwähnt, die Größe der Volumpulse des gemessenen Gliedes, es kann indessen vorkommen, wenn solche Blutverschiebungen in Gefäßgebieten stattfinden, die sehr entfernt von der Stelle liegen, an der der Blutdruck gemessen wird, daß an dieser entfernten Stelle eine Blutdruckveränderung nur sehr gering oder gar nicht vorhanden ist. Besonders wird eine Veränderung des allgemeinen Blutdruckes meist dann fehlen, wenn neben der Kontraktion der Gefäße eines Gebietes gleichzeitig eine aktive Erweiterung eines benachbarten Gefäßgebietes einhergeht, denn in diesem Falle wird die Drucksteigerung, die infolge der Gefäßkontraktion in den großen Gefäßstämmen entstehen müßte, durch die Drucksenkung, die infolge der gleichzeitigen Gefäßerweiterung eintreten müßte, bisweilen fast völlig ausgeglichen.

Aus allen diesen Möglichkeiten geht ohne weiteres hervor, daß man sich in den meisten Fällen nicht mit Aufnahme einer Volumkurve begnügen kann, wenn man sich richtige Vorstellungen über die Ursache einer Blutverschiebung machen will. Man muß sich vielmehr gleichzeitig über den jeweiligen Zustand des Blutdruckes und der Atmung vergewissern und muß außerdem noch oft eine Reihe von Volumkurven verschiedener anderer Körperteile aufnehmen.

Da es bisweilen unmöglich ist, alle diese Messungen bei demselben Versuch vorzunehmen, so muß man sich oft damit begnügen, die verschiedenen Messungen nacheinander in einer Reihe von verschiedenen Versuchen vorzunehmen, bei denen natürlich dieselben Versuchsbedingungen und dieselbe Versuchsanordnung bis ins Kleinste bewahrt bleiben muß. Bei allen diesen einzelnen Versuchen muß man aber wenigstens eine, und zwar natürlich die wichtigste Untersuchungsart, immer wieder von neuem anwenden, damit man jedesmal die Gewißheit des Eintretens der untersuchten Veränderung und eine allen Kurvenblättern gemeinsame Vergleichskurve hat.

A. Lehmann[1]), von dem die wichtigsten Arbeiten über Volummessungen am Menschen stammen, mußte seine Untersuchungen der Volumänderungen auf die des Armes (bei einer Versuchsreihe auch des Fußes) beschränken, da die Methoden zur Untersuchung des Volumens der Bauchorgane beim Menschen noch nicht bekannt waren (siehe Abschnitt III b und VI a dieses Buches).

Lehmann konnte deshalb in manchen Fällen bei seinen Versuchen keine sichere Vorstellung darüber gewinnen, ob z. B. eine Volumzunahme des Armes, die von Pulsvergrößerung begleitet wurde und nicht von einer Veränderung der Herztätigkeit herrührte, durch eine aktive Erweiterung der Gefäße des gemessenen Gliedes verursacht wurde, oder von der Kontraktion der Gefäße eines anderen großen Körperteils[2]).

Nach obigen Ausführungen über die kombinierte Anwendung der Volummessung der verschiedenen Körperteile würde es genügen, das gleichzeitige Volumverhalten der verschiedenen in Betracht kommenden Körperteile, und möglichst auch den Blutdruck in fortlaufender Kurve zu untersuchen.

Meistens wird schon die Messung des Volumverhaltens der Bauchorgane und der Glieder genügen.

Da Lehmann aber die Methode der Volummessung der Bauch-

---

1) A. Lehmann, Körperliche Äußerungen psychischer Zustände, **1—3**. 1899—1905.

2) A. Lehmann, **3**, 413.

organe nicht kannte, überwand er die Schwierigkeit sehr sinnreich durch die gleichzeitige Messung der Veränderung der Pulsverspätung in dem untersuchten Gefäßgebiet, eine Methode, die ihm nach seiner Meinung auch erlaubte, Schlüsse über das Verhalten der Hirngefäße zu ziehen, die beim normalen Menschen der Untersuchung unzugänglich sind. Nach dieser Methode[1]) wird die Zeit gemessen, die vergeht, bis die Pulswelle vom Herzen bis zu einer bestimmten peripheren Arterie gelangt. Lehmann nahm zu dem Zwecke z. B. gleichzeitig eine Kurve des Herzstoßes und die Volumkurve des Armes auf, die ja auch die einzelnen Radialispulse angibt. Die Zeit zwischen dem einzelnen Herzstoß und der Ankunft der Pulswelle, also die Zeit der Pulsverspätung in der Radialis ist durchaus nicht immer die gleiche, und die Ursachen dieser Verschiedenheit hat Grunmach[2]) festgestellt:

Die Fortpflanzungsgeschwindigkeit der Pulswelle wird größer (die Zeit der Pulsverspätung also kleiner), wenn entweder der allgemeine Blutdruck steigt oder die Spannung der Gefäßwand nur in dem betreffenden Gefäßgebiet wächst, was z. B. durch lokale Verengerung der Gefäße in dem betreffenden Gebiete geschehen kann. Wenn also Lehmann außer der Herzstoßkurve noch die Volumkurve des Armes aufnahm, so konnte er aus dem größer oder geringer werdenden Zeitintervalle, der zwischen den zusammengehörigen einzelnen Pulserhebungen in den beiden Kurven verstrich, gewisse neue Folgerungen ziehen, die zu den aus den Änderungen der Volumkurve allein gewonnenen Folgerungen hinzukamen und sie unterstützen und klären konnten.

Wenn dann eine Volumzunahme am Arm mit Pulsvergrößerung eintrat, die nicht von Veränderungen der Herztätigkeit abhing, und die Pulsverspätung zwischen Radialpuls und Herzstoß wurde gleichzeitig größer, so mußte die Ursache der Erscheinung in einer aktiven Erweiterung von Blutgefäßen des Armes liegen und nicht in der Kontraktion von Gefäßen eines anderen Körperteiles. In letzterem Falle würde eine allgemeine Blutdrucksteigerung entstehen, und die Pulsverspätung würde geringer werden.

---

[1]) Lehmann, **3**, 411ff.
[2]) Grunmach, Archiv f. Physiol. 1879, 1888. Virchows Archiv **102**.

Natürlich ist aber eine sichere Technik dieser Methode bei der geringen Zeitdauer der Pulsverspätung (die Pulsverspätung zwischen Carotis und Radialis beträgt ca. 0,07″) eine sehr schwierige, und da man die Möglichkeit hat, auch das Volumen der Bauchorgane beim Menschen und selbst den Blutdruck in fortlaufender Kurve zu messen, so wird man in den meisten Fällen von der Methode der Messung der Pulsverspätung absehen können.

Eine größere Bedeutung scheint die Methode für die Untersuchung der vasomotorischen Vorgänge im Gehirn deshalb zu haben, da die Fälle, in denen man das Hirnvolumen am Menschen direkt messen kann, sehr selten sind.

Lehmann (und nach ihm H. Berger)[1]) stellte seine Untersuchungen in dieser Richtung so an, daß er außer der Herzstoßkurve und der Volumkurve des Armes die sphygmographische Pulskurve der Arteria Carotis am Hals aufnahm. Es konnte dann die Pulsverspätung an der Carotis am Hals mit der Pulsverspätung in der Radialis am Arm verglichen werden, und nur, wenn eine Änderung der Pulsverspätung ausschließlich an der Carotis, nicht auch an der Radialis beobachtet wurde, glaubte Lehmann annehmen zu dürfen, daß nicht allgemeinere vasomotorische Veränderungen, sondern speziell solche des von der Carotis versorgten Gefäßgebietes des Gehirns die Ursache davon wären.

Die Ergebnisse dieser Arbeiten werden später (Abschnitt VIII) besprochen werden. Die Methode selbst erscheint aber durchaus nicht einwandfrei. Die Veränderung der Pulsverspätung in der Carotis, deren genaue Feststellung natürlich bei der größeren Nähe des Halses am Herzen noch viel schwieriger ist als an der Radialis, könnte uns nur bei der Annahme Auskunft über das Verhalten der Hirngefäße geben, daß nur bei einer Kontraktion der Hirngefäße (und umgekehrt bei ihrer Erweiterung) der Blutdruck in der zu ihnen führenden Carotis gesteigert wird und infolgedessen nach bekanntem Gesetz die Pulswelle sich vom Herzen bis zum Halsteil der Carotis schneller fortpflanzt, die Pulsverspätung also abnimmt. Die Möglichkeit, daß etwa die Gefäßverengerung sich auf den Stamm der Carotis selbst

---

[1]) H. Berger, Körperliche Äußerungen psychischer Zustände. Jena 1907.

ausdehne, weist auch Berger[1]) aus bestimmten Gründen ab. Wenn nun aber für das Zustandekommen der Verkleinerung der Pulsverspätung in der Carotis allein die Blutdrucksteigerung auf der Strecke vom Herzen bis zum Halsteile der Carotis maßgebend ist, so ist nicht einzusehen, wie diese Blutdrucksteigerung nur auf die Carotis lokalisiert bleiben kann. Sie müßte sich doch wohl auch, mehr oder weniger, auf die Arteria axillaris und radialis fortsetzen.

Viel wichtiger aber ist der andere Einwand, daß man unmöglich aus einer Druckänderung in der Carotis, die von der Kontraktion der kleinen Gefäße des von der Carotis versorgten Gefäßgebietes abhängig ist, einen Schluß auf das Verhalten gerade der Hirngefäße ziehen kann. Wird doch von der Carotis communis, deren Puls man am Halse sehr nahe an der Abgangsstelle der Carotis externa mißt, abgesehen von einigen Teilen des Halses, auch das ganze Gebiet der äußeren und inneren Teile des Kopfes, die nicht zum Gehirn gehören, mit Blutgefäßen versorgt. Es kann also ebenso eine Kontraktion der Gefäße dieser anderen Teile die Drucksteigerung in der Carotis herbeiführen, und die Hirngefäße brauchen ihre Weite dabei gar nicht verändert zu haben.

In den späteren Abschnitten dieses Buches wird gezeigt werden, daß die Gefäße der äußeren Teile des Kopfes sich bisweilen gerade in entgegengesetzter Richtung verändern wie die Hirngefäße, und daß gerade dies Gefäßgebiet überhaupt eine gewisse Selbständigkeit in seinen Veränderungen zeigt, selbst gegenüber den anderen äußeren Teilen des Körpers.

Wenn man diese Methode anwenden will, so müßte man wenigstens immer zugleich die vom Verfasser angegebene Methode der Volummessung des Ohres anwenden, durch die man eine Vorstellung von dem gleichzeitigen Verhalten der Gefäße der äußeren Kopfteile erhält, und dürfte nur dann einen Schluß auf das Verhalten der Hirngefäße ziehen, wenn die Gefäße der äußeren Kopfteile keine Veränderung in einer Richtung zeigen, durch die gleichfalls die gefundene Änderung des Blutdruckes in der Carotis herbeigeführt werden könnte.

---

[1]) Berger. S. 11.

Auch bei dieser Anwendung der Methode, auf deren Ergebnisse ich noch zurückkomme, ist also das Ergebnis durchaus nicht immer völlig sicher. Da auch bei der Untersuchung der vasomotorischen Änderungen an den anderen Körperteilen, wie oben ausgeführt, die kombinierte Anwendung der verschiedenen plethysmographischen Methoden sie meist völlig ersetzt, so beschränke ich mich hier vorläufig auf diese Methode der kombinierten Volummessung.

Aus allen diesen Erörterungen geht wohl hervor, daß man bei Anwendung der plethysmographischen Methode und ihrer Hilfsmethoden zu ziemlich genauen Vorstellungen über das Verhalten des Herzens und der einzelnen Gefäßgebiete des Körpers kommen kann, wenn man alle die erwähnten Grundsätze für die Deutung der Kurven im Auge behält.

Im folgenden wird sich noch deutlicher zeigen, wie weit die körperlichen Veränderungen an Herz und Gefäßen während der verschiedenen psychischen Vorgänge an Mannigfaltigkeit alle anderen körperlichen Begleiterscheinungen psychischer Vorgänge übertreffen. Bei der im vorigen Abschnitt beschriebenen Methode der Messung der elektrischen Vorgänge an der Haut handelte es sich z. B. immer nur um eine stärkere oder schwächere Sekretion der Schweißdrüsen, die noch dazu von verhältnismäßig geringer physiologischer Bedeutung ist.

Mit dieser Untersuchungsmethode werden wir dagegen eine großeZahl verschiedener und für die einzelnen psychischen Vorgänge charakteristischer körperlicher Veränderungen feststellen, und zwar nicht nur infolge der verschiedenen Möglichkeiten der Änderungen der Herztätigkeit, sondern besonders auch, weil an vier verschiedenen Gefäßgebieten des Körpers selbständige oder voneinander verschiedene Veränderungen ihres Kontraktionszustandes eintreten können, ja sogar durch psychische Vorgänge völlig lokalisierte Gefäßveränderungen herbeigeführt werden können. Die wichtigsten Ergebnisse dieser Methode werden wir aber direkt an den Volumkurven ablesen können, ohne es nötig zu haben, genau festzustellen, welchen Anteil an diesen Volumänderungen das Herz, welchen die Gefäße hatten, nämlich die Kenntnis, ob bei einem

bestimmten psychischen Vorgange bestimmte Körperteile blutreicher oder blutärmer werden.

Die verschiedene Blutfülle der einzelnen Organe ist durchaus
keine an sich unbedeutende Begleiterscheinung, die nur insofern
von Interesse ist, als sie ein Kennzeichen dafür ist, daß ein bestimmter psychischer Vorgang eingetreten ist, sondern sie ist von
höchstem Wert für die Funktion des sie betreffenden Organes, da
das Blut die Ernährungsflüssigkeit seiner Zellen darstellt. Daher
steht die Untersuchung dieser Begleiterscheinungen an Wert hoch
über der der anderen.

Diese Begleiterscheinungen können ferner sogar eine maßgebende Wichtigkeit für den Erfolg des psychischen Vorganges,
wenn dieser ein Willensakt ist, haben, ja können auch auf die
Dauer und Stärke des psychischen Vorganges selbst in unvergleichlich stärkerer Weise zurückwirken, als das bei irgendwelchen
anderen Begleiterscheinungen möglich ist.

Um einige Beispiele schon hier vorauszunehmen, nimmt bei
der Entstehung von Bewegungsvorstellungen oder von Willens-
vorgängen, die zu Bewegungen führen würden, wenn ihnen freie
Bahn gelassen würde, die Blutfülle der äußeren, muskulären
Körperteile auf Kosten der inneren zu, es hält sich also dauernd
in den Muskeln eine größere Menge von Blut auf, das immer durch
zufließendes arterielles Blut erneuert wird. Dadurch ist für einen
schnelleren und besseren Ersatz für die verbrauchten Stoffe im
Muskel gesorgt, wenn die vom Gehirn intendierte Bewegung durch
Arbeit dieser Muskeln wirklich ausgeführt wird, und der Erfolg des
psychischen Vorganges wird durch diese körperliche Begleiterscheinung stärker und auf längere Zeit hinaus vor dem Eintritt der Ermüdung gesichert, als es sonst der Fall wäre.

Endlich werden wir auch sehen, daß bei psychischen Vorgängen die Blutfülle des Gehirns selbständig zunehmen oder abnehmen kann. Da nun die psychischen Vorgänge selbst durch Veränderungen in der Gehirnsubstanz zustande kommen müssen, und
das Blut auch die Ernährung dieser Teile besorgt, so müssen länger
dauernde psychische Vorgänge bezüglich ihrer Dauer und Intensität
durch die bessere oder schlechtere Ernährung der Hirnsubstanz be-

einflußt werden können, also rückwirkend von ihren körperlichen Begleiterscheinungen. Dabei ist es klar, daß diese Rückwirkung eine ganz andere und viel sicherere sein wird, als es die Rückwirkung der mimischen Ausdrucksbewegungen auf die Stärke von Affekten sein kann, von denen im ersten Kapitel die Rede war.

Diese und manche andere Feststellungen, die im folgenden ausführlich erörtert werden, werden die überragende Wichtigkeit gerade der Untersuchung der vasomotorischen Begleiterscheinungen der psychischen Vorgänge erweisen.

III. Die außerhalb des Gehirns auftretenden Blutverschiebungen am Menschen bei verschiedenen psychischen Zuständen.

a) Untersuchungen an den äußeren Körperteilen bei gesteigerter Aufmerksamkeit, Lust, Unlust und Schlaf.

Obgleich plethysmographische Volummessungen der menschlichen Glieder schon früher ausgeführt worden sind, war doch A. Mosso[1]) der erste, der entdeckte, daß bei bestimmten psychischen Vorgängen bestimmte Volumänderungen des Armes eintreten.

Mosso stellte seine Untersuchungen in der Weise an, daß er die fortlaufende Volumkurve des Armes der Versuchsperson aufnahm, während entweder Einflüsse von außen auf die Versuchsperson einwirkten, oder von ihr eine geistige Arbeit ausgeführt wurde. Diese Einwirkungen von außen bestanden meist in Störungen der Ruhe der Versuchsperson durch plötzliches Ansprechen, Entstehen von Geräuschen oder durch Eintreten einer anderen Person in das Zimmer. Die Ausführung der psychischen Arbeit bestand in Rechnen, Lesen oder Übersetzen.

Wie hieraus hervorgeht, wurde wohl fast ausschließlich von Mosso das Eintreten eines Zustandes von gesteigerter Aufmerksamkeit bei der Versuchsperson untersucht, und auch die psychischen Vorgänge, die Mosso mit dem allgemeinen Ausdruck „Gemütsbewegung“ bezeichnet, scheinen nach der Beschreibung bisweilen nur in höherer Fesselung der Aufmerksamkeit der Versuchsperson bestanden zu haben, vielleicht einige Male gemischt mit Unlustgefühlen, die eine sehr ähnliche Wirkung haben. Es wird deshalb aus den späteren Erörterungen verständlich werden, daß Mosso bei allen den von ihm untersuchten psychischen Vorgängen die

---

1) A. Mosso, „Sopra un nuovo metodo per scrivere i movimenti dei vasi sanguini nell' uomo.“ Acad. d. scienze di Torino **11**, 1875. — „Die Diagnostik des Pulses.“ Leipzig 1879. — „Über den Kreislauf des Blutes im Gehirn.“ Leipzig 1881. — „Die Furcht.“ Leipzig 1889.

gleiche Veränderung an dem dabei gemessenen Armvolumen (oder Fußvolumen) eintreten sah, nämlich eine deutliche Abnahme des Volums mit Verkleinerung der Volumpulse. Mosso nahm an, daß eine Kontraktion der äußeren Gefäße auch in allen anderen Körperteilen bei den von ihm untersuchten psychischen Vorgängen eintrete, und daß dadurch eine Zunahme der Blutfülle des Gehirns herbeigeführt werde, die er bei denselben Vorgängen gefunden hatte.

Es war freilich sehr naheliegend, an einen solchen direkten Nutzen der Verengerung der äußeren Körpergefäße für die bessere Blutversorgung des Gehirns während seiner gesteigerten Tätigkeit zu denken, wir werden aber später sehen, daß diese Anschauung unrichtig ist.

Die Untersuchungen Mossos sind sehr oft wiederholt, erweitert und auf die Untersuchung auch anderer psychischer Vorgänge ausgedehnt worden, und durch die Arbeiten aller ernsthaften, mit genügend Material arbeitenden Experimentatoren wurden die Befunde Mossos im allgemeinen bestätigt. Selbst aus dem Material der Arbeiten solcher Autoren, die zu negativem Resultat zu kommen glaubten, wie aus dem von Shields[1]), geht bei genauer Betrachtung und Berücksichtigung gewisser später zu besprechender störender Erscheinungen die Richtigkeit der Feststellungen Mossos hervor. Die wichtigsten Experimentatoren, die Volummessungen im Sinne Mossos anstellten, sind: Patrizi[2]), Binet et Courtier[3]), Binet et Vaschide[4]), A. Lehmann[5]), W. Gent[6]), M. Kelchner[7]), Saiz[8]).

---

[1]) Shields, The effect of odours. Baltimore 1896.

[2]) Patrizi, Esperimenti sopra l'influenza de la musica. Archivio di psychiatria. Vol. XVII.

[3]) Binet et Courtier, Circulation capillaire de la main. L'année psychol. 2, 87. 1895. — Influence de la vie émotionelle. L'année psychol. 3, 65. 1897.

[4]) Binet et Vaschide, Influence de travail intellectuel etc. L'année psychol. 3, 127.

[5]) A. Lehmann, Körperliche Äußerungen psychischer Zustände 1—3 Leipzig 1899—1905.

[6]) W. Gent, Volumpulskurven bei Gefühlen und Affekten. Wundt, Philos. Studien 18. 1903.

[7]) M. Kelchner, Die Abhängigkeit d. Atem- und Pulsänderungen von Reiz und Gefühl. Archiv f. Psychol. 1905.

[8]) Saiz, Plethysmographische Untersuchungen d. affektiven Psychosen. Ziehens Monatshefte f. Psychol. u. Neurol. 1907.

Unter allen diesen Arbeiten ist bei weitem am wertvollsten das Werk von A. Lehmann in Kopenhagen. Es wurde darin zum ersten Male systematisch und mit einwandfreier Technik das ganze Gebiet durchgearbeitet, und manche bis dahin unbeachtete Fehlerquellen klargestellt und vermieden. Auch die späteren, oben zitierten Arbeiten fügten den Ergebnissen Lehmanns nichts wesentlich Neues bezüglich der Volumänderungen hinzu. Ob Lehmann in der Deutung der Erscheinungen immer recht hatte, ist eine andere Frage. Jedenfalls ist es unnötig, auf die vor Lehmanns Werk erschienenen und von ihm bei seinen Untersuchungen berücksichtigten Arbeiten hier näher einzugehen, da sie auch bezüglich der Technik der Untersuchung und der für die objektive Beurteilung maßgebenden Kurvenreproduktion sehr weit gegen ihn zurückstehen.

In den meisten der obenerwähnten Arbeiten werden außer den Volumänderungen während des Eintretens der verschiedenen psychischen Vorgänge auch die Änderungen der Geschwindigkeit und der Größe der Pulsschläge untersucht, und zwar werden diese Änderungen entweder an der Volumkurve selbst beobachtet (siehe darüber die Ausführungen des vorigen Abschnittes), oder sie werden durch eine besondere, gleichzeitig aufgenommene sphygmographische Kurve registriert. Es kommt nun, wie im vorigen Abschnitt erörtert, bei den in diesem Buche behandelten Untersuchungen ganz vorzüglich darauf an, zu erfahren, welche Körperteile bei einem bestimmten psychischen Vorgange regelmäßig blutreicher und welche blutärmer werden, da die größere Blutfülle eines Organs dessen bessere Ernährung bedeutet, und die dadurch bedingte Möglichkeit der Funktionssteigerung des betreffenden Organs vielleicht eine Beziehung zu dem gleichzeitigen psychischen Vorgang haben kann.

Deshalb spielen die Veränderungen der Größe und Geschwindigkeit des Pulses, oder gar die in ihrer Bedeutung noch unsicheren Veränderungen der Form der einzelnen Pulse, hier nur eine sekundäre Rolle, und sie werden im folgenden nur nebenbei erwähnt werden. In bestimmten Fällen werden auch sie von Wichtigkeit werden, aber immer nur in zweiter Linie, als Hilfsmittel. Es werden deshalb auch diejenigen Arbeiten früherer Autoren, die sich ausschließlich mit Messung der Pulsveränderungen bei psychischen Vorgängen mit Hilfe des Sphygmographen beschäftigen, hier nur wenig Erwähnung finden. Es sind dies besonders die Autoren Mentz[1]), Dumas[2]), O. Vogt[3]) und Brahn[4]).

Es ist im vorigen Abschnitt ausführlich auseinandergesetzt worden, daß nicht nur der Sphygmograph zu Täuschungen führen kann, die bei Anwendung der kombinierten plethysmographischen Methode nicht in Frage kommen, sondern daß man durch letztere außer den Volumänderungen auch alles das erfahren kann, was man im günstigsten Falle mit dem Sphygmographen feststellen vermag. Wenn trotzdem von den oben zitierten Autoren ausschließlich der Sphygmograph benutzt wurde, so bedeutete das eben die Beschränkung der Untersuchung auf einen Teil der Erscheinungen, der allein herausgegriffen für uns von geringem Interesse ist und erklärt sich nur durch Schwierigkeit der Deutung der Volumkurve, die bisweilen nur durch die oben beschriebene kombinierte Methode sicher ausführbar ist.

Wenn man die verschiedenen psychischen Vorgänge untersuchen will, muß man sich natürlich zunächst klar sein, welche psychische Vorgänge man als hinreichend verschieden voneinander ansehen kann, um ohne zu große Schwierigkeiten deutlich charakterisierte Experimente durch ihre Herbeiführung anstellen zu können. Es ist zu unterscheiden zwischen den einfachen Gefühlsarten und den Affekten, die kompliziertere Vorgänge darstellen.

W. Wundt hat bekanntlich eine dreidimensionale Gefühlstheorie aufgestellt, nach der es drei Paare von einfachen, nicht weiter zerlegbaren Gefühlsarten gibt, nämlich Lust-Unlust, Erregung-Beruhigung, Spannung-Lösung. Diese Einteilung wurde

---

[1]) Mentz, Die Wirkung akustischer Sinnesreize auf Puls und Atmung. Philos. Studien 1895.

[2]) G. Dumas, Recherches exper. sur la joie et la tristesse. Revue philos. 1896.

[3]) O. Vogt, Zur Kenntnis d. Wesens d. Hypnotismus. Zeitschr. f. Hypnotismus **4**.

[4]) M. Brahn, Exper. Beiträge zur Gefühlslehre. Wundt, Philos. Studien **18**. 1903.

schon getroffen, als ausführlichere Untersuchungen nur über die Änderungen der Größe und Geschwindigkeit der Pulse bei verschiedenen psychischen Vorgängen vorlagen und war natürlich auch von Betrachtungen allgemeiner Art abhängig, aber vielleicht hat doch zu dieser Aufstellung mit beigetragen, daß sich für jede dieser sechs Gefühlsarten charakteristische Begleiterscheinungen an der Pulsveränderung zu ergeben schienen.

Das Verhältnis der einzelnen Gefühlsarten zu den Pulsänderungen geht aus folgendem Schema Wundts hervor:

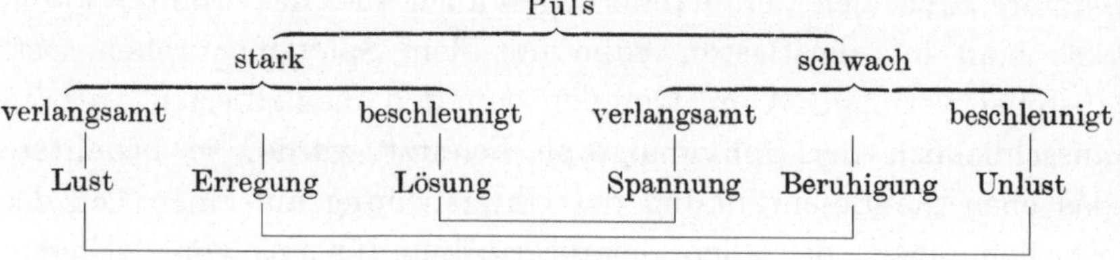

(starker Puls = vergrößerter Puls. D. V.)
Die Volumänderungen wurden hierbei noch gar nicht berücksichtigt. Später hat Wundt dann auch sie und die Atmungsänderungen (siehe oben Kapitel IIc) berücksichtigt und sie folgendermaßen in das Schema eingeordnet[1]):

Gefühl der Lust:

    Flache Respiration.

    Zunahme des Armvolums.

    Vergrößerung der Pulse.

    Verlangsamung der Pulse.

Gefühl der Unlust:

    Vertiefte Respiration.

    Abnahme des Armvolums.

    Verkleinerung der Pulse.

    Beschleunigung der Pulse.

Spannungsgefühl:

    Flache Respiration.

    Sinken des Armvolums.

    Verkleinerung der Pulse.

    Verlangsamung der Pulse.

[1]) W. Wundt, Physiologische Psychologie II., 5. Aufl. Leipzig 1902. S. 292.

Lösungsgefühl:

> Vertiefte Respiration.
>
> Zunahme des Armvolums.
>
> Vergrößerung der Pulse.
>
> Beschleunigung der Pulse.

Gefühl der Erregung:

> Normale Respiration.
>
> Zunahme des Armvolums.
>
> Vergrößerung der Pulse.
>
> Gleichbleiben der Pulsgeschwindigkeit.

Gefühl der Beruhigung:

> Gehemmte Respiration.
>
> Abnahme des Armvolums.
>
> Verkleinerung der Pulse.
>
> Vielleicht Beschleunigung der Pulse.

Es handelt sich bei den hier in Betracht gezogenen Volumänderungen immer nur um das Volumen des Armes, da die Volummessungen der anderen Körperteile damals noch nicht bekannt waren (außer Mossos gelegentlichen Messung des Fußvolums und seiner Untersuchungen der Veränderungen des Hirnvolums). Es kann hier ebensowenig auf die Richtigkeit oder Unrichtigkeit der von Wundt angegebenen Begleiterscheinungen, als auf die dieser Gefühls-Einteilung selbst näher eingegangen werden[1]).

Jedenfalls stellen sich aber nach meinen Erfahrungen der praktischen Benutzung dieser Gefühlseinteilung bei Experimenten außerordentliche Schwierigkeiten entgegen.

Trotz aller Bemühungen läßt es sich nicht vermeiden, daß ein experimentell herbeigeführtes Gefühl der Erregung oder Beruhigung gleichzeitig entweder von einem Lust- oder Unlustgefühl begleitet wird und also nicht rein erscheint. Man kommt bei den Versuchen, ein reines Erregungs- oder Beruhigungsgefühl von einer gewissen Stärke herbeizuführen, zu Auswegen von mehr als zweifelhaftem Werte, wie Schüler Wundts bei ihren Versuchen in dieser Richtung.

---

[1]) Siehe hierzu Lehmann, zit. oben, **3.** 381 ff. und andere Stellen.

Völlig klare Gegensätze einer reinen Gefühlsqualität einfachster Form werden allein durch das Lust- und Unlustgefühl dargestellt und sind immer leicht durch Experimente herbeizuführen. Der Verfasser schloß sich daher insofern dem Vorgange A. Lehmanns[1]) an, als er nur Versuche über Lust- und Unlustgefühle und die verschiedenen Zustände der gesteigerten Aufmerksamkeit anstellte. Daneben wurden die Verhältnisse beim Schlafe und die aus bestimmten Gründen erst in einem späteren Abschnitte zu besprechenden Einflüsse der Entstehung von Bewegungsvorstellungen untersucht.

Wie Lehmann[2]) sehr richtig ausführt, wird auch bei den Experimenten über den Einfluß von Gefühlen, die meist durch Beibringung äußerer Reize herbeigeführt werden, zu denen auch die Worte des Experimentators gehören, zunächst eine gewisse Konzentrierung der Aufmerksamkeit der Versuchsperson auf den Reiz, also eine Steigerung der Aufmerksamkeit herbeigeführt. Es ist deshalb nötig, vor der Untersuchung der Begleiterscheinungen der Gefühle die der gesteigerten Aufmerksamkeit kennen zu lernen, schon um später ihren Anteil an den Volumänderungen, die bei Gefühlen eintreten, ausscheiden zu können.

Im gewöhnlichen Leben werden wohl alle äußeren Reize, die eine Steigerung der Aufmerksamkeit herbeiführen, auch gleichzeitig ein Lust- oder Unlustgefühl herbeiführen; bei den Experimenten über die gesteigerte Aufmerksamkeit kommt es aber darauf an, solche Methoden anzuwenden, bei denen eine Gefühlsbetonung des psychischen Vorganges möglichst ausbleibt, oder wenigstens so sehr zurücktritt, daß sie die charakteristischen Begleiterscheinungen der gesteigerten Aufmerksamkeit nicht wesentlich verändert. Lehmann unterschied drei verschiedene Zustände der gesteigerten Aufmerksamkeit[3]). Zunächst sind voneinander verschieden der Zustand der willkürlich und der der unwillkürlich gesteigerten Aufmerksamkeit. Die willkürlich gesteigerte Aufmerksamkeit, die z. B. in geistiger Arbeit bestehen kann, wird

---

[1]) A. Lehmann, zit. oben.

[2]) Lehmann, zit. oben 1, 62.

[3]) Lehmann, 1, 70.

wesentlich durch den Willen der Versuchsperson selbst herbeigeführt, wenn auch beim Experiment ein äußerer Reiz (das Zeichen zu beginnen) den ersten Anstoß dazu gibt. Im Gegensatz dazu wird die unwillkürliche Aufmerksamkeit, das Erschrecken, durch einen sehr starken und plötzlich auftretenden äußeren Reiz erzwungen, ohne daß der Wille der Versuchsperson dabei in Betracht kommt. Beim Erschrecken ist eine Beimischung von Unlust zunächst gar nicht zu vermeiden, sie verschwindet aber sofort, nachdem die Versuchsperson die Ursache des Erschreckens als unbedeutend erkannt hat.

Diesen beiden Zuständen steht nach Lehmann[1]) als dritter die Spannung oder Erwartung gegenüber, die von jedem der beiden anderen Zustände etwas an sich haben kann. Das Bewußtsein, daß etwas eintreten soll, erhält die Aufmerksamkeit willkürlich konzentriert, und andererseits spielen auch die äußeren Umstände, infolge derer man Grund hat, irgend etwas zu erwarten, wie Vorbereitungen an Apparaten usw., eine Rolle.

Obgleich dieser Zustand gerade im Leben ein sehr gewöhnlicher ist, und er auch, wenn nicht besondere Verhältnisse vorliegen, viel weniger gefühlsbetont zu sein pflegt wie der Zustand des Erschreckens, werde ich doch keine direkten Versuche über ihn hier erwähnen, weil die Begleiterscheinungen dieses meist verhältnismäßig schwach auftretenden Zustandes naturgemäß auch nur unbedeutend sind und sich zudem in derselben Richtung bewegen und der Art des psychischen Vorganges nach bewegen müssen, wie die viel stärkeren Wirkungen der willkürlich gesteigerten Aufmerksamkeit.

Dagegen ist dieser Zustand von höchster Wichtigkeit deshalb, weil das unerwartete und selbst der Versuchsperson bisweilen unbewußte Bestehen eines Spannungszustandes vor Beginn der Versuche, wie Lehmann[2]) in schöner Weise nachwies, zu den stärksten Fehlern bei der Deutung der Änderungen der Volumkurve während der Experimente führen kann. Durch die hieraus sich ergebenden Fehler erklärt Lehmann auch die bisweilen scheinbar

---

¹) Lehmann, zit. oben 1, 76.
²) Lehmann, zit. oben 1, 77ff.

voneinander abweichenden Resultate der Experimentatoren, die vor ihm das Gebiet bearbeiteten.

Wie hier vorausgenommen, ist nämlich der Zustand der Spannung oder Erwartung mit einer Verminderung des Armvolums bei gleichzeitiger Verkleinerung der einzelnen Pulse verbunden.

Dieser Zustand und ebenso die davon abhängigen vasomotorischen Begleiterscheinungen können längere Zeit bestehen, und gerade bei solchen Versuchen, die im Laboratorium vorgenommen werden, kommt es häufig vor, daß die Versuchsperson in Erwartung der kommenden Experimente und angesichts der mit ihr in Verbindung gebrachten und sich bewegenden Apparate in einen dauernden Zustand der Spannung gerät. Es wird dann bei Beginn der Aufnahme der Volumkurve des Armes nicht die normale, sondern die durch den Spannungszustand schon beträchtlich veränderte Volumkurve verzeichnet werden, die dem durch den bestehenden Zustand verringerten Volumen des Armes entspricht. Wirkt nun bei den folgenden Experimenten ein äußerer Reiz auf die Versuchsperson ein, oder nimmt sie eine geistige Arbeit vor, so wird die Aufmerksamkeit auf diese Dinge konzentriert und der Spannungszustand dadurch aufgehoben oder stark vermindert.

Das Aufhören des Spannungszustandes muß aber gleichzeitig auch das Aufhören seiner vasomotorischen Begleiterscheinungen mit sich bringen, das Armvolumen muß also steigen. Da aber gleichzeitig eine neue Konzentration der Aufmerksamkeit durch die ablenkende psychische Arbeit usw. herbeigeführt wird, müßte dieser neue Einfluß eine neue Senkung der Volumkurve zur Folge haben.

Die bei einem solchen Vorgange wirklich entstehende Änderung der Volumkurve ist, wie zuerst Lehmann zeigte, jedesmal die Resultante aus diesen beiden Tendenzen zur Änderung des Armvolums. Wenn der Spannungszustand sehr stark ist und durch die Ablenkung der Aufmerksamkeit nicht völlig aufgehoben, sondern nur vermindert wird, so kann die Tendenz zur Volumzunahme durch die gleichzeitige Tendenz zur Volumabnahme ausgeglichen werden. Es entsteht dann überhaupt keine Volumänderung, und die Änderung des psychischen Zustandes drückt sich nur in einer Änderung der Geschwindigkeit der Pulse aus, die also hier von größerer Bedeutung wird. Wird dagegen der Spannungszustand durch die Ablenkung der Aufmerksamkeit völlig aufgehoben, so überwiegt zunächst die Tendenz zur Volumzunahme, d. h. zur Erreichung der Normalhöhe der Kurve, und die Volumkurve steigt, um erst später, bei Fortdauer der neuen Konzentrierung der Aufmerksamkeit, wieder zu sinken.

Es kann also vorkommen, wenn man an die Möglichkeit des Bestehens eines Spannungszustandes vor Beginn der Versuche nicht denkt, daß man scheinbar gerade die der normalen entgegengesetzte Volumänderung bei Herbeiführung eines psychischen Vorgangs erhält.

Da nun solche Spannungszustände bei manchen Personen viele Tage hintereinander immer wieder vorhanden sein können, und die betreffenden Versuchspersonen sich bisweilen ihres Zustandes selbst nicht deutlich bewußt sind, führt dieser Umstand oft zu großen Schwierigkeiten, und die Änderungen der Geschwindigkeit der Pulse, die durch den Spannungszustand nach Lehmann nicht beeinflußt wird, werden dann von besonderer Wichtigkeit. Meist gewöhnen sich allerdings die Versuchspersonen an ihre Umgebung, und der Spannungszustand verschwindet nach einiger Zeit, besonders nachdem man die Aufmerksamkeit durch einige den eigentlichen Versuchen vorausgehende Probeversuche abgelenkt hat. Außer diesem Hilfsmittel wandte ich bei meinen Versuchen noch ein anderes Mittel an, durch das jede Möglichkeit des störenden Vorhandenseins von Spannungsgefühl bei der Versuchsperson ausgeschlossen wurde, nämlich die Ausführung der Versuche im hypnotischen Zustande der Versuchspersonen.

Obgleich Lehmann die hypnotische Suggestion in anderer Absicht bei einem kleinen Teil seiner Versuche verwandte, benutzte er sie doch eigentümlicherweise nicht zur sicheren Ausschaltung etwa bestehender Spannungszustände. Wie später noch erörtert werden wird, kann man nämlich die Zustände der gesteigerten Aufmerksamkeit, die Gefühle und Affekte auch durch geeignete Suggestionen bei den tief hypnotisierten Versuchspersonen herbeiführen, und nach entsprechenden vorhergehenden Suggestionen, ja schon ohne diese, kann man nach der Natur des hypnotischen Zustandes die Gewißheit haben, daß bei diesen Personen ein Spannungszustand nicht besteht.

Natürlich müssen neben diesen Experimenten immeɪ auch dieselben Versuche zur Kontrolle bei denselben Personen im Normalzustand ausgeführt werden.

Außer einem vor Beginn der Versuche bestehenden Spannungszustand können aber auch noch andere Umstände, die auch Lehmann nicht hervorgehoben hat, das normale Eintreten der für die einzelnen psychischen Vorgänge charakteristischen Volumänderungen verhindern.

Diese Verhältnisse werden ausführlich im IX. Abschnitt dieses Buches erörtert werden, und es sei hier einstweilen nur erwähnt, daß man die Gewißheit, normale Volumänderungen bei den verschiedenen psychischen Vorgängen zu. erhalten, nur dann hat, wenn die Versuchspersonen nicht nur völlig gesund sind, sondern auch in der letzten Nacht vor den Experimenten gut geschlafen haben, sich völlig frisch und wohl fühlen und weder durch vorhergehende körperliche noch geistige Arbeit ermüdet sind.

Diese Einschränkungen können nicht so aufgefaßt werden, daß unter vielen zufälligen Volumänderungen bei vielen Versuchspersonen nur eine gewisse Anzahl der Versuche willkürlich ausgewählt wurden, ihr Ergebnis als das normale dekretiert wurde, und die nicht passenden Resultate einfach mit schlechtem Befinden der Versuchsperson erklärt wurden. Natürlich kann nur dann irgendeine körperliche Veränderung, hier die Veränderung der Gefäßweite, als charakteristische Begleiterscheinung eines bestimmten psychischen Vorganges bezeichnet werden, wenn sie unter gleichen Versuchsbedingungen bei allen Menschen und zu jeder Zeit bei demselben Menschen in gleicher Weise eintritt, wie dies am Anfange dieses Buches gefordert wurde. Nur ist es bei derartigen Versuchen nötig, daß die gleichen Versuchsbedingungen auch bei der Untersuchungsperson vorliegen.

Da es sich um Untersuchung psychischer Vorgänge handelt, müssen diese Vorgänge auch in annähernd gleicher Weise eintreten, damit ihre Wirkungen verglichen werden können. und ich stellte deshalb meine Versuche so an, daß ich die gesunden Versuchspersonen immer zur selben Tageszeit (meist vormittags) und bei annähernd gleichem subjektiven Befinden untersuchte. Es fand sich, daß dann bei den zahlreichen Versuchspersonen mit Sicherheit immer dieselben Gefäßveränderungen bestimmte psychische Vorgänge begleiteten, so daß sie mit Recht als ihre typischen Begleiterscheinungen bezeichnet werden durften.

Endlich wird aus den Versuchen im Abschnitt IX dieses Buches hervorgehen, daß auch das anormale Eintreten nicht typischer Volumänderungen bei psychischen Vorgängen bestimmten Gesetzen unterworfen ist und sich durch Experimente willkürlich herbeiführen läßt.

Es sei noch erwähnt, daß die einzelnen Menschen einen sehr verschiedenen Grad von Empfindlichkeit für vasomotorische Reize besitzen.

Wie bekanntlich manche Personen sehr leicht, manche sehr schwer erröten, so treten auch die anderen vasomotorischen Veränderungen regelmäßig bei manchen stärker oder schwächer auf, und man wird bei derartigen Versuchen besonders starke Effekte erhalten, wenn man sich vasomotorisch empfindliche Versuchspersonen auswählt. Es ist ferner wichtig, besonders solche Versuchspersonen zu verwenden, deren Atmung längere Zeit möglichst gleichmäßig bleibt, denn bei manchen Personen wechselt auch ohne äußere Einwirkungen der Atmungstypus dauernd, und das erschwert die Volumuntersuchungen sehr. Daß man endlich nicht Personen zu den Versuchen verwenden kann, die an Zittern der Glieder leiden oder sich nicht daran gewöhnen können, ihre Glieder in dem Apparat bewegungslos liegen zu lassen, braucht eigentlich nicht erwähnt zu werden.

Wir kommen nun zunächst zu den Versuchen über willkürlich gesteigerte Aufmerksamkeit (geistige Arbeit), die ja schon von Mosso untersucht worden war. Ich stellte die Versuche so an, daß ich die Versuchsperson eine gewisse Zeit lang die Arbeit im Wachzustand und auch im hypnotischen Zustand ausführen ließ. Es kann nämlich auch geistige Arbeit, zu der keine Hilfsmittel gebraucht werden, wie Kopfrechnen, von der Versuchsperson im hypnotischen Zustand ausgeführt werden, und die Resultate waren, abgesehen von der Beseitigung von vorher bestehenden Spannungszuständen in einigen Fällen, immer die gleichen.

Die einzelnen Arten der geistigen Arbeit können natürlich sowohl bezüglich der Schwierigkeit der Aufgabe, als auch bezüglich des Interesses, das sie erwecken, abgestuft werden, die Unterschiede, die sich dabei zeigen und ihre Bedeutung soll aber erst im letzten Abschnitt dieses Buches behandelt werden.

Ich ließ ausführen: das Zählen von unregelmäßig auf einem Blatt verstreuten Punkten, das Zählen aller oder nur gewisser Buchstaben eines Textes, Lesen eines deutschen oder fremdsprachlichen Textes von interessantem oder gleichgültigem Inhalt oder auch in einer unbekannten Sprache.

Beim Kopfrechnen mußte vermieden werden, daß das Merken der einzelnen Ergebnisse bei größeren Aufgaben nicht zu große Schwierigkeiten machte, damit nicht etwa ein Unlustgefühl dabei sich entwickelte. Manchen Personen sind auch schon kleine Rechenaufgaben schwierig, man muß also einen Unterschied in der Aufgabenstellung machen, wenn man einen Bankbeamten oder einen Soldaten untersucht. Trotzdem muß aber die Arbeit längere Zeit andauern, damit ihre Wirkung in jedem Falle deutlich wird. Da auch das Aussprechen der Resultate durch die Versuchsperson oder das Zeichengeben durch die Versuchsperson, daß sie die Aufgabe beendet hat, oft sehr störend wirkt, so ließ ich nie von der Versuchsperson die Beendigung der Aufgabe oder gar das Resultat angeben und führte trotz der Stellung nur kleiner Aufgaben (höchstens Multiplikation zweistelliger Zahlen) eine länger dauernde Arbeit dadurch herbei, daß ich der Versuchsperson eine Reihe verschiedener Aufgaben auf einer Tafel vorlegte, so daß die Versuchsperson nach Beendigung der einen ohne weiteres zur nächsten übergehen konnte. Im hypnotischen Zustand wurden die einzelnen Aufgaben mündlich schnell hintereinander gegeben, und die Versuchsperson wußte, daß sie nicht verpflichtet war, alle Aufgaben fertig zu rechnen (wobei sonst leicht Unlustgefühl entstehen könnte), sondern daß es nur darauf ankam, daß sie ohne Pause geistig arbeitete.

Viele Versuchspersonen gewöhnen sich auch leicht daran, mit

der einen freien Hand zu schreiben, ohne daß die ruhige Lage des anderen Armes im Apparat im geringsten gestört wird.

Dann kann man natürlich auch schwierigere Aufgaben ausrechnen lassen, auch Zeichnungen anfertigen lassen usw.

Wie schon früher festgestellt war, tritt bei normalen Personen während der Ausführung einer geistigen Arbeit nach einer sehr kurze Zeit dauernden, oft kaum bemerkbaren Neigung zu geringer Steigung eine viel stärkere Senkung der Volumkurve des Armes ein, die nach Beendigung der geistigen Arbeit wieder zurückgeht. Häufig kann man nach dem Zurückgehen der Volumkurve eine spontane Wiederholung oder Andeutung einer Wiederholung der Volumschwankung eintreten sehen, die durch rein physiologische Ursachen herbeigeführt wird und deshalb hier nur von geringem Interesse ist. (Sie tritt auch bei elektrischer Reizung der Hirnrinde des Tieres auf [siehe Abschnitt IV b].) Betreffs der gleichzeitigen Pulsveränderungen stellte Lehmann unter Berücksichtigung der Beobachtungen der anderen Autoren fest[1]), daß bei jeder geistigen Arbeit, bei der die Gefühlsbetonung nicht hervortritt, anfangs Pulsverlangsamung eintritt, die in Pulsbeschleunigung übergeht, wenn die Arbeit eine längere und stärkere Konzentration der Aufmerksamkeit erfordert. Die Atmung wird während intensiver geistiger Arbeit meistens etwas beschleunigt und oberflächlich, aber die Änderungen sind nie so stark, wie bei den Versuchen über Gefühle, und bei ruhiger geistiger Arbeit von Versuchspersonen, die gleichmäßig zu atmen pflegen, ist ein Einfluß auf die Volumkurve nicht zu befürchten.

Wenn trotzdem der Experimentator auch bei solchen Versuchen zur Kontrolle die Kurve der Atmung besser gleichzeitig aufnimmt, so ist es doch bei diesen Versuchen nicht nötig, die Atmungskurve, wenn sie im wesentlichen gleichmäßig blieb, mit zu reproduzieren. Deshalb fehlt sie auch in den hier abgebildeten Kurven von Fig. 20, 21 und 31 auf S. 92, 93, 125. Kurven des Armvolums während der Ausführung geistiger Arbeit von normalen Personen befinden sich außerdem auf den Fig. 31, 32, 115a, 116a, 117 auf S. 125—127, 363, 365 und 369.

---

[1]) Lehmann, **3**, 377.

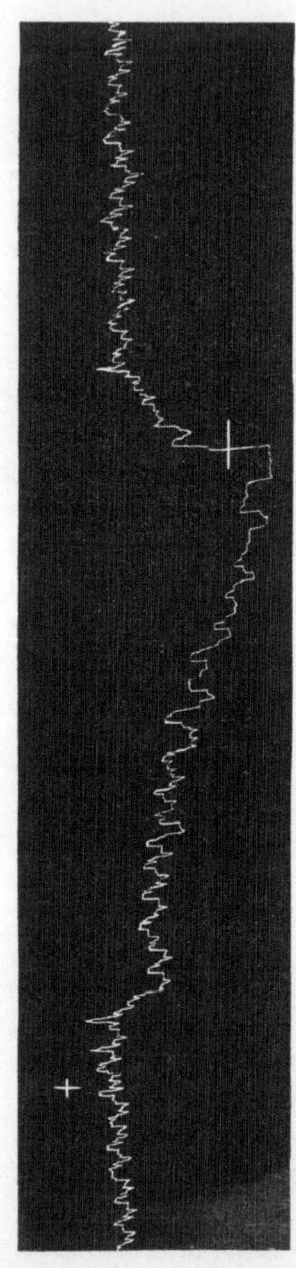

Fig. 20. Volumen des Ohres. Von + bis — wird eine geistige Arbeit ausgeführt (Lesen in einer Zeitung).

Das Volumen des Fußes verhält sich bei diesen Versuchen ebenso wie das des Armes. Wie schon erwähnt, registrierte ich bei meinen Versuchen auch das vasomotorische Verhalten der äußeren Teile des Kopfes durch Aufnahme des Ohrvolums[1]), und es ist dies deshalb von besonderer Wichtigkeit, weil, wie später gezeigt werden wird, zwar das Volumverhalten des Armes, des Fußes und der Brust bei allen normalen psychischen Vorgängen, die untersucht wurden, immer das gleiche ist, daß die äußeren Kopfteile aber in dieser Beziehung eine Sonderstellung unter den äußeren Teilen des Körpers einnehmen und sich bei bestimmten psychischen Vorgängen regelmäßig gerade umgekehrt verhalten wie die anderen äußeren Teile des Körpers.

Indessen zeigte es sich, daß bei diesen Versuchen das Volumen der äußeren Kopfteile gleichfalls abnimmt. Fig. 20 zeigt die Kurve des Ohrvolums einer Versuchsperson, die von dem Zeichen + bis zum Zeichen — eifrig in einer Zeitung las. Wie deutlich zu erkennen, nahm bei der ziemlich lange dauernden geistigen Arbeit das Ohrvolumen allmählich immer mehr ab und stieg dann nach Beendigung des Lesens in sehr kurzer Zeit wieder zu seiner Anfangshöhe. Auf Fig. 21 sind die gleichzeitigen Veränderungen der Volumkurve des Ohres und des Armes zu sehen. Von + bis —

---

1) Über Technik siehe Abschnitt II h, S. 51.

dauerte intensives Kopfrechnen der Versuchsperson. Während nach dem Beginn der geistigen Arbeit hier die Volumkurve des Armes nur allmählich sinkt und nach Ende der Arbeit noch einige Zeit im Tiefstande verharrt und dann nur langsam und träge wieder ansteigt, ist die Wirkung der geistigen Arbeit auf das Ohrvolumen eine derartig prompte, daß trotz der tieferen Volumsenkung sogleich nach Beginn der Arbeit (die Größe der beiden Volumverminderungen läßt sich allerdings nicht direkt nach der

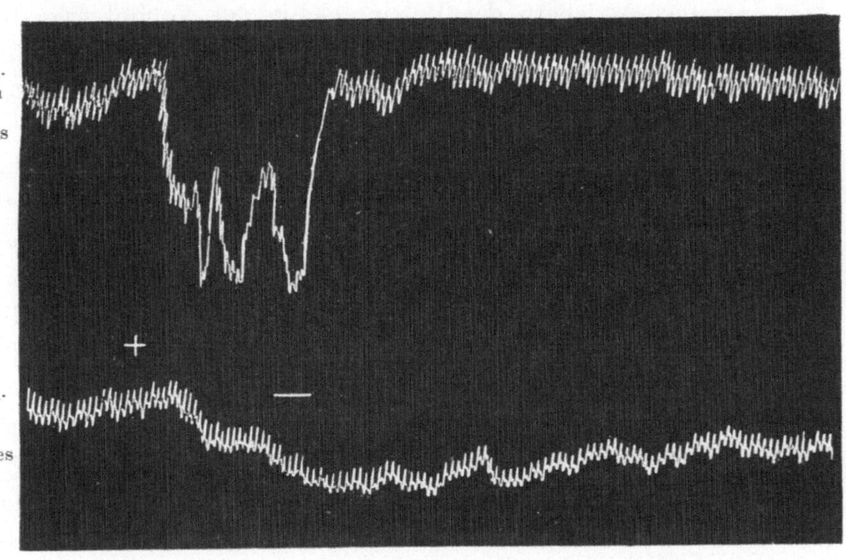

Fig. 21. Von + bis — wird psychische Arbeit ausgeführt
(intensives Kopfrechnen).

Kurve vergleichen) der tiefste Stand, und fast unmittelbar nach Aufhören der Arbeit die ursprüngliche Höhe wieder erreicht wird.

Auch bei anderen psychischen Vorgängen wurde oft vom Verfasser festgestellt, daß das Ohrvolumen prompter auf die Einflüsse reagiert als das Armvolumen[1]). Es ist ja auch schon aus den gewöhnlichen Lebenserfahrungen bekannt, daß die Haut des Gesichts besonders schnell und stark, vielfach sogar allein von allen äußeren Körperteilen, auf die vasomotorischen Reize reagiert, die durch psychische Vorgänge ausgelöst werden.

---

[1]) Siehe dazu auch Fig. 28 auf S. 107.

Die relativ selbständige Stellung der äußeren Kopfteile in vaso-motorischer Beziehung gegenüber den anderen äußeren Körperteilen scheint sich also auch dann erkennen zu geben, wenn die Richtung ihrer Volumänderung mit der der anderen äußeren Körperteile die gleiche ist, wie bei dem hier untersuchten psychischen Vorgänge.

Aus dem verschiedenen Verhalten der beiden Kurven in Fig. 21 kann man aber noch andere Schlüsse ziehen.

Da das Andauern der Volumsenkung der Volumkurve des Armes noch einige Zeit nach Beendigung der geistigen Arbeit mit folgendem nur langsamen Wiederansteigen sehr häufig beobachtet wird (siehe dazu z. B. Fig. 31a, 31b, 32 auf S. 125—127), so lag es nahe, die Ursache dieser Erscheinung in einer Nachwirkung der geistigen Arbeit zu suchen, die darin bestehen konnte, daß, trotz des Abbrechens der Arbeit, die Gedanken der Versuchsperson sich einige Zeit lang noch nicht völlig von ihr loslösen können. An eine solche Möglichkeit wäre zwar dann vielleicht zu denken, wenn die geistige Arbeit im Lesen eines Textes bestand, dessen Inhalt die Versuchsperson stark interessierte, aber schon viel weniger nach der Ausführung einfacher Rechenaufgaben, wie sie bei dem Versuche von Fig. 21 ausgeführt worden war.

Wenn aber derselbe psychische Vorgang die Volumverminderung sowohl am Arm wie am Ohr herbeiführte, so ist nicht einzusehen, wie eine eventuelle psychische Nachwirkung dieses Vorganges sich nur an der einen Kurve bemerklich machen konnte, und nicht auch an der anderen, denn die Nachwirkung würde doch nur einen geringeren Intensitätsgrad desselben Vorganges darstellen, der auch das Ohrvolumen (sogar oft in stärkerer Weise) beeinflußte.

Es ist demnach anzunehmen, daß auch in anderen Fällen die Verzögerung des Wiederansteigens der Volumkurve des Armes nicht von einer Nachwirkung des psychischen Vorganges selbst bewirkt wird, sondern daß die Ursache nur eine größere Trägheit der Reaktionsfähigkeit des betreffenden Gefäßgebietes ist, die vielleicht mit dem körperlichen Befinden der Versuchsperson sich ändert.

Der Zustand der unwillkürlich gesteigerten Aufmerksamkeit, das Erschrecken, wird am besten dadurch herbeigeführt, daß man unvermutet hinter dem Rücken der Versuchsperson ein starkes Geräusch macht, ein Glas oder Blech fallen läßt, einen Schuß abfeuert usw.

Die Versuche über diesen Zustand sind nicht nur deshalb viel weniger wertvoll als die über psychische Arbeit, weil ihnen immer eine aus Unlust bestehende Gefühlsbetonung beigemischt ist, sondern auch besonders deshalb, weil das Erschrecken mit oft starken Veränderungen der Atmung verbunden ist und außerdem sehr häufig dabei unwillkürliche Bewegungen der gemessenen Körperteile eintreten, die die Volumkurven oft schädigen und die natürlichen Volumänderungen verdecken.

Es geht nun zwar aus den Ausführungen im vorigen Abschnitt (S. 50) hervor, daß bei Aufnahme des Armvolums Bewegungen des Armes im ganzen durch die Feststellung des Armes am Ellbogen bei richtiger Lage des Armes wirksam verhindert werden, andererseits Bewegungen der Finger im Apparat deutlich sich an den Kurven erkennen lassen und überdies gar nicht imstande sind, die Volumkurve selbst in ihrer Höhe zu verändern (siehe dazu Kurve 18 auf S. 62), so daß man also trotz solcher Bewegungen sichere Schlüsse auf das gleichzeitige Volumverhalten des Gliedes ziehen kann, aber es bleiben dabei außerdem nur selten starke Veränderungen der Atmung aus, so daß die meisten derartigen Versuche unsicher sind. Man darf zur Beurteilung der Begleiterscheinungen dieses Zustandes nur solche Versuche benutzen, bei denen die Atmung zufällig einigermaßen gleichmäßig blieb, oder bei denen nur solche Atmungsänderungen eintreten, die für sich allein die entgegengesetzte Änderung der Volumkurve herbeiführen würden, was bei der betreffenden Person am besten jedesmal durch Kontrollversuche über den Einfluß der Atmungsänderung festzustellen ist.

In Fig. 22 und 23 sind die Ergebnisse zweier solcher Versuche abgebildet. (Die oberste Kurve in beiden Figuren ist vorläufig nicht zu beachten.) Bei beiden Versuchen trat das Erschrecken jedesmal bei dem Zeichen + ein, und dieser Augenblick ist jedesmal auf der Volumkurve des Armes durch einige unregelmäßige Zacken markiert, die von unwillkürlichen Bewegungen herrühren, aber die Höhe des Volums im ganzen nicht verändern. In beiden Ver-

suchen sehen wir das Armvolumen stark sinken und dann allmählich wieder zur Norm ansteigen. In Fig. 22 ist die Atmungsänderung während des Erschreckens zu gering, als daß sie das
Volumen beeinflußt haben könnte. In Fig. 23 ist die Atmungsänderung eine sehr starke, sie besteht aber darin, daß beim Erschrecken eine vertiefte Exspiration eintritt und die Atmung dann
einige Atemzüge hindurch im vertieften Exspirationszustand stattfindet. Da nun im allgemeinen, und bei dieser Versuchsperson im

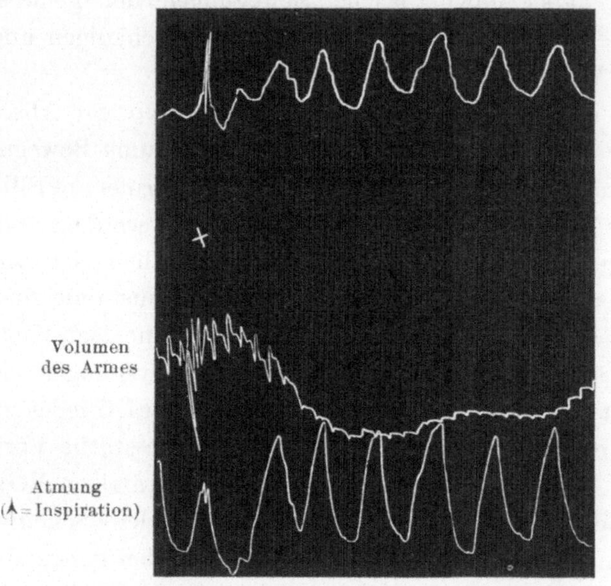

Fig. 22.   Bei + heftiges Erschrecken der Versuchsperson.

besonderen, vertiefte Exspiration nur eine Volumzunahme herbeiführen konnte, so kann die Volumabnahme der Kurve nicht durch
die Atmungsänderung veranlaßt worden sein.

Ebenso wie der Arm zeigen auch die anderen äußeren Teile des
Körpers infolge des Erschreckens Volumabnahme. Daß auch an
den äußeren Teilen des Kopfes eine Gefäßkontraktion infolge
dieses Zustandes eintritt, ist ja auch allgemein als das „Erblassen“
bei Schreck bekannt.

Als Pulsveränderung beim Zustand des Erschreckens stellte
Lehmann besonders Pulsverlangsamung fest. Die Pulsverkleine-

rung, die an den Kurven des Armvolums in Fig. 22 und 23 besonders hervortritt, kommt auf Rechnung des dem Erschrecken beigemischten Unlustgefühls.

Daß bei dem dritten Zustand der gesteigerten Aufmerksamkeit, dem Spannungsgefühl, das Volumen gleichfalls vermindert, der Puls aber verkleinert ist, wurde schon oben erwähnt.

Wir kommen nun zur Untersuchung der Lust- und Unlustgefühle, deren Beimischung zu den soeben besprochenen psy-

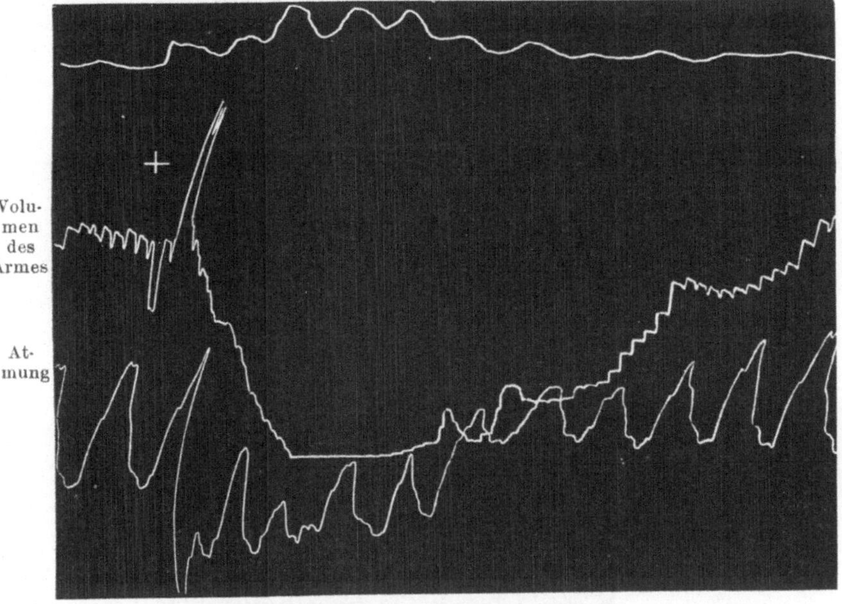

Fig. 23. Bei + trat Erschrecken der Versuchsperson ein, das durch entsprechende hypnotische Suggestion herbeigeführt wurde.

chischen Zuständen sich ja bei den Experimenten auch nicht immer völlig vermeiden läßt, die aber dabei doch wenigstens stark zurücktreten. Bei den folgenden Versuchen soll nun die Gefühlsbetonung des experimentell herbeigeführten Zustandes so stark hervortreten, daß neben ihr die gleichzeitige Konzentrierung der Aufmerksamkeit, die man immer mit in Kauf nehmen muß, keine Rolle spielt und die vasomotorischen Begleiterscheinungen der Gefühle deutlich sich zu erkennen geben. Einfache Gefühle führt man durch Bei-

bringung geeigneter Sinnesreize bei der Versuchsperson herbei, und
zwar am besten niederer Sinnesreize, da sonst meist nicht die einfachen Gefühle entstehen. Am besten benutzt man Geruchs- und
Geschmacksreize, und Geschmacksreize sind dabei noch vorzuziehen,
da durch sie die Atmung weniger verändert wird wie bei Geruchs-
reizen. Lehmann erzeugte Unlust auch durch Herbeiführung
einer schmerzhaften Kälte- oder Wärmeempfindung. Auch bei

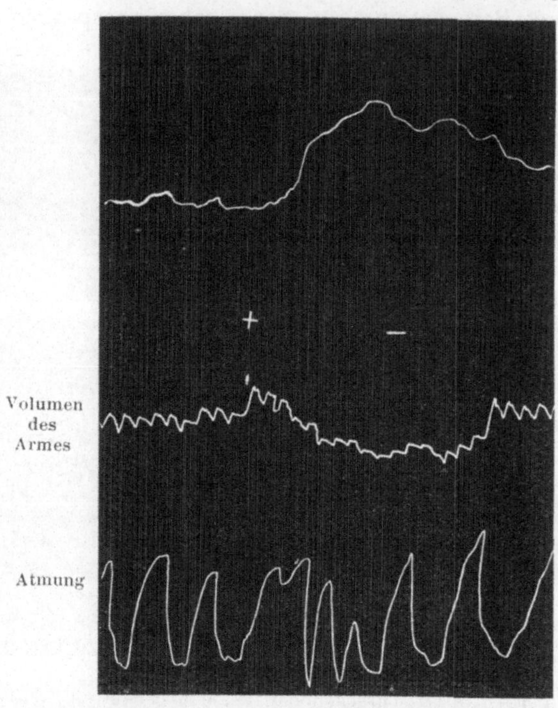

Fig. 24. Von + bis — wird der tief hypnotisierten Versuchsperson
ein übler Geschmack suggeriert.

den Gefühlsversuchen kontrollierte ich die im Wachzustand vorgenommenen Versuche durch Parallelversuche, in denen das Gefühl durch hypnotische Suggerierung des betreffenden Reizes
herbeigeführt wurde. Gerade zur Herbeiführung von einfachen
Gefühlen hatte auch schon Lehmann die hypnotische Suggestion
benutzt[1]).

[1]) Lehmann, 1, 164.

Leicht wird ein Unlustgefühl durch Gaben von Lösungen von Chinin, Magnesiumsulfat oder Citronensäure herbeigeführt, durch Geruch von Schwefelwasserstoff usw. Es tritt dabei, wie schon bekannt, eine starke Volumabnahme des Armes ein unter gleichzeitiger Beschleunigung und Verkleinerung der einzelnen Pulse. In Fig. 24 und 25 sind die Wirkungen des Unlustgefühls auf die Volumkurve des Armes zu sehen. (Die oberste Kurve ist hier zu vernach-

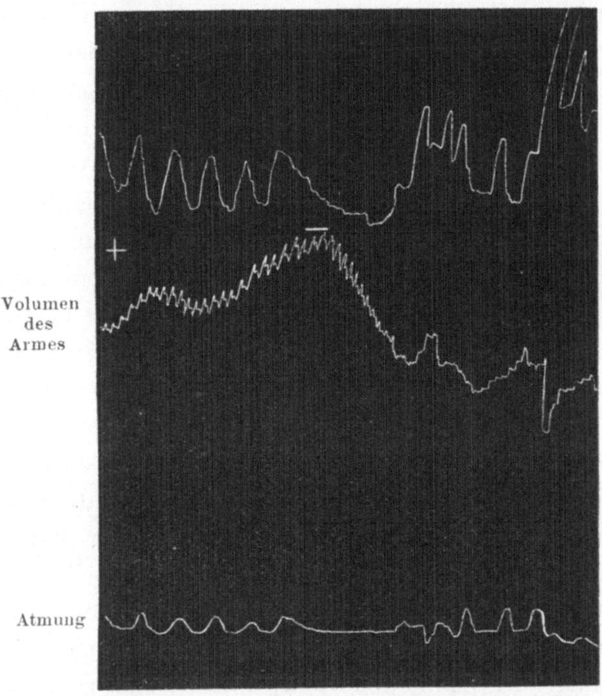

Fig. 25. Beim Zeichen — wird der Versuchsperson ein Löffel Bittersalz in den Mund gegeben. Vorher bei + Schokolade.

lässigen.) Bei beiden Kurvenfiguren, die von rechts nach links zu lesen sind, sind die Änderungen der Atmung nicht derartig, daß sie einen wesentlichen Einfluß auf die Volumkurven gehabt haben können. In dem Versuch von Fig. 24 dauerte die hypnotische Suggestion eines üblen Geschmackes vom Zeichen + bis —, und man erkennt die infolgedessen eintretende Volumsenkung neben der Verkleinerung und Beschleunigung der Pulse. In Fig. 25 wurde beim Zeichen — der Versuchsperson ein Löffel von gelöstem

Bittersalz in den Mund gegeben, und man sieht, wie stark die vorher ansteigende Volumkurve des Armes unter starker Verkleinerung und Beschleunigung der Pulse abfällt. (Andere Volumkurven des Armes bei Unlustgefühl siehe Fig. 104, 106, S. 340, 342). Die anderen äußeren Körperteile verhalten sich bei Unlustgefühl ebenso wie der Arm.

Über die Wirkung der Lustgefühle gehen die Meinungen der Autoren am meisten auseinander, und Lehmann hat in sehr schöner Weise den Hauptgrund dafür klargelegt, der es mit sich bringt, daß die vasomotorischen Begleiterscheinungen des Lustgefühls bei weitem nicht so sicher und deutlich auftreten wie die des Unlustgefühls[1]). Natürlich ist es überhaupt viel schwerer, experimentell ein Lustgefühl herbeizuführen als ein Unlustgefühl. Unlusterregende Reize gibt es unendliche, lusterregende wenige und noch weniger, die gerade bei einer bestimmten Person ein Lustgefühl herbeiführen. Endlich können auch solche Reize, die bei einer bestimmten Person ein Lustgefühl herbeizuführen geeignet sind, durch zu häufige oder starke Anwendung unlusterregend werden. Dazu kommt noch ein besonderer Umstand, auf den Lehmann zuerst hinweis. Wie schon erwähnt, tritt auch bei allen Gefühlsreizen zunächst eine gewisse Konzentration der Aufmerksamkeit auf den Reiz ein, die für sich allein, wie wir wissen, von Volumabnahme und Pulsverkleinerung begleitet ist. Die Wirkung des Gefühlstons, die sich hinzuaddiert, ist nun bei unlusterregenden Reizen gleichfalls Volumabnahme, Pulsverkleinerung und Pulsbeschleunigung, das Endergebnis wird also eine noch stärkere Volumsenkung und Pulsverkleinerung sein, als sie der Gefühlston des Reizes für sich allein herbeiführen würde. Daher sind diese Erscheinungen auch immer sehr stark hervortretend.

Ganz anders bei Lustgefühlen, bei denen durch den Gefühlston die entgegengesetzten Begleiterscheinungen wie bei Unlustgefühlen, nämlich Volumzunahme, Pulsvergrößerung und Pulsverlangsamung herbeigeführt werden. Hier muß sich die infolge der Aufmerksamkeitssteigerung auftretende Volumsenkung von der Volumzunahme subtrahieren, die von dem Gefühlston veranlaßt

---

[1]) Lehmann, **1**, 131 ff.

wird, und ebenso muß die Tendenz zur Pulsverkleinerung die gleichzeitig auftretende Tendenz zur Pulsvergrößerung zum Teil ausgleichen, so daß die wirklich entstehenden Begleiterscheinungen in diesen Punkten von viel geringerer Deutlichkeit als die entsprechenden bei Unlustgefühlen sein müssen, wenn sie nicht etwa ganz verdeckt werden. Ist die Gefühlsbetonung sehr schwach, so können sogar die Begleiterscheinungen der Konzentration der Aufmerksamkeit überwiegen.

Umgekehrt ist es aber, wenn vor Beginn des Versuchs ein Spannungszustand bei der Versuchsperson vorherrschend ist. Dann besteht schon vorher eine Verminderung des Volums und Verkleinerung des Pulses, und wenn diese Spannung durch den lustbetonten Reiz aufgehoben wird, so wird durch das Zurückgehen der Begleiterscheinungen der Spannung die Volumzunahme infolge des Lustgefühls verstärkt und ebenso die Pulsvergrößerung.

Diese verschiedenen Möglichkeiten erklären es nach Lehmann, daß man bei Lustgefühlen sehr selten alle drei vasomotorischen Begleiterscheinungen, nämlich die Volumzunahme des Armes, die Vergrößerung und die Verlangsamung der Pulse, gleichzeitig eintreten sieht: tritt die Volumzunahme und die Pulsvergrößerung deutlich hervor, so ist die Pulsverlangsamung undeutlich, ist diese deutlich, so jene.

In der Kurve des Armvolums auf Fig. 25 S. 99 sind alle drei Begleiterscheinungen des Lustgefühls einigermaßen deutlich zu erkennen.

Bei dem Zeichen + auf dieser Figur wurde der Versuchsperson 1 Löffel pulverisierte Schokolade in den Mund gegeben. Die Atmung blieb dabei völlig gleichmäßig, aber man sieht als Folge des Geschmacksreizes sowohl Volumzunahme als Verlangsamung und Vergrößerung der Pulse eintreten, die bis zum Zeichen — andauern, an welcher Stelle infolge einer Gabe von Bittersalz alle drei Begleiterscheinungen in das Gegenteil umschlagen.

Daß das Volumverhalten der äußeren Teile des Kopfes bei Lustgefühlen dasselbe ist wie das der Glieder, zeigt die Kurve des

Ohrvolums in Fig. 26. Der betreffenden Versuchsperson wurde in der Zeit von + bis — im hypnotischen Zustand ein angenehmer Geschmack suggeriert.

Im Gegensatz zu den bisher besprochenen elementaren Gefühlen, die nicht weiter in einfachere Bestandteile zerlegt werden können, sind die Affekte meist aus mehreren einfachen Gefühlen zusammengesetzt. Eine scharfe Grenze zwischen Gefühlen und Affekten gibt es allerdings nicht, jedes intensivere Gefühl kann in einen Affekt übergehen. Affekte von längerer Dauer bezeichnet man als Stimmungen. Es sei gleich hier vorausgenommen, daß man auf die Untersuchung der natürlichen Stimmungen bezüglich des Volumverhaltens überhaupt verzichten

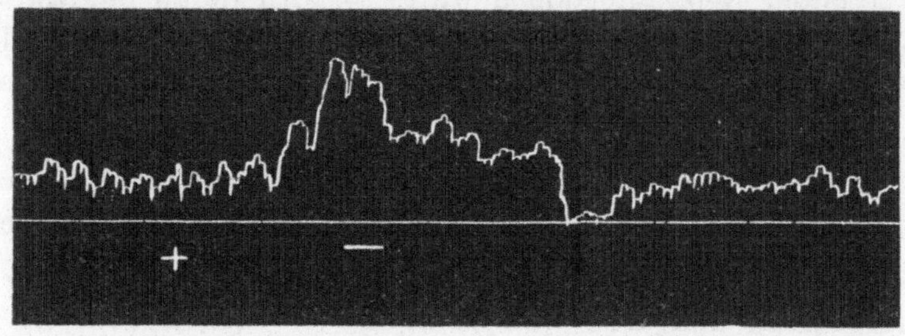

Fig. 26. Volumkurve des Ohres bei Einwirkung der hypnotischen Suggestion eines angenehmen Geschmackes in der Zeit von + bis —.

muß, wenn sie schon vor Beginn des Versuches bestehen, denn man hat dann nicht den Vergleich mit der Normalkurve, da der Zustand schon besteht und auch meist das Experiment überdauert. Auch Lehmanns Versuche in dieser Richtung hatten deshalb kein Ergebnis. Diese Untersuchung ist aber auch nicht sehr wichtig, da die Stimmungen ihrem Wesen nach doch wohl ähnliche Begleiterscheinungen haben werden, wie die entsprechenden kürzer dauernden Affekte.

Aber auch die experimentelle Herbeiführung von Affekten bietet große Schwierigkeit. Einen echten Affektzustand bei der Versuchsperson herbeizuführen, wird nur vielleicht zum ersten Male gelingen, weil die Versuchsperson dann meist weiß, daß zu Experimentalzwecken der Affekt herbeigeführt werden soll, und daß keine materielle Begründung des Affekts vorhanden ist. Die meisten Experimentatoren suchten sich dadurch zu helfen, daß sie die Versuchsperson veranlaßten, nach Beginn des Experimentes lebhaft an ein Ereignis ihres früheren Lebens zu denken, das mit einem starken Affektzustand der Versuchsperson verbunden war, oder sich sonst in der Vorstellung irgendeine Szene auszumalen, die geeignet ist, einen bestimmten Affekt herbeizuführen.

Die Mängel dieser Methode liegen auf der Hand. Die meisten Menschen sind so wenig fähig, sich auf Kommando einen derartigen Vorstellungskomplex zu bilden, der eine gewisse Zeit andauern soll, daß es vollständig unberechtigt ist, einen solchen vagen Versuch auch nur im geringsten mit einem echten Affekt zu vergleichen. Mit Recht hebt Lehmann[1]) auch hervor, daß die vergebliche Anstrengung der Versuchsperson, sich in einen bestimmten Affektzustand zu versetzen, sehr leicht zu Unlustgefühl führen kann, das dann allein das Bild beherrscht.

Aber auch die Versuche Lehmanns, durch Vorzeigung geeigneter Photochromien bei der Versuchsperson Affekte auszulösen, sind von sehr zweifelhaftem Werte, und musikalische Einwirkungen kann man naturgemäß nur bei einem kleinen Teil der Versuchspersonen anwenden, und auch dann ist die Wirkung je nach der Stimmung der Versuchsperson eine nicht ganz sichere. Nach meiner Ansicht gibt es nur eine einzige Möglichkeit, bestimmte Affekte von genügender Stärke bei der Versuchsperson sicher herbeizuführen, nämlich mit Hilfe der hypnotischen Suggestion.

Lehmann beschreibt einen einzigen Versuch[2]), in dem er die Volumkurve des Armes aufnahm, während er der hypnotisierten Versuchsperson eine länger fortlaufende Reihe von Erlebnissen suggestiv vors Auge führte, und er spricht nach dem Ergebnis die Vermutung aus, daß sich während der Hypnose suggerierte Affekte und Stimmungen bezüglich der vasomotorischen Begleiterscheinungen ähnlich äußern werden wie die Affekte im Normalzustand.

---

[1]) Lehmann, 1, 181.
[2]) Lehmann, 1, 180.

Eigentümlicherweise hat Lehmann diese Methode aber nicht zur systematischen Herbeiführung von Affekten benutzt, obwohl man Affekte von jeder Stärke und Dauer auf diese Weise bei den Versuchspersonen herbeiführen kann. Mir standen für diese Versuche fünf Personen zur Verfügung, die schon oft hypnotisiert, aber gesundheitlich völlig intakt waren. Die Hypnose wurde nach der Bernheimschen Methode der Verbalsuggestion herbeigeführt, und der Beweis des Eintretens des tiefen hypnotischen Zustandes wurde durch die eintretende Unempfindlichkeit gegen Nadelstiche usw. und ja natürlich auch durch die Wirksamkeit der Suggestionen auf Volum- und Pulsveränderungen geliefert. Nach Eintreten des hypnotischen Zustandes ließ ich bei meinen Versuchen immer einige Zeit verstreichen, bevor ich suggestiv irgendeinen psychischen Zustand herbeiführte, dessen Wirkungen untersucht werden sollten, damit sich nicht etwa die vasomotorischen Erscheinungen, die das Eintreten des hypnotischen Zustandes selbst begleiten, mit denen vermischten, die von dem betreffenden psychischen Vorgang herbeigeführt wurden.

Bei der suggestiven Herbeiführung von Affekten muß man folgende Punkte im Auge behalten.

Es liegt nahe, daß der Inhalt der Suggestionen sich streng nach der Individualität der verschiedenen Versuchspersonen richten muß, um die günstigste Wirkung zu haben. Am besten ist es, die Suggestionen an solche Vorgänge zu knüpfen, die den Betreffenden gerade beschäftigen oder vor kurzem beschäftigt haben. So wird bei einem Handwerker, der zu seinem Kummer arbeitslos und mittellos ist, die Suggestion, daß er wieder gute Arbeit hat, oder daß er in der Lotterie gewonnen hat, gewiß einen stark lustbetonten Affekt auslösen, während andere die Suggestion pekuniärer Verbesserung gleichgültiger läßt, und vielleicht solche Suggestionen bei ihnen Erfolg haben, die ihnen die höchsten Ziele ihres Ehrgeizes erreicht scheinen lassen. Wie bei den einfachen Gefühlen, so sind auch hierbei unlustbetonte Affekte leichter herbeizuführen. Immerhin ist es empfehlenswert, sich auch bei den Suggestionen in dieser Richtung an die Gedankenkreise zu halten, die die betreffende Versuchsperson gerade beschäftigen.

Einen besonderen Vorteil bietet diese Methode noch insofern, als durch entsprechende Suggestionen leicht vollkommene Unbeweglichkeit der Versuchsperson während der Versuche herbeigeführt werden kann. Nun werden aber bekanntlich gerade bei Entstehung der Affekte die Bewegungsorgane stark in Mitleidenschaft gezogen[1]), indem es nicht nur zu starken Bewegungen der mimischen Muskeln, der Arme, der anderen Körperteile, sondern auch zu Muskelzittern und Erschütterungen des Zwerchfells kommt. Diese Bewegungen treten zwar unwillkürlich ein und werden deshalb nicht von den besonderen Blutverschiebungen begleitet, die, wie wir später sehen werden (Abschnitt V), bei der Ausführung oder Intention von kräftigen willkürlichen Bewegungen eintreten, aber es können doch leicht Störungen an den Apparaten eintreten, wie ja auch beim Schreck, und alles das kann bei Anwendung der hypnotischen Suggestion vermieden werden, obwohl die Affekte gerade in diesem Zustand große Stärke erreichen können.

Wie Wundt[2]) ausführt, kommt es bei der Entstehung der Begleiterscheinungen der Affekte an Puls und Atmung nicht nur auf die Qualität der einzelnen Gefühle an, aus denen sich der Affekt zusammensetzt, sondern auch auf die Stärke des Affektes.

Bei Affekten von stärkerer Intensität treten infolge der stärkeren allgemeinen Erregung zunächst verstärkte Innervationswirkungen ein, die sich am Herzen, bei denen die verstärkte Innervation vorwiegend die Hemmungsnerven trifft, in Verlangsamung und Verstärkung der Pulsschläge äußert. Es sind dies die sogenannten sthenischen Affekte. Wird der Affekt maximal stark, oder dauert er bei mäßiger Stärke lange Zeit, so tritt nach Wundt eine Lähmung der Herzinnervation ein, die auch wieder besonders die Hemmungsnerven betrifft, so daß Beschleunigung und Abschwächung der Herzschläge eintritt. Das sind die asthenischen Affekte.

Es kann also nach Wundt ein mäßiger Lustaffekt, der, seiner Gefühlsqualität entsprechend, von Pulsvergrößerung und Pulsverlangsamung begleitet ist, bei sehr großer Stärke ein asthenischer

---

[1]) Siehe auch Wundt, Grundriß der Psychologie. Leipzig 1905, S. 206.
[2]) W. Wundt, Grundriß der Psychologie. Physiologische Psychologie.

Affekt werden und trotz seiner Lustqualität mit verkleinerten und beschleunigten Pulsen einhergehen. Andererseits ist zum Beispiel der Kummer wegen seiner langen Dauer immer asthenisch, wird also immer von kleinen und schnellen Pulsen begleitet.

Bezüglich der Volumänderungen konnte ich derartige Abhängigkeit von der Intensität des Affektes nicht beobachten, was vielleicht auch damit zusammenhing, daß die hypnotisierten Versuchspersonen während der Suggerierung der Affekte bewegungslos blieben. Es ist ja immer schwer, ein sicheres Urteil über die Stärke eines Affektes einer anderen Person zu gewinnen, am besten kann man dies noch bei dieser Methode der Anwendung der hypnotischen Suggestion, da man den Einfluß des Affekts durch die Art der Suggestion gradweise verstärken kann. Es bleibt hier noch ein ausgedehntes Feld für weitere Untersuchungen, besonders auch für eine objektivere Feststellung der vorwiegenden Qualität der Affekte, über die noch keine völlige Sicherheit besteht.

Das Armvolumen verhält sich bei Suggerierung von stark unlust- und stark lustbetonten Affekten ebenso wie bei den gleichartigen Gefühlen.

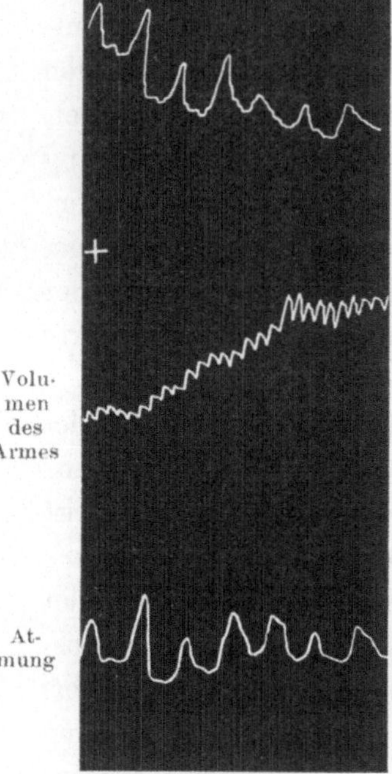

Fig. 27. Bei + wird der hypnotisierten Versuchsperson ein stark lustbetonter Affekt suggeriert. (Erfüllter Ehrgeiz.)

In Fig. 27 ist das Resultat eines Versuches über die ja schwerer herbeizuführenden lustbetonten Affekte dargestellt. (Die oberste Kurve ist hier zu vernachlässigen.) Bei dem Zeichen + wurde der Versuchsperson, einem sehr ehrgeizigen Bankbeamten, die hypnotische Suggestion gegeben, daß ihm in sehr ehrenvoller Weise die Leitung seiner Bank übergeben worden sei. Während die Atmung hinreichend gleichmäßig blieb, begann darauf sofort das Armvolumen beträchtlich zu steigen, und auch die Pulse vergrößerten sich deutlich.

Auch das Volumen der äußeren Teile des Kopfes schien sich bei reinen Lust- oder Unlustaffekten so zu verhalten, wie das der anderen äußeren Körperteile.   In Fig. 28 ist die Kurve des Ohrvolums eines hypnotisierten Mannes zu sehen, dem von dem Zeichen + bis — suggeriert wurde, daß er lebensgefährlich krank

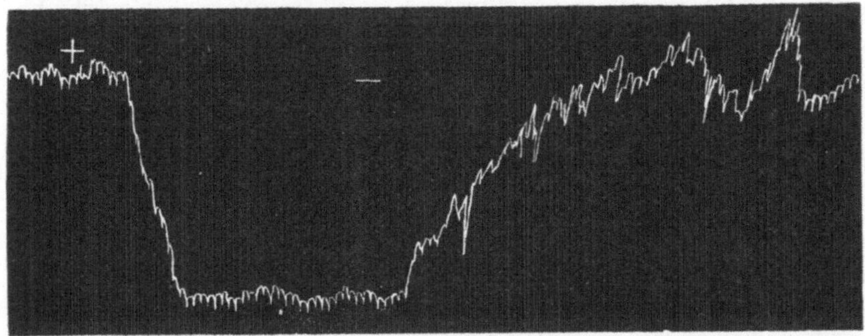

Fig. 28.   Volumkurve des Ohres bei Einwirkung eines suggerierten Unlust-Affektes auf die hypnotisierte Versuchsperson.   (Von + bis — wurde Furcht vor einer Operation suggeriert.)

sei und sich einer Operation unterziehen müsse.   Der infolgedessen entstehende stark unlustbetonte Affekt der Furcht vor Tod und Operation führte die vorliegende starke Volumabnahme des Ohres herbei, die nach Beendigung des Affektes durch Gegensuggestion bei dem Zeichen — sehr prompt wieder zur Normalhöhe anstieg.

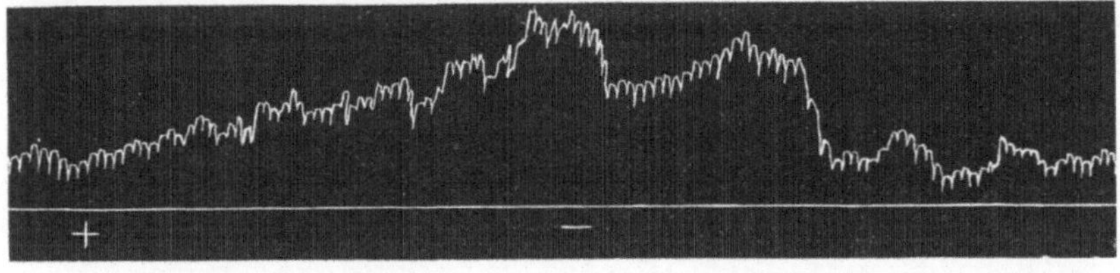

Fig. 29.   Volumkurve des Ohres bei Erregung von Schamgefühl durch geeignete hypnotische Suggestionen von + bis —.

Als Beispiel dafür, daß Affekte, die nicht zu den rein lust- oder unlustbetonten gehören, zu vasomotorischen Begleiterschei-nungen führen, die nicht in das Schema der Begleiterscheinungen von Lust- und Unlustgefühlen eingeordnet werden können, diene Fig. 29, die die Kurve des Ohrvolums eines hypnotisierten Mannes darstellt, bei dem durch geeignete Suggestion von + bis — Schamgefühl hervorgerufen wurde. Es ist durchaus nicht immer leicht, bei einzelnen Personen Suggestionen zu finden, die Schamgefühl, das natürlich einen Affekt darstellt, bei ihnen herbeiführen, man muß dazu schon das Leben und die Eigenart der betreffenden Person etwas kennen. Wie aus der Kurve zu ersehen, tritt infolge des Schamgefühls Volumzunahme des Ohres ein, und das Faktum ist nicht besonders interessant, da ja das Erröten des Gesichts bei Scham allgemein bekannt ist, sondern dient mehr zur Kontrolle der Methode.

Interessanter ist aber die Überlegung, daß doch bei dem Affekt des Schamgefühls sicherlich die Unlustbetonung des Affektes eine große Rolle spielen muß, und daß man a priori erwarten sollte, daß eine Volumabnahme des Ohres eintrete, wie sie ja auch in Fig. 28 bei unlustbetontem Affekt eintrat. Mit einer Erklärung durch den verschiedenen Intensitätsgrad kommt man dabei nicht weiter, sondern es müssen eben bei diesem psychischen Vorgange noch andere Umstände eine Rolle spielen, die auf ganz anderem Gebiete liegen.

Aus zahlreichen anderen Untersuchungen geht aber hervor, daß Affekte von reiner Lust- oder Unlustbetonung bei Herbeiführung durch hypnotische Suggestion bei normalen Personen immer von denselben Volumänderungen begleitet werden wie die entsprechenden einfachen Gefühle.

Aus den in diesem Abschnitt besprochenen Versuchen ergeben sich also vorläufig folgende Resultate:

Es treten Änderungen ein:	Bei geistiger Arbeit	Bei Schreck (gemischt mit Unlust)	Bei Spannung	Bei Lustgefühlen und rein lustbetonten Affekten	Bei Unlustgefühlen und rein unlustbetonten Affekten
Am Volumen der Glieder.	Abnahme	Abnahme	Abnahme	Zunahme	Abnahme
Am Volumen der äußeren Teile des Kopfes.	Abnahme	Abnahme	Abnahme	Zunahme	Abnahme
(Am Puls)	erst Verlangsamung, dann Beschleunigung	Verlangsamung	Verkleinerung	Verlangsamung und Vergrößerung	Beschleunigung und Verkleinerung

Die relative Unabhängigkeit der äußeren Kopfteile in vasomotorischer Beziehung dokumentiert sich bei den hier behandelten psychischen Vorgängen nur durch die meist größere Promptheit des Eintretens und des Zurückgehens ihrer Volumänderungen.

Im Anschlusse an diese Untersuchungen muß hier eine Versuchsreihe Lehmanns[1]) besprochen werden, in der der wechselseitige Einfluß der Gefühle und die Verhältnisse untersucht wurden welche eintreten, wenn sich zwei verschiedene psychische Zustände gleichzeitig im Bewußtsein geltend zu machen suchen, oder wenn bei Vorherrschen eines bestimmten Zustandes ein äußerer Reiz einwirkt.

Wie Lehmann ausführt, sind diese Fälle durchaus nicht zu verwechseln mit den schon erwähnten Erscheinungen bei Abnahme des Spannungsgefühls infolge von Einwirkung eines neuen äußeren Reizes, denn dabei wird die Aufmerksamkeit von den Gegenständen der Spannung abgelenkt und dem neuen Reiz zugewendet, und es ist deshalb zu verstehen, daß sich bei den Begleiterscheinungen des so entstehenden Zustandes sowohl die Verminderung der Spannung als das Entstehen des neuen Zustandes geltend macht, und daß schließlich die Volumkurve die Resultante aus diesen beiden Tendenzen darstellt.

Es handelt sich jetzt um solche Fälle, in denen zwei verschiedene Zustände, jeder für sich, die Aufmerksamkeit zu fesseln und die Alleinherrschaft im Bewußtsein zu erringen suchen, und die Frage ist die, ob dann ebenfalls die vasomotorischen Begleiterscheinungen die Resultante aus den Begleiterscheinungen darstellen, oder nicht. Außerdem soll festgestellt werden, ob die körperlichen Äußerungen eines Zustandes, wenn er von einem anderen verdrängt wird, dessen Äußerungen gleichfalls beeinflussen, so daß die Resultante aus beiden entsteht, und endlich, wie sich die körperlichen Äußerungen verhalten, wenn ein Bewußtseinszustand nicht völlig von einem neuen verdrängt werden kann und die Aufmerksamkeit der Versuchsperson unter beide Zustände geteilt ist.

---

[1]) Lehmann, 1, 145 ff.

Die Versuche über die Einwirkung eines gleich starken neuen Bewußtseinszustandes auf einen anderen schon bestehenden stellte Lehmann meist mit Geschmacksreizen an, indem er z. B. nach einer Gabe von Chinin eine solche von Schokolade folgen ließ. Daß ein Zustand nur auf kurze Zeit von einem anderen verdrängt, aber nicht ganz beseitigt wird, konnte z. B. dann beobachtet werden, wenn eine Versuchsperson sich gerade in deprimierter Stimmung befand und ihr dann eine Rechenaufgabe gegeben wurde, oder indem vor einer Versuchsperson, die gerade an Kopfschmerz litt, eine aufheiternde Melodie gespielt wurde. Endlich wurde versucht, während der gleichmäßig andauernden Einwirkung eines starken Kältereizes infolge Bespritzens des Armes der Versuchsperson mit Äther die Aufmerksamkeit derselben Versuchsperson durch psychische Arbeit auf einige Zeit abzulenken, oder umgekehrt wurde die Versuchsperson mit intensiver psychischer Arbeit beschäftigt, wurde aufgefordert, auf nichts als auf ihre Arbeit zu achten, und es wurden dann während dieser Arbeit der Versuchsperson Kältereize durch Besprengung mit Äther beigebracht. Bei Versuchen dieser letzten Art zeigte es sich nun z. B., daß bei sehr intensiver geistiger Arbeit die dann beigebrachte schmerzhafte Abkühlung der Haut, die vorher im Normalzustand sehr starke Volumsenkung herbeigeführt hatte, gar keinen Einfluß hatte und auch von der Versuchsperson infolge der stark ablenkenden Beschäftigung gar nicht gefühlt wurde. Durch die Ergebnisse dieser und der der anderen erwähnten Versuche kam Lehmann zu dem wichtigen Ergebnis[1]), daß ein äußerer Reiz bis zum Bewußtsein durchdringen muß, um körperliche Begleiterscheinungen herbeizuführen, und daß diese körperlichen Äußerungen um so mehr hervortreten, je mehr ein psychischer Zustand die Aufmerksamkeit zu fesseln weiß und sich im Bewußtsein Geltung zu verschaffen vermag.

Daraus folgt nach Lehmann, daß ein Bewußtseinszustand, wenn er von einem anderen verdrängt wird, auch seinen Einfluß auf den Organismus verliert, und die körperlichen Äußerungen des neuen Zustandes werden daher in einem solchen Falle die

---

[1]) Lehmann. 1. 158.

Resultante bilden aus den Veränderungen, die der neue Zustand mit sich bringt und dem Verschwinden der Veränderungen, die der frühere Zustand herbeigeführt hatte. Wenn also nach Chinin Schokolade gegeben wird, so erscheinen die Begleiterscheinungen des Lustgefühls viel stärker als sonst, da zu ihrer eigentlichen Wirkung sich das Verschwinden der entgegengesetzten Wirkung des Unlustgefühls hinzuaddiert[1]).

Wenn endlich der ursprüngliche Zustand nicht völlig oder nur zeitweise von einem anderen verdrängt wird, so ist nach Lehmann die auftretende Reaktion gleichfalls die Resultante aus der Entstehung der Begleiterscheinungen des einen und dem Verschwinden der des anderen.

Endlich suchte Lehmann auch noch durch Versuche ganz anderer Art Beweise für die Richtigkeit des Satzes zu liefern, daß ein Gefühlsreiz nur dann bezüglich seiner körperlichen Begleiterscheinungen wirksam ist, wenn er bis zum Bewußtsein vordringt. Wenn der Satz richtig ist, so muß ein äußerer Reiz in dem Falle wirkungslos bezüglich seiner körperlichen Äußerungen sein, wenn es durch künstliche Mittel verhindert wird, daß er bis zum Bewußtsein gelangt, wie dies z. B. durch Narkotisierung der Versuchsperson gelingt. Es wurde von Lehmann hierzu eine kurzdauernde Narkose mit Stickstoffoxydul angewendet. Natürlich wurde vor den eigentlichen Versuchen genau die Art der Einwirkung des Giftes selbst auf die zu untersuchenden Begleiterscheinungen geprüft. Es wurden dann der narkotisierten Person schmerzhafte Reize mit Induktionsströmen beigebracht und festgestellt, daß die körperlichen Äußerungen des Unlustgefühls entweder völlig aufgehoben oder in demselben Maße abgeschwächt waren, wie die Empfänglichkeit für Schmerz erniedrigt war.

In demselben Sinne wurde von Lehmann auch die Hypnose angewendet und gefunden, daß nach Suggestion vollkommener Anästhesie des Armes auch starke schmerzhafte Reize gar keine oder nur sehr geringe vasomotorische Begleiterscheinungen herbeiführen. Endlich stellte Lehmann diese Versuche auch in der Weise an, daß er der hypnotisierten Versuchsperson z. B. die

---

1) Siehe dazu Fig. 25, S. 99.

Suggestion eines angenehmen Geschmackes gab und sie gleichzeitig in Wirklichkeit eine sehr unangenehm schmeckende Substanz verschlucken ließ. Er fand bei diesen Versuchen nicht nur, daß die durch Suggestion herbeigeführte lust- oder unlustbetonte Empfindung dieselben körperlichen Veränderungen hervorruft, welche die Empfindung begleiten, wenn sie unter normalen Verhältnissen durch einen entsprechenden Reiz erzeugt wird, sondern auch, daß diese Veränderungen auch dann eintreten, wenn zugleich ein äußerer Reiz stattfindet, der ganz andere, ja entgegengesetzte Reaktionen bewirken würde, wenn er bis zum Bewußtsein dringen würde. Aus alledem geht nach Lehmann gleichfalls hervor, daß die körperlichen Veränderungen ausschließlich von dem augenblicklichen Bewußtseinszustand abhängig sind, und durchaus nicht von der Reizung der Sinne.

Am einleuchtendsten von diesen Untersuchungen Lehmanns sind die Ergebnisse der Versuche in Narkose und Hypnose und die über die Ablenkung der Aufmerksamkeit bei Reizen durch einen stärker wirkenden anderen psychischen Vorgang. Man kann hiernach mit Sicherheit wenigstens das behaupten, daß es von großer Wichtigkeit für die Stärke und die Deutlichkeit des Auftretens der körperlichen Begleiterscheinungen ist, die durch bestimmte äußere Gefühlsreize herbeigeführt werden, daß diese Reize bis zum Bewußtsein der Versuchsperson vordringen. Ebenso ist durch die Versuche Lehmanns bewiesen, daß für die entstehenden körperlichen Äußerungen eines psychischen Zustandes es viel maßgebender ist, daß die lebhafte Vorstellung eines bestimmten Gefühlsreizes im Bewußtsein der Versuchsperson vorhanden ist, als daß gleichzeitig ein materieller Reiz, der an sich das entgegengesetzte Gefühl herbeiführen würde, von außen auf die Versuchsperson einwirkt, aber infolge der gleichzeitigen Ablenkung der Aufmerksamkeit nicht, oder nicht hinreichend stark, zum Bewußtsein vordringen kann.

Im Abschnitt V dieses Buches werden noch weitere Beweise für die Richtigkeit dieser Anschauung geliefert werden.

Anders verhält es sich aber mit der Folgerung Lehmanns, daß solche Gefühlsreize, die nicht zum Bewußtsein der Versuchsperson vordringen, überhaupt keine körperlichen Äußerungen herbeiführen können.

Lehmann berücksichtigt bei seinen Ausführungen nicht, daß die verschiedenen Bewußtseinszustände nicht alle von der gleichen Qualität sind, sondern daß es auch unbewußt, oder „unterbewußt" verlaufende psychische Vorgänge gibt. Es ist nicht ausgeschlossen, daß auch solche Vorgänge von körperlichen Äußerungen, wenn auch von geringerer Stärke, begleitet werden. Natürlich wird dies aber nur dann der Fall sein können, wenn nicht durch die gleichzeitige lebhafte Vorstellung eines anderen Gefühlsreizes so starke Äußerungen anderer Art herbeigeführt werden, daß die viel schwächeren Äußerungen des unbewußten psychischen Vorganges, wenn dieser dann überhaupt zustande kommt, völlig verdeckt oder überkompensiert werden.

In den Versuchen Lehmanns liegt kein Beweis gegen diese Ausführungen, da die Versuche während der abnormen Zustände der Narkose und Hypnose in dieser Hinsicht nicht beweisend sind, da wir nicht wissen, ob in diesen Zuständen unbewußte psychische Vorgänge nicht überhaupt unmöglich sind.

Andererseits sprechen Untersuchungen von Mosso[1]), Brahn[2]), Kelchner[3]) und L. Binswanger[4]) für die Möglichkeit eines solchen Einflusses unterbewußter psychischer Vorgänge, und wir werden später, bei Besprechung der Veränderungen der Blutfülle des Gehirns während des Schlafes (Abschnitt VIII), auf diese Verhältnisse zurückkommen. In Abschnitt IVa wird auch von der physiologischen Möglichkeit der Herbeiführung von vasomotorischen Wirkungen äußerer Reize bei Tieren, deren Großhirn zerstört war, die Rede sein.

Wir kommen nun zuletzt zu den außerhalb des Gehirns auftretenden vasomotorischen Vorgängen, die das Eintreten und das Aufhören des Schlafes begleiten. Mosso hat schon in den siebziger Jahren gefunden, daß bei Eintreten des Schlafes die

---

[1]) Mosso, Blutkreislauf im Gehirn, S. 96 und andere Stellen.

[2]) Brahn, zit. oben. Wundt, Philos. Studien. 1903.

[3]) Kelchner, zit. oben. Archiv f. Psychol. 1905.

[4]) Binswanger, Journ. f. Psychol. u. Neurol. 1907. Über die Technik siehe auch Abschnitt IIg.

Blutfülle der Glieder zunimmt und bei Erwecken der Versuchsperson wieder abnimmt. Auf die Volumschwankungen, die Mosso während des Schlafes selbst sowohl spontan als auch bei geringen, nicht zum Erwachen führenden, äußeren Reizen eintreten sah, wird erst im Zusammenhang mit den gleichen Erscheinungen am Gehirn später eingegangen werden.

Der Befund der Veränderungen beim Eintreten und Aufhören des Schlafes stimmte völlig zu den Ansichten Mossos über die Bedeutung der Blutverschiebungen, die er bei anderen psychischen Vorgängen gefunden hatte. Wie im nächsten Abschnitt (III b) ausführlicher besprochen werden wird, nahm er an, daß das Wegfließen des Blutes von den äußeren Körperteilen bei gesteigerter Aufmerksamkeit, wie geistiger Arbeit, dazu diene, eine zeitweilig bessere Blutversorgung des Gehirns herbeizuführen, und so schien ihm natürlich die Zunahme der Blutfülle der äußeren Körperteile bei dem Zustande der entgegengesetzten Art, dem Schlafe, mit einer Abnahme der Blutfülle des Gehirns eng zusammenzuhängen. Wie später gezeigt werden wird, ist diese Anschauung irrig, die Blutfülle des Gehirns nimmt im Schlafe keineswegs ab, aber die Beobachtungen Mossos an den äußeren Körperteilen waren doch richtig.

Auch K. Brodmann[1]) fand bei seinen eingehenden Untersuchungen, daß das Armvolumen beim Einschlafen die Tendenz zur Volumvermehrung deutlich erkennen läßt, und daß auch beim allmählichen Übergang aus dem Schlafe in den Wachzustand infolge von geringfügigen äußeren Reizen, wie leichten Berührungen, der in dem spontanen Erwachen sein Analogon hat, eine geringe Volumverminderung des Armvolums eintritt. Brodmann hob sehr richtig den Unterschied eines solchen, fast spontanen Erwachens mit dem hervor, das durch starke Reize, wie durch Anrufen, das Mosso meist anwandte, herbeigeführt wird. Es kommt dann zum Aufhören des Schlafes sofort eine starke Steigerung der Aufmerksamkeit hinzu, und die Volumabnahme ist dann natürlich bedeutend stärker, zumal bei Erschrecken auch noch die Beimischung eines Unlustgefühls hinzukommen kann.

---

[1]) K. Brodmann, Plethysmographische Studien am Menschen. Journ. f. Psychol. u. Neurol. 1902. Sonderabdruck S. 59.

Es ist noch unklar, inwieweit das Eintreten und Aufhören des hypnotischen Zustandes dem des Schlafes gleichzusetzen ist. Jedenfalls gibt es viele Fälle, bei denen auf entsprechende Suggestion, oder nach längerem Bestehen des hypnotischen Zustandes, bei dem keine suggestiven Einwirkungen erfolgen, auch ohne jede besondere Suggestion, der hypnotische Zustand in normalen Schlaf übergehen kann.

Über den Einfluß des Eintretens und Aufhörens des hypnotischen Zustandes auf das Armvolumen gehen die Angaben auseinander. Lehmann[1]) behauptet, keine Volumveränderungen gefunden zu haben, aus seinen eigenen Kurven scheint dies aber doch nicht sicher hervorzugehen. Es wird darüber später in Abschnitt VI noch weiter die Rede sein. Jedenfalls sind die Änderungen, die dabei auftreten, sehr gering und im letzten Abschnitt dieses Buches wird näher erörtert werden, ob dies vielleicht mit der nicht völlig horizontalen Körperlage zusammenhängt, in der meist die Volumkurven beim Eintreten des hypnotischen Zustands aufgenommen werden. —

b) Untersuchungen an den Bauchorganen bei denselben psychischen Vorgängen.

Bei den bisher besprochenen Volummessungen während psychischer Vorgänge handelte es sich immer nur um die Untersuchung der verschiedenen äußeren Körperteile, der Arme, Beine und äußeren Kopfteile. Da sich die äußeren Teile des zwischen Armen und Beinen liegenden Rumpfes ebenso verhalten, wie sie (Volummessung einer Brust bestätigte das), so war vorläufig ein im allgemeinen gleichmäßiges Volumverhalten aller äußeren Körperteile festgestellt worden.

Wie es auch Lehmann aussprach und für weitere Untersuchung empfahl, entsteht nun die Frage, welchen Körperteilen das Blut zugute kommt, das bei bestimmten psychischen Vorgängen von den äußeren Körperteilen zurückweicht, oder welchen Teilen das Blut entzogen wird, das bei anderen ihnen zuströmt.

---

[1]) Lehmann, 1, 168.

Mosso, der gleichzeitig mit der Verminderung der Blutfülle des Armes und Fußes bei gesteigerter Aufmerksamkeit eine Zunahme der Blutfülle des Gehirns beobachtete, nahm einfach an, daß das von den äußeren Körperteilen zurückweichende Blut dem Gehirn zugute komme und für dessen bessere Ernährung während seiner gesteigerten Tätigkeit diene. Er vergaß aber dabei völlig, zu bedenken, daß die Blutmengen, die durch die Volumänderungen aller äußeren Körperteile verschoben werden, in gar keinem Verhältnis zu der geringen Blutmenge steht, um die im besten Falle die des Gehirns vermehrt werden kann, zumal ja das Gehirn, von einer unnachgiebigen Kapsel umgeben, an Volumen überhaupt nicht und an Blutfülle nur in der Weise zunehmen kann, daß gleichzeitig eine entsprechende Menge von Lymphflüssigkeit entweicht. An einer Stelle[1]) erwähnt Mosso zwar, daß die von den äußeren Teilen wegfließende Blutmenge größer sei als die, um die die Blutfülle des Hirns gleichzeitig vermehrt wird, folgert aber daraus nur, daß die Ursache dieser Blutverschiebung nicht allein in einer aktiven Erweiterung der Hirngefäße zu suchen sei, also in einer Saugwirkung ihrerseits, sondern in der Kontraktion der Gefäße der äußeren Körperteile, die das Blut nach dem Gehirn zu verdrängen. Die Frage, welchen Teilen wohl das überflüssige Blut zugute kommt, stellt Mosso nirgends auf.

Wir müssen also von vornherein annehmen, daß das von den äußeren Körperteilen wegfließende Blut zum größten Teile den anderen inneren Körperteilen zugute kommt und nicht nur dem Gehirn. Es sind dann drei verschiedene Möglichkeiten vorhanden, wenn wir annehmen wollen, daß die Bauchorgane bezüglich ihres vasomotorischen Verhaltens, entsprechend der Nervenversorgung ihrer Blutgefäße, im wesentlichen ein Ganzes bilden.

Die eine ist die, daß das abströmende Blut von den Blutgefäßen der Lunge aufgenommen wird und das zuströmende von ihnen stammt; das ist aber aus verschiedenen, hier nicht näher zu erörternden, physiologischen Gründen höchst unwahrscheinlich, in keinem Falle würden sie allein dazu imstande sein, auch ihre Mitwirkung würde nur höchst unbedeutend sein können.

---

[1]) A. Mosso, Blutkreislauf im Gehirn 1881. S. 203.

Die zweite Möglichkeit ist die, daß gleichzeitig mit der Verengerung der kleinen Blutgefäße der äußeren Körperteile, die zu ihrer Volumabnahme führt, auch eine Verengerung der kleinen Blutgefäße, also gleichfalls eine Volumabnahme der inneren Organe, besonders der Bauchorgane einhergeht, und auf diese Weise die Hauptmenge des Blutes sich in den großen Gefäßstämmen und bei ungenügender Herzarbeit auch im Herzen anstaut. Eine solche Tendenz sowohl der äußeren, wie der inneren kleinen Blutgefäße zur Kontraktion (abgesehen vom Kopf) werden wir später z. B. als Folge der peripheren sensiblen Reizung kennen lernen.

Die letzte Möglichkeit ist die, daß gleichzeitig mit der Verengerung der Blutgefäße der äußeren Körperteile eine Erweiterung, und umgekehrt bei Erweiterung der der äußeren eine Verengerung der der Bauchorgane eintritt. An eine solche Möglichkeit ist um so mehr zu denken, als die Bauchorgane bei der Erweiterung ihrer Blutgefäße einen über Erwarten großen Teil des Gesamtblutes des Körpers in sich aufnehmen können. Ebenso sind sie auch zu energischer Kontraktion imstande, und wir kennen genau die Nerven (Nervi Splanchnici), durch deren Erregung die Kontraktion der überwiegenden Menge dieser Gefäße zur selben Zeit herbeigeführt werden kann.

Welche von den beiden letzten Möglichkeiten bei den Blutverschiebungen während der einzelnen psychischen Vorgänge jedesmal vorliegt, kann nur durch das Experiment erwiesen werden, und ich suchte mir deshalb Methoden auszubilden, mit Hilfe derer die Volumänderungen der Bauchorgane auch am Menschen längere Zeit hindurch direkt registriert werden können.

Wie im Abschnitt II h S. 52 dieses Buches erörtert wurde, macht es beim Tiere keine Schwierigkeiten, das Volumen der Bauchorgane zu messen, da man bei diesem die einzelnen Bauchorgane operativ freilegen, isolieren und luftdicht in eine zweiteilige Kapsel einlegen kann, ohne daß die Zirkulation in dem gemessenen Organe gestört wird. Der Vorgang ist beim Tierversuch dann bekanntlich der, daß durch die Vergrößerung des Volumens des in dem Onkometer eingeschlossenen Organes infolge von Zuströmen einer größeren Menge von Blut die neben dem Organ in dem Onkometer befindliche Luft durch den herausführenden Schlauch hindurch ausweicht und durch diesen auf die Gummimembran der Registrier-Kapsel wirkt, die dann den Schreibhebel eine aufsteigende Kurve verzeichnen läßt. Es macht offenbar für die Anwendung dieses Apparates nur wenig aus, ob die Luft, die aus dem Onkometer bei Volumzunahme des Organes hinausgedrängt wird, in direkter Berührung mit dem Organ steht, oder ob sich zwischen beiden noch eine dünne, schlaffe Gummimembran befindet.

Würde in das Onkometer außer dem zu messenden Organ noch ein kleiner Gummisack gelegt, der an der einen Seite sich in einen Schlauch verlängert, so daß er allein die Verbindung des Onkometers mit der Registrierkapsel herstellt, so würde dann, nachdem der kleine Gummisack leicht von außen mit Luft aufgeblasen ist und sich infolgedessen dem zu messenden Organ dicht angelegt hat, jede Volumzunahme des Organes dieses aufgeblasene Gummisäckchen zusammendrücken und die darin enthaltene Luft durch den Schlauch nach der Registrierkapsel zu drängen. Der Schreibhebel würde dann die gleiche Steigung der Kurve anzeichnen, wie bei der ursprünglichen Einrichtung des Apparates. Dieses Prinzip können wir aber leicht auch bei lebenden Geschöpfen verwenden, ohne daß wir gezwungen sind, sie zu beschädigen, und deshalb auch am Menschen.

Die Onkometerkapsel selbst wird dabei einfach fortgelassen, und man braucht nur den kleinen Gummisack, der einer hohlen Sonde kappenförmig aufgebunden ist, durch den Anus in den Darm einzuführen, ihn dann mit Hilfe eines Schlauches leicht aufzublasen und in diesem Zustand durch denselben Schlauch mit einer starken, gut abgedichteten Registrierkapsel zu verbinden, die dann die Kurve des Druckes angibt, der auf den im Darm liegenden aufgeblasenen Gummisack von den ihn umgebenden Teilen ausgeübt wird.

Es wurden zunächst Kontrollversuche am Tier vorgenommen, indem experimentell eine starke Volumabnahme der Bauchorgane hervorgerufen wurde, die mit Hilfe des gewöhnlichen Onkometers vorher festgestellt worden war. So konnte das Ergebnis der Untersuchung mit dieser neuen Methode mit dem nach der alten gewonnenen verglichen und festgestellt werden, ob überhaupt eine Volumveränderung sich deutlich auf einer so gewonnenen Kurve kennzeichnet.

Die Volumverminderung der Bauchorgane konnte mit Sicherheit dadurch experimentell herbeigeführt werden, daß bei einer Katze eine vom Verfasser festgestellte Zone der Hirnrinde elektrisch gereizt wurde, deren Erregung die Blutverteilung im Körper in der angegebenen Weise beeinflußt, und von der noch später ausführlicher die Rede sein wird (Abschnitt IVb).

Bei Katzen wurde ein Gummisack benutzt, der im aufgeblasenen Zustande einen Zylinder von 5 cm Durchmesser und 6 cm Länge darstellte. In Fig. 30a, b S. 120 sind die Ergebnisse desselben Versuchs an derselben Katze nebeneinandergestellt. Bei Fig. 30a wurde die eben erörterte Methode des „inneren Plethysmographen" angewendet, bei Fig. 30b unmittelbar darauf die bekannte Methode mit Hilfe des Onkometers nach operativer Eröffnung der Bauchhöhle. Das Resultat bei Anwendung des eingeschobenen Gummisackes ist mindestens ebenso deutlich, wie das auf die andere Weise erreichte, und das beweist, daß die Volumveränderungen sich jedenfalls auch auf der so gewonnenen Kurve geltend machen können.

Allerdings mußte zunächst genau festgestellt werden, ob nicht außer diesem Einfluß auch noch andere Einwirkungen sich fehlerhaft auf der Kurve ausprägen können; besonders mußten beim Menschen die Verhältnisse insofern ungünstiger liegen, als bei ihm die Atmung nicht so gleichmäßig bleiben würde, wie es beim Tiere die künstliche Atmung war, die nach der Vergiftung des Tieres mit Curare (um seine Unbeweglichkeit während des Versuches zu bewirken) eingeleitet worden war.

Jedenfalls kann aber diese Methode völlig unbedenklich auf den Menschen übertragen werden; sie ist vom Verfasser in zahlreichen Versuchen bei einer ganzen Reihe von Personen angewendet worden, ohne daß je ein unangenehmer Zwischenfall eingetreten wäre, der auch bei einiger Vorsicht ganz unmöglich ist.

Der Gummisack hatte bei Anwendung am Menschen einen Durchmesser von 8 cm und eine Länge von 15 cm, war aber bisweilen etwas größer oder kleiner, ohne daß die Ergebnisse dadurch sichtlich verändert worden wären. Die steife Sonde wurde bis fast

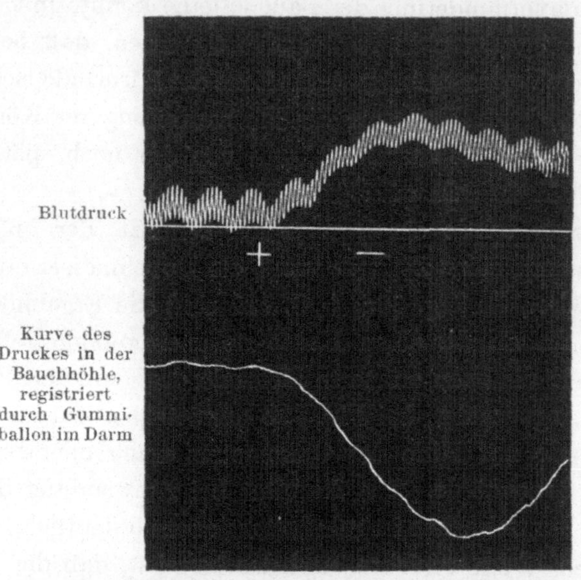

Fig. 30a.

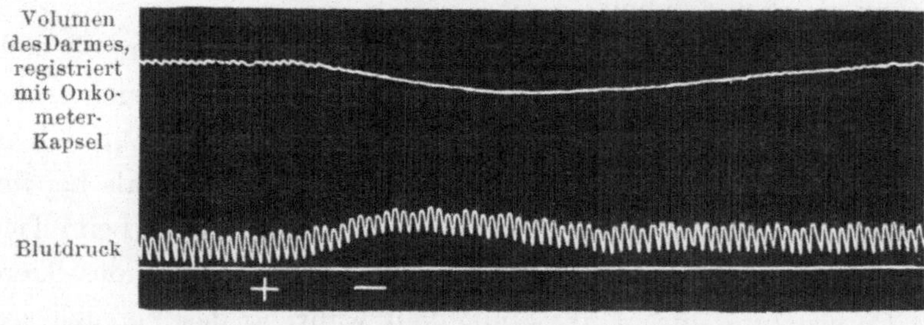

Fig. 30b.

Von + bis — wird bei beiden Versuchen die Rinde des Stirnhirns einer curarisierten Katze elektrisch gereizt.

zum Ende des Sackes durch eine röhrenförmige Öffnung des Sackes eingeschoben, festgebunden und konnte dann bequem von der Versuchsperson selbst in den Darm eingeführt werden, nachdem die Spitze etwas eingefettet war. Die Versuchsperson saß auf einem Rohrstuhl, durch dessen Zwischenräume der Schlauch hindurch zum Schreibapparat geleitet wurde.

Es handelt sich nun um die Feststellung der Fehlerquellen, die bei Anwendung dieser Methode möglich sind, nachdem ihre Anwendbarkeit durch die Tierversuche erwiesen ist. Die Fehlerquellen sind zahlreich, aber sie können vermieden oder ihre Wirkungen jedesmal erkannt werden.

Ein vermehrter Druck, der auf den im Mastdarm der ruhenden Versuchsperson liegenden aufgeblasenen Gummisack ausgeübt wird und dadurch den Schreibhebel der damit verbundenen Registrier-Kapsel hebt, könnte vier verschiedene Ursachen haben.

Zunächst wird sich bei einer verstärkten Inspiration die Wölbung des über der Bauchhöhle nach der Brust zu gewölbten Zwerchfelles abflachen, dies wird den Raum der Bauchhöhle verkleinern und so auch den Druck auf den Gummiballon vergrößern. Ferner kann die Darmperistaltik, besonders wenn Darminhalt an den Gummiballon gepreßt wird, einen starken Druck auf ihn ausüben, und drittens wird dasselbe durch Kontraktion der Muskeln der Bauchwand geschehen können. Dieselben Einflüsse können sich natürlich auch in umgekehrter Weise geltend machen. Erst nach Ausschließung dieser drei Ursachen darf man an die Möglichkeit denken, daß eine registrierte Drucksteigerung in dem Gummiballon von dem plötzlichen Zufluß einer größeren Menge von Blut zu den Bauchorganen und ihrer damit zusammenhängenden Volumvermehrung bewirkt wird.

Der Einfluß der Atmung kann nun dadurch genau kontrolliert werden, daß neben der Volumkurve des Armes und der Kurve des Druckes in der Bauchhöhle regelmäßig eine Atmungskurve aufgenommen wird. Man muß dann immer, wenn eine Vermehrung des Druckes in der Bauchhöhle von bedeutend vertieften Atemzügen begleitet ist, die gleichzeitig mit der Druckerhöhung beginnen und mit ihr enden, diese Druckerhöhung auf Rechnung der vertieften Atmung setzen, mag es auch sein, daß außerdem noch vasomotorische Veränderungen dazu beitrugen.

Außerdem können an einer verstärkten Exspiration die Bauchmuskeln durch Kontraktion mitbeteiligt sein und können dadurch gleichfalls einen verstärkten Druck auf den Gummiballon ausüben, obwohl das Zwerchfell dabei maximal nach oben gewölbt ist.

Über diese letztere Möglichkeit wurden Probeversuche angestellt und Maßregeln getroffen, die eine Erkennung jeder derartigen Einwirkung ermöglichten.

Es zeigte sich nun im Laufe der Untersuchungen, daß die Druckschwankungen in der Bauchhöhle, die durch die normale, ruhige Atmung entstanden, sich nicht immer in gleich deutlicher Weise an der Kurve des Druckes in der Bauchhöhle bemerkbar machten. Wurde der Gummisack, nachdem er eingeführt war, stark aufgeblasen, so daß er annähernd prall mit Luft gefüllt war, so zeigten sich auch die normalen Atemschwankungen sehr deutlich auf der Kurve, so daß diese einer Atmungskurve glich.

Wenn der Gummisack nur mit sehr wenig Luft aufgeblasen worden war, waren die Atemschwankungen in vielen Fällen fast ebenso deutlich ausgeprägt (siehe Fig. 32, 34, 36, 38), bisweilen aber wurden sie kleiner oder wurden fast ganz unmerklich (vgl. Fig. 31, 37).

Die Druckschwankungen in der Bauchhöhle, die bei diesen Kurven durch Vermehrung oder Verminderung des Blutgehaltes der Bauchorgane entstanden, prägten sich in beiden Arten der Kurven aus, wie wir später sehen werden, aber nur dann deutlich, wenn der Gummiballon vorher mit nur wenig Luft aufgeblasen worden war. War er prall aufgeblasen, so war eine Einwirkung der Veränderung des Blutzuflusses oder Abflusses wenig oder gar nicht zu bemerken, was anfänglich zu vielen vergeblichen Versuchen führte. Es ist auch einzusehen, daß auf einen prall oder fast prall aufgeblasenen Ballon der geringe äußere Druckunterschied, der von der veränderten Blutfülle der Bauchorgane geschaffen wird, einen viel geringeren Einfluß haben wird als auf einen nur zur Hälfte mit Luft gefüllten Gummisack, da dieser weich und nachgiebig ist und seine Falten sich der Umgebung anschmiegen.

Aber auch, wenn der Ballon nur halb oder noch weniger aufgeblasen war, zeigten sich die Atemschwankungen, wie erwähnt, oft sehr deutlich auf der Kurve des Druckes in der Bauchhöhle, und wenn dann auch die anderen vasomotorisch bedingten Druckschwankungen trotzdem genau wiedergegeben wurden, so war die Kurve doch nicht so elegant wie diejenige, auf der nur diese Schwankungen sichtbar waren. Es wurden deshalb Versuche darüber angestellt, wie die günstigste Art der Anlegung des Apparates zu bewirken sei, sie führten jedoch zu keinem völlig befriedigenden Ergebnis. Am günstigsten ist es, so wenig Luft als möglich einzublasen, so daß sie nur gerade noch genügt, den Schreibhebel zu heben; aber auch dann sind oft starke Atemschwankungen da. Ob der Darm dabei ganz leer oder gefüllt ist, hat keinen Einfluß. Wichtig dagegen scheint zu sein, daß die Versuchsperson nahezu horizontale Lage einnimmt.

Auch die verschiedene Tiefe der Einführung des Ballons in den Mastdarm ist gleichgültig, und man kann nur annehmen, daß es von der zufälligen Lage der Falten des Gummisackes abhängt, ob sich die Atembewegungen auf der Druckkurve mit ausprägen oder nicht.

Ebenso ist es offenbar von der zufälligen Lage der Falten des Sackes im Darm abhängig, ob sich die einzelnen Pulse der Blutgefäße der den aufgeblasenen Ballon umgebenden Bauchorgane auf der Kurve deutlich ausdrücken, wie in Figur 32 und besonders 38, oder nicht wie in anderen Kurven.

Die zweite Fehlerquelle, die Darmperistaltik und der Druck von bewegtem Darminhalt kann leicht dadurch ausgeschaltet werden, daß man den Mastdarm der Versuchsperson einige Zeit vor Beginn des Versuches durch einen Einguß entleeren läßt und die Peristaltik dann durch Opium ruhig stellt, meist genügt es aber schon, wenn man es so einrichtet, daß die Versuchsperson kurze Zeit nach ausgiebiger, spontaner Entleerung zum Versuche kommt.

So bleibt noch als dritte Fehlerquelle die Kontraktion der Bauchmuskeln übrig. Man könnte zur Kontrolle dieses Einflusses etwa einen Sphygmographen verwenden, der auf den Bauchmuskeln so befestigt würde, daß er bei Bewegung dieser Muskeln Ausschläge verzeichnet. Diese Rolle spielt aber schon der Pneumograph, der auf dem Bauche befestigt wird und die Muskelkontraktionen des Bauches auf seiner Kurve mit angibt. Eigentlich ist aber auch dies unnötig, da ja eine unwillkürliche Kontraktion der Bauchmuskeln nur bei wenigen äußeren Einwirkungen, wie bei Erschrecken, zu erwarten ist, und bei diesen Versuchen wird ihr Einfluß noch besonders erörtert werden. Außerdem ist eine Einwirkung der Bauchmuskeln bei all den Kurven von vornherein auszuschließen, bei denen der „innere Plethysmograph" eine Drucksenkung im Bauch registriert, denn Kontraktionen der Bauchmuskeln können nur Drucksteigerung in der Bauchhöhle und damit in dem eingeschobenen Gummiballon bewirken.

Wenn man überzeugt ist, daß alle diese Einwirkungen bei dem betreffenden Versuche keine Rolle gespielt haben, darf man daran denken, daß es die Vergrößerung oder Verkleinerung des Volums der Bauchorgane infolge von Änderungen ihres Blutgehaltes sein kann, welche die Schwankungen in der Kurve des Druckes in der Bauchhöhle verursacht, die nicht von der Atmung herrühren. Die Möglichkeit dieser Beeinflussung war schon durch Tierversuche bewiesen, und sie wird auch dadurch erkennbar, daß an vielen Kurven des Druckes in der Bauchhöhle sich deutlich die einzelnen Pulse der dem Gummisack eng anliegenden Gefäße erkennen lassen (siehe Fig. 38). Wenn aber schon die stärkere Füllung der Arterien infolge der einzelnen Herzkontraktion jedesmal einen solchen Einfluß auf den mit Luft gefüllten Ballon hat, daß die Luft aus ihm verdrängt und der Schreibhebel des Registrierapparates etwas gehoben wird, so muß erst recht auch eine viel umfangreichere Zunahme des Blutgehaltes aller Gefäße der Umgebung, die unter anderen Umständen eintritt, von dem Schreibhebel entsprechend registriert werden.

Ebenso muß dann natürlich auch das Gegenteil dieser Erscheinung deutlich wiedergegeben werden, nämlich eine starke Abnahme des Blutgehaltes der Umgebung des Ballons, die von einer Verminderung des Volums der den Ballon umschließenden Organe begleitet wird und eine Ausdehnung der immer unter einigem Druck stehenden Luft innerhalb des Ballons, damit aber eine Senkung des Schreibhebels zur Folge haben muß.

Es handelte sich nun darum, mit dieser Methode das Verhalten des Volumens der Bauchorgane während des Eintretens der verschiedenen psychischen Vorgänge zu untersuchen. Zur Kontrolle des Eintretens dieser Gefühle mußte natürlich immer das Armvolumen gleichzeitig aufgenommen werden, da die Veränderungen dieser Kurve bei den verschiedenen psychischen Zuständen schon bekannt war. Natürlich muß man darauf achten, daß die Schläuche, welche die beiden Apparate für die Volummessungen mit den Registrierkapseln verbinden, gleich lang sind, und daß sämtliche Schreibhebel die gleichzeitigen Veränderungen genau in derselben Ordinate auf die rotierende Trommel verzeichnen, damit man auch die zeitlichen Verschiedenheiten des Eintretens der Veränderungen an den einzelnen Körperteilen erkennen kann.

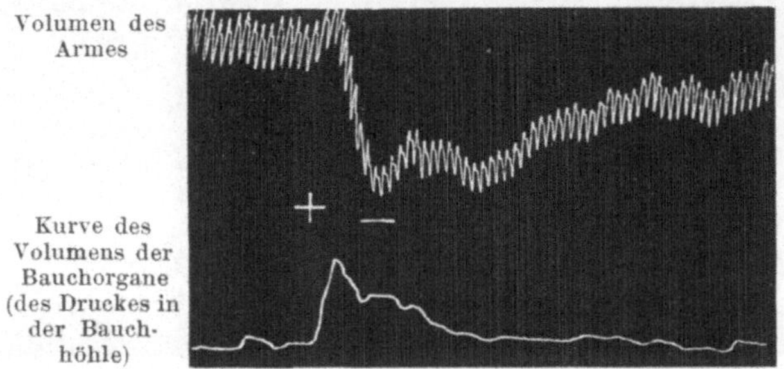

Fig. 31a. Von + bis — wird eine geistige Arbeit ausgeführt (Rechnen).

In Fig. 31a, 31b und 32 sind die Kurven dreier Versuche über den Einfluß der geistigen Arbeit wiedergegeben. Bei den Versuchen von Fig. 31a und 31b blieb die Atmung völlig gleichmäßig, die Atmungskurve ist deshalb nicht beigegeben; bei dem von Fig. 32 erfolgt eine tiefere und dann einige flachere Inspirationen, wie aus der Kurve zu ersehen ist, erst nach der Beendigung der geistigen Arbeit und nachdem die Kurvenänderungen in dem Apparat für Arm und Bauchorgane schon längst eingetreten sind. Diese können also nicht dadurch herbeigeführt worden sein, sondern müssen den Volumänderungen des Armes und der Bauchorgane infolge der geistigen Arbeit entsprechen, denn auch die anderen oben erwähnten schädigenden Einflüsse waren hier ausgeschlossen.

In Fig. 31a sind auf der Kurve des Volums der Bauchorgane die Atemschwankungen fast gar nicht zu bemerken, und um so deutlicher tritt deshalb bei ihr das Ansteigen der Kurve hervor, das der bei Beginn der geistigen Arbeit entstehenden Senkung der Kurve des Armvolums entspricht, wie auch die Einzelheiten dieser entgegengesetzten Schwankungen völlig miteinander übereinstimmen. Man kann fast in allen einzelnen Abschnitten der Kurven verfolgen, wie einem stärkeren Abfließen von Blut von den äußeren Körperteilen immer eine größere Zunahme der Blutfülle der Bauch-

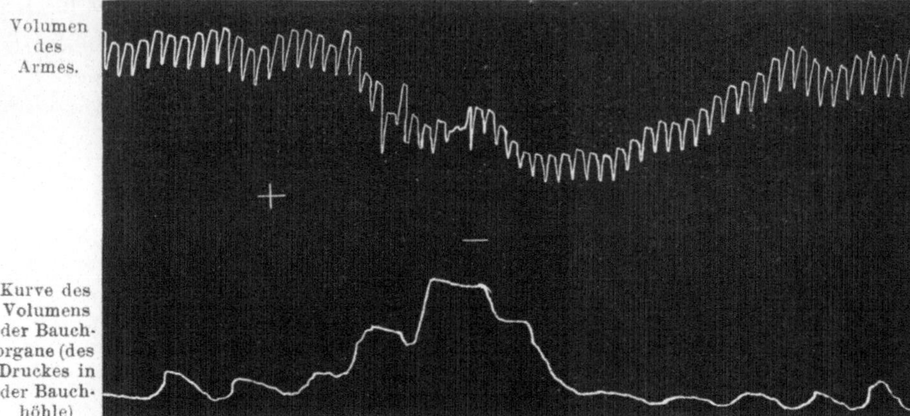

Fig. 31b. Von + bis — wird eine geistige Arbeit ausgeführt (Rechnen).

organe entspricht, und umgekehrt. Auf das genauere zeitliche Verhältnis dieser Vorgänge gehen wir noch später ein.

In Fig. 31b sind die Atemschwankungen deutlich auf der Kurve der Bauchorgane ausgedrückt, trotzdem ist die Volumveränderung der Bauchorgane auch sehr deutlich zu erkennen. Auch in Fig. 32 ist die Zunahme der Blutfülle der Bauchorgane während der Abnahme der des Armes deutlich zu erkennen.

Bei Untersuchung des Zustandes der unwillkürlich gesteigerten Aufmerksamkeit, des Erschreckens, das allerdings immer stark mit Unlustgefühl gemischt ist, besteht, wie erwähnt, die besondere Schwierigkeit, daß dabei meist unwillkürliche Kontraktion verschiedener Muskeln eintritt, auch der Bauchmuskeln, durch deren Zusammenziehung der Druck in der Bauchhöhle und im Ballon gesteigert wird, und dadurch auf der Kurve Schwankungen entstehen müssen, die nicht von Zirkulationsveränderungen herrühren. Es wurden darüber einige Probeversuche angestellt, in-

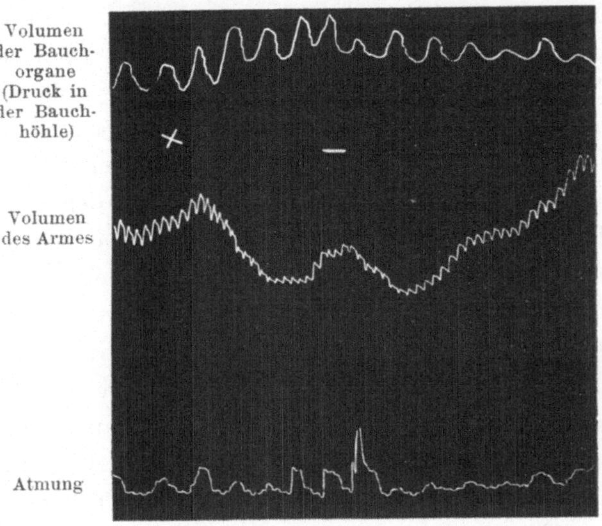

Fig. 32. Von + bis — Ausführung von Kopfrechnen durch die
hypnotisierte Versuchsperson.

dem die Versuchsperson, deren Arm im Plethysmographen und in
deren Mastdarm der leicht aufgeblasene Gummiballon lag, absichtlich die Bauchmuskeln plötzlich stark kontrahierte, wie es
bei Erschrecken geschehen kann. In Fig. 33 sehen wir die Einwirkung dieser Bewegung, die obere Kurve ist die des Gummiballons, die untere die des Armplethysmographen. Erst zeigt die obere Kurve zwei normale Atemschwankun

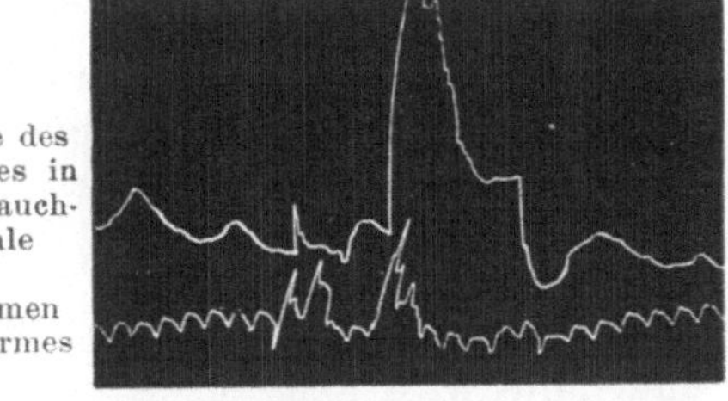

Fig. 33. Absichtliches starkes Zusammenziehen
der Bauchmuskeln in der Mitte der Kurve.

gen, dann eine jähe, kurze, zackige Erhebung, die sich nach einer
folgenden normalen Atemschwankung in weit größerem Umfang
wiederholt. Dies sind die Einwirkungen erst einer leichten, dann einer
starken Kontraktion der Bauchmuskeln, die sich auch an den

entsprechenden Stellen der plethysmographischen Armkurve zeigen, da die Finger etwas mit bewegt wurden. Aus dieser Kurve ist zu ersehen, daß die Erhebung, die durch die Drucksteigerung infolge der Muskelkontraktion eintritt, nur sehr kurze Zeit dauert, und das Niveau der Kurve nicht auf längere Zeit verändert wird, wie es infolge von Zirkulationsveränderungen der Fall und bei den folgenden Kurven 34 und 35 zu sehen ist. Die ganze Form der Kurve ist hier eine andere und unmöglich mit den anderen Kurven zu verwechseln. Wenn die Atemschwankungen bei der durch den „inneren Plethysmographen" gewonnenen Kurve überhaupt erkennbar sind, wie in den Fig. 33, 34 und 35, so bleiben sie auch bei einer Drucksteigerung infolge von Zirkulationsveränderungen weiter deutlich, wie in Fig. 34 und 35. Nur bei Drucksteigerung infolge einer plötzlichen Kontraktion der Bauchmuskeln, wie in Fig. 33, sind sie kaum noch zu erkennen. Man kann nach allen diesen Merkmalen also sehr wohl auch bei Versuchen über die Wirkung des Erschreckens unterscheiden, welcher Teil der Änderung der Druckkurven der Bauchhöhle auf Rechnung der Kontraktion der Bauchmuskeln, und welcher auf Änderung des Volums der Bauchorgane zu setzen ist.

Den Erfolg solcher Versuche zeigen die Fig. 34 und 35. In Fig. 34 ist der Augenblick des Erschreckens außer durch das Zeichen + durch die Veränderungen an den drei Kurven selbst genau markiert. In der obersten, der Volumkurve der Bauchorgane, sieht man einen kurzen, zackenförmigen Ausschlag infolge von Bauchmuskelkontraktion, entsprechende Zacken sind an der plethysmographischen Kurve des Armes und ebenso in der Atmungskurve darunter zu sehen. Nach der Kontraktion der Muskeln des Bauches tritt eine etwas, aber nur wenig, vertiefte Inspiration ein, dann wird aber die Atmung sofort wieder gleichmäßig. Als Erfolg des Erschreckens sehen wir weiter eine Verminderung des Volums des Armes und eine gleichzeitige Vermehrung des Volums der Bauchorgane eintreten. Diese letztere ist zwar nach der Kurve nicht sehr bedeutend, aber völlig deutlich und kennzeichnet sich durch ihr langsames Ansteigen, ihre längere Dauer und das deutliche Hervortreten der einzelnen Respirationsschwankungen

als Folge einer Zirkulationsänderung, im Gegensatz zu der steilen
Erhebung an der entsprechenden Stelle in der Kurve des Kontroll-
versuchs von Fig. 33. Bedeutend größer sind die Veränderungen,
die wir bei Erschrecken in der folgenden Fig. 35 eintreten sehen, in
der das Erschrecken durch hypnotische Suggestion bewirkt wurde.
Es wurde bei + der tief hypnotisierten Versuchsperson in entsprechendem Tone die Suggestion gegeben, daß sie heftig vor einer
auf sie loskommenden Trambahn erschrecke. Wie ersichtlich, ist

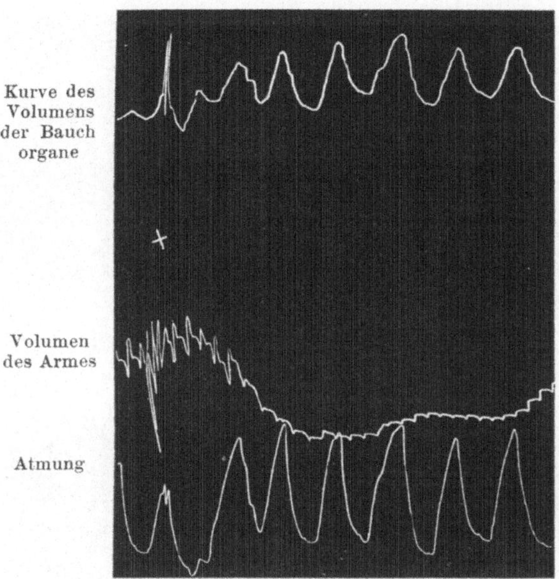

Fig. 34.   Bei + heftiges Erschrecken der Versuchsperson.

sowohl die Volumveränderung des Armes, als die der Bauchorgane
stärker als bei dem vorhergehenden Versuche. Auch hier ist die
Ballonkurve durch ihre Form deutlich als Folge einer Zirkulationsänderung gekennzeichnet, und Bauchkontraktionen scheinen infolge der vorhergehenden Gegensuggestionen ganz unterblieben zu
sein; nur die Finger wurden im Apparat etwas bewegt, aber dies
verursachte keinesfalls eine so starke Volumabnahme. Dagegen
ist die Atmung nicht regelmäßig geblieben, es erfolgte sofort nach
dem Erschrecken eine vertiefte Exspiration, und die nächsten Atemzüge gehen in erhöhter Exspirationsstellung vor sich. Man könnte

nach den früheren Ausführungen daran denken, daß starke Exspiration gewöhnlich von Kontraktion der Bauchmuskeln begleitet wird; das scheint aber nach der ganzen Form der Druckkurve der Bauchhöhle in diesem Falle nicht eingetreten zu sein. Wie aus der oben besprochenen Kontrollkurve 33 hervorgeht, steigt die Ballonkurve bei Druckerhöhung in der Bauchhöhle infolge von Kontraktion der Bauchmuskeln nicht so allmählich mit deutlicher Ausprägung der Atemschwankungen an, wie in Kurve 35,

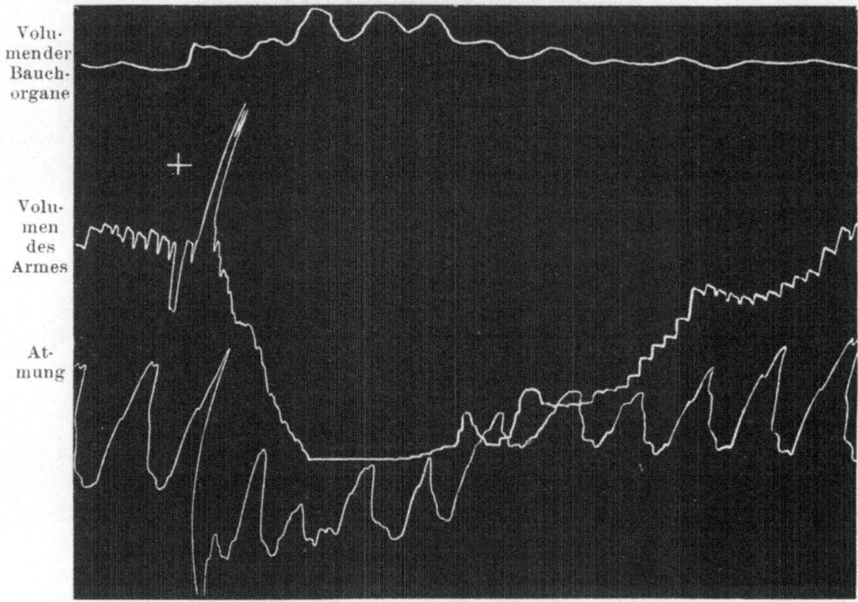

Fig. 35.   Durch entsprechende hypnotische Suggestion wird bei + heftiges Erschrecken der Versuchsperson herbeigeführt.

sondern plötzlich, unter Verschwinden der einzelnen Respirationsschwankungen der Kurve in charakteristischer zackiger Form an. Auch müßte die stärkste Drucksteigerung und Erhebung der Ballonkurve, wenn ihre Änderungen von der Atmungsänderung abhängig wären, doch auch gleichzeitig mit der tiefsten Exspiration eintreten, bei der die Bauchmuskeln sich am stärksten hätten kontrahieren müssen. Bei der ersten vertieften Exspiration, die doppelt so tief ist als die nachfolgenden, beginnt aber erst der allmähliche

Aufstieg der Ballonkurve und erreicht seine größte Höhe nicht während dieser tiefsten Exspiration, sondern erst drei bis vier Atemzüge später. Deshalb haben wohl sicher die Bauchmuskeln bei dieser vertieften Exspiration nicht so mitgewirkt, daß sie den Druck im Gummiballon beeinflußten.

Aus diesen und anderen Versuchen geht hervor, daß bei geistiger Arbeit und Erschrecken der Volumabnahme der äußeren Körperteile eine gleichzeitige Volumzunahme der Bauchorgane entspricht, und deshalb ist zu erwarten, daß dieselben Verhältnisse auch bei dem dritten Zustand der gesteigerten Aufmerksamkeit, der Spannung, vorhanden sein werden, die vom Verfasser aus oben erörterten Gründen besonders nicht untersucht wurde.

Es zeigte sich weiterhin, daß dieser Gegensatz des Volumverhaltens der äußeren Körperteile und der Bauchorgane auch bei den Veränderungen infolge der Entstehung von Lust- und Unlustgefühlen und von rein lust- oder unlustbetonten Affekten festzustellen ist.

In Fig. 36 und 37 sind die Resultate zweier Versuche über die Wirkung von Unlustgefühlen abgebildet. Bei dem Versuch von Fig. 36 wurde bei + der Versuchsperson eine schlecht schmeckende Substanz in den Mund gegeben, die Atmung blieb zunächst gleichmäßig, die Kurve des Armvolums stieg und die des Volums der Bauchorgane senkte sich etwas. Diese Senkung würde auf der Figur noch stärker zum Ausdruck gekommen sein, wenn nicht ein kurzer Atmungsstillstand eingetreten wäre, so daß die Ballonkurve während dieser Zeit plötzlich nur noch den mittleren Druck in der Bauchhöhle registrierte.

Infolge der viel geringeren Ausprägung der Atemschwankungen auf der Druckkurve der Bauchhöhle in Fig. 37 ist die Steigung dieser Kurve bei Unlust und die gemeinschaftliche Rückkehr beider Volumkurven zur Normalhöhe nach Aufhören des Gefühls viel hervortretender. Bei diesem Versuch wurde das Unlustgefühl durch hypnotische Suggestion herbeigeführt. Auch hier traten keine solchen Atmungsänderungen ein, daß aus ihnen die Veränderung der Kurve des Ballons erklärt werden könnte.

9*

Endlich ist noch die Wirkung eines durch hypnotische Suggestion erregten Lustaffektes auf die beiden Volumkurven aus Fig. 38 zu ersehen. Obwohl hier die Atemschwankungen deutlich auf der Volumkurve der Bauchorgane ausgeprägt sind (daneben auch die einzelnen Gefäßpulse der Bauchorgane), ist doch die Volumabnahme der Bauchorgane, die gleichzeitig mit der Volumzunahme des Armes eintritt, eine sehr deutliche, und die Atmung blieb dabei im wesentlichen unverändert.

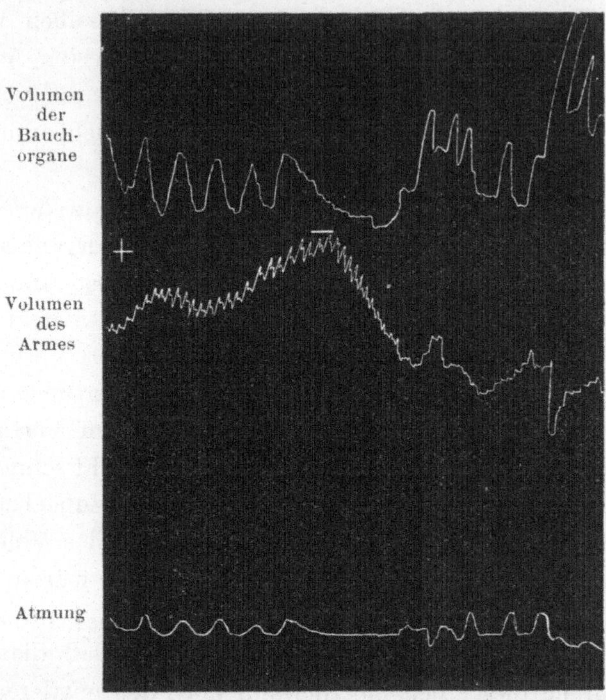

Fig. 36. Bei + erhält die Versuchsperson Schokolade, bei — Bittersalz.

Das Verhalten des Volums der Bauchorgane mit der hier benutzten Methode während des Schlafes zu untersuchen, war aus begreiflichen Gründen ziemlich schwierig. Es wurden aber Versuche darüber mit der später zu besprechenden Kontrollmethode vorgenommen und werden später ausführlicher besprochen werden (Abschnitt VIa). Es sei hier vorausgenommen, daß sich auch bei den vasomotorischen Veränderungen während des Beginnes und der Beendigung des Schlafs die Blutfülle der Bauchorgane in entgegengesetztem Sinne zu ändern scheint, wie die der äußeren Körperteile.

Bei allen psychischen Vorgängen, die in diesem Abschnitt untersucht wurden, stellte sich also ein Gegensatz in den Volumänderungen der äußeren Körperteile und denen der Bauchorgane heraus. Bei den Zuständen der gesteigerten Aufmerksamkeit findet eine Verschiebung des Blutes von allen äußeren Körperteilen nach

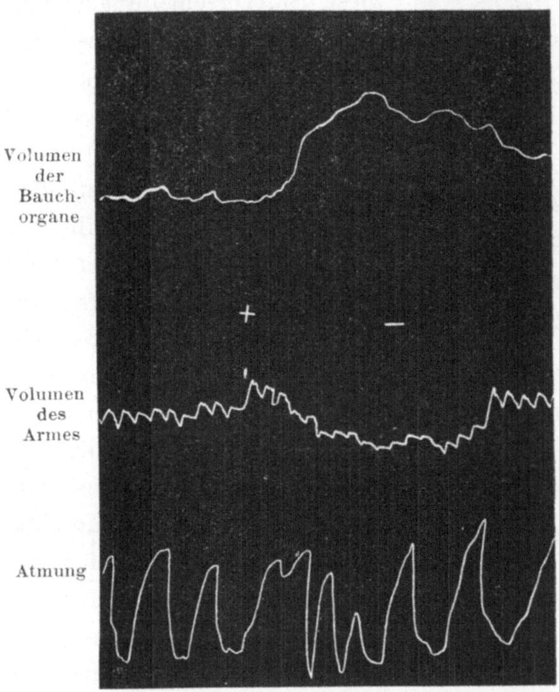

Fig. 37. Von + bis — hypnotische Suggestion eines üblen Geschmacks.

den Bauchorganen statt, dasselbe auch bei Unlustgefühlen und rein unlustbetonten Affekten, und bei Lustgefühlen und rein lustbetonten Affekten tritt umgekehrt ein Strömen des Blutes von den Bauchorganen zu den äußeren Teilen ein.

Überdies werden später im Abschnitte VI a durch die Kontrollversuche über die bei den bisher besprochenen und anderen psychischen Vorgängen eintretenden Blutverschiebungen, die mit einer Methode ganz anderer Art angestellt werden, neue Beweise für die Richtigkeit der hier gewonnenen Ergebnisse geliefert werden.

Über die Vorstellungen, die man sich etwa von der Bedeutung dieser Blutverschiebungen machen könnte, wird im letzten Abschnitt dieses Buches gesprochen werden.

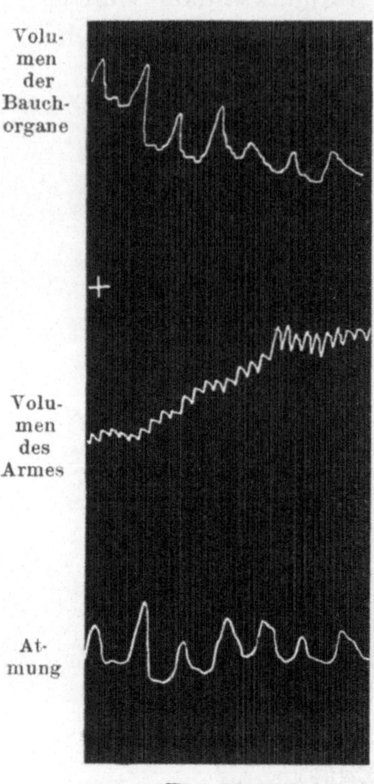

Fig. 38.
Bei + Suggestion eines lustbetonten Affektes.

Außerdem entsteht aber noch die Frage, durch welche treibenden Kräfte diese Blutverschiebungen herbeigeführt werden. Man muß dabei an drei Möglichkeiten denken. Es könnte zunächst allein die Kontraktion der Blutgefäße der äußeren Körperteile das Blut von den äußeren Teilen zu den inneren drängen, deren Blutgefäße passiv unter dem Drucke sich erweitern und das Blut aufnehmen, oder die Gefäße der äußeren Teile könnten durch aktive Erweiterung eine größere Menge von Blut an sich ziehen. Ferner könnten die stark entwickelten Gefäße der Bauchorgane durch ihre aktive Kontraktion oder Erweiterung die Blutverschiebungen allein verursachen, und endlich könnte dies auch durch ein Zusammenwirken beider Gefäßsysteme geschehen, indem die aktive Kontraktion der Gefäße der Bauchorgane gleichzeitig mit einer aktiven Erweiterung der Gefäße der äußeren Körperteile stattfinden würde und umgekehrt. Natürlich spielt bei Entscheidung dieser Frage auch die Beobachtung der gleichzeitigen Veränderungen des allgemeinen Blutdruckes eine wichtige Rolle. Aus bestimmten Gründen sollen diese Verhältnisse ausführlicher erst in Abschnitt VI b dieses Buches besprochen werden. Einstweilen sei nur im Anschluß an die oben abgebildeten Kurven hervorgehoben, daß bei alleiniger aktiver Tätigkeit der Gefäße der äußeren Körperteile bei diesen Vor-

gängen, wie sie bisher meist angenommen wurde, die Volumänderungen an den Bauchorganen so viel später eintreten müßten
als die entgegengesetzten Volumänderungen an den äußeren
Körperteilen, daß dies auf den Kurven erkennbar sein müßte. Es
scheint aber im Gegenteil aus manchen Kurven, wie z. B. aus
Fig. 31, 34, 35, eher hervorzugehen, daß die Volumänderungen
schon eine kurze Zeit eher an der Kurve der Bauchorgane deutlich
werden als an der des Armes. —

IV. Blutverschiebungen am Tier bei psychischen Vorgängen und bei künstlicher Erregung der Hirnrinde.[1]

a) Untersuchung psychischer Vorgänge bei Tieren.

Zweifellos können wir leicht auch bei Tieren bestimmte psychische Vorgänge experimentell herbeiführen. Wir können auf vielerlei Weise bei einem wachsamen Hunde, z. B. gesteigerte Aufmerksamkeit herbeiführen: es braucht dazu nur eine zweite Person außerhalb der Tür irgendein geeignetes Geräusch zu verursachen. Wir können Tiere erschrecken oder einfache Gefühle bei ihnen durch Geschmacksreize erwecken, die den Tieren angenehm oder unangenehm sind, welche Wirkungen leicht durch Beobachtung der Ausdrucksbewegungen der Tiere festzustellen sind. Endlich können wir auch aus der Körperhaltung des Tieres auf das Vorhandensein von Zuständen schließen, die sich mit den menschlichen Affekten vergleichen lassen.

Allerdings wirkt erschwerend, daß wir keine subjektiven Angaben über die Empfindungen des Tieres erhalten können, und daß eine absichtliche, gleichmäßig andauernde Anspannung der Aufmerksamkeit, wie bei der geistigen Arbeit des Menschen, hier unerreichbar ist.

Viel erschwerender für die von uns beabsichtigten Untersuchungen, ja sie schon von vornherein fast ganz unmöglich machend, ist aber der Umstand, daß wir das normale Tier nicht zu der ruhigen Körperhaltung während der Versuche bringen können, die allein die Handhabung der plethysmographischen Apparate

---

[1] Um eine größere Übersichtlichkeit der beiden Abschnitte (IV und VII) zu erreichen, in denen die Tierversuche behandelt werden, die manchen Lesern vielleicht etwas ferner liegen, wurden einige Hauptergebnisse dieses Teiles der Untersuchungen am Ende jedes Abschnittes durch den Druck hervorgehoben.

ermöglicht. Wenn auch ein Tier leicht abgerichtet werden kann, längere Zeit bewegungslos zu bleiben, so bleibt diese Bewegungslosigkeit doch kaum bestehen, wenn experimentell ein psychischer Vorgang von einiger Stärke bei dem Tiere hervorgerufen wird.

Es gibt ein Mittel, die Tiere für längere Zeit absolut bewegungslos zu machen, das ist die Vergiftung des Tieres mit Curare, dem südamerikanischen Pfeilgift, das die Bewegung aller willkürlichen Muskeln, und zwar nur dieser, unmöglich macht und nach den bisherigen Erfahrungen im allgemeinen die nervösen Teile intakt zu lassen scheint. Man erkennt dann zwar nicht mehr an den Ausdrucksbewegungen des Tieres, durch Körperhaltung usw., ob eine bestimmte Einwirkung als Lust oder Unlust empfunden wird, aber darüber kann man sich ja im normalen Zustande des Tieres vorher vergewissern. Es handelt sich dann eben nicht mehr um Tiere im Normalzustand, und ich komme später wieder darauf zurück, ob die so vergifteten Tiere überhaupt zu Versuchen mit Herbeiführung bestimmter psychischer Vorgänge noch verwendet werden können.

Andererseits bietet uns die Benutzung von Tieren bei unseren Versuchen auch manche wichtigen Vorteile. Wir können zunächst das Volumverhalten der Bauchorgane bequemer messen als beim Menschen, da wir die Bauchhöhle eröffnen und das Volumen der einzelnen Bauchorgane (auch nach Eröffnung der Brusthöhle das der Lungen) messen können, während wir beim Menschen nur das Volumverhalten aller Bauchorgane als Ganzes untersuchen können.

Während wir ferner beim Menschen nur sehr selten in die Lage kommen, mit Hilfe eines zufällig vorhandenen Schädeldefekts die Volumänderungen des Gehirnes beobachten zu können, können wir beim Tiere jederzeit selbst einen solchen Schädeldefekt anlegen und das Hirnvolumen messen. Der wertvollste Vorteil bei Tierversuchen ist für uns aber der, daß wir bei ihnen die Hirnrinde, in der nach unseren physiologischen Erfahrungen die Veränderungen vor sich gehen, von denen die höheren psychischen Vorgänge abhängen, völlig freilegen können und ihre einzelnen Teile durch künstliche Reize erregen können, während wir die Wirkung dieser

Erregung auf die Blutverteilung im Körper des curarisierten und daher bewegungslosen Tieres beobachten.

An normalen und nicht gefesselten Hunden hat wiederum Mosso[1]) zuerst Versuche darüber angestellt, welche Wirkung Affekte bei ihnen auf die Herztätigkeit haben.

Mosso befestigte einen Kardiographen über dem Herzen des Hundes in der Weise, daß der Herzstoß durch einen langen Gummischlauch auf die Registrierkapsel übertragen wurde, wenn der Hund sich nicht allzu stark bewegte. Es wurde erst eine Normalkurve des Herzstoßes aufgenommen und dann eine während eines Affektes des Tieres.

Da der Hund offenbar früher Jagdhund gewesen war, so geriet er in große Erregung, wenn ihm ein Gewehr gezeigt wurde, oder gar das Gewehr angelegt wurde und der Hahn knackte. Hatte sich der Hund wieder so weit beruhigt, daß eine zweite Kurve aufgenommen werden konnte, so zeigte es sich, daß infolge dieses Affektes die Pulse auf der Kurve kleiner und schneller geworden waren, das Herz also schwächer und schneller schlug. Da nun der Gurt des Apparats sich bei den heftigen Bewegungen des Tieres leicht etwas gelockert haben kann, so ist die Verkleinerung der Pulse, die Mosso fand, nicht völlig sicher; das könnte auch durch das weniger feste Anliegen des Apparates an der Brust bewirkt worden sein. Fest steht aber in jedem Falle die Richtigkeit der Pulsbeschleunigung.

Außerdem nahm Mosso bei einem Hunde die Kurve des Carotispulses auf, während er bei ihm Furcht zu erregen suchte, indem er in seiner Nähe einen Schuß abfeuern ließ. Es zeigte sich auch hierbei regelmäßig starke Pulsbeschleunigung, aber ohne Pulsverkleinerung. Entsprechend seinen Ansichten über die Bedeutung der von ihm gefundenen Blutverschiebungen beim Menschen, sah Mosso in dieser Pulsbeschleunigung eine Verstärkung des Blutkreislaufes und meinte, daß diese Verstärkung des Kreislaufs bei Furcht es bewirke, daß „der ganze Organismus des Tieres aus seinen Kräften den größten Nutzen zieht und sich zur Abwehr vorbereitet".

---

[1]) Mosso, Die Furcht. Leipzig 1889. S. 99 ff.

Den anderen, nicht unbedenklichen Weg, der darin besteht, derartige Versuche an Tieren vorzunehmen, deren willkürliche Bewegung durch Vergiftung mit Curare aufgehoben worden war, beschritten Conty und Charpentier[1]) in ihren ausgedehnten Untersuchungen.

Conty und Charpentier gehen davon aus, daß bekanntlich bei elektrischer Erregung der peripheren sensiblen Nerven von curarisierten Tieren eine Blutdrucksteigerung infolge von Kontraktion der kleineren Blutgefäße eintritt, den man am besten, wie auch Conty und Charpentier, nach der früher besprochenen Technik in der Arteria Carotis der Tiere beobachten kann. Nach der Ansicht der Autoren war es zu erwarten, daß die Zirkulationsverhältnisse noch viel mehr als durch Erregung der peripheren sensiblen Nerven, durch Erregung der Sinnesorgane beeinflußt werden würden, da ja im Leben am meisten die Eindrücke auf die Sinnesorgane intellektuelle und affektive Vorgänge zur Folge haben, die mit Änderungen der Zirkulationsverhältnisse verknüpft sind.

Die einzelnen Sinnesorgane der curarisierten Tiere wurden von Conty und Charpentier auf natürliche Weise gereizt, und nicht etwa so, daß ihre Nerven elektrisch gereizt wurden. Der Gesichtssinn wurde durch plötzliche Beleuchtung des Auges mit künstlichem oder Tageslicht gereizt, der Gehörssinn durch Pfeifen oder metallische Geräusche, der Geruchssinn meist mit Ammoniak und der Geschmackssinn z. B. mit Essig. Es trat fast immer infolge des Reizes eine Veränderung des Blutdruckes und des Pulses ein. Die Art dieser Veränderung war aber bei derselben Reizart nicht nur bei verschiedenen Tieren, sondern auch bei wiederholter Einwirkung auf denselben Hund eine sehr unregelmäßige.

In der Mehrzahl der Fälle trat allerdings Blutdrucksteigerung ein, aber dies ist auch die Folge der Reizung anderer peripherer Nerven, die bei den Reizungen der Sinnesorgane gleichzeitig mitgereizt werden. So wurde z. B. bei vielen Reizungen der N. trigeminus mitgereizt.

---

[1]) Conty et Charpentier, Recherches sur les effets cardio-vasculaires des excitations des sens. Archives de physiol. 1877.

Oft trat aber auch Blutdrucksenkung ein, und das dürfte bei diesen Versuchen das einzige eindeutige Ergebnis sein.

Bedrohungen des curarisierten Tieres mit einem Stock usw. hatten bisweilen Blutdrucksenkungen zur Folge, aber auch Steigungen, neben unregelmäßigen Änderungen der Pulsgeschwindigkeit. Endlich wurde vor den Augen des curarisierten Hundes ein anderer Hund bald geliebkost, bald so getreten, daß er vor Schmerz heulte. In beiden Fällen trat gewöhnlich neben Pulsveränderungen eine Steigerung des Blutdruckes ein. Diese letzteren Versuche waren deshalb interessant, weil sie zu beweisen schienen, daß Wirkungen auf die Zirkulation bei Tieren ausschließlich durch die Entstehung bestimmter, höherer psychischer Vorgänge vermittelt werden können. Der Erfolg dieser Einwirkungen war aber ebensowenig ein bestimmter und regelmäßiger wie bei direkter Reizung der einzelnen Sinnesorgane, nur war er bei ersteren immer stärker als bei letzteren.

Der Hauptunterschied der vasomotorischen Wirkung aller dieser Versuche mit dem Effekt der Reizung anderer peripherer sensibler Nerven ist die Unregelmäßigkeit des Eintretens der Blutdrucksteigerung. Bei manchen Tieren trat überhaupt keine Wirkung ein und bei den übrigen durchaus nicht immer die gleiche. Conty und Charpentier meinen, daß zu starke Curarisierung des Tieres nicht die Ursache davon gewesen sein könne, da sensorische Unerregbarkeit auch bei Hunden vorkam, die so schwach curarisiert waren, daß sie sogar noch spontan atmeten. Die Ursache mußte also in der geringeren Erregbarkeit der betreffenden Tiere selbst liegen, die etwa von ihrem Alter, ihrer Rasse, Geschlecht, Gesundheitszustand usw. abhängt. Am meisten erregbar waren immer solche Tiere, die vorher mehrere Tage gehungert hatten. Ebenso wirkten kleine Strychningaben. Verschieden aufeinanderfolgende Reize schienen die Wirkung zu steigern (Akkumulation), endlich aber „gewöhnte sich" das Tier daran und der Effekt blieb aus, im Gegensatz zu dem Effekt der entsprechenden elektrischen Reizungen peripherer sensibler Nerven an Tieren.

Es handelte sich für Conty und Charpentier nun darum, das Reflexzentrum im Gehirn für diese vasomotorischen Wirkungen festzustellen. Nach Zerstörung des Großhirns durch Injektion von Lycopodiumlösung unter Schonung des verlängerten Marks blieb jeder Effekt durch Reize auf die Sinnesorgane und auch durch Herbeiführung sogenannter Affekte aus. Bei Reizung der peripheren sensiblen Nerven traten dagegen auch dann noch Blutdrucksteigerung und Veränderung der Pulsfolge ein. Der Hund atmete später sogar wieder selbständig, und die Sektion ergab Zerstörung des Großhirns bei Intaktheit des verlängerten Marks.

Dies beweist nach Conty und Charpentier, daß die durch die Sinnesorgane vermittelten Reize auf andere Weise auf Herz und Gefäße wirken, als die Reize, die von den peripheren sensiblen Nerven aufgenommen werden, daß nämlich nur zum Zustandekommen der Wirkung der ersteren die Mitwirkung des Großhirns unumgänglich nötig ist. Nach der Ansicht der Autoren ist das Großhirn zwischen die Sinnesorgane und das Vasomotorenzentrum eingeschaltet.

Im Gegensatz zu der Wirkung der Reizung peripherer sensibler Nerven, die sich, ohne den Umweg über das Großhirn zu machen, direkt zum Vasomotorenzentrum im verlängerten Mark fortpflanzt, hängt also das Zustandekommen der vasomotorischen Wirkungen der Sinnesreize nicht von der Einwirkung eines Reizes auf die Sinnesorgane ab, sondern von der Einwirkung dieses Reizes auf die Hirnrinde und den sich daran knüpfenden Veränderungen in der Hirnrinde. Dadurch erklären die Autoren auch den viel ungleichmäßigeren Erfolg dieser Reize und die Möglichkeit, daß sich das Tier an fortgesetzte Reize dieser Art so gewöhnt, daß kein Erfolg mehr eintritt.

Ich habe die Versuche von Conty und Charpentier soweit sie die Herbeiführung von Gefühlen und Affekten betrafen, in zahlreichen Fällen wiederholt und zwar mit der Änderung, daß ich außer der Blutdruckkurve auch noch die Volumkurve der Bauchorgane aufnahm, und zwar nach der oben beschriebenen, auch am Menschen anwendbaren, schonenden Methode, bei der nur ein am Ende einer Sonde befestigter, aufblasbarer Gummisack durch den Anus in den Darm eingeführt wird (siehe darüber oben

Abschnitt III b). Daß diese Methode die vasomotorischen Änderungen angab, geht aus der Kurve in Fig. 39 hervor.

Bei dem Zeichen + wurde unmittelbar vor dem Ohre des Tieres ein sehr lauter greller Ton erzeugt, der Blutdruck stieg infolgedessen und die Blutgefäße der Bauchorgane kontrahierten sich, wie die Senkung der oberen Kurve zeigt. Das sind die Erscheinungen einer einfachen Reizung peripherer sensibler Nerven. Wäre das Tier erschrocken oder hätte Unlust empfunden, so hätte man, nach Analogie der entsprechenden Versuche am Menschen, vielleicht daran denken können, anstatt der Kontraktion eine

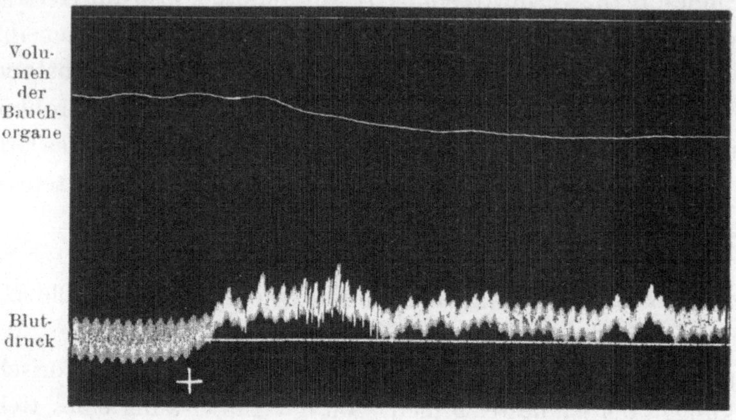

Fig. 39. Bei + ertönt ein lauter Pfiff.

Erweiterung der Blutgefäße der Bauchorgane erwarten zu dürfen. Es ist aber gänzlich unzulässig, einen solchen Vergleich zwischen der Wirkung von psychischen Vorgängen höherer Art am Tiere und am Menschen in Betracht zu ziehen. Der negative Ausfall dieser Versuche spricht ja auch dagegen, obwohl es nicht ausgeschlossen ist, daß die Entstehung eines Gefühls bei dem Tiere infolge der Vergiftung mit Curare unmöglich geworden war.

Alle meine weiteren Versuche in dieser Richtung fielen, wie angedeutet, entweder völlig negativ aus, oder zeigten so geringe und unsichere Wirkungen, daß nichts darauf zu geben war. Zur Herbeiführung von Affekten bei Katzen benutzte ich eine lebende Maus, die den Augen der leicht curarisierten Katze in verschiedener Entfernung zappelnd vorgehalten wurde; einem Hunde wurde eine Katze oder eine Hündin gezeigt. Bisweilen trat bei den Katzen, denen die Maus gezeigt wurde, eine geringe Blutdrucksenkung ein, die ja allein etwas von dem Erfolg einer sensiblen Reizung Verschiedenes bedeuten könnte; einmal oder zweimal schien diese kaum bemerkbare Blutdrucksenkung mit einer geringen Volumzunahme der Bauchorgane zusammenzuhängen, aber diese Erscheinungen waren bedeutungslos, da auch ohne Beeinflussung von außen solche geringe Änderungen eintraten und die Erscheinungen selbst zu undeutlich waren. In der überwiegenden Mehrzahl der Versuche traten überhaupt keine Änderungen ein. Trotz zahlreicher Versuche trat auch niemals infolge des Winselns oder Heulens eines anderen Hundes irgendeine Änderung des Blutdruckes des curarisierten Hundes ein.

Es scheint danach, daß Conty und Charpentier die Änderungen des Blutdruckes, die sie in seltenen Ausnahmefällen zufällig einmal bei ihren Versuchen mit den höheren psychischen Vorgängen eintreten sahen, zu sehr verallgemeinert und ihnen eine ganz übertriebene Bedeutung beigelegt haben.

Die einfachen Reizungen der Sinnesorgane scheinen, wenn sie überhaupt Erfolg haben, keine andere Wirkung zu haben, als die Reizungen der anderen peripheren sensiblen Nerven.

Schon oben sprach ich Bedenken darüber aus, ob überhaupt bei curarisierten Tieren psychische Vorgänge höherer Art herbeigeführt werden können, wie es Conty und Charpentier z. B. in der Weise taten, daß sie die curarisierten Tiere bedrohten, oder andere Tiere vor ihren Augen liebkosten oder anderen Tieren solchen Schmerz zufügten, daß die curarisierten Tiere ihr Schmerzgeheul hörten. Ich stellte einige Versuche an, um möglichst festzustellen, ob curarisierte Tiere überhaupt in der Lage sind, durch Gesichtswahrnehmung sachliche Eindrücke noch in der Weise aufzunehmen, daß sie ihre Bedeutung begreifen, wie sie es im normalen Zustand tun.

Der Versuch konnte nur so vorgenommen werden, daß das Eintreten einer physiologischen Begleiterscheinung eines bestimmten psychischen Vorganges, der beim normalen Tier jederzeit leicht

und sicher herbeizuführen ist, auch nach der Vergiftung des Tieres
beobachtet wurde. Wenn man die Gewißheit hat, daß die betreffende physiologische Begleiterscheinung nicht selbst durch die
Giftwirkung unmöglich gemacht wird, wie es die Bewegungen aller
willkürlichen Muskeln und vielleicht auch noch andere Funktionen
werden, so muß das Ausbleiben der Begleiterscheinung, wenn der
Versuch unter günstigen Bedingungen angestellt wurde, darauf
hindeuten, daß der sonst mit Sicherheit herbeizuführende psychische Vorgang nicht eingetreten ist.

Derjenige psychische Vorgang, der am leichtesten und sichersten bei jedem hungrigen Tiere herbeizuführen ist, ist die Vorstellung des Fressens, die dadurch hervorgerufen werden kann,
daß man dem hungrigen Tiere die Speise zeigt. Gleichzeitig
kennen wir auch eine physiologische Begleiterscheinung, aus deren
Eintreten nach dem Zeigen der Speise wir jedesmal die Gewißheit
erhalten, daß die Speise von dem Tiere erkannt worden ist und die
Vorstellung des Fressens sich bei ihm gebildet hat, nämlich das
Eintreten eines vermehrten Speichelflusses, das wir schon oben in
Abschnitt IIf. näher kennen lernten. Die Sekretionsfähigkeit der
Speicheldrüsen wird auch an und für sich nicht durch das Curare
geschädigt. Dies ist schon von Heidenhain festgestellt worden,
und man kann es leicht daran erkennen, daß nach der Curarisierung des Tieres nicht nur bei elektrischer Reizung der betreffenden
Nerven verstärkte Sekretion der Speicheldrüsen eintritt, sondern
auch bei Einführung einer reizenden Substanz, wie Essigsäure, in
den Mund des Tieres.

Ich stellte meine Versuche in der Weise an, daß ich zunächst
bei dem betreffenden Hund nach der Methode Pawlows (siehe
oben Abschnitt IIf.) den Ausführungsgang einer Speicheldrüse
operativ nach außen verlegte, so daß die Schnelligkeit der Sekretion
des Speichels und ihre Änderung auf einer rotierenden Trommel
in bekannter Weise registriert werden konnte (siehe dazu Fig. 8
auf S. 27).

Dann wurde der Hund im Laufe einer Reihe von Wochen so
dressiert, daß mit Sicherheit eine stärkere Speichelsekretion jedesmal eintrat, wenn ihm das Futter gezeigt wurde, und zwar auch

nachdem ihm die Nase verstopft war, das Futter also nur mit den Augen erkannt werden konnte. Nachdem dieser Hund zwei Tage gehungert hatte, wurde er leicht curarisiert, und gleichzeitig die Kurve seines Blutdruckes und die des Speichelflusses aufgenommen. Endlich wurde diesem Hunde das Futter gezeigt, und während bei seinem verhungerten Zustand sicher im normalen Zustand sofort eine stärkere Speichelabsonderung eingetreten wäre, blieb sie nach der Curarisierung völlig aus. In Fig. 40a ist dieser Versuch abgebildet. Nach einigen Minuten wurde etwas stark verdünnte Essigsäure in das Maul desselben Hundes gebracht (beim Zeichen + auf der Kurve von Fig. 40b), und wie zu sehen ist, trat infolge davon ein verstärkter Speichelfluß ein.

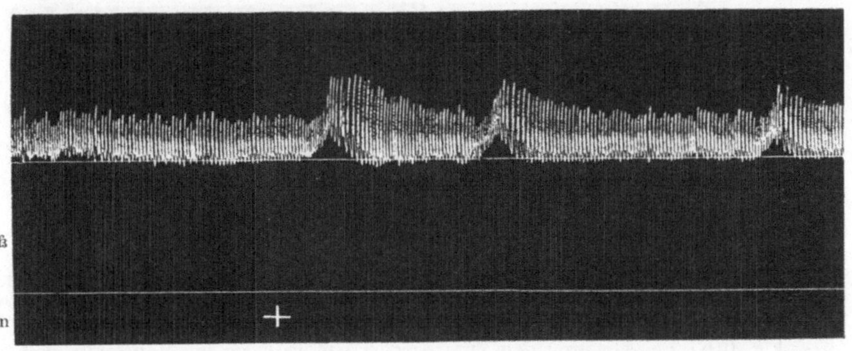

Fig. 40a. Bei + wurde dem curarisierten Hund Nahrung gezeigt.

Bei dem Zeigen des Futters scheint es allerdings, wie aus Fig. 40a zu sehen ist, als ob infolge davon der Blutdruck etwas unregelmäßiger geworden und einige Steigerungen eingetreten wären; solche Drucksteigerungen tauchten aber auf der sehr unruhigen Blutdruckkurve dieses Tieres auch schon vorher spontan auf und zeigen sich auch später dauernd wieder, wie z. B. in der Kurve 40b noch vor dem Einbringen des Essigs in das Maul des Tieres. Es ist also durchaus möglich, daß diese wiederholten Steigerungen nicht von dem Zeigen des Fleisches verursacht wurden, sondern von anderen organischen Ursachen; darauf deuten auch die häufigen Wiederholungen der Steigerungen hin, während eine infolge eines äußeren Reizes eintretende Blutdrucksteigerung

nur einmal auftritt (mit höchstens einer Wiederholung) und von
längerer Dauer ist. In jedem Falle scheint das Ausbleiben der
vermehrten Sekretion der Speicheldrüse, die, wie Fig. 40 b zeigt,
doch noch funktionsfähig war, hier maßgebender zu sein als die
Blutdruckkurve, und es scheint aus dem Versuche hervorzugehen,
daß der psychische Vorgang, der sonst regelmäßig von vermehrtem
Speichelfluß begleitet wurde, hier nicht eingetreten ist, also das
Tier das vorgehaltene Futter trotz seines hungrigen Zustandes in
seiner Bedeutung nicht erkannt hat. Es braucht daraus aber
durchaus noch nicht gefolgert zu werden, daß das Curare eine
direkt schädigende Wirkung auf das Gehirn ausübt, sondern es
ist das Ergebnis des Experimentes auch ohne eine solche Annahme

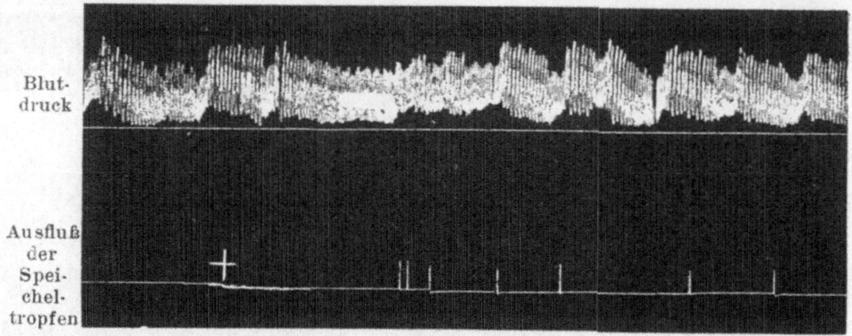

Fig. 40 b. Bei + wurde dem curarisierten Hunde Essig ins Maul getröpfelt.

erklärlich. Die Unfähigkeit, irgendeinen Teil des Körpers willkürlich zu bewegen, die nach der Vergiftung mit Curare eintritt
und sich meist auch auf die Atemmuskeln erstreckt, so daß künstliche Atmung eingeführt wird, alle diese gänzlich neuen, jeden
Willensimpuls unwirksam machenden Lebensverhältnisse müssen
auch bei Intaktbleiben des Gehirnes das Tier in einer solchen
Weise verwirren, daß es verständlich ist, wenn es nicht mehr
auf Gesichtseindrücke von der Außenwelt achtet und selbst seinen
Hunger vergißt. Zu Versuchen, bei denen höhere psychische
Vorgänge herbeigeführt werden sollen, kann man aber natürlich
dann solche Tiere nicht benutzen.

Bemerkenswert scheint eher der Versuch von Conty und
Charpentier zu sein, bei dem nach Zerstörung des Großhirns

unter Schonung der Medulla oblongata durch Reizung peripherer sensibler Nerven Blutdrucksteigerung herbeigeführt wurde. Die Tatsache, daß zum Eintreten dieser vasomotorischen Wirkung nur das verlängerte Mark erhalten zu sein braucht, ist ja schon längst bekannt, aber in Verbindung mit den anderen Versuchen von Conty und Charpentier demonstriert dieser Versuch recht deutlich die physiologische Möglichkeit, daß ein äußerer Reiz auch dann vasomotorische Wirkungen haben kann, wenn er nicht zum Bewußtsein vordringt, was Lehmann bekanntlich beim Menschen bestritt, andere Experimentatoren aber festgestellt zu haben glaubten. (Siehe dazu die Ausführungen am Ende von Abschnitt IIIa).

Da, wie wir sahen, genaue Untersuchungen der Blutverschiebungen während des Eintretens bestimmter psychischer Vorgänge bei normalen Tieren nicht vorgenommen werden können, da diese nicht zu hinreichend ruhiger Körperhaltung zu bringen sind, andererseits aber die Herbeiführung der Bewegungslosigkeit durch Vergiftung mit Curare die Versuche größtenteils überhaupt unmöglich zu machen scheint, so muß man von Benutzung der Tiere zu dieser Art von Versuchen vorläufig überhaupt absehen.

b) Einfluß von Hirnrindenreizung auf die Blutverteilung im Körper bei verschiedenen Tierarten.

Da die Benutzung der Tiere zu Versuchen mit der Herbeiführung bestimmter psychischer Vorgänge ergebnislos war, so mußte man versuchen, aus der anderen, oben erwähnten Möglichkeit bei Tierversuchen Nutzen zu ziehen, nämlich aus der Möglichkeit, bei Tieren die Hirnrinde, den Ort, wo nach allgemeiner Anschauung die Veränderungen vor sich gehen, von denen die höheren psychischen Vorgänge abhängen, operativ freizulegen und die Wirkung der künstlichen Erregung ihrer einzelnen Teile auf die Blutverteilung im Körper festzustellen. Es war nicht ausgeschlossen, daß aus den Resultaten vielleicht gewisse uns weiterführende Schlüsse auf die entsprechenden Verhältnisse beim Menschen gezogen werden könnten.

Es wird im folgenden bei der Erörterung meiner Versuche viel von den sogenannten motorischen Zonen der Hirnrinde die Rede sein, es kann aber hier nur mit wenigen Worten auf die Bedeutung dieser Rindenzonen eingegangen werden und es sei bezüglich der Einzelheiten auf die betreffenden Lehrbücher verwiesen.

Während bekanntlich früher allgemein die Lehre von der Gleichwertigkeit der einzelnen Teile des Großhirns geherrscht hatte, ja die graue Rindensubstanz sogar nur als ein Schutzorgan für die weiße Substanz angesehen worden war, hat zuerst in neuerer Zeit Gall die Behauptung aufgestellt, daß die graue Hirnrinde der Sitz der psychischen Verrichtungen ist. Er teilte die Hirnrinde in viele Bezirke ein und behauptete, oft ziemlich willkürlich, daß jeder Bezirk der Sitz einer bestimmten Eigenschaft oder Fähigkeit wäre. Diese Lehre kam später völlig, ja allzusehr, in Mißkredit, und erst die Entdeckung Brocas von der Lokalisation des menschlichen Sprachvermögens auf der linken dritten Stirnwindung eröffnete die eigentliche, wissenschaftliche Entdeckung der Ungleichwertigkeit der einzelnen Teile der Hirnrinde in funktioneller Beziehung.

Völlig beseitigt wurde der Glaube an die Gleichwertigkeit der einzelnen Hirnrindenteile erst durch die Untersuchungen von Fritsch und Hitzig, 1870, durch die bewiesen wurde, daß die Großhirnrinde, aber nur ganz bestimmte Teile dieser grauen Rindensubstanz, elektrisch reizbar sind.

Es handelte sich hierbei um Herbeiführung der künstlichen Erregung eines bestimmten Teiles der Rindensubstanz, und die Art der Erregung braucht durchaus nicht notwendigerweise eine elektrische zu sein. Man kann z. B. durch mechanische Reize, wie durch „Schaben“, denselben Effekt von der Hirnrinde aus erzielen, wie durch elektrische Reizung, ebenso durch viele chemische Reizsubstanzen, die auf die Rinde gebracht werden. Am bequemsten und vorteilhaftesten ist aber die elektrische Reizung besonders deshalb, weil man dabei am sichersten die Stärke und Dauer des Reizes regulieren, steigern und abschwächen kann. Deshalb wurde bei meinen im folgenden beschriebenen Tierversuchen die elektrische Reizung angewendet, und zwar wurde der faradische Strom eines mit einem Danielelement armierten Schlittenapparates nach E. Du Bois-Reymond benutzt, die Reizung selbst mit bipolaren Elektroden ausgeführt.

Diese Apparate können hier nicht näher beschrieben werden. Es sei nur erwähnt, daß die Verstärkung des Stromes jedesmal durch ein näheres Zusammenschieben der beiden Teile des Schlittenapparates bewirkt wird; wenn also weiterhin zur Angabe der Stärke des benutzten Stromes der Abstand beider Schlittenteile als „Rollenabstand" in Millimeter angegeben wird, so bedeutet ein größerer Rollenabstand einen schwächeren, ein kleinerer einen stärkeren Strom.

Fritsch und Hitzig hatten festgestellt, daß bei Reizung bestimmter Hirnrindenteile des Tieres bestimmte Bewegungen einzelner Muskelgruppen eintraten, natürlich an der gegenüberliegenden Seite des Tieres, da ja die Leitungsfasern der Nerven zu den Muskeln beider Seiten sich kreuzen. Der Einwand, daß durch die Reizung der Hirnrinde gar nicht die Hirnrinde selbst erregt wird, sondern durch sie hindurch nur die darunterliegende weiße Hirnsubstanz, ist aus vielen Gründen hinfällig. Schon der Umstand spricht dagegen, daß oft nach einiger Zeit weitere Reizung der Rinde erfolglos bleibt, da die Rindenzellen nicht mehr funktionsfähig sind, daß aber auch dann noch direkte Reizung der darunterliegenden weißen Substanz, der Leitungsbahnen selbst, noch erfolgreich ist.

Die Lage der erregbaren Zone und ihre Beziehungen zu Bewegungen beim Hundegehirn ist aus Fig. 41 zu ersehen.

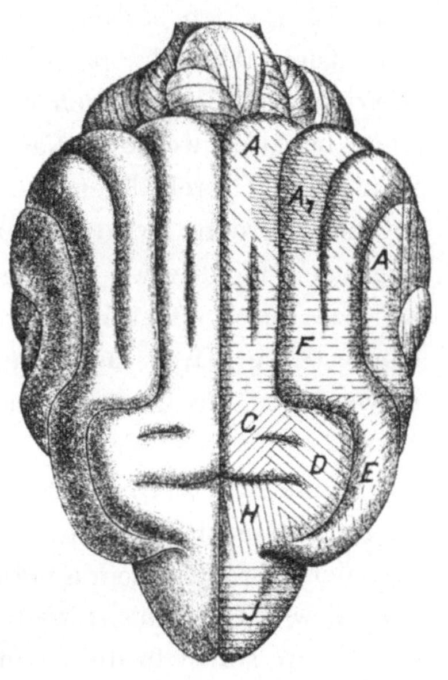

Fig. 41. Einteilung der Großhirnrinde des Hundes nach H. Munk.

J = Rumpfregion	C = Hinterbeinregion
H = Nackenregion	E = Kopfregion
D = Vorderbeinregion	F = Augenregion.

Es sei noch ausdrücklich hervorgehoben, daß die Bewegungen, die man bei Reizung der betreffenden Rindenzonen eintreten sieht, völlig verschieden sind von denen, die bei direkter Reizung der betreffenden Muskeln oder der zugehörigen Nerven eintreten. Während hierbei nur kurze Zuckungen einzelner Muskeln auftreten, stellen die Bewegungen bei Hirnrindenreizung wohlgeordnete und oft sehr komplizierte Bewegungsgruppen dar, die wohl geeignet erscheinen, einen bestimmten Zweck im Normalzustand auszuführen. Diese Ähnlichkeit der so herbeigeführten Bewegungen mit willkürlichen Bewegungen muß für die späteren Erörterungen im Auge behalten werden. Nach Verletzung oder Ausschneidung der Rindenteile, durch deren Reizung bestimmte Bewegungen herbeigeführt werden, wird die willkürliche Ausführung dieser Bewegungen nicht etwa unmöglich. Es treten nur Störungen auf, die sich durch einen Mangel an Empfindung in dem betreffenden Körperteil erklären lassen, und nur schwierige und ungewohnte Bewegungen können vom Tiere nicht mehr willkürlich ausgeführt werden.

Wenn man z. B. einen Hund, dem die Zone für Beinbewegung ausgeschnitten ist, die Pfote umknickt, so daß er mit der Vorderseite der Pfote den Boden berührt, bleibt er ruhig in dieser Stellung stehen, weil er sie nicht wahrnimmt, während ein gesunder Hund seine Pfote sofort in die natürliche Stellung zurückbringt. Er hat keine Empfindung mehr für die Lage der Pfote.

Deshalb bezeichnete H. Munk diese Rindengebiete als die Fühlsphären und suchte ihre Lage auf der Hirnrinde auch für die anderen Körperteile festzustellen, bei denen Muskelbewegungen keine Rolle spielen. Ein solcher Hund, bei dem die motorische Zone auf der Hirnrinde operativ entfernt worden ist, kann nach Erholung von der Operation ebensogut laufen wie ein gesunder Hund, weil diese Tätigkeit ohne Mitwirkung der Hirnrinde zustande kommt; dagegen kann er nicht ungewohnte Bewegungen mit dem betreffenden Glied vornehmen, wie auf Befehl die Pfote geben usw., da er dazu sich erst bestimmte Vorstellungen in der Hirnrinde bilden müßte und der dazu ausgebildete Hirnrindenteil ihm fehlt.

Wir kommen nun zu den ersten Untersuchungen, die auf die Einwirkung der Großhirnrinde auf die Verteilung der Blutmenge im Körper Bezug haben. Daß ein solcher Einfluß vorhanden ist, mußte man, nachdem man die höheren psychischen Vorgänge in der Hirnrinde lokalisiert hatte (die physiologischen Beobachtungen, die zu dieser Annahme geführt hatten, können hier nicht besprochen werden), schon deshalb erwarten, weil bekanntlich das Erröten und Erblassen der Gesichtshaut durch rein psychische Vorgänge herbeigeführt werden kann. Davon ging auch Danilewski[1]) aus, der als erster Versuche in dieser Richtung anstellte. Er arbeitete an curarisierten Hunden, um jede den Blutdruck verändernde Muskelbewegung auszuschalten und reizte die Hirnrinde mit Induktionsströmen, indem er die Elektroden in die Rinde einstach. Das Resultat war regelmäßig eine Steigerung des Blutdruckes bei Reizung der Gegend der motorischen Zone für die Gesichtsmuskeln. Bisweilen folgte der ersten Blutdrucksteigerung spontan eine zweite. Regelmäßig trat auch Pulsverlangsamung ein.

Zu ähnlichen Ergebnissen kam Bochefontaine[2]), der die Gegend der Rinde vor dem Sulcus cruciatus, also die Zone für Vorderbein reizte und vor einer starken Drucksteigerung bisweilen eine geringere Drucksenkung eintreten sah. Außer Pulsverlangsamung fand er auch bisweilen Pulsbeschleunigung.

Stricker[3]) fand dieselbe Blutdrucksteigerung bei Reizung der motorischen Zone aller Beine. Nach ihm verlaufen Fasern von diesen Rindenregionen bis zum Vasomotorenzentrum in der Medulla, und der Vorgang erkläre sich so, daß bei den Impulsen zu starker willkürlicher Bewegung der Muskeln gleichzeitig konstriktorische Impulse zu den glatten Muskeln der Blutgefäße derselben Körperteile fließen, wie ja auch sonst vielfach bei Erregung die Intentionen nicht genau isoliert blieben. So erklärt er auch die Blutdrucksteigerung beim Menschen, die bei Turnübungen, Bergsteigen usw. beobachtet wird. Die oft beobachtete geringe Blutdrucksenkung unmittelbar vor der Blutdrucksteigerung suchte er

---

[1]) Danilewski, Pflügers Archiv f. Physiol. 1875, S. 128.
[2]) Bochefontaine, Archives de physiol. 1876, p. 140.
[3]) Stricker, Jahrbücher d. Gesellschaft Wiener Ärzte 1886, S. 1.

dadurch zu erklären, daß er annimmt, es lägen auf der motorischen Rindenregion sowohl Zentren für die Dilatatoren, als solche für die Konstriktoren der Blutgefäße, die bei Rindenreizung gleichzeitig erregt würden. Wie nun auch die Hemmungsnerven des Herzens eher ermüdeten als die Beschleunigungsnerven, so sollen bei längerer Reizung der motorischen Zone die Konstriktoren das Übergewicht über die anfänglich reizbareren Dilatatoren gewinnen und zur Steigerung des Blutdruckes führen. Bereits vor dieser Arbeit waren andere Arbeiten erschienen, die diese Verhältnisse mit ganz anderen Methoden untersuchten.

Zuerst Eulenburg und Landois 1876[1]), später Bechterew[2]), Hitzig[3]) und andere untersuchten das Verhalten der Temperatur der Glieder von Hunden während der Reizung der Hirnrinde mit Induktionsströmen. Eulenburg und Landois maßen die Temperatur mit thermoelektrischen Nadeln, andere mit Thermometern, die zwischen die Zehen oder unter die Haut eingeführt wurden. Als thermisch wirksame Rindenzone wurden allgemein die den motorischen Zonen am Sulcus cruciatus entsprechenden Teile angegeben. Es wurde meist einige Minuten nach der Reizung der Hirnrinde eine Abkühlung der gegenüberliegenden, also ungleichseitigen Glieder festgestellt, bei Reizung mit stärkeren Strömen wurden jedoch von Eulenburg und Landois bisweilen auch Temperatursteigerungen festgestellt. Ferner wurde nach Excision der thermisch wirksamen Rindenzone eine Temperaturerhöhung der dem gleichzeitig weggefallenen motorischen Rindengebiet entsprechenden kontralateralen Glieder beobachtet. Nach Bechterew war die Temperatursteigerung derjenigen Pfote stärker, die sich nach der Operation stärker paretisch zeigte, was von ihm für die Identifizierung des motorischen Rindengebietes mit der vasomotorisch wirksamen Zone verwertet wurde. Übrigens waren die Resultate nicht durchaus gleichartig, bisweilen wurde sogar Temperaturerniedrigung der gegenüberliegenden Glieder nach Excision der wirksamen Rindenzone beobachtet, und während Eulenburg

---

[1]) Centralbl. f. med. Wissensch. 1876, Nr. 15 und Virchows Archiv **66**, **68**.
[2]) St. Petersburger Wochensch. 1881, Nr. 25.
[3]) Mediz. Centralbl. 1876, S. 323.

und Landois von durchschnittlichen Temperaturdifferenzen von 5° berichteten, konnte Bechterew nur solche von 1° feststellen, die kaum als sehr beweiskräftig angesehen werden dürften.

Übrigens ist es wichtig, daß alle bisherigen Versuche über diese Fragen mit Hunden vorgenommen wurden, nur Eulenburg und Landois machten auch am Kaninchen einige Experimente mit Temperaturmessungen, kamen jedoch dabei zu keinen so bestimmten Resultaten wie bei Hunden, und Küssner[1]), der diese Versuche am Kaninchen ausführlicher und genauer wiederholte — er maß die Temperaturen tage- und wochenlang — hatte völlig negativen Erfolg.

Endlich existiert noch eine Arbeit anderer Art über dieses Thema von François-Franck[2]). Dieser Autor behauptet, die Veränderungen, die im Blutdruck bei elektrischer Reizung eines bestimmten Teiles der Hirnrinde eintreten, seien nicht direkt durch diese Reizung verursacht, sondern nur indirekt, indem sie nur Begleiterscheinungen des durch die Reizung der motorischen Zone ausgelösten epileptischen Krampfzustandes seien.

Epileptische Krampfzustände sind nach ihm immer von Blutdrucksteigerung begleitet, und die Blutdrucksteigerung tritt nach ihm bei der Rindenreizung am curaresierten Tiere nur deshalb scheinbar selbständig auf, weil die Äußerung des durch die Reizung ausgelösten epileptischen Anfalles in krampfhaften Muskelkontraktionen durch die Giftwirkung des Curare unterdrückt ist. Die eigentlich direkte Ursache der Blutdrucksteigerung wäre also der epileptische Anfall, auch wenn er bei Curaresierung nicht in der üblichen Weise in Erscheinung tritt. Um deshalb eine Kontrolle über das Eintreten des epileptischen Anfalls auch in den krampfhaften Muskelzuckungen zu haben, hat François-Franck die meisten seiner Versuche an nicht curaresierten Tieren und einige an nur halb curaresierten Tieren angestellt. Er fand sehr hohe Blutdrucksteigerung bei Eintreten des epileptischen Krampfes mit Pulsverlangsamung im tonischen Teil und Beschleunigung im klonischen Teil des Krampfzustandes. Er fand ferner,

---

[1]) Küssner, Archiv f. Psychol. 1878.
[2]) François-Franck, Les fonctions motrices du cerveau. Paris 1887.

daß die Wirkung auf den Blutdruck nicht auf die der motorischen Region entsprechenden Körperseite lokalisiert, sondern allgemein ist, und daß gleichzeitig mit der Blutdrucksteigerung eine Verminderung des Volums der Niere eintritt. Diese letztere Feststellung ist von besonderem Werte für die Erklärung des Zustandekommens der Blutdrucksteigerung, die, wie auch François-Franck angab, nicht durch Veränderung der Herztätigkeit zustande kommt. Die Versuche des Autors an nicht curarisierten Tieren sind indessen nicht unbedenklich, da schon geringe Bewegungen der Tiere zu Blutdrucksteigerung führen können. Endlich geht François - Franck sicherlich zu weit, wenn er behauptet, daß jede Blutdrucksteigerung infolge von Hirnrindenreizung nur die Begleiterscheinung eines latenten epileptischen Anfalles ist.

Die im Laufe der folgenden Untersuchungen sich ergebenden Anschauungen über die Bedeutung dieser Blutdrucksteigerung werden dagegen sprechen, und es werden sich auch analoge Erscheinungen am Menschen zeigen, bei denen von epileptischen Anfällen keine Rede sein kann. Auch daß bei den verschiedenen Tierarten nur bei Reizung ganz bestimmter Teile der motorischen Regionen, durchaus nicht immer der der Beine, wie sich zeigen wird, die Blutdrucksteigerung eintritt, während doch der epileptische Anfall auch durch Reizung der anderen Teile der motorischen Zone auszulösen ist, spricht gegen diese Theorie François-Francks.

Da alle diese Versuche der verschiedenen Autoren in den Einzelheiten sich vielfach widersprechen, stellte ich ausführliche Kontrollversuche darüber an, die in der Folge auf andere Gebiete weiter ausgedehnt wurden.

Die Methode der Temperaturmessung wurde völlig beiseite gelassen, da diese Methode mit zahlreichen Fehlerquellen belastet ist und immer unsicher bleibt. Einige Fehler wurden schon erwähnt, und es wird sich aus den weiteren Untersuchungen herausstellen, daß die meisten damit gewonnenen Resultate falsch sein müssen.

Zudem kommt es bei unseren Untersuchungen weniger auf die Temperaturunterschiede an, als auf die Veränderungen der

Blutverteilung im Körper, die wir viel genauer, bequemer und eindeutiger durch Registrierung des Blutdruckes und der nötigen Volumkurven feststellen können.

Bei meinen Versuchen wurde stets das Tier nach Einleitung der künstlichen Atmung mit Curare intravenös vergiftet, damit alle willkürlichen Bewegungen der Muskeln ausgeschlossen waren.

An Kaninchen führte die Rindenreizung nur zu ungleichmäßiger und verhältnismäßig geringer Beeinflussung des Blutdruckes, was ja mit den negativen Resultaten von Eulenburg und Küssner übereinstimmen würde. Wenn ein Erfolg eintrat. so war es nach Reizung der Rindenzone für Beinbewegung.

Bei Hunden war das Ergebnis regelmäßig ein positives. Der wirksame Reizbezirk stimmte ziemlich genau mit der Lage der motorischen Zone für Beine überein, nahm also den hinteren Gyrus cruciatus vollständig und vom vorderen Gyrus cruciatus die laterale Hälfte ein. Das Maximum der Wirkung wurde gewöhnlich von der Stelle aus erreicht, wo die Regionen für Vorder- und Hinterbein zusammenstoßen (siehe Fig. 41).

Die Drucksteigerung selbst war oft schon bei geringer Reizstärke sehr bedeutend. Bisweilen trat eine sehr geringe vorhergehende Neigung zum Sinken ein und eine folgende spontane Wiederholung der ersten Blutdrucksteigerung, wie dies auch bei anderen Erscheinungen dieser Art beobachtet wird. Pulsveränderungen traten durchaus nicht immer ein und waren wenig hervortretend, wie dies auch sonst bei ähnlichen Gelegenheiten beobachtet worden ist.

Auch die Versuche an Katzen fielen unter sich völlig gleichartig aus, ihre Ergebnisse waren aber unerwarteterweise völlig verschieden von den Ergebnissen am Hund. Es sei daran erinnert, daß zufälligerweise an Katzen solche Versuche noch nicht vorgenommen waren.

Reizung der motorischen Zone für Beine am Sulcus cruciatus hatte bei Katzen auch bei Anwendung stärkerer Reizströme nicht die geringste Wirkung auf den Blutdruck, die wirksame Rindenregion war bei ihnen die Rinde des Stirnlappens, der vor dem Gyrus cruciatus anterior gelegen ist und in der seitlichen Abbildung des Katzengehirns in Fig. 42 schraffiert dargestellt ist.

Die Art der Blutdrucksteigerung, die bei Reizung dieses Teiles bei Katzen eintrat, war in allen Einzelheiten genau dieselbe wie beim Hund bei Reizung der Umgebung des Sulcus cruciatus, und das Ergebnis war bei mehr als 40 Katzen immer dasselbe.

Es sei noch erwähnt, daß bei allen diesen Versuchen darauf geachtet wurde, daß nicht etwa bei den Reizungen Stromschleifen auf die mit sensiblen Nerven versehene harte Hirnhaut vorkamen, deren Reizung zu reflektorischer Blutdrucksteigerung über die

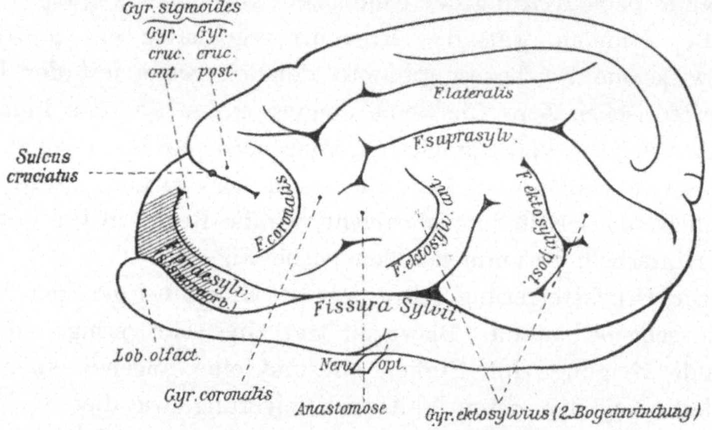

Fig. 42. Gehirn der Katze.

Medulla führen würde. Durch sehr weites Aufbrechen des Schädeldaches und der Stirnhöhle wurde das Stirnhirn in seiner ganzen Umgebung freigelegt und die Hirnhaut überall im Umkreise entfernt. Direkte Einführung der Elektroden in die Umgebung zeigte, daß auch keine Stromschleifen auf den Nervus trigeminus eine Rolle spielten. Ein fernerer Beweis gegen Versuchsfehler wurde dadurch erbracht, daß nach Abtrennung des Stirnhirns vom Hauptteil des Hirns Reizung des Stirnhirns keinen Effekt mehr hatte, während bei Reizung der nach hinten gelegenen Schnittfläche dieser Erfolg wieder eintrat.

Es handelte sich nun darum, die Ursache dieser Blutdrucksteigerung festzustellen. Eine Veränderung der Herztätigkeit konnte die Ursache kaum sein, da die einzelnen Pulse sich nicht während der Blutdrucksteigerung regelmäßig vergrößerten oder beschleunigten, bisweilen überhaupt keine Änderung eintrat. Trotzdem stellte ich besondere Versuche an, die darüber Sicherheit gaben. Es wurden dazu Tiere gewählt, bei denen zufällig eine Pulsbeschleunigung während der Blutdrucksteigerung bei Reizung der Hirnrinde sehr ausgesprochen war. Gleichzeitig mit der Blutdruckkurve wurde nach der Methode von Tigerstedt (oben in Abschnitt II h erwähnt) eine Kurve des Volumverhaltens der Herzkammer aufgenommen. Der Apparat dazu besteht nur aus einer Glashalbkugel, die etwas größer als das Herz ist und deren offene Seite mit Gummi überspannt ist, während aus der anderen eine Röhre herausführt, die durch einen Schlauch mit der Registrierkapsel verbunden wird. In die Mitte der Gummiwand wird dann mit einem Streichholz eine etwa fingerdicke Öffnung hineingebrannt, und durch diese wird der kleine Apparat über die freigelegte Herzkammer gestülpt, so daß die klebrigen Ränder der eingebrannten Öffnung der Gummiwand sofort fest mit dem Herzen verkleben, und zwar am besten an der Grenze zwischen Kammer und Vorhöfen. Man erhält dann eine völlig genaue Kurve des Volums, also der Menge des jeweiligen Blutinhaltes der Herzkammer.

Wenn nun die Blutdrucksteigerung, die wir untersuchen, von einer vermehrten Herzarbeit herrührte, so müßte die Volumkurve des Herzens dabei abnehmen, da durch vermehrte Herzarbeit mehr Blut aus der Kammer herausgeworfen wird.

In Fig. 43 ist das Ergebnis eines solchen Versuchs abgebildet. Auf dieser Kurve dauerte die elektrische Reizung der Hirnrinde vom Zeichen + bis —, und es trat infolge davon eine Blutdrucksteigerung ein mit ausnahmsweise stark beschleunigten Pulsen. Aber auch in der oben befindlichen Kurve der Blutfülle der Herzkammer sehen wir eine Steigung eintreten, die der der Blutdruckkurve genau entspricht.

Das bedeutet, daß trotz der Pulsbeschleunigung die Veränderung der Herztätigkeit nicht die Ursache der Blutdrucksteigerung war, denn dann hätte das Herzvolumen sich vermindern müssen.

Die Ursache muß die Verengerung, der kleineren Blutgefäße in einem ausgedehnten Gefäßbezirk sein, die eine Blutverschiebung nach den anderen Körperteilen herbeiführt, den Druck in allen Gefäßen steigert und das Herz mit einer größeren Menge von Blut füllt, da es sich nicht so schnell durch stärkere Arbeit an die neuen Verhältnisse anpassen kann. Nach einiger Zeit erst tritt diese Verstärkung des Herzschlages ein, wie man an den vergrößerten Pulsen der Kurve 43 erkennen kann.

Um festzustellen, welches Gefäßgebiet es ist, deren Gefäße durch ihre Kontraktion die Blutdrucksteigerung herbeiführen, muß man, wie es in Abschnitt IIh theoretisch erörtert wurde, alle

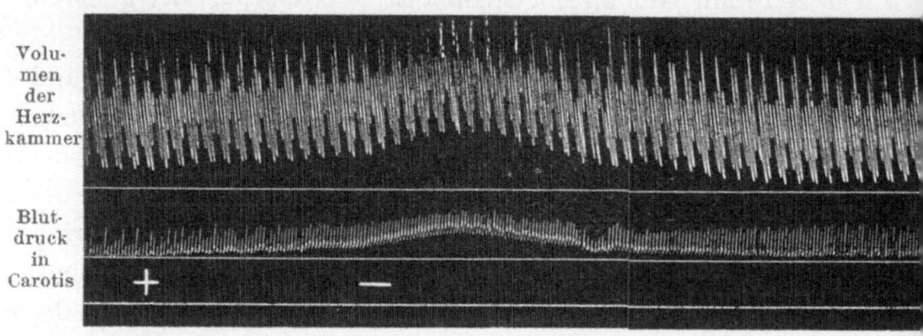

in Frage kommenden Körperteile auf ihr gleichzeitiges Volumverhalten untersuchen. Der obenerwähnte Versuch von François-Franck über das Verhalten des Nierenvolums deutet ja darauf hin, daß die Bauchorgane bei diesem Vorgange mindestens beteiligt sind, aber es war außerdem auch nötig, das Volumverhalten der Glieder, der äußeren Kopfteile und der Lunge dabei zu untersuchen.

Zunächst wurde sowohl bei Hunden als bei Katzen das Volumen der Beine beider Körperseiten gleichzeitig während dieser experimentell herbeigeführten Blutdrucksteigerung gemessen und festgestellt, daß bei beiden Tierarten das Volumen aller vier Beine in gleichmäßiger Weise dabei zunimmt, ebenso wurde dies am Schwanz festgestellt. In Fig. 44a und b sind zwei Beispiele des

Ergebnisses dieser Versuche zu sehen. In 44a ist die untere und in 44b die obere Kurve die des Volums eines Beines. Von + bis — dauerte die Rindenreizung, und bei beiden Tieren sehen wir infolge davon Volumzunahme der Beine unter Vergrößerung der Volumpulse eintreten.

An der Volumkurve von 44b ist auch die sekundäre Verstärkung des Herzschlages, der sich nachträglich dem gesteigerten Druck anpaßt, deutlich zu erkennen. Dies Ergebnis zeigt, daß die Gefäßgebiete dieser Teile nicht die Blutdrucksteigerung verursachen, sondern daß sie das von anderen Teilen weggedrängte Blut aufnehmen. Gleichzeitig zeigte sich auch, daß die nur ein-

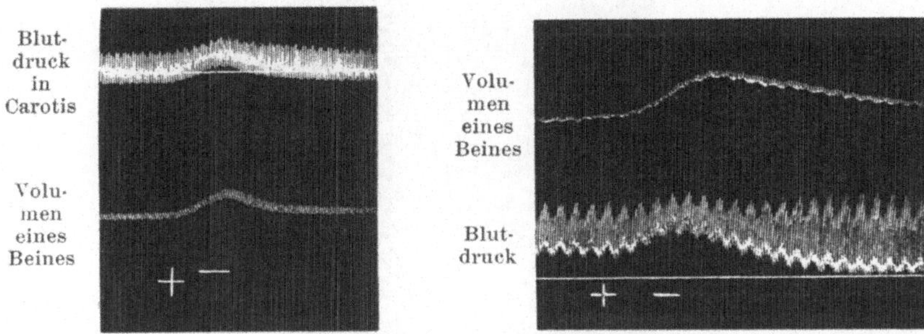

Fig. 44a. Katze.   Fig. 44b. Hund.

Von + bis — wird bei beiden Tieren die den Blutdruck beeinflussende Rindenzone elektrisch gereizt.

seitige Reizung der Hirnrinde an einer Rindenzone, die nur die gegenüberliegende Körpermuskulatur direkt beeinflußt, doch bezüglich der Blutverschiebung beide Körperhälften gleichmäßig beeinflußt, und daß die Temperaturmessungen, nach denen beide Körperseiten sich verschieden verhalten, und nach denen sogar eine Temperaturabnahme an den Beinen gefunden wurde, die doch, wie wir sahen, bei dieser Rindenreizung regelmäßig an Blutfülle zunehmen, unrichtig sein müssen.

Weiterhin wurde das Volumen einer Darmschlinge gemessen, um Aufschluß über das Verhalten der Bauchorgane zu erhalten, deren Gefäße größtenteils von den Nervi splanchnici innerviert werden. Entsprechend dem Versuche François Francks über das gleiche Verhalten des Nierenvolums fand sich regelmäßig eine starke

Volumabnahme des Darmes unter Verkleinerung der Volumpulse,
einem Anzeichen für die aktive Kontraktion der Gefäße. In Fig. 45a
und b ist der Erfolg der Reizung der Hirnrinde bei zwei Katzen
zu sehen, wobei das Volumen des Darmes bei 45b in der bekannten

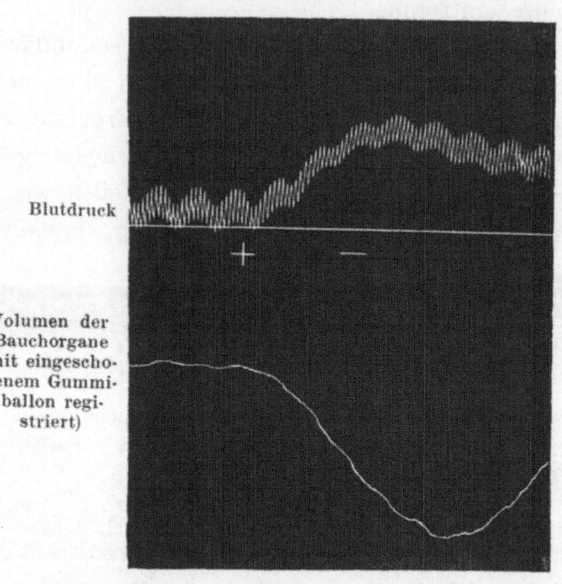

Fig. 45a.

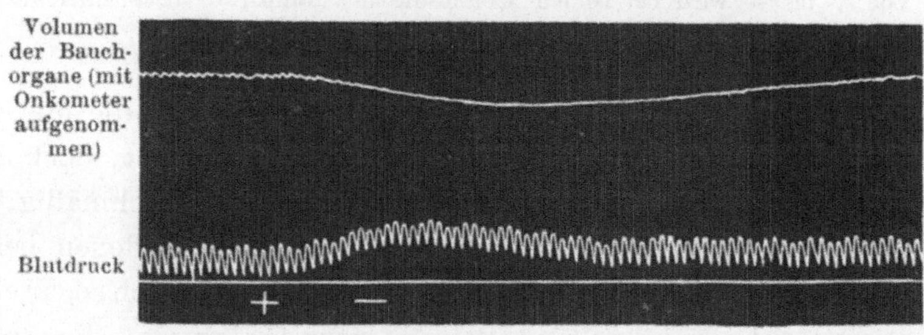

Fig. 45b.
Von + bis — Reizung des Stirnhirns bei einer Katze.

Weise nach Eröffnung der Bauchhöhle gemessen wurde, bei Versuch 45a aber mit dem in den Darm durch den Anus eingeschobenen aufblasbaren Gummisack (siehe Abschnitt IIIb). Auch das
Volumen eines Lungenlappens wurde während der Blutdrucksteigerung beobachtet, und es fand sich, wie aus der unteren Kurve

von Fig. 46 zu ersehen ist, eine sehr verspätet eintretende Volumzunahme der Lunge. Die bedeutende Verspätung des Eintretens dieser geringen Volumzunahme der Lunge deutet darauf hin, daß dieser Vorgang ein passiver ist und die Lunge nur infolge der starken Blutdrucksteigerung, die sich durch das Herz hindurch auch auf den kleinen Kreislauf hin geltend macht, an Volumen etwas zunimmt. Die Lungengefäße scheinen sich also aktiv an dem Vorgange nicht zu beteiligen.

Es blieb nur noch zur Untersuchung das Verhalten der inneren und äußeren Teile des Kopfes übrig. Da die Ursache der Blutdrucksteigerung in der Kontraktion der Gefäße der Bauchorgane gefunden war, konnte man erwarten, daß sich diese Teile ebenso wie die äußeren Teile des übrigen Körpers und die Lungen verhalten würden.

In der Tat fand sich, daß das Hirnvolumen während der Rindenreizung in derselben Weise wie der Blutdruck anstieg. Auch das

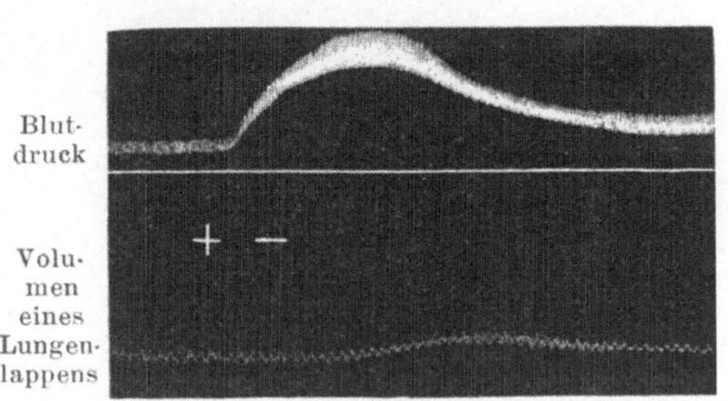

Fig. 46. Von + bis — Reizung des Stirnhirns einer Katze.

Verhalten des Druckes innerhalb des Augapfels während der Rindenreizung wurde nach der Methode Wesselys[1]) untersucht und gleichfalls ein Steigen des Druckes genau entsprechend dem Steigen des Blutdruckes festgestellt. Ganz anders war aber unerwarteterweise das gleichzeitige Verhalten des Volums der äußeren Teile des Kopfes, die am Ohrvolumen gemessen wurden.

Es zeigte sich, daß das Ohrvolumen, im Gegensatz zu der gleichzeitigen regelmäßigen Volumzunahme aller anderen äußeren Teile des Körpers bei Reizung der Hirnrinde abnahm. An der unteren Kurve der Fig. 47 ist zu erkennen, daß nach Beginn der Rindenreizung eine Volumabnahme des Ohres eintrat, die nach Aufhören

---

[1]) Wessely, Ein neues Verfahren zur graphischen Registrierung des Augendruckes. Bericht der ophthalmol. Versammlung zu Heidelberg 1906. Die hier in Betracht kommende Kurve siehe E. Weber, Archiv f. Physiol. 1908, S. 204.

der Reizung wieder zurückging. Dieses unerwartete Verhalten trat in gleicher Weise bei Reizung der Gegend der motorischen Rindenzone für Beine beim Hund, als der des Stirnhirns bei der Katze ein.

Wie es nun Menschen gibt, deren Gefäßnerven weniger oder stärker empfindlich sind als die anderer (manche Menschen erröten z. B. viel leichter als andere), und man sich deshalb auch zu den oben beschriebenen Versuchen am Menschen passende Personen auswählen muß, wenn man sehr in die Augen fallende Blutverschiebungen erzielen will, so gibt es auch immer einzelne Tiere, bei denen die beschriebenen vasomotorischen Veränderungen an den

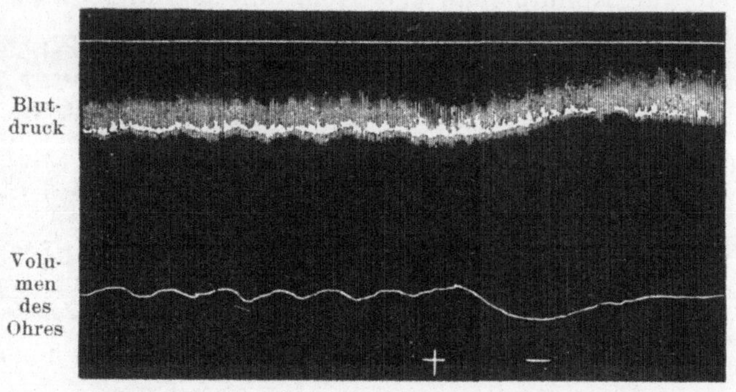

Fig. 47.   Von + bis — elektrische Reizung des Stirnhirns einer Katze.

äußeren Teilen des Kopfes weniger deutlich auftreten als bei anderen.

So konnte ich bei einigen Versuchen beobachten, daß an Stelle der Volumabnahme des Ohres keine Änderung des Volums, oder eine geringe Volumzunahme eintrat, indem offenbar das Bestreben der Ohrgefäße, sich zu kontrahieren, durch die starke gleichzeitige allgemeine Blutdrucksteigerung infolge der Verengerung der Gefäße der Bauchorgane überwunden wurde, da diese ja eine viel größere Ausdehnung besitzen als die der äußeren Kopfteile, und ihre Kontraktion deshalb auch im allgemeinen eine stärkere Wirkung hat. Aber auch in diesen Fällen konnte jedesmal die ursprüngliche Reaktion der Ohrgefäße auf die Hirnrindenreizung dadurch deutlich gemacht werden, daß die Steigerung des allgemeinen Blutdruckes künstlich vermindert wurde, was am bequemsten durch Durchschneidung der Nervi splanchnici auf einer oder beiden Seiten geschehen konnte, die den größten Teil der Blutgefäße der Bauchorgane innervieren. Der Erfolg ist in Fig. 48a und 48b zu sehen, von denen Fig. 48a von einem Hunde, Fig. 48b von einer Katze stammt. Bei beiden Tieren wurden vor dem Experiment die Nervi splanchnici durchschnitten und ihnen eine genügende

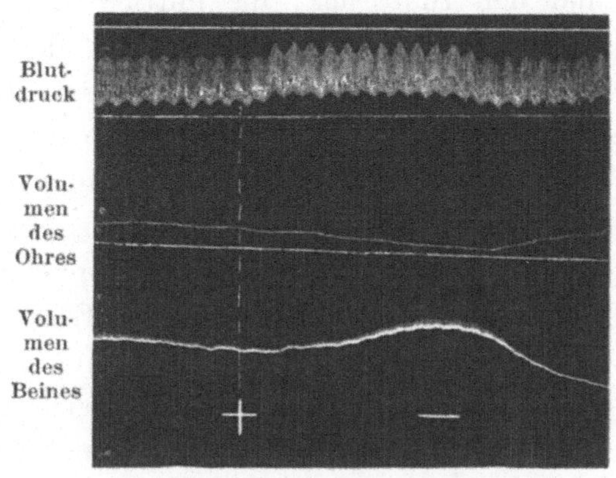

Fig. 48a. Hund.

Kochsalzinfusion in die Vene gegeben. Infolge dieser Durchschneidung ist die Blutdrucksteigerung bei der Reizung der den

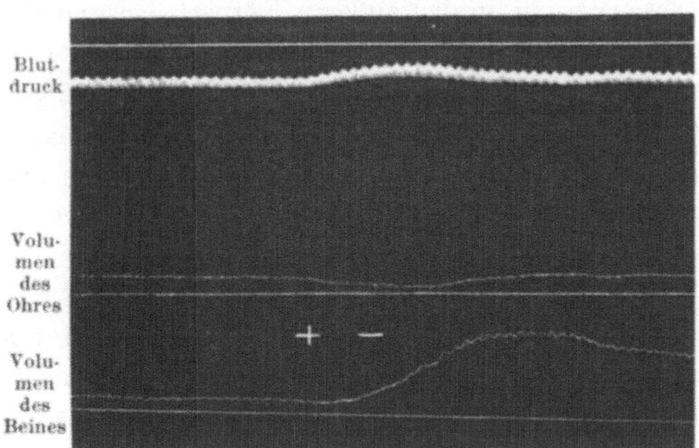

Fig. 48b. Katze.

In Fig. 48a und Fig. 48b wird von + bis — die den Blutdruck beeinflussende Rindenzone elektrisch gereizt. Bei beiden Tieren waren vorher auf beiden Seiten die Nervi splanchnici durchschnitten.

Blutdruck beeinflussenden Rindenzonen nur noch sehr gering, um so deutlicher sind aber die anderen vasomotorischen Erscheinungen.

11*

In Fig. 48a wie in Fig. 48b ist jedesmal der Erfolg der Rindenreizung durch alle drei interessierende Kurven gleichzeitig registriert. Auf beiden Abbildungen stellt die oberste Kurve jedesmal den Blutdruck, die mittlere das Volumen des Ohres, die unterste das Volumen der Pfote des betreffenden Tieres dar. Jedesmal ist deutlich der Gegensatz der gleichzeitigen Volumänderungen von Ohr und Bein zu erkennen.

Die vasomotorischen Erscheinungen bei elektrischer Reizung der den Blutdruck beeinflussenden Rindenzone beim Tiere sind also an den äußeren Teilen des Kopfes gerade die entgegengesetzten, wie an den anderen äußeren Körperteilen. Auf die mögliche Bedeutung dieses Gegensatzes und sein Vorkommen auch bei anderen Vorgängen komme ich sogleich zurück und will vorläufig davon absehen. Die anderen vasomotorischen Veränderungen, die wir fanden, waren Abnahme der Blutfülle in den Bauchorganen und Zunahme in den äußeren Teilen des Körpers (abgesehen von Kopf) und im Gehirn, während die Lunge passiv unter der allgemeinen Blutdrucksteigerung etwas an Blutfülle zunahm. Ob die Gefäßerweiterung an den äußeren Körperteilen und im Gehirn eine aktive oder passive ist, wird gleichfalls später erörtert weiden. Jedenfalls wird aus dieser Zusammenstellung klar, daß im großen und ganzen durch diese vasomotorischen Änderungen die Verschiebung einer größeren Blutmenge von denjenigen inneren Teilen, die die größte Blutmenge enthalten, nach den äußeren, muskulären Körperteilen bewirkt wird.

Da nun ferner die auf den Blutdruck wirksamen Rindenzonen zwar an verschiedenen Stellen, aber bei allen Tierarten immer nur auf solchen Gebieten gefunden wurden, die in Beziehung zu der Muskelbewegung stehen — es sei daran erinnert, daß das Stirnhirn die motorische Zone für Rumpfbewegung darstellt (besondere Experimente darüber folgen später) — so liegt zunächst der Gedanke daran nahe, daß das Eintreten dieser Blutverschiebung im Körper in irgendeiner Beziehung steht zu der Ausführung der mit denselben Hirnrindenteilen verknüpften und von ihnen abhängigen Bewegungen. Ein solcher Zusammenhang würde dann aber nur so zu verstehen sein, daß die Ausführung dieser Bewegungen durch die gleichzeitig auftretenden vasomotorischen Veränderungen irgendwie erleichtert wird; wenigstens führen unsere Erfahrungen an anderen physiologischen Vorgängen und unsere Kenntnis über die Art ihres Ineinandergreifens notwendig zu diesem Schlusse.

Da nun die Gesamtwirkung der bei der Hirnrindenreizung eintretenden Blutverschiebung, wie schon erwähnt, die ist, daß eine beträchtliche Blutmenge durch die Kontraktion der Gefäße der Bauchorgane und die vielleicht aktive Erweiterung der Gefäße der äußeren Körperteile von den inneren zu den äußeren Körperteilen verschoben wird, so dürfte eine Vorstellung über den Nutzen, den dieser Vorgang für die Bewegung der Muskeln, die an den äußeren Teilen des Körpers liegen, bringt, sich leicht einstellen. Die Muskeln, die zur Fortbewegung oder zur Verrichtung von Arbeit dienen, und die durch Reizung bestimmter Stellen der Hirnrinde beim nichtcuraresierten Tier in Bewegung versetzt werden, werden auch beim curaresierten Tiere, ohne daß irgendwelche Bewegungen ausgeführt werden können, durch Reizung derselben Hirnrindenstelle blutreicher, und zwar auf Kosten des Blutgehaltes der Bauchorgane, in denen das Vorhandensein einer größeren Menge von Blut während dieser Zeit nicht so viel Nutzen bringen würde, wie es durch sein Vorhandensein in den Muskeln bringt.

Denn durch das Vorhandensein einer größeren Menge von Blut, das andauernd erneuert wird, in diesen Muskeln während ausgiebiger und länger dauernder Bewegungen wird der Ersatz der bei der Bewegung verbrauchten Stoffe sehr erleichtert, das Eintreten der Ermüdung wird auf diese Weise hinausgeschoben, die ganze Funktion der Muskelbewegung gesteigert.

Daß bei Erweiterung der Gefäße eines Körperteils die Ernährung dieses Körperteils so stark verbessert wird, daß im Ruhezustand nicht alle Nährstoffe des Blutes dort verbraucht werden können, zeigt das einfache Tierexperiment, bei dem man die gefäßerweiternden Nerven eines Körperteiles elektrisch reizt und das aus der zugehörigen Vene abfließende Blut beobachtet: das Blut fließt während der Gefäßerweiterung hellrot aus der Vene, weil die vermehrte Sauerstoffmenge, die durch die größere Blutmenge durch den Körperteil geführt wurde, dort nicht aufgezehrt werden konnte. Anders würde dies bei kräftiger und langdauernder Bewegung des betreffenden Körperteiles sein, die durch den Überschuß an Ernährungsstoffen sehr erleichtert werden müßte.

Es entsteht nun aber die Frage, was wohl bei der Blutverschiebung von den inneren zu den äußeren Körperteilen, die bei der Hirnrindenreizung eintritt, und deren Nutzen auf die eben erörterte Weise ja verständlich ist, die Kontraktion der Gefäße der äußeren Teile des Kopfes bedeutet.

Da der vasomotorische Gegensatz zwischen den äußeren Kopfteilen und allen anderen äußeren Körperteilen bisher noch nicht beobachtet war, höchstens an der Tatsache, daß bei dem Erröten des Menschen infolge psychischer Vorgänge gewöhnlich nur die äußeren Kopfteile beteiligt sind, so war dieser Erfolg der elektrischen Rindenreizung sehr auffällig. Besonders schwierig ist es, sich eine Vorstellung davon zu machen, welchen Nutzen wohl diese Einrichtung im Leben haben könnte. Man könnte dabei an zwei verschiedene Möglichkeiten denken.

Einmal ist es leicht einzusehen, daß bei der Verschiebung des Blutes von den Bauchorganen zu den äußeren Körperteilen behufs Erleichterung der Muskelarbeit es zwecklos wäre, wenn dieses Mehr von Blut auch den Kopfmuskeln zugute käme, denn diese spielen gewöhnlich weder bei den besondere Anstrengung erfordernden Arbeiten, noch bei der Fortbewegung des Körpers eine Rolle. Durch die gleichzeitige Kontraktion ihrer Gefäße würden sie nun, gerade wie die Gefäße der Bauchorgane, dahin wirken, den Blutzufluß zu den sich bewegenden Muskeln des Rumpfes und der Extremitäten noch zu der vergrößern und dadurch der Kraft und Ausdauer dieser Bewegung indirekt nützen.

Viel unwahrscheinlicher ist eine andere Möglichkeit, an die man denken könnte, daß nämlich die Volumverminderung der äußeren Kopfteile bei diesem Vorgange mit der gleichzeitigen Volumvermehrung der inneren, des Gehirnes, zusammenhängt. Allerdings müßte bei gleichen anderen Verhältnissen mehr Blut durch die Carotis interna zum Gehirn fließen, wenn im Gefäßgebiet der Carotis externa durch Kontraktion der äußeren Kopfgefäße der Widerstand vermehrt wird. Das Gefäßgebiet der äußeren Kopfteile würde dann eine Art von Regulation für die Blutversorgung des Gehirns darstellen, indem durch ihre Kontraktion, z. B. wenn die motorischen Rindenzonen in Funktion treten, den tätigen Hirnteilen ein vermehrter Blutzufluß verschafft wird.

Aber hier stellt sich ein starkes Bedenken ein, nämlich, daß bei diesem ganzen Vorgang der Blutdruck in der Carotis durch die Kontraktion der Gefäße der Bauchorgane schon sowieso erhöht und das Gehirn deshalb mit mehr Blut versorgt wird. Ferner werden wir später sehen (Abschnitt VIIe), daß bei elektrischer Reizung beliebiger Stellen der Hirnrinde auch schon ohne jede Änderung des allgemeinen Blutdruckes die Blutfülle des Gehirns durch aktive Erweiterung der Rindengefäße beträchtlich zunimmt. Da das auch bei Reizung der motorischen Zone geschieht, so wird das Gehirn allein durch Erregung dieser Zone schon mit mehr Blut versehen, würde also kaum noch die Beihilfe der Kontraktion der Gefäße der äußeren Teile des Kopfes nötig haben.

Das Wichtige und Prinzipielle bei dem hier gefundenen eigenartigen Verhalten der Gefäße der äußeren Kopfteile ist wohl nicht der Gegensatz zwischen ihrer vasomotorischen Veränderung und der der inneren Kopfteile, des Gehirns, sondern der Gegensatz zwischen den äußeren Kopfteilen und den äußeren Teilen aller anderen Körperteile.

Dieser letztere Gegensatz wird noch schärfer und deutlicher, da er von mir, außer bei den Volumänderungen bei Reizung der motorischen Rindenzone beim Tier, oder, wie hier schon vorweg erwähnt sei, bei den entsprechenden psychischen Vorgängen beim Menschen, auch noch bei einer anderen Versuchsreihe beobachtet werden konnte, die hier kurz erwähnt sei, da sie in diesem Zusammenhange von Interesse ist.

Bei elektrischer Reizung der peripheren sensiblen Nerven entsteht bekanntlich am Tiere mit intaktem Rückenmark eine allgemeine Blutdrucksteigerung mit Verengerung der Gefäße der Bauchorgane und Erweiterung der Gefäße der äußeren Körperteile.

Bayliss[1]) hat aber nachgewiesen, daß bei dieser sensiblen Reizung alle Blutgefäße, auch die der äußeren Körperteile, die Tendenz zur Verengerung haben, und nur durch den größeren Druck infolge der gleichzeitigen Kontraktion der stärker entwickelten Gefäße der Bauchorgane passiv ausgedehnt werden. Wenn er die Wirkung der Kontraktion der Bauchgefäße künstlich verringerte, so trat an Stelle der Volumzunahme der Beine eine Volumabnahme ein.

Ich untersuchte nun das vasomotorische Verhalten der äußeren Teile des Kopfes bei diesem Vorgange.

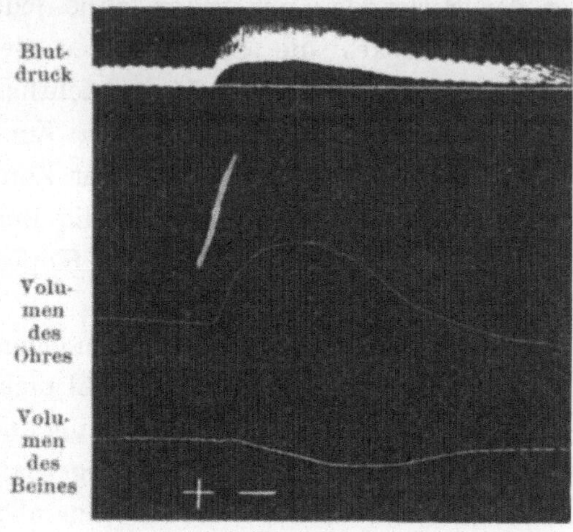

Fig. 49.

Von + bis — elektrische Reizung eines peripheren sensiblen Nerven (N. ischiadicus) eines Hundes.

Gereizt wurden der Nervus ischiadicus oder Nervus ulnaris. Die Kontraktion der Gefäße des größten Teiles der Bauchorgane wurde durch beiderseitige Durchschneidung der Nervi splanchnici verhindert.

Wie aus den Kurven in Fig. 49 zu ersehen ist, entspricht der infolge der sensiblen Reizung auftretenden Blutdrucksteigerung genau die Verminderung des Volums des Beines, wie ja Bayliss schon feststellte. Das Volumen des Ohres verändert sich aber auch bei dieser Einwirkung in umgekehrter Richtung, es nimmt sehr beträchtlich zu.

Dies Verhalten wurde durch zahlreiche andere Versuche an Hunden und Katzen bestätigt.

Es geht aus allen diesen Experimenten deutlich hervor, daß der Gegensatz im vasomotorischen Verhalten der äußeren Kopfteile und der der anderen äußeren Körperteile nicht nur bei einer

[1]) Bayliss, Journ. of Physiol. 1894.

einzelnen, bestimmten Einwirkung sich zeigt, nämlich bei Reizung der den Blutdruck beeinflussenden Rindenzone beim Tier und dem dieser Einwirkung entsprechenden (später beschriebenen) psychischen Vorgang beim Menschen, sondern auch bei völlig davon verschiedenen Einwirkungen, wie bei Reizung peripherer, sensibler Nerven. Bei beiden Arten von Einwirkungen tritt eine allgemeine Blutdrucksteigerung und eine Verengerung der Blutgefäße der Bauchorgane ein, das ist aber auch die einzige Ähnlichkeit in dem Erfolg beider Einwirkungsarten.

Bei der Reizung der betreffenden Rindenzone beim Tiere und der später ausführlicher erörterten entsprechenden psychischen Vorgänge beim Menschen erweitern sich gleichzeitig mit den genannten Veränderungen die Blutgefäße der äußeren Teile des Körpers, und nur die der äußeren Teile des Kopfes verengen sich. Bei der Reizung peripherer sensibler Nerven dagegen haben die Blutgefäße aller äußeren Körperteile die Tendenz zur Verengerung, und nur die Blutgefäße der äußeren Teile des Kopfes erweitern sich, auch noch nach Durchschneidung der Nervi splanchnici. Der vasomotorische Gegensatz zwischen diesen beiden Gefäßgebieten scheint nach diesen Ergebnissen nicht allzuselten aufzutreten und läßt das Sonderverhalten der Gefäße der äußeren Kopfteile unter denen aller äußeren Körperteile während der Hirnrindenreizung weniger auffällig erscheinen, zudem man sich ja, wie wir oben sahen, auch sehr wohl eine Vorstellung von dem Nutzen dieses Verhaltens der Gefäße der äußeren Kopfteile bei diesem Vorgange machen kann.

Daß bei dieser ganzen Blutverschiebung, die infolge der Hirnrindenreizung eintritt, die Kontraktion der Gefäße der Bauchorgane bei weitem die wichtigste Rolle spielt, ist von vornherein deshalb wahrscheinlich, weil diese Gefäße einen unverhältnismäßig großen Teil der Blutmenge des ganzen Körpers enthalten und durch ihre Kontraktion nach anderen Körperteilen hintreiben können. Es handelt sich nun darum, sich darüber klar zu werden, ob neben den Gefäßen der äußeren Kopfteile, deren Kontraktion auf die Höhe des allgemeinen Blutdruckes von kaum meßbarem Einfluß ist, wie ich durch eine besondere Versuchsreihe[1]) fest-

---

1) Siehe Abschnitt VI b.

stellte, und denen der schon untersuchten Bauchorgane, auch noch andere Gefäße in der Bauchhöhle sich während der Hirnrindenreizung kontrahieren, und ob die Erweiterung der Gefäße der Teile, deren Volumen dabei zunimmt, eine aktive, also die Blutverschiebung unterstützende ist, oder ob sie nur passiv unter dem Druck der allgemeinen Blutdrucksteigerung vor sich geht.

Ich versuchte zunächst, durch künstliche Verhinderung der Kontraktion der Gefäße der Bauchorgane die Blutdrucksteigerung, die bei der Rindenreizung entsteht, zum Verschwinden zu bringen.

Die Durchschneidung des Nervi splanchnici konnte dabei nicht genügen, da durch diese Gefäßnerven nur der größte Teil, aber nicht alle Bauchorgane innerviert werden. Es wurden deshalb nach vorheriger doppelter Unterbindung und Durchschneidung der zuführenden Blutgefäße alle Bauchorgane operativ aus der Bauchhöhle des Tieres entfernt. Bei der Leber wurden die Gefäße abgebunden. Trotzdem wurde auch durch diese Operation die Blutdrucksteigerung bei der Rindenreizung nicht völlig aufgehoben, wenn auch sehr stark abgeschwächt. Es trat auch dann noch eine geringe Blutdrucksteigerung ein, wie sie an der oberen Kurve von Fig. 50 b S. 171 zu erkennen ist und von der es experimentell ausgeschlossen wurde, daß sie etwa von der Kontraktion des kleinen Gefäßgebietes der äußeren Kopfteile herrühren konnte. Es muß also außer der Kontraktion der Gefäße der Bauchorgane gleichzeitig infolge der Hirnrindenreizung eine Kontraktion anderer Gefäße stattfinden, wahrscheinlich der der inneren Teile der Wände der Bauchhöhle. Daß die Volumzunahme der Lunge während der Rindenreizung völlig passiv ist, wurde schon erörtert, ebenso, daß bei jeder Rindenreizung eine aktive Erweiterung der Hirngefäße aller Rindenteile eintritt, die aber auch bei der verhältnismäßig geringen Ausdehnung dieses Gefäßgebietes von durchaus keinem bedeutenden Einfluß auf die hier untersuchte Blutverschiebung im ganzen sein kann[1]). Die dafür wichtigste vasomotorische Veränderung ist nächst der an den Gefäßen der Bauchorgane ohne Zweifel die an den Gefäßen der äußeren Körperteile (exklusive Kopf).

---

[1]) Siehe Abschnitt VI b.

In Analogie mit den Erscheinungen bei peripherer sensibler Reizung, bei der die Gefäße der äußeren Teile trotz ihrer Tendenz zur Kontraktion passiv durch den gesteigerten Druck erweitert werden, könnte man daran denken, daß eine passive Erweiterung dieser Gefäße auch hier vorläge, besonders da die äußeren Gefäße in diesem Falle nicht einmal die Tendenz zur Kontraktion erhalten, wie dort.

Jedenfalls wird an der Volumzunahme der äußeren Körperteile den wichtigsten Anteil der gesteigerte Blutdruck haben, vielleicht wirkt er gelegentlich sogar allein; aber doch scheint fast immer neben der passiven Erweiterung der Gefäße der äußeren Teile auch noch eine aktive eine Rolle zu spielen, so daß also

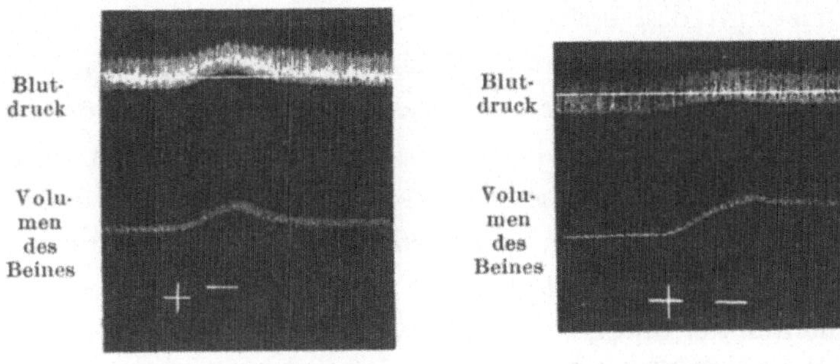

Fig. 50a.   Fig. 50b.

Von + bis — wurde bei demselben Tier die den Blutdruck beeinflussende Rindenzone gereizt. Bei der Reizung von 50a waren die Bauchorgane des Tieres intakt, bei der von 50b waren sämtliche Bauchorgane operativ entfernt.

die Blutgefäße der äußeren Teile durch ihre vasomotorische Veränderung das Eintreten der Blutverschiebung erleichtern. Zunächst sprach die oft sehr starke Pulsvergrößerung der Volumpulse der Beine während der Volumzunahme infolge von Hirnrindenreizung für eine aktive Erweiterung ihrer Gefäße (siehe Fig. 44a, 44b, 50b).

Ferner stellte ich fest, daß bei künstlicher Erniedrigung des Blutdruckes durch Durchtrennung der Gefäßnerven der Bauchorgane oder Ausschneidung der Bauchorgane, die bei der Rindenreizung dann entstehende Volumzunahme des Beines entweder gar nicht, oder nicht in entsprechendem Maße abnahm, wie die Blutdrucksteigerung. Wenn die Volumzunahme aber nur passiv von der Blutdrucksteigerung bewirkt würde, so müßte sie auch mit dieser abnehmen. In Fig. 50a und b ist das Verhalten des Blutdruckes und des Beinvolums bei zweimaliger Hirnrindenreizung bei demselben Tier zu sehen. Bei der Reizung von 50a waren die Bauchorgane des Tieres intakt, bei der Reizung von 50b waren die Bauchorgane sämtlich operativ entfernt (die Leber nur abgebunden), so daß die Blutdrucksteigerung bei dieser Reizung sehr stark vermindert war.

Trotzdem ist die Volumzunahme in Fig. 50b durchaus nicht vermindert, so daß man den Eindruck gewinnt, daß neben der Wirkung der Blutdrucksteigerung auch noch eine aktive Gefäßerweiterung diese Volumzunahme verursacht hat.

Endlich spricht für die Richtigkeit dieser Anschauungen auch der Umstand, daß später bei den entsprechenden Verhältnissen beim Menschen eine aktive Gefäßerweiterung an den äußeren Körperteilen viel sicherer wird nachgewiesen werden können und dann die Möglichkeit einer noch viel weitergehenden Differenzierung der Gefäßimpulse sich zeigen wird, die bei demselben psychischen Vorgang den verschiedenen Körperteilen zugehen. — Es wurde schon erwähnt, daß alle diese ziemlich verwickelten Einzelheiten der untersuchten Blutverschiebung in derselben Weise bei zahlreichen Versuchen an Katzen, wie an Hunden von mir festgestellt wurden.

Nun war aber die Gegend der Hirnrinde, bei deren Reizung diese Blutverschiebung bei der Katze eintrat, wie oben erwähnt, eine ganz andere als die beim Hund, und das schien zunächst darauf hinzudeuten, daß es sich bei beiden Tierarten nicht um denselben Vorgang handelt.

Nachdem nun aber die eingehende Untersuchung der Erscheinung an beiden Tierarten gezeigt hat, daß nicht nur eine in allen ihren Einzelheiten völlig gleichartige Blutdrucksteigerung sowohl bei Reizung der motorischen Zone für Beine beim Hund, als des Stirnhirns bei der Katze eintritt, sondern daß auch in beiden Fällen dieselben Volumveränderungen der einzelnen Körperteile eintreten, besonders auch das eigenartige Sonderverhalten der äußeren Kopfteile gegenüber dem aller anderen äußeren Körperteile, sind wir berechtigt, anzunehmen, daß es sich bei beiden Tierarten doch hierbei um gleiche Vorgänge handelt, und daß der einzige Unterschied dabei die verschiedene Lage der wirksamen Rindenzonen auf der Hirnrinde ist. Um so mehr mußte es nun von Wichtigkeit werden, festzustellen, was wohl diese verschiedene Lage der wirksamen Zone auf der Hirnrinde der beiden Tierarten zu bedeuten hat und ferner, woher es kommt, daß, wie früher schon erwähnt, die entsprechende Rindenreizung beim Kaninchen nur unregelmäßig auftrat und fast immer einen viel geringeren Erfolg hatte als bei den anderen beiden Tierarten.

Wir müssen dabei wieder auf die früheren Ausführungen zurückgehen (siehe Abschnitt IV b, S. 165 ff.), nach denen der Nutzen der ganzen Blutverschiebung, die infolge der Rindenreizung eintritt, vermutlich darin besteht, daß die muskulären äußeren Körperteile in derjenigen Zeit eine bessere Blutversorgung erhalten, während der sie infolge von Erregungsvorgängen in den Hirnrindenteilen, die zu ihnen in engster Beziehung stehen und sie beherrschen, in Tätigkeit versetzt werden. Infolge der Zuführung einer größeren Blutmenge können dann die verbrauchten Stoffe in den Muskeln schneller ersetzt und fortgeschafft werden, und die von der Hirnrinde aus intendierte Muskelarbeit kann stärker und längere Zeit fortgeführt werden, als es sonst der Fall wäre.

Am wichtigsten wird eine solche Steigerung der Bewegungsfähigkeit für die einzelnen Tierarten natürlich für solche Bewegungsformen sein, die von der betreffenden Tierart am meisten ausgeübt werden, und deren kräftige und ausdauernde Ausführung für die Lebenserhaltung der Tierart maßgebend ist.

Unter dieser Voraussetzung aber lag es nahe, die Erklärung des verschiedenartigen Befundes der Lage der den Blutdruck beeinflussenden Rindenzonen bei Hund und Katze und der verschiedenen Stärke und Sicherheit der Wirkung der Reizung bei diesen beiden Tierarten und bei Kaninchen vielleicht in der verschiedenen Lebensweise dieser Tierarten und in ihrer Bevorzugung bestimmter Bewegungsformen zu suchen. Dies führte dazu, daß ich zu den weiteren Untersuchungen noch andere, und zwar besonders solche Tierarten heranzog, welche die Eigenschaften, von denen eine Beeinflussung der hier untersuchten Verhältnisse vermutet wurde, entweder in möglichst übertriebener Weise, oder möglichst wenig besaßen. Wenn dann im ersteren Falle die schon vorher bekannten Verhältnisse in verstärktem Maße, oder mindestens in derselben Weise vorgefunden wurden, im letzteren Falle aber gar nicht oder in bedeutend schwächerem Maße, so mußte dies die Wahrscheinlichkeit des Einflusses der betreffenden Eigenschaft stark vermehren.

Zunächst unterscheidet sich das Hauskaninchen einerseits von Hund und Katze andererseits außerordentlich durch seine Lebensweise. Das Hauskaninchen lebt meist eingeengt in seinem Stalle oder kleinem Gehege, während Hund und Katze meist völlige Freiheit in der Bewegung haben. Während man Katzen oft auf Dächer klettern und Vögel anspringen sieht, und Hunde an Schnelligkeit und Ausdauer Pferde übertreffen können, läuft das Hauskaninchen auch getrieben nur ganz kurze Strecken, um dann wieder zu ruhen. Da nie sehr ausgiebige und lange dauernde Bewegungen vom Hauskaninchen ausgeführt werden, ist offenbar eine Erleichterung dieser Bewegungen durch die Zuführung einer größeren Blutmenge zu den Muskeln nicht so wertvoll als bei Hund und Katze, und deshalb scheint diese Funktion der Hirnrinde beim Hauskaninchen nicht so ausgebildet als bei Hund und Katze, oder rückgebildet zu sein. Diese Annahme ist leicht zu prüfen, denn es gibt Vertreter derselben Tierart, die in wildem Zustande leben, bei denen also die Lebensweise eine vollständig andere ist, denn das wilde Kaninchen wird von unzähligen Feinden verfolgt und kann sich nur durch seine Schnelligkeit retten, da es mit Verteidigungswaffen ungenügend ausgestattet ist. Ich stellte deshalb Versuche an drei wilden Kaninchen an, die erst unmittelbar vorher gefangen worden waren, und es fand sich in der Tat bei diesen drei wilden Kaninchen eine ca. dreimal höhere Blutdrucksteigerung als bei Hauskaninchen und das bei Anwendung viel geringerer Reizstärke.

In Fig. 51a ist die Blutdrucksteigerung bei einem Hauskaninchen zu sehen bei Anwendung der Reizstärke eines Rollenabstandes von 60 mm, in Fig. 51b die Blutdrucksteigerungen bei einer wiederholten Reizung mit der Stärke von nur 150 mm Rollenabstand.

Trotz der viel schwächeren Reizung war die Blutdrucksteigerung bei allen drei Wildkaninchen viel stärker als bei irgendeinem Hauskaninchen. Die Steigerungen traten hier auch völlig sicher und regelmäßig ein. Selbstverständlich steht auch die Höhe der Volumänderungen im direkten Verhältnis zu der Höhe der Blutdrucksteigerungen.

Wenn dies Ergebnis nun auch für meine Annahme über den Einfluß der Lebensweise auf die Beziehungen zwischen Hirnrinde und Blutdruck

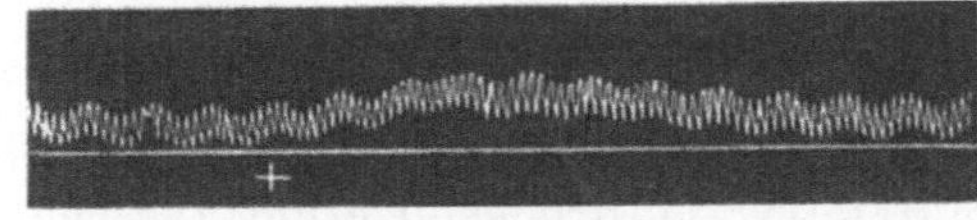

Fig. 51a. Blutdrucksteigerung bei einem Hauskaninchen infolge von Reizung der Hirnrinde mit einer Stromstärke von 60 mm Rollenabstand.

ins Gewicht fällt, so war es doch wünschenswert, noch mehr Belege dafür durch Untersuchung anderer Tierarten zu erhalten.

Besonders geeignet schienen dafür Parallelversuche am Hausschwein, das ja besonders träge ist, und der Wildsau zu sein, die eine ganz entgegengesetzte Lebensweise führt. Indessen konnten diese Tiere nicht beschafft werden.

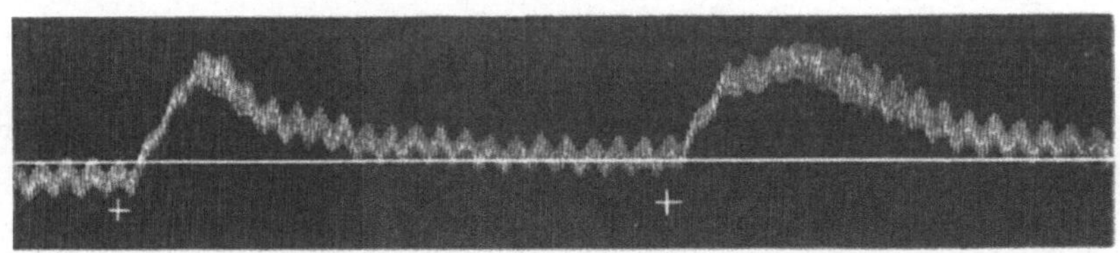

Fig. 51b. Doppelte Blutdrucksteigerung infolge von zweimaliger Reizung der Hirnrinde bei Wildkaninchen mit einer Stromstärke von 150 mm Rollenabstand.

Dagegen dehnte ich meine Versuche in dieser Richtung auf Vögel aus, die ja auch in ihrer Lebensweise die größten Gegensätze zeigen, wie Hausente und Raubvogel, und bei denen es auch Exemplare derselben Familie im wilden und im domestizierten Zustande gibt, wie z. B. Hausenten und Wildenten.

Allerdings war von vornherein anzunehmen, daß der Unterschied zwischen Haus- und Wildenten nicht so groß sein würde, wie zwischen Haus- und Wildkaninchen, denn die häufigste Fortbewegungsart der Enten, das Schwimmen, wird auch von den Hausenten meist hinreichend ausgeübt, und diejenigen Bewegungsform der Vögel, zu der eine größere Muskelanstrengung nötig ist, das Fliegen, wird zwar von den Wildenten bedeutend mehr ausgeübt als wie von den Hausenten, und deshalb ist bei ihr auch eine höhere Blutdrucksteigerung zu erwarten, aber diese Bewegungsform ist auch bei der Wildente nicht die einzige und häufigste Bewegungsform, sondern die ist auch bei ihr das Schwimmen, wozu eine verhältnismäßig geringe Muskelanstrengung schon meist genügt. Von vornherein aber war der größte Unterschied in der Stärke der Blutdrucksteigerung zwischen Hausente und Raubvogel zu erwarten, da dieser die größte Schnelligkeit im Fliegen erreicht und fast nie von einer anderen Bewegungsform Gebrauch macht. Die Ergebnisse meiner Versuche bestätigten diese Erwartungen vollkommen.

Die Vögel wurden zu diesen Versuchen, genau wie die Säugetiere, mit Curare vergiftet, mit künstlicher Atmung versehen und ihr Blutdruck in der Arteria Carotis gemessen. Indessen war bei Vögeln ein Umstand zu berücksichtigen, der geeignet war, die Resultate fehlerhaft zu beeinflussen.

Es stellte sich im Laufe dieser Untersuchungen heraus, daß die Reizung gewisser Stellen der Hirnrinde der Vögel, besonders nachdem sie curarisiert waren, eine plötzliche Bewegung der Konturfedern zur Folge hatte, die in einem kräftigen Anlegen der Federn bestand. Diese Federbewegung kommt dadurch zustande, daß eine Kontraktion der kleinen glatten Hautmuskeln erfolgt, die an jeder einzelnen Konturfeder zu mehreren sich ansetzen und deren Zahl am einzelnen Vogel ca. 12 000 betragen soll. Da Curare nur auf willkürliche Muskeln wirkt, so hat die Curarisierung auf diese Muskeln keinen Einfluß. Bei Kontraktion dieser kleinen Muskeln müssen aber auch die unzähligen kleinen Blutgefäße der Haut zusammengepreßt werden, und infolgedessen entsteht natürlich eine große Steigerung des Blutdruckes in den großen Gefäßen, welche die andere Blutdrucksteigerung, die sonst durch die Kontraktion der Gefäße der Bauchorgane allein entsteht, überdeckt und fehlerhaft größer erscheinen läßt.

Daß neben der Kontraktion der Hautmuskeln in solchen Fällen auch noch die Kontraktion der Gefäße der Bauchorgane mitwirkt, beweist die Fig. 52, die unten die Kurve des außerordentlich hoch steigenden Blutdruckes während der Rindenreizung zeigt und darüber die Kurve, die der Volumkurve der Bauchorgane genau entspricht, die durch Einführung des früher erwähnten aufblasbaren Gummisackes in die Bauchhöhle des Tieres gewonnen wurde und Volumabnahme der Bauchorgane anzeigt.

Die Blutdrucksteigerungen, die bei Rindenreizung ohne Federbewegung eintreten, erreichen längst nicht eine solche Höhe. Da die Körpergröße der benutzten Hausenten, Wildenten und des Raubvogels (Bussard) ziemlich die gleichen waren, und die Versuche mit denselben Apparaten und denselben elektrischen Reizstärken angestellt wurden, so können die dabei gewonnenen Blutdruckkurven direkt miteinander verglichen werden. Wir können aber natürlich zu diesen Vergleichen alle solche Versuche nicht benutzen, bei denen die erwähnte Federbewegung eingetreten ist, sondern müssen dazu solche Versuche auswählen, bei denen sie nicht eingetreten ist. Da diese Federbewegung sehr deutlich und

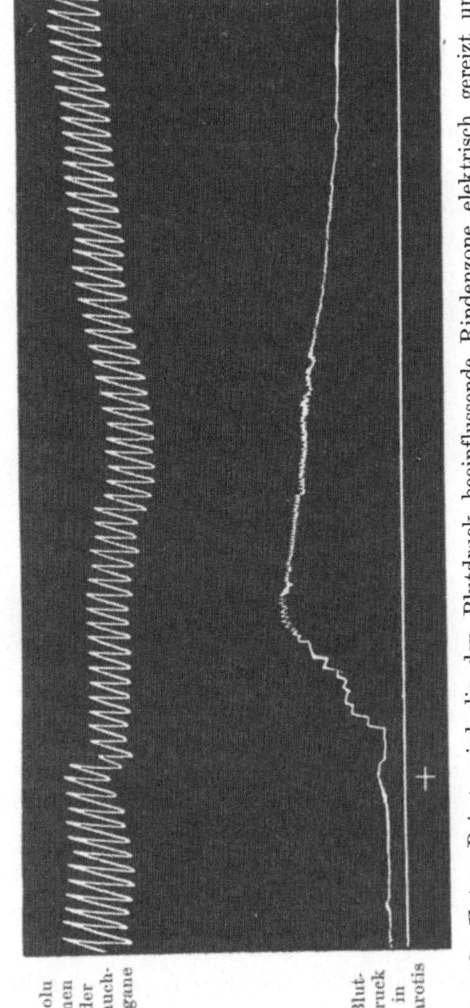

Fig. 52. Ente. Bei + wird die den Blutdruck beeinflussende Rindenzone elektrisch gereizt und gleichzeitig erfolgt ein festes Anlegen der Konturfedern.

immer in ausgedehntem Maße auftritt, so ist nicht zu befürchten, daß sie dem Experimentator je entgehen könnte.

Typische Blutdrucksteigerungen bei allen drei Vogelarten, die alle mit derselben schwachen Reizstärke durch Reizung der Hirnrinde erzielt wurden, sind in Fig. 52a, b, c abgebildet.

Die Blutdrucksteigerung bei Wildente ist schon beträchtlich höher als bei Hausente, am auffallendsten ist aber die Höhe der Steigerung bei Bussard im Vergleich zu der bei den Enten, und es

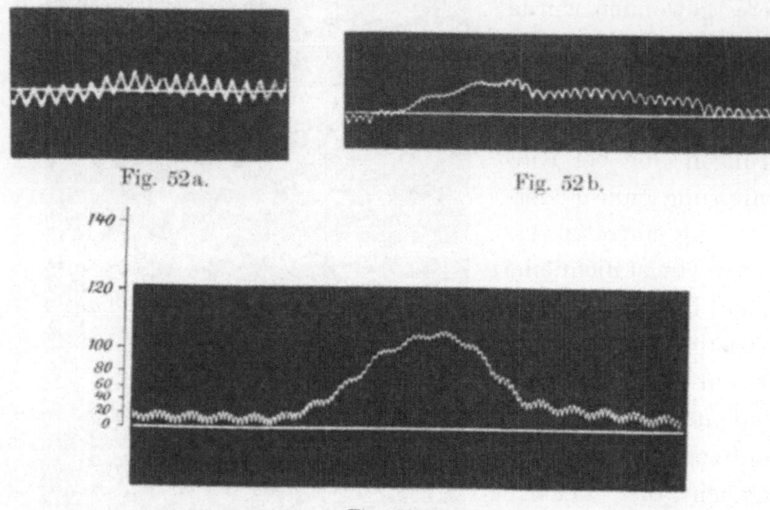

Fig. 52a.   Fig. 52b.

Fig. 52c.

Steigerung des Blutdrucks bei elektrischer Reizung gewisser Stellen der Hirnrinde mit gleicher Stromstärke und ohne daß gleichzeitige Federbewegungen auftreten. In Fig. 52a bei Hausente, in Fig. 52b bei Wildente, in Fig. 52c bei Bussard (Raubvogel).

läßt sich kaum abweisen, als Ursache davon die Lebensweise des Bussards anzusprechen, der als Raubvogel die größte Geschwindigkeit und Ausdauer im Fliegen erreichen muß, und für dessen Lebenserhaltung die Kraft und Ausdauer der Muskelbewegung von allergrößter Wichtigkeit ist, so daß diese im Bedarfsfalle auch durch stärkeren Blutzufluß mehr unterstützt werden muß als die Muskelbewegung der Enten, ganz besonders der Hausenten.

Stellt man diese Ergebnisse zusammen mit denen der Vergleichung der Haus- und Wildkaninchen, so muß wohl zugegeben werden, daß die Wahrscheinlichkeit eine große ist, daß die Verschiedenheit der Lebensweise einen Einfluß auf die Höhe der Blutdrucksteigerung besitzt, die bei elektrischer Reizung bestimmter Rindenbezirke beim curarisierten Tiere auftritt. —

Wenden wir uns nun der Frage zu, was die verschiedene Lage dieser Bezirke auf der Großhirnrinde bei den verschiedenen Tierarten bedeutet.

Wie wir sahen, entsprach die Lage der den Blutdruck beeinflussenden Rindenzone beim Hunde und beim Kaninchen, soweit sie bei letzteren überhaupt vorhanden war, der motorischen Zone für Beine, während sie bei der Katze auf dem Stirnhirn lag, das Munk als die motorische Zone für die Rumpfmuskulatur bezeichnet, während andere diese Ansicht bestritten haben. Die Einwände, die gegen diese Ansicht Munks erhoben wurden, gründeten sich besonders darauf, daß er zur Erreichung von Rumpfbewegungen, die besonders in charakteristischem Strecken und Seitwärtsliegen der Wirbelsäule bestehen, das Stirnhirn des Hundes mit einer Stromstärke von mindestens 50 mm Rollenabstand des Schlittenapparates reizen mußte, während Beinbewegungen schon eintraten, wenn die damit zusammenhängende Rindenzone desselben Tieres nur mit einer Stromstärke von 120 mm Rollenabstand gereizt wurde. Man wandte ein, daß eine Diffusion solch starker Ströme andere Hirnteile beeinflussen könne, dem konnte aber Munk entgegenhalten, daß die Reizung benachbarter Teile mit gleich starken Strömen nicht den gleichen Erfolg hatte.

Es spricht ohne Zweifel für die Richtigkeit der Ansichten Munks, daß das Stirnhirn die einzige Stelle der Hirnrinde ist, von der aus man beim Hunde und Affen mit Anwendung stärkerer Reizströme überhaupt Rumpfbewegungen erzielen kann, und unsere Anschauungen von der Bedeutung der motorischen Rindenzonen für die Ausführung willkürlicher Bewegungen erfordern mit Notwendigkeit, daß neben der Muskulatur der Extremitäten und des Kopfes auch die des Rumpfes ihre Vertretung auf der Hirnrinde haben.

Betreffs des Umstandes, daß zur Herbeiführung der Rumpfbewegung bei Hund und Affe stärkere Reizströme nötig sind als zur Herbeiführung von Beinbewegungen von den dazugehörigen Zonen aus, ist daran zu denken, daß die Art der Beziehung zwischen Hirnrinde und willkürlicher Bewegung es natürlich erscheinen läßt, daß die Verbindungen der wichtigeren und häufiger von der Hirnrinde aus intendierten Bewegungsformen mit der Hirnrinde mehr ausgeschliffen und deshalb diese Bewegungen auch schon durch schwächere künstliche Reize an den betreffenden Rindenstellen auszulösen sind als weniger häufig benutzte Bewegungsformen durch Reizung der zu ihnen gehörigen Hirnrindenteile.

Wie sich zeigen wird, stimmt dies mit den Befunden Munks beim Hund und auch beim Affen überein, wobei man immer ins Auge fassen muß, daß die Funktion der Rumpfmuskulatur, soweit sie für Lokomotion in Betracht kommt, im Krümmen der Wirbelsäule besteht, wie es zum Klettern und Springen notwendig ist. (Die einseitige experimentelle Reizung ruft natürlich nur Seitwärtsbiegen hervor.) Der Hund pflegt nun weder zu klettern noch zu springen, sondern seine einzige normale Fortbewegungsart ist das Laufen, und das ist vielleicht die Ursache davon, daß durch Reizung der motorischen Rindenzone für Beine diese Bewegung schon mit viel schwächeren Reizströmen zu erreichen ist, als die der Rumpfmuskulatur von der ihr zugehörigen Zone, ebenso wie die Blutdrucksteigerung durch Rindenreizung beim Hund auch nur von der Rindenzone für Beinbewegung aus zu erreichen ist, weil eben bei dieser Bewegungsform allein eine Erleichterung der Bewegung durch schnelleren Ersatz der verbrauchten Stoffe zeitweilig nötig und nützlich ist.

Der Affe lebt zwar auf Bäumen, aber er ist kein Klettertier in dem Sinne, daß ihm hauptsächlich geschmeidige Rumpfbewegung zum Klettern dient, sondern er ist ein Turner, der sich zwar mit Beihilfe der Rumpfmuskeln, aber besonders mit Hilfe seiner Arme und seines Schwanzes von Ast zu Ast schwingt, und diese Art der Fortbewegung ist außerordentlich verschieden von der wirklicher Klettertiere, wie z. B. des Eichhörnchens, das sich durch fortwährende Krümmungen und Streckungen der Wirbelsäule schnell forthilft, oder der wilden Katzen, die geschmeidig klettern und schleichen, aber nach einem Fehlsprunge nie das Wild verfolgen, da sie sich der geringen Ausdauer ihrer Beine bewußt sind.

Nach dieser Vorstellung müßte sich bei Hauskatzen die Bewegung der Rumpfmuskulatur durch Reizung des Stirnhirns viel leichter erreichen lassen als beim Hund. Ich stellte darüber besondere Versuche an, da über solche nichts in der Literatur zu finden war.

Es wurden zahlreiche Katzen, die in geeigneter Weise etwas narkotisiert waren und Morphium erhalten hatten, in dieser Hinsicht untersucht, und es fand sich in der Tat, daß bei elektrischer Reizung des Stirnhirnes sehr leicht isolierte Bewegungen der Rumpfmuskulatur herbeizuführen waren. Wie Munk schon am Hund und Affen gefunden hatte, bestanden diese Bewegungen in kräftiger Streckung und Seitwärtsbiegung der Wirbelsäule, aber während Munk dazu beim Hund und Affen die Reizstärke eines Rollenabstandes von 40—50 mm des Schlittenapparates bedurfte, war bei der Hauskatze dazu nur ein Rollenabstand von ca. 80 bis 100 mm nötig. Dies beweist die größere Empfindlichkeit dieser Rindenzone bei der Katze und ihre enge Beziehung zur Rumpfbewegung.

Auch aus den neueren Untersuchungen Polimantis[1]) geht übrigens die enge Beziehung des Stirnhirns zur Rumpfmuskulatur hervor.

Es befand sich nun bekanntlich gerade bei der Katze, bei der, wie wir sahen, die Beziehungen zwischen der Rumpfbewegung und der sie beherrschenden Hirnrindenzone infolge der häufigen Anwendung der Rumpfbewegung im Leben besonders enge geworden sind, die den Blutdruck beeinflussende Rindenzone auf dem Stirnhirn.

Dies Zusammentreffen scheint kein zufälliges zu sein, sondern ist durch den Nutzen dieser Einrichtung wohl begründet. Man muß daran denken, daß die die Muskelbewegung erleichternde Verschiebung einer größeren Blutmenge nach den äußeren Körperteilen für die geringen Bewegungen, wie sie etwa das Stallkanin-

---

[1]) Polimanti, Neue physiol. Beiträge über die Beziehung zwischen Stirnlappen und Kleinhirn. Archiv f. Physiol. 1908.

chen ausführte, nicht nötig ist, sondern nur für ungewöhnlich anstrengende und lang dauernde Bewegungen, wie sie mit Jagd oder Flucht verknüpft sind, und deshalb ist es verständlich, wenn diese Blutverschiebung nur durch Erregung derjenigen Rindenzonen hervorgerufen wird, von denen die Intentionen zu solchen Bewegungen ausgehen. Das ist aber beim Hund die motorische Zone für Beine und bei Katze für die Rumpfmuskulatur, und diese Zonen sind in der Tat gleichzeitig die Zonen, von denen aus bei diesen Tieren die Blutverschiebung im Körper herbeigeführt werden kann. Daß bei der Katze außer von der motorischen Zone für Rumpfmuskeln nicht auch noch von der für Beine Blutdrucksteigerung zu erzielen ist, hängt vielleicht damit zusammen, daß die Katze domestiziert ist, ihren bestimmten Wohnplatz hat, und nicht des Futters wegen weitere Strecken zu Jagdzwecken zurückzulegen hat. Man sieht in der Tat Hauskatzen selten weitere Strecken laufen, sondern sie fast nur Kletter- und Springbewegungen ausführen. Dann müßte aber bei wildlebenden Klettertieren die Blutdrucksteigerung, außer durch Reizung der Rumpfzone, auch durch Reizung der Beinzone bewirkt werden können, da sich ja wildlebende, jagende Tiere immer über längere Strecken auch laufend fortbewegen müssen. Durch weitere Untersuchungen wurde auch dies bestätigt.

Es konnte nämlich der Zusammenhang der Wichtigkeit der Rumpfmuskulatur für die Existenzmöglichkeit einer bestimmten Tierart mit dem Vorhandensein einer den Blutdruck beeinflussenden Rindenzone auf dem Frontalhirn offenbar dadurch weiter untersucht werden, daß Individuen verschiedener anderer Tierarten, bei denen die Rumpfmuskulatur denselben oder möglichst einen noch höheren Grad von Wichtigkeit für das Leben besitzt, als bei der Hauskatze, mit dieser experimentell verglichen wurden. Wenn die oben ausgesprochene Vermutung richtig ist, müßte gleichfalls bei diesen Tierarten eine den Blutdruck beeinflussende Zone auf dem Frontalhirn liegen.

Als Tiere, deren Rumpfmuskulatur besonders ausgebildet zum geschickten Klettern durch abwechselndes Krümmen und Strecken der Wirbelsäule ist, wurden gewählt das Eichhörnchen, das Frettchen und der Steinmarder. Es zeigte sich, daß wirklich durch elektrische Reizung des Stirnhirns des curaresierten Eichhorns regelmäßig schon mit schwachen Reiz-strömen sehr beträchtliche Blutdruck-steigerung herbeigeführt werden kann, während dies von keinem anderen Punkt der Hirnrinde aus möglich war.

Das Frettchen und der Marder unterscheiden sich in ihrer Bewegungs-art von Katze und Eichkatze dadurch, daß bei ihnen, als gewissermaßen Berufs-jagdtiere, das Laufen außer dem Klettern eine größere Rolle spielt als bei jenen, denn die Hauskatze jagt nur, wenn das Wild ihr bequem zur Hand ist, und macht sich keine größeren Wege des-halb, weil sie auch ohne Jagdbeute an Nahrung keinen Mangel leidet. In der Tat fand sich, daß sowohl bei Frettchen als

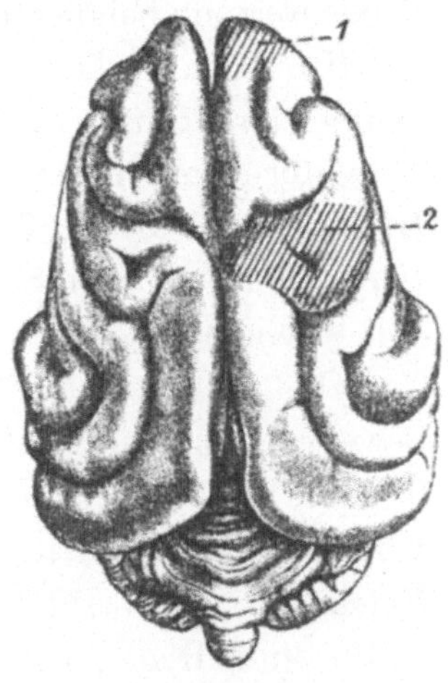

Fig. 53. Gehirn des Stein-marders.
Die beiden den Blutdruck beein-flussenden Rindenzonen sind schraffiert angegeben.

Marder eine Blutdrucksteigerung von zwei verschiedenen, völlig von-einander getrennten Stellen der Hirnrinde aus herbeigeführt werden

konnte, die auf dem in Fig. 53 abgebildeten Gehirn des Steinmarders schraffiert angegeben worden sind, nämlich sowohl vom Stirn-hirn aus, als auch von der Gegend, von der aus vor der Curarisierung durch elek-trische Reizung Beinbewe-gungen zu erhalten waren. Bei diesen Tieren trat schon bei Anwendung der außer-ordentlich geringen Reiz-

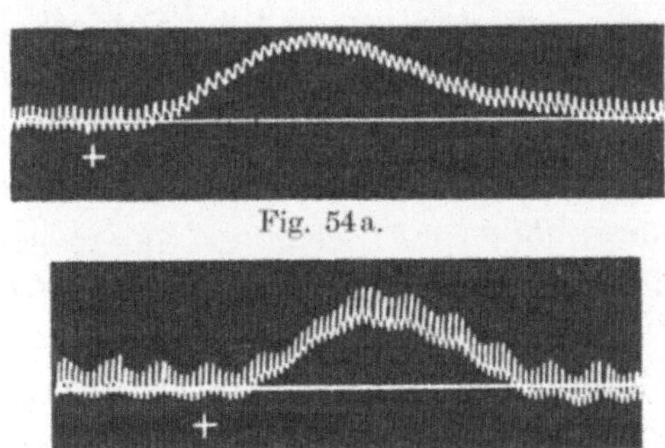

Fig. 54a.

Fig. 54b.
Blutdrucksteigerung bei Reizung der Hirnrinde mit einer Stromstärke von 150 mm Rollen-abstand 54a bei Frettchen, 54b bei Steinmarder. (Maßstab wie in Fig. 52c.)

stärke von 150 mm Rollenabstand die beträchtliche Blutdruck-steigerung ein, die auf den Kurven von Fig. 54a und b zu sehen ist.

Neben der Bestätigung der oben ausgesprochenen Ansichten zeigt die Höhe dieser Blutdrucksteigerung schon bei so schwacher Rindenreizung bei diesen Tierarten eine sehr große Empfindlichkeit der Hirnrinde in dieser Hinsicht an, oder mit anderen Worten, es deutet darauf hin, daß die Herbeiführung der die Bewegungen erleichternden Blutverschiebung durch erregende Vorgänge auf der Hirnrinde bei diesen Tieren sehr erleichtert ist, was ja bei Raubtieren, die von ihrer Schnelligkeit und Ausdauer leben, verständlich erscheint.

Daß bei ihnen sowohl vom Stirnhirn als von der Zone für Beinbewegung aus die Blutverschiebung herbeigeführt werden kann, ließ sich nach den oben entwickelten Anschauungen erwarten und verstärkt ihre Wahrscheinlichkeit. Auch bei Affen wurden diese Versuche vom Verfasser angestellt und die den Blutdruck beeinflussende Region auf der Rindenzone für Extremitätenbewegung (Beine, Schwanz) gefunden, was den obigen Erörterungen über die übliche Bewegungsform der Affen entspricht.

Zur besseren Übersicht seien die Resultate dieser Tierversuche nochmals kurz zusammengestellt.

Es fand sich, daß durch elektrische Reizung bestimmter Teile der Hirnrinde bei Kaninchen, Hund und Katze eine Blutdrucksteigerung herbeigeführt wurde, die beim Kaninchen geringer und unregelmäßiger auftrat als bei den anderen Tierarten. Beim Hund lag die den Blutdruck beeinflussende Region auf der motorischen Zone für Beinbewegung, bei der Katze auf der für Rumpfbewegung. Gleichzeitig mit dieser Blutdrucksteigerung trat bei allen untersuchten Tieren ein: Volumabnahme der Bauchorgane infolge aktiver Kontraktion ihrer Gefäße, Volumzunahme der Extremitäten, wahrscheinlich unter aktiver Erweiterung ihrer kleineren Blutgefäße, Volumabnahme der äußeren Teile des Kopfes infolge Gefäßkontraktion und Volumzunahme des Herzens, der Lunge und des Gehirns. Da bei allen Tieren infolge dieser Hirnrindenreizung alle aufgezählten einzelnen Erscheinungen auftreten, muß man annehmen, daß es sich immer um denselben Vorgang handelt, trotz der verschiedenen Lage der wirksamen Zonen auf der Hirnrinde. Der Vorgang stellt im ganzen eine nur durch die Veränderung des Kontraktionszustandes der verschiedenen Gefäßgebiete zustande kommende Verschiebung einer größeren Blutmenge von den Bauchorganen zu den muskulären Teilen des Rumpfes und der Glieder dar, und sein Nutzen scheint der zu sein, daß gleichzeitig bei der Intendierung bestimmter, anstrengender Bewegungen von der Hirnrinde aus, durch Zuführung einer größeren Blutmenge zu den betreffenden Muskelgruppen deren Funktionsfähigkeit gesteigert wird. Durch diese Annahme scheint sich auch das Sonderverhalten der äußeren Kopfteile bei diesem Vorgange zu erklären.

Die Vergleichung der Untersuchungsergebnisse bei Rindenreizung an Hauskaninchen und Wildkaninchen, sowie an Hausente, Wildente und Raubvogel machte es ferner wahrscheinlich, daß die Höhe der Anforderung, die durch die Lebensweise einer Tierart an die Muskulatur gestellt wird, in bestimmtem Verhältnis zu der Höhe der Blutdrucksteigerung steht, die bei Reizung derjenigen Hirnrindenbezirke eintritt, die zu der betreffenden Bewegungsform in besonders enger Beziehung stehen. Endlich fand es sich, daß bei Hauskatze, Eichhorn, Frettchen und Marder Rumpfbewegungen von der Rinde des Frontalhirns aus schon mit weit schwächeren Reizstärken zu erhalten sind als bei Hund und Affe, und daß nach Curarisierung bei Reizung derselben Stelle nur bei den erstgenannten Tieren Blutdrucksteigerung eintritt, während sie bei Hund und Affe nur von der Region für Beinbewegung aus zu erzielen ist. Dies deutet darauf hin, daß bei denjenigen Tierarten, bei denen die besonders durch präzise Funktion der Rumpfmuskeln ermöglichte Fortbewegungsart des Kletterns eine überwiegende Wichtigkeit erlangt hat, die Beziehung zwischen Stirnhirn und Rumpfbewegung eine innigere ist als bei anderen Tierarten, und sich bei ihnen auch die Fähigkeit ausgebildet hat, daß bei Intendierung dieser Rumpfbewegung ein Blutzufluß zu den äußeren, muskulären Körperteilen erfolgt, der die Funktionsfähigkeit der Muskeln steigert.

Durch das Ergebnis aller dieser Versuche ist die Annahme bestätigt worden, daß die Regionen der Hirnrinde, durch deren Erregung die uns bekannte Blutverschiebung im Körper herbeigeführt werden kann, wirklich immer mit motorischen Rindenbezirken identisch sind und durch dieselben künstlichen Reize erregt werden, durch die beim nicht curaresierten Tiere Bewegungen der betreffenden Muskelgruppen ausgelöst werden.

Da nun diese Blutverschiebung auch bei Reizung der Hirnrinde des Affen eintrat, so lag es nahe, das Vorhandensein einer solchen Beziehung auch beim Menschen anzunehmen.

Um dies nachzuweisen, mußte aber natürlich die künstliche Erregung der Hirnrinde mit elektrischen Strömen durch ein anderes, weniger eingreifendes Verfahren ersetzt werden, und dies konnte nur bei Benutzung der Vorteile geleistet werden, die, wie oben näher ausgeführt wurde, die Versuche am Menschen neben manchen Nachteilen gegenüber den Tierversuchen für unsere Zwecke bieten. Dies soll im nächsten Abschnitt behandelt werden. —

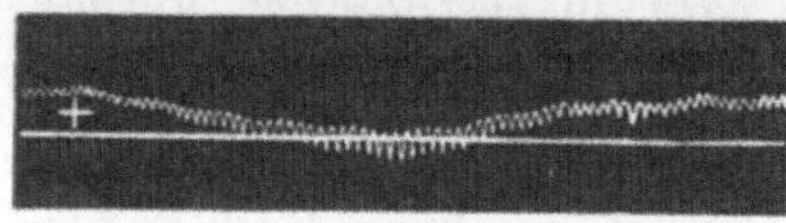

Fig. 55.   Blutdruck bei elektrischer Reizung der Hirnrinde einer Ente.

Es sei der Vollständigkeit halber hier noch erwähnt, daß ich bei elektrischer Reizung anderer Hirnrindenteile bei Tieren bisweilen auch eine Blutdrucksenkung eintraten sah, die nicht von einer Steigerung gefolgt war. In Fig. 55 ist eine solche Senkung des Blutdruckes bei Rindenreizung bei einer Ente abgebildet.

Beim Säugetier lag die Stelle der Hirnrinde, von der aus verhältnismäßig am häufigsten diese Senkung zu erreichen war, etwa auf der Rinde des Hinterhaupthirns, die in Fig. 41 auf S. 149 als Zone A_1 bezeichnet ist und die der Stelle entspricht, von der aus, wie ich anderweitig feststellte[1]), bei curaresierten Tieren durch elektrische Reizung eine Bewegung der Haare herbeigeführt werden kann. Doch trat diese Blutdrucksenkung so unregelmäßig ein und war von so geringer Größe, daß ich vorläufig darauf verzichtete, sie näher zu untersuchen. —

---

[1]) E. Weber, Über Beziehungen d. Großhirnrinde zur willkürlichen Bewegung der Stacheln des Igels und Schwanzhaare bei Katze, Eichhorn, Marder. Centralbl. f. Physiol. 1906, **20**, Heft 11. — Bestätigung dazu von Lieben im Centralbl. f. Physiol. 1906, **20**, Heft 15.

V. Die Einwirkung von Bewegungsvorstellungen auf die Blutverteilung im Körper des Menschen.

a) Der Einfluß von willkürlicher, kräftiger Bewegung.

Es muß daran festgehalten werden, daß alle Tierversuche für die hier behandelten Fragen nur insofern von Wert sind, als die damit gewonnenen Ergebnisse zur Anstellung von parallelen Versuchen am Menschen Anlaß geben oder das Verständnis der entsprechenden Erscheinungen am Menschen erleichtern.

Wenn wir nun beim Menschen versuchen wollen, dieselbe Blutverschiebung experimentell herbeizuführen, die durch elektrische Reizung bestimmter motorischer Zonen der Hirnrinde bei Tieren zu erreichen war, so haben wir beim Versuch am Menschen, im Gegensatz zu dem am Tier, die Möglichkeit, bestimmte Bewegungen von bestimmter Stärke und Beschränkung zu jeder Zeit ausführen zu lassen, und besonders können bei der Versuchsperson, entweder durch ihr Zutun oder durch Anwendung der hypnotischen Suggestion, zu bestimmter Zeit bestimmte psychische Vorgänge hervorgerufen werden. Diese beiden Vorteile sollen zum Ersatz der elektrischen Reizung der Rinde des freigelegten Gehirns benutzt werden.

Wir sind durch unsere physiologischen und pathologischen Erfahrungen zu der Annahme genötigt, daß die natürliche Erregung der verschiedenen Hirnrindenteile im Leben mit der Entstehung bestimmter Vorstellungen zusammenhängt. Solche Vorstellungen können, wie erwähnt, bei den Versuchspersonen durch ihr eigenes Bemühen oder durch hypnotische Suggestion herbeigeführt werden. Die Vorstellungsart, die nach den Ergebnissen der Untersuchungen des vorigen Abschnittes hier für uns allein in Betracht kommen kann, sind Bewegungsvorstellungen, die dann einen besonderen

Grad von Lebhaftigkeit erreichen werden, wenn der Wille zur Ausführung der betreffenden Bewegung vorhanden ist, oder die Bewegung wirklich ausgeführt wird.

Allerdings würde die Vorstellung irrig sein, daß bei der Entstehung von Bewegungsvorstellungen im menschlichen Gehirn ausschließlich in den sogenannten motorischen Rindenzonen an der Zentralfissur Erregungsvorgänge entstehen, so daß wir in der Herbeiführung von Bewegungsvorstellungen einen völligen Parallelversuch am Menschen zu dem Tierversuch mit elektrischer Reizung eines bestimmten Teiles der motorischen Zone vor uns hätten. Zu der Entstehung von Bewegungsvorstellungen müssen sicherlich wie schon oben angedeutet, auch noch gleichzeitige Erregungsvorgänge in anderen Teilen der Hirnrinde beitragen, wie z. B. in denen, die in besonders enger Beziehung zu den Gesichtsvorstellungen stehen, die sicherlich bei der Entstehung von Bewegungsvorstellungen eine hervorragende Rolle spielen.

Deshalb ist es auch verständlich, daß umgekehrt durch elektrische Reizung einiger Stellen der motorischen Zone des Menschen keine Bewegungsvorstellungen erzeugt werden können.

In letzter Zeit sind derartige Versuche in Amerika von H. Cushing[1]) an zwei Patienten vorgenommen worden, bei denen die motorische Zone der Hirnrinde elektrisch gereizt wurde, nachdem die Patienten wieder aus der Narkose erwacht waren und genaue Auskunft über ihre Empfindungen geben konnten. Beide Patienten gaben an, daß sie während der Reizungen und der dadurch hervorgerufenen lokalen Bewegungen ihrer Glieder keine Vorstellungen oder Empfindungen hatten, außer denen, die durch die Lageänderungen der Glieder infolge der durch die Reizung bewirkten Bewegungen bedingt waren. Es ist dies Ergebnis, wie gesagt, völlig verständlich, da ja bei diesen Versuchen nur kleine Teile der motorischen Zonen künstlich erregt wurden, und zur Entstehung von Bewegungsvorstellungen sicherlich außerdem noch die gleichzeitige Erregung einer Reihe von anderen Hirnrindengebieten nötig wäre. Wohl aber ist zu erwarten, daß man das Eintreten

---

[1]) H. Cushing, A note upon the faradic stimulation of the postcentral gyrus in conscious patients. — Brain, 1909 May. p. 44ff.

der hier untersuchten Blutverschiebung infolge der Rindenreizung bei diesen beiden Patienten hätte eintreten sehen, wenn man entsprechende Untersuchungen gleichzeitig mit der Rindenreizung vorgenommen hätte. So können wir also wohl nicht durch Reizung der motorischen Rindenzonen beim Menschen Bewegungsvorstellungen bei diesen Menschen herbeiführen, wohl aber dürfen wir umgekehrt annehmen, daß bei der Entstehung von Bewegungsvorstellungen außer in einer Reihe von anderen Hirnrindenteilen auch in den eigentlichen motorischen Zonen Erregungsvorgänge eintreten werden und deshalb auch die Blutverschiebung eintreten wird, deren Analogon wir beim Tiere bei künstlicher Erregung des entsprechenden Rindengebietes eintreten sahen.

Am einfachsten sind Bewegungsvorstellungen natürlich so herbeizuführen, daß man die Versuchsperson kräftige willkürliche Bewegungen ausführen läßt. Die Schwierigkeit, während solcher Bewegungen Volummessungen am Menschen vorzunehmen, läßt sich, wie wir später sehen werden, überwinden. Zunächst seien hier kurz die Ergebnisse einiger der wichtigsten früheren Untersuchungen über das Verhalten des Blutdruckes während der Ausführung von Bewegungen erwähnt.

Es kommen hierbei neben den Versuchen am Menschen einige Tierversuche in Frage.

Chauveau und Kaufmann[1]) untersuchten den Musculus levator labii superioris des Pferdes während der Kaubewegung und fanden während dieser Bewegung einen drei- bis fünfmal größeren Blutausfluß aus der Vene als vorher, konnten auch durch Druckschreibung in A. und V. musculo-masseterica feststellen, daß die Blutzirkulation in diesem Muskel während seiner Tätigkeit erhöht war. Die Ursache davon sei gesteigerte Herztätigkeit und Dilatation der Gefäße des bewegten Muskels.

Kaufmann untersuchte auch Pferde beim „Gehen am Ort" (durch eine besondere Maschinerie) und fand bisweilen Druckerhöhung in Carotis, bei starker Bewegung aber Drucksenkung,

---

1) Chauveau u. Kaufmann, Compt. rend. de l'Acad. des sc. 1887/88. Kaufmann, Recherches expérimentelles sur la circulation dans les muscles en activité physiologique. Archive de physiol. 4. p. 279, 493.

was er durch die bisweilen die Steigerung der Herztätigkeit überwiegende Dilatation der Muskelgefäße erklärte. Er fand jedenfalls keine allgemeine Drucksteigerung bei jeder Bewegung.

Auch Zuntz[1]) konnte bei Bewegung des Pferdes in einem Tretapparat nur eine Verminderung des Druckes in Carotis finden, dagegen fand er beim Hund an demselben Apparat[2]) regelmäßig bei der Bewegung eine Blutdrucksteigerung, der nur bisweilen eine geringe Senkung vorausging. Er erklärt sich diese Unterschiede gleichfalls durch das verschiedenartige Zusammenwirken von Erweiterung der Muskelgefäße und der gesteigerten Herzarbeit, da die Gefäßerweiterung sich eher bemerkbar mache als die Verstärkung der Herztätigkeit. Zuntz vermutete übrigens, daß neben der Erweiterung der Muskelgefäße eine Verengerung der Arterien im Gebiete der Nervi splanchnici einhergehe.

Zuntz versuchte auch am Menschen Versuche vorzunehmen und das Volumen eines Armes im Plethysmographen zu messen, während die Beine Steigbewegungen machten, mußte aber diese Versuche aufgeben, da der Arm im Plethysmographen dabei immer verschoben und gezerrt wurde.

Alle diese Versuche mit Beinbewegung haben den großen Nachteil, daß dabei ein mechanischer Druck auf den Bauch ausgeübt wird, und Mc. Curdy[3]) gibt selbst zu, daß die Drucksteigerung bei seinen Hebeversuchen wohl allein dadurch verursacht worden ist.

Unter den sehr zahlreichen weiteren Arbeiten über das Verhalten des Blutdruckes des Menschen bei Bewegung sind manche einander widersprechende Ergebnisse leicht durch offenbar fehlerhafte Methoden zu erklären, andere aber leiden unter der Ungenauigkeit der Instrumente, wie des Apparates von Basch, oder darunter, daß, wie fast immer, erst nach Beendigung der Bewegung die Messungen vorgenommen wurden. Nächst diesem ist aber der stärkste Fehler am häufigsten der gewesen, daß mechanischer

---

[1]) Zuntz, Vortrag. Deutsche med. Wochenschr. 1892.

[2]) Tangl u. Zuntz, Einwirkung der Muskelarbeit auf den Blutdruck. Pflügers Archiv **70**, 544. 1898.

[3]) Mc. Curdy, The effect of maximal muscular effort on blood pressure. Americ. Journ. of Physiol. **2**, 95.

Druck auf den Bauch bei den Bewegungen nicht vermieden wurde. Daß aber schon ein geringer Druck auf den Bauch mit seinem ausgedehnten Gefäßgebiete Blutdrucksteigerung herbeiführt, bewies schon v. Frey[1]), der besondere Untersuchungen darüber anstellte.

Nachdem dann zuerst Örtel[2]) gefunden hatte, daß nach mehrstündigem Gehen der Blutdruck etwas steigt, stellten Maximowitsch und Rieder[3]) unmittelbar nach Bewegungen eine Drucksteigerung von 30 mm Hg fest, begingen aber dabei den Fehler, die Bewegung stehend ausführen zu lassen, die Messungen aber später an der liegenden Person anzustellen.

Im Gegensatz dazu fand Hasebroek[4]) mit dem Apparat von Basch nach Muskelarbeit Drucksenkung nach kurzer Steigerung, und auch Hallion und Comte[5]) fanden dabei Erniedrigung des Druckes in den Arterien.

Nicht sehr beweiskräftig erscheinen auch die Untersuchungen von Kornfeld[6]), der nach Bewegungen, die starken Druck auf den Bauch ausüben mußten, Drucksteigerung mit dem Apparat von Basch fand, ebensowenig die von Grebner und Grünbaum[7]), die den Tonometer von Gärtner benutzten und als Bewegungen neben Fußbewegungen besonders Adduktionen der Beine und Beugungen des Hüftgelenks machen ließen, die natürlich den Bauchdruck nicht wenig verändern mußten. So fanden sie denn auch immer Blutdrucksteigerung, aber bezeichnenderweise die größten Steigerungen bei Bewegungen des Hüftgelenks, die geringsten bei Fußbewegungen. Interessant ist ihre Angabe, daß diese Druck-

---

[1]) v. Frey, Archiv f. Physiol. 1890, S. 47.

[2]) Örtel, Allgemeine Behandlung d. Kreislaufstörungen. Leipzig 1885. S. 148.

[3]) Maximowitsch u. Rieder, Untersuchungen über die durch Muskelarbeit und Flüssigkeitsaufnahme bedingte Blutdrucksteigerung. Deutsches Archiv f. klin. Med. 1890.

[4]) Hasebroek, Über die gymnastischen Widerstandsbewegungen in der Therapie. Leipzig 1895.

[5]) Hallion et Comte, La pression artérielle pendant l'effort. Compt. rend. de la Soc. de Biol. 1896.

[6]) Kornfeld, Physische und psychische Arbeit und Blutdruck. Wiener med. Blätter 1899, S. 635, 667.

[7]) Grebner u. Grünbaum, Beziehung von Muskelarbeit zu Blutdruck. Wiener med. Presse 1899, S. 20, 34.

steigerungen bei professionellen Radfahrern, die also an Körperbewegung sehr gewöhnt waren, immer viel geringer waren. Das würde, wenn die Resultate richtig sind, mit einer Beobachtung Strickers[1]) übereinstimmen, der fand, daß die Drucksteigerung beim Bergsteigen bei geübten Bergsteigern geringer ist als bei ungeübten, und würde im Anschluß an die in diesem Abschnitt noch zu besprechenden Untersuchungen darauf hindeuten, daß nach langer Übung die Bewegung mehr mechanisch, mit weniger Beteiligung der Hirnrinde zustande kommt, daß also die Höhe der Drucksteigerung von der Beteiligung der Hirnrinde bei der Muskelbewegung abhängt.

Außer einer Arbeit von Schüle[2]), der mit dem Gärtnerschen Tonometer überhaupt keinen Einfluß der Bewegung auf den Blutdruck finden konnte, vielleicht weil er zu spät nach dem Ende der Bewegung zum Ablesen des Maßergebnisses kam, als der Blutdruck schon wieder gesunken war, liegen endlich noch einige Arbeiten mit dem besten der elastischen Tonometer, dem von Riva Rocci, vor, in denen regelmäßig eine Drucksteigerung bei Bewegung gefunden wurde. In der einen von Gumprecht[3]) wurde der Druck ebenfalls erst nach Beendigung der Arbeit gemessen, in der anderen von Masing[4]) wurde zwar der Druck auch während der Muskelarbeit gemessen, aber auch hier wurden keine Vorsichtsmaßregeln angewendet, den Bauch vor mechanischem Zusammenpressen bei den Bewegungen zu schützen. Die Versuchsperson lag im Bett, an dessen Ende senkrecht ein hohes Brett befestigt war, über dessen Kante eine Leine lief, die an einem Ende mit dem Fuß verbunden, am anderen durch Gewichte belastet wurde. Durch Adduktion des Beines wurde dann das Gewicht gehoben, wobei starke mechanische Veränderung des Druckes in der Bauch-

---

1) Stricker, Untersuchung über die Gefäßnervenzentren im Gehirn und Rückenmark. Med. Jahrbücher 1886.

2) Schüle, Über Blutdruckmessung mit dem Tonometer von Gärtner. Berliner klin. Wochenschr. 1900, S. 33.

3) Gumprecht, Experimentelle und klinische Prüfung des Sphygmonometers von Riva-Rocci. Zeitschrift f. klin. Med. 1900, S. 385.

4) Masing, Über das Verhalten des Blutdruckes bei jungen und alten Menschen bei Muskelbewegung. Deutsches Archiv f. klin. Med. 74. Heft 3. 1902.

höhle sich sicher nicht vermeiden ließ. Masing fand, daß die Drucksteigerung bei alten Leuten eine größere war als bei jungen, bei längerer Dauer der Arbeit aber bei alten Leuten eher wieder sank. Auch war die Drucksteigerung bei Adduktion des einen Beines, die auch subjektiv anstrengender war, größer als bei Adduktion beider Beine, und Masing folgert daraus, daß die Drucksteigerung um so größer ist, je größer die dazu aufgewendete Willenskraft ist.

Diese letztere Angabe, im Vereine mit dem obenerwähnten scheinbaren Einflusse der Übung auf die Höhe der Drucksteigerung, steht völlig im Einklange mit den im vorigen Abschnitt beschriebenen Ergebnissen der Tierversuche über die Bedeutung der Hirnrinde für diese Art von Blutdrucksteigerung und mit den Resultaten der folgenden Untersuchungen.

Obgleich besonders die letzteren, genaueren Versuche eine allgemeine Blutdrucksteigerung bei Muskelbewegung ergeben, bieten doch alle bisherigen Versuche dieser Art am Menschen keine einwandfreien Ergebnisse. Zum Teil waren die benutzten Instrumente ungenügend und ließen der Subjektivität des Untersuchers zu viel Spielraum, teils wurden die Messungen erst nach Beendigung der Bewegung angestellt, nie aber wurde genügend Vorsicht angewendet, den Bauch vor mechanischem Druck bei der Ausführung der Bewegung zu schützen.

Deshalb nahm ich zunächst Versuche über den Einfluß willkürlicher Bewegungen beim Menschen vor, und natürlich sollten auch die Einzelheiten einer dabei etwa auftretenden Blutverschiebung genau untersucht werden, wie das früher beim Tier bei den entsprechenden Vorgängen geschehen war. Da für den Zweck dieser Untersuchungen die Feststellung der Volumänderungen der einzelnen Körperteile eine größere Wichtigkeit hat als die der Blutdruckänderungen, zudem auch in fortlaufender Kurve viel leichter aufzunehmen sind als jene, so stellte ich zunächst mit Hilfe des Riva - Rocci - Tonometers fest, daß eine bei Bewegung eines anderen Körperteils (unter gewissen, später zu besprechenden Vorsichtsmaßregeln) eintretende Volumzunahme des Armes immer von allgemeiner Blutdrucksteigerung begleitet war und begnügte mich später mit der Aufnahme der Volumkurve des Armes, aus deren Steigung während dieser Versuche dann auf eine gleichzeitige Blutdrucksteigerung geschlossen werden durfte.

Es wurde zunächst nur das Armvolumen und die Atmung gleichzeitig registriert, das Volumverhalten der anderen Teile wurde später besonders untersucht. Registrierung der Atmung war durchaus notwendig, da durch kräftige Bewegungen leicht die Atmung verändert wird.

Bei der Ausführung von Bewegungen mußte besonders verhütet werden, daß ein Druck auf den Bauch ausgeübt und überhaupt die Bewegung auf andere Körperteile ausgedehnt wurde, während es andererseits wünschenswert war, daß eine nicht zu kleine Gruppe von Muskeln in Bewegung gesetzt würde. Als geeignetste Bewegung stellte sich eine isolierte, kräftige Beugung und Streckung des Fußes derjenigen Körperseite heraus, deren Arm nicht im Plethysmographen gemessen wurde.

Wenn der betreffende Oberschenkel der sitzenden Versuchsperson über eine bequeme Stütze gelegt wurde, so daß der Fuß den Boden nicht berührte, so konnte nach geringer Übung die Streckung und Beugung des Fußes kräftig ausgeführt werden, ohne daß der Körper oberhalb des betreffenden Knies, und besonders der Bauch, gedrückt wurde.

Von besonderem Vorteil war dabei, daß die so bewegte Muskelgruppe am weitesten von dem im Apparat befindlichen Arm entfernt ist, obwohl ja dieser durch seine feste Lage in dem Armplethysmographen genügend fixiert war und seine ruhige Lage während der Bewegung durch besondere Kontrollapparate nachgewiesen wurde. Natürlich durfte das Bein nicht allzulange auf der Stütze liegen bleiben, da dann bisweilen Störungen der normalen Bewegungsfähigkeit eintreten.

Bei anderen Versuchen wurde eine Bewegung der Kiefer- und Zungenmuskeln ausgeführt, indem die Zunge kräftig an die fest zusammengebissenen Zähne gepreßt wurde, und auch bei dieser Bewegung konnten die anderen Körperteile völlig unbeweglich bleiben. Natürlich wurden die Versuchspersonen aufgefordert, bei allen diesen Bewegungen möglichst gleichmäßig

zu atmen, was ja an den Kurven der Atmung kontrolliert werden
konnte.

Als Versuchspersonen dienten sechs jüngere, gesunde Männer.
An jedem von ihnen wurden an 4 bis 10 verschiedenen Tagen dieselben Versuche wiederholt, und das Ergebnis war bei normalem
Befinden der Leute immer und bei allen das gleiche. Natürlich
gilt hier, wie es schon oben (Abschnitt III a auf S. 88) bei ähnlichen Versuchen eingehender erörtert wurde, die Einschränkung,
daß das Befinden der Leute normal sein muß und keine größere
Ermüdung vorliegen darf. Bei Ermüdung kann die Ausführung
der kräftigen Bewegung sehr leicht ein Unlustgefühl herbeiführen,
und wir werden sehen, daß die vasomotorischen Begleiterscheinungen der Unlust bei unbedeutenden Verschiedenheiten gerade die
entgegengesetzten sind, wie die bei Bewegungen.

Man könnte bei Ausführung der oben beschriebenen, lokali-
sierten Bewegungen noch die Befürchtung hegen, daß, wenn auch
der gemessene Arm im ganzen ruhig im Apparat liegt, doch die
Finger Mitbewegungen ausführen. Daß sich solche Fingerbewegungen deutlich auf der Volumkurve ausprägen und überdies die
Volumkurve in ihrer ganzen Höhe nicht verändern, wurde ausführlich schon früher erörtert (siehe darüber Fig. 18, S. 62). Dort
wurde auch besprochen, daß die Ruhe des Armes während solcher
Versuche, die seine ruhige Lage gefährden könnten, durch Anlegung eines Sphygmographen an die Muskel des Unterarmes bewiesen wurde, dessen Kurve bei jeder Bewegung der Finger oder
des Armes Ausschläge verzeichnet, bei völliger Ruhe aber eine
gerade Linie. In Fig. 56a, b sind zwei in dieser Weise während
der Bewegungen aufgenommenen Kurven reproduziert.

In Fig. 56a wurden von + bis — absichtlich Bewegungen vom
gemessenen Arm, soweit das bei der festen Lage des Armes der Ell-
bogenstützen möglich war, ausgeführt, und man erkennt die Zacken
der Kontrollkurve für die Bewegung und die entsprechenden Zacken
an der Volumkurve, und sieht auch, daß das Volumen des Armes
dadurch nicht vermehrt wurde.

In Fig. 56b dauerte von + bis — die oben beschriebene
kräftige Fußbewegung, und man sieht eine deutliche Volumzunahme

des Armes allmählich eintreten und nach Aufhören der Bewegung
wieder zurückgehen. Die einzelnen Pulse bleiben dabei ebenso
deutlich ausgeprägt wie vorher und nachher. Die darunter befindliche Kontrollkurve der Muskelbewegung im gemessenen Arm
schreibt eine gerade Linie, aber daß der Apparat dabei gut funktio-

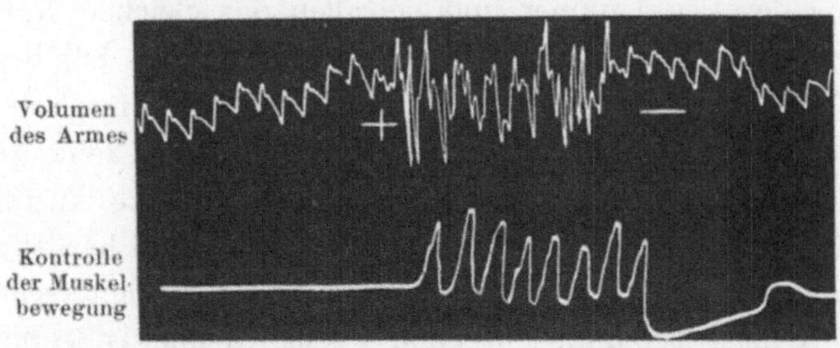

Fig. 56a. Von + bis — absichtliche Fingerbewegungen.

nierte, zeigt das Steigen dieser Linie und ihr Fallen entsprechend der Volumzunahme des Armes, dessen Muskeln der Apparat
aufgesetzt war.

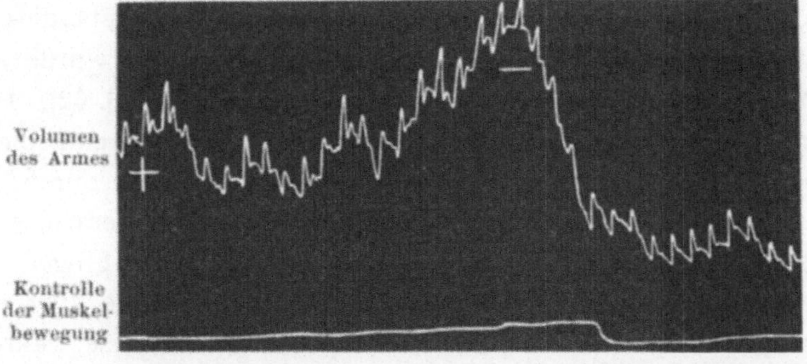

Fig. 56b. Von + bis — Ausführung der Fußbewegung.

Daß diese Volumänderung nicht von gleichzeitigen Änderungen
der Atmung hervorgerufen wird, beweist die Kurve in Fig. 57, in
der auch die Kurve der Atmung abgebildet ist, die während des
Versuchs vollständig gleichmäßig blieb. Es ist auf dieser Figur
die Wirkung eines zweimaligen Beginnens und Aufhörens derselben Fußbewegung zu sehen, und das Resultat ist ein sehr
deutliches.

Diese Versuche beweisen, daß bei Ausführung von kräftiger Muskelbewegung eine erhebliche Volumzunahme des Armes eintritt, auch wenn durch diese Bewegung die Ruhe des gemessenen Armes nicht gestört und kein Druck auf den Bauch dabei ausgeübt wird.

Daß gleichzeitig mit dieser Volumzunahme eine allgemeine Blutdrucksteigerung eintritt, wurde, wie schon erwähnt, mit dem Tonometer von Riva - Rocci nachgewiesen.

Durch Volumuntersuchungen mit einem entsprechenden Apparat für den Fuß wurde festgestellt, daß sich diese Glieder ebenso wie die Arme verhalten, und dasselbe wurde auch an den äußeren Teilen des Rumpfes durch die Registrierung der Volumänderungen einer Brust gefunden.

Für die Feststellung, ob es sich bei dieser Blutverschiebung beim Menschen während der Ausführung willkürlicher Bewegung wirklich um einen Vorgang handelt, der der im vorigen Abschnitt untersuchten Blutverschiebung beim Tier infolge von künstlicher Erregung der motorischen Rindenzonen entspricht, war natürlich die Untersuchung des Volumverhaltens der äußeren Kopfteile während der Ausführung der Bewegung beson-

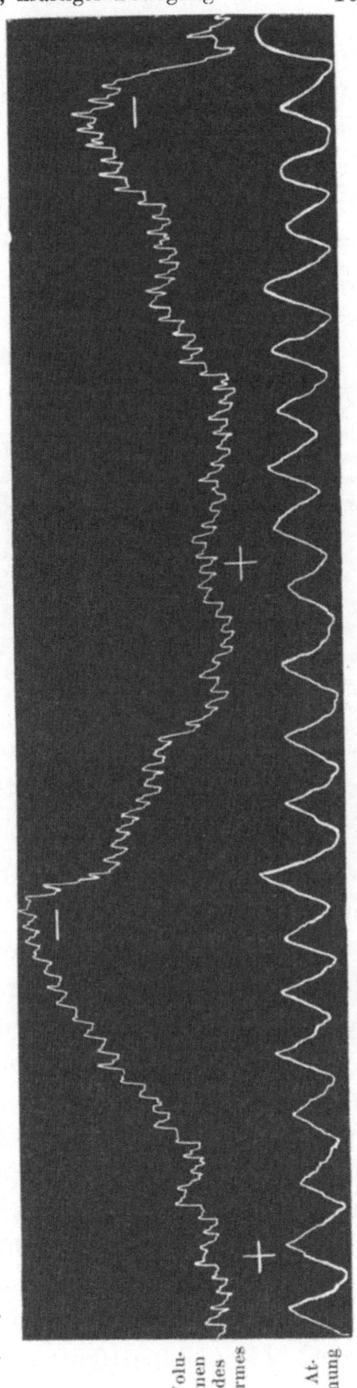

Fig. 57. Zweimalige Ausführung der Fußbewegung, jedesmal von + bis —.

ders wichtig, da ja unerwarteterweise die Gefäße der äußeren Kopfteile beim Tiere infolge der Rindenreizung gerade in entgegengesetzter Richtung ihr Kaliber verändert hatten, als die Gefäße aller anderen äußeren Körperteile.

Es wurde in zahlreichen Versuchen von mir festgestellt, daß auch diese vasomotorischen Veränderungen bei der Ausführung willkürlicher Bewegungen durch den Menschen ebenso eintreten, wie bei der Rindenreizung beim Tiere.

Das Ohrvolumen nimmt infolge der Ausführung der Bewegung ab, wie aus der oberen Kurve der Fig. 58 zu ersehen ist.

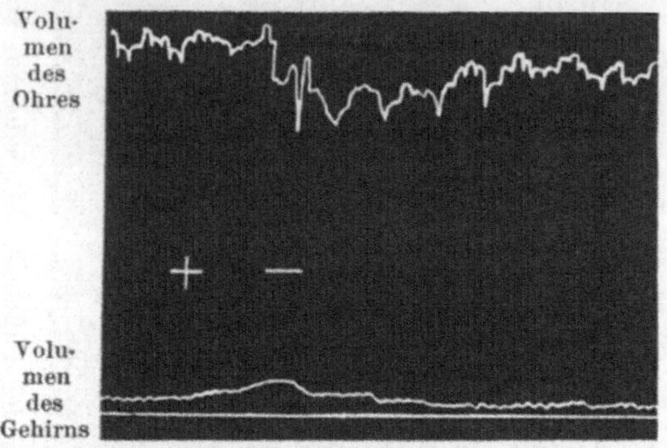

Fig. 58.   Von + bis − wird eine kräftige Bewegung ausgeführt.

Die untere Kurve auf dieser Figur zeigt das gleichzeitige Verhalten des Hirnvolums bei dieser Versuchsperson, und es ist hinreichend deutlich zu erkennen, daß das Hirnvolumen während der Ausführung der Bewegung zunimmt, wie das ja auch während der Reizung der motorischen Zone der Hirnrinde beim Tiere festgestellt worden war.

Es blieb hierauf allein noch übrig, das Verhalten der Blutgefäße der Bauchorgane während der Ausführung kräftiger Bewegungen durch den Menschen zu messen.

Es wurde dazu die oben in Abschnitt III b beschriebene Methode des Verfassers angewendet, nach der ein an einer hohlen Sonde befestigter Gummisack durch den Anus in den Darm tief eingeschoben, dann leicht aufgeblasen und mit einer Registrierkapsel in Verbindung gebracht wird. Natürlich ist es dabei von noch größerer Wichtigkeit, daß der Bauch durch die Bewegung nicht irgendwie einen Druck erleidet; da aber die Arme bei diesen Versuchen frei waren, so konnten sie zur Ausführung der Bewegung benutzt werden. Am meisten eignet sich dafür der in der Klinik bekannte

„Jendrassiksche Handgriff", der in kräftigem Auseinanderziehen der über der Brust gefalteten Hände besteht.

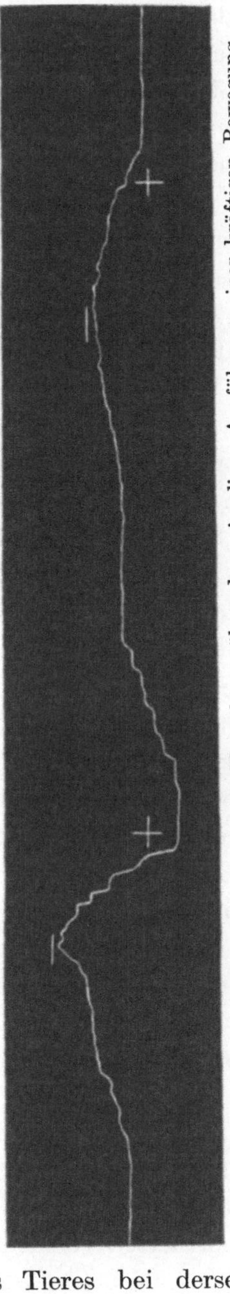

In Fig. 59 ist die Volumkurve der Bauchorgane abgebildet, während zweimal, jedesmal von + bis —, die erwähnte Bewegung ausgeführt wurde. Es trat dabei jedesmal eine Volumabnahme der Bauchorgane ein. Die Atmungskurve brauchte hier nicht mit abgebildet zu werden, da sowohl die bei vertiefter Exspiration zu fürchtende Kontraktion der Bauchmuskeln, wie auch das sogenannte „Pressen" während der Bewegung nur eine Erhöhung des Druckes in der Bauchhöhle, also eine Steigung der Kurve herbeiführen könnte, keinesfalls aber eine Senkung, wie wir sie zweimal in Fig. 59 auftreten sehen. Es verhalten sich also auch die Gefäße der Bauchorgane während der Ausführung von Bewegung durch den Menschen ebenso wie beim Tiere bei Reizung der motorischen Rindenzone.

b) Der Einfluß von Bewegungsvorstellungen ohne Ausführung der intendierten Bewegung.

Das Resultat aller dieser oben beschriebenen Versuche am Menschen ist noch kein so eindeutiges und unzweifelhaftes, wie das der entsprechenden Tierversuche, denn das Tier war während des Eintrittes der untersuchten Blutverschiebung curarisiert, die Ausführung der Bewegung, die im normalen Zustand des Tieres bei derselben Rindenerregung immer eintritt, war also unterdrückt worden,

Fig. 59. Volumen der Bauchorgane beim Menschen während zweimaliger Ausführung einer kräftigen Bewegung. (Jedesmal von + bis —.)

so daß wir die Gewißheit hatten, daß diese Blutverschiebung ausschließlich durch die infolge der Reizung eintretende Erregung der Hirnrinde herbeigeführt worden war. Beim Menschen dagegen wissen wir nicht, ob die Blutverschiebung, die bei Ausführung willkürlicher Bewegungen auftritt, gleichfalls nur durch eine entsprechende Veränderung des Erregungszustandes von Hirnrindenteilen bewirkt worden ist, nämlich durch die Entstehung des Vorstellungsbildes der betreffenden Bewegung und der Intention zur Ausführung dieser Bewegung, oder aber, ob die dadurch bewirkte Bewegung selbst diese Blutverschiebung bewirkt hat.

Indessen war diese Frage verhältnismäßig leicht zu entscheiden, und die Parallelität dieser Versuche am Menschen zu den oben besprochenen Tierversuchen konnte auch in dieser Beziehung zu einer vollkommenen gemacht werden.

Schon die Beobachtungen von Stricker und Grebner-Grünbaum (siehe oben), daß die Übung erniedrigenden Einfluß auf die Blutdrucksteigerung bei Muskelbewegung hat, sind in diesem Sinne von Bedeutung, denn bei Übung einer Bewegung wird dieselbe mehr mechanisch, weniger unter Anteilnahme der Hirnrinde ausgeführt, und Masing (siehe oben) sprach nach seinen Versuchen direkt die Vermutung aus, daß die Größe der Blutdrucksteigerung bei Muskelbewegung von der Größe der zu der Bewegung aufgewandten Willenskraft abhängig ist.

Durch meine im folgenden beschriebenen Versuche wird diese Vermutung nicht nur bestätigt, sondern wird sogar bewiesen werden, daß die Ausführung von Bewegung zur Herbeiführung dieser Blutdrucksteigerung gar nicht nötig ist, sondern daß die darauf gerichtete Willenskraft und die lebhafte Vorstellung der Bewegung allein zur Hervorbringung der Blutverschiebung genügt.

Da bekanntlich Vorstellungen jeder Art besonders rein und stark durch Suggestion bei einer hypnotisierten Person hervorzurufen sind, da dann keine Nebengedanken und äußere Reize ablenkend wirken können, so wurden diese Versuche zunächst an hypnotisierten Versuchspersonen vorgenommen. Die sechs bei den oben beschriebenen Versuchen verwendeten Personen wurden auch hierbei als Versuchspersonen benutzt, da sie alle schon oft hypnotisiert worden waren. Der hypnotische Zustand wurde in derselben Weise herbeigeführt, wie das näher im Abschnitt III a beschrieben wurde.

Soweit es nötig war, wurde auch hierbei das Eintreten der Hypnose durch die Unempfindlichkeit der Versuchsperson gegen Nadelstiche usw. festgestellt. Vor Beginn jedes Versuches wurde jedesmal der Versuchsperson die hypnotische Suggestion gegeben, daß sie dauernd gleichmäßig' atmen und während der folgenden Suggestionen absolut unbeweglich bleiben müsse. Meist genügte dieser einmalige Befehl, um die gewünschte Wirkung herbeizuführen; im Notfall wurde er während des Versuches wiederholt. Jedenfalls blieb immer der gemessene Arm vor Erschütterungen bewahrt, was auch durch Anwendung des schon oben erwähnten Kontrollapparates für die Muskelbewegung am gemessenen Arm bewiesen wurde.

Die Form der Suggestion, die bei der Versuchsperson Vorstellungen von Bewegungen hervorrufen soll, die von ihr nicht ausgeführt werden, muß natürlich eine möglichst lebhafte und plastische sein. Man darf der Versuchsperson nicht einfach sagen, sie solle sich jetzt eine bestimmte Bewegung vorstellen, sondern man muß die Person jedesmal einen ganzen Vorgang erleben lassen, der sich um diese Bewegung dreht, und man muß ihr die Einzelheiten der betreffenden Bewegung lebhaft vor das geistige Auge bringen. Tritt nicht sofort ein hinreichend starker Erfolg ein, so ist es nützlich, zu sagen, die Anstrengung sei noch ungenügend und müsse größer sein; man muß aber dabei, wie auch sonst Vorsicht anwenden, keinen Unlustaffekt aufkommen zu lassen. Man muß z. B., um dies zu verhüten, suggerieren, daß die Versuchsperson völlig genügend Kräfte zur Bewältigung des Gegners oder der Arbeit habe, ja sich freue, dieselben anwenden zu können, sie müsse sich nur mehr anstrengen. Meist sind diese Hilfsmittel aber unnötig. Wenn nicht allzu große Ermüdung oder Unwohlsein vorliegt (siehe oben), tritt der Erfolg bei einiger Übung des Experimentators regelmäßig ein. Nur bei einer der fünf benutzen Versuchspersonen waren regelmäßig bei den ersten Suggestionen jedes Tages keine Volumsteigerungen zu bemerken, dann aber, vielleicht beim Tieferwerden des hypnotischen Zustandes, hatte plötzlich jede Bewegungssuggestion eine höhere Volumsteigerung zur Folge, als es bei den anderen der Fall war.

Bei der Suggestion energischer Anstrengung wird bisweilen das Gesicht verzogen, die anderen Teile des Körpers aber bleiben entsprechend der Anfangssuggestion ruhig, trotzdem muß man natürlich immer darauf achten, um im Notfall den Ruhebefehl zu wiederholen. Ebenso ist es mit der Atmung.

Der Inhalt der Suggestionen von Bewegungsvorstellungen ist wohl ziemlich gleichgültig, wenn er nur lebhaft der Versuchsperson beigebracht wird und besonders ihrem Verständnis nahe liegt. Es empfiehlt sich deshalb, sich über die Tätigkeit der Versuchsperson sowohl im Berufe, als in eventuell ausgeübtem Sport vorher zu informieren und daraus entsprechende Suggestionen zu bilden. Oft ist das aber auch unnötig, und selbst ungewohnte Bewegungsvorstellungen wirken sofort volumsteigernd. Dagegen ist es natürlich unnötig, in derselben Weise, wie bei der Ausführung willkürlicher Bewegungen nötig war, auch die Bewegungsvorstellungen auf eine bestimmte Muskelgruppe, wie auf die Fußbewegung, zu lokalisieren, denn die Gefahr der Erschütterung des im Apparat liegenden Armes oder Bauches liegt ja nicht vor, wenigstens nicht bei Wirkung des suggestiven Ruhebefehles. Die Bewegungsvorstellungen brauchen sich durchaus nicht immer auf Armbewegungen zu beziehen, so hat z. B. auch die Suggestion des schnellen Laufens immer Erfolg. Auch die Suggestion des Ringens mit einer anderen Person ist für diese Versuche geeignet und ebenso wirkt, wie erwähnt, die Suggestion der Ausführung von Arbeiten mit den Armen, wie Holzhacken, Ausziehen festsitzender Nägel usw. Beispiele für die Volumvermehrung des Armes bei allen diesen Suggestionen sind in den folgenden Figuren 60, 61 und 62 jedesmal an der unteren Kurve zu sehen, und sie gleichen völlig den Volumsteigerungen des Armes, die wir bei Ausführung von willkürlicher Bewegung eintreten sahen.

Auch bei diesen Versuchen wurde mit dem Tonometer festgestellt, daß die Volumzunahme des Armes von Blutdrucksteigerung begleitet wird, und daß die Volumzunahme auch am Bein eintritt. Auch bei Untersuchung des Volumverhaltens der äußeren Teile des Kopfes zeigten sich dieselben Veränderungen, wie bei der Ausführung kräftiger, willkürlicher Bewegungen.

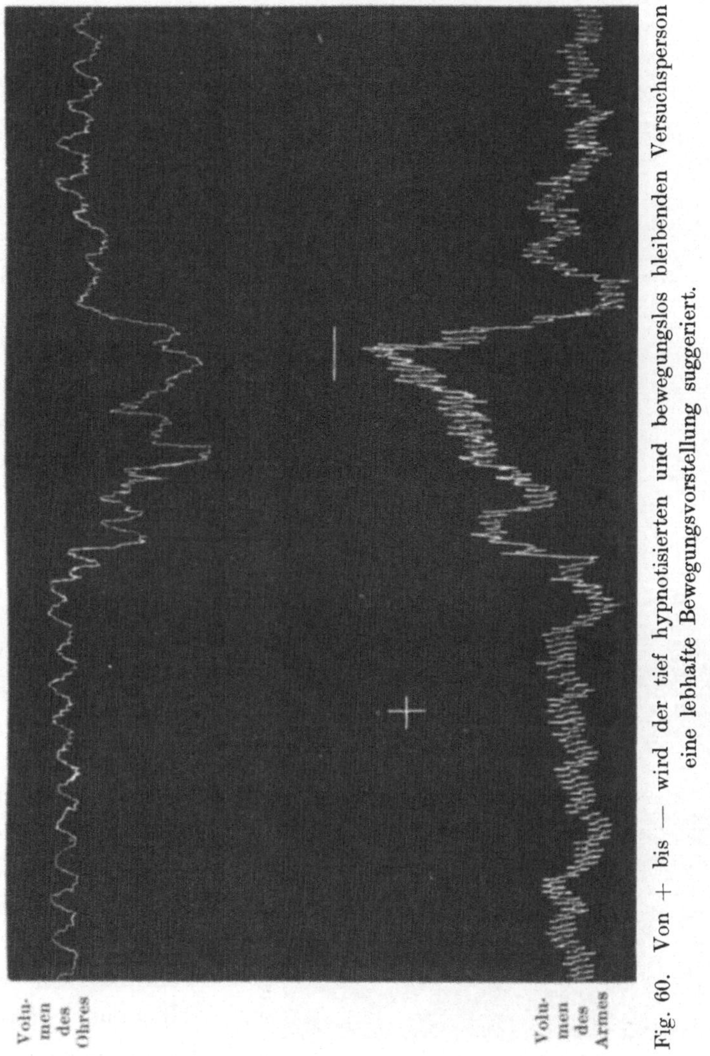

Fig. 60. Von + bis — wird der tief hypnotisierten und bewegungslos bleibenden Versuchsperson eine lebhafte Bewegungsvorstellung suggeriert.

In Fig. 60 und 61 ist das Ergebnis dieser Versuche an zwei verschiedenen Personen abgebildet. Auf beiden Figuren ist die obere Kurve die des Ohrvolums, und in Fig. 61 wird die Suggestion der Bewegungsvorstellung, die jedesmal von + bis — dauert,

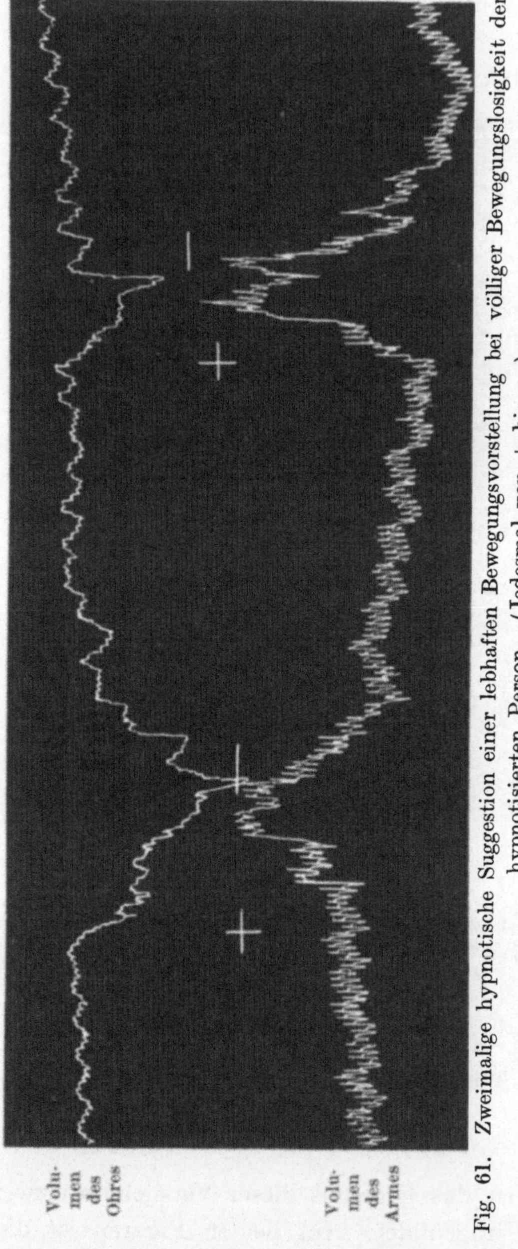

Fig. 61. Zweimalige hypnotische Suggestion einer lebhaften Bewegungsvorstellung bei völliger Bewegungslosigkeit der hypnotisierten Person. (Jedesmal von + bis —.)

zweimal hintereinander ausgeführt. Man sieht auf diesen Kurven jedesmal während der Suggestion der Bewegungsvorstellung eine tiefe und längere Zeit dauernde Volumabnahme des Ohres eintreten, die der gleichzeitigen Volumzunahme auf der darunter befindlichen Kurve des Armvolums entspricht. Wollte man selbst annehmen, daß bei den bisherigen Versuchsergebnissen irgendwelche Fehler eine Rolle spielen, obwohl ja genügend Kautelen dagegen angewendet wurden, so könnte man doch nicht das so deutliche entgegengesetzte Verhalten der beiden Volumkurven verschiedener äußerer Körperteile damit erklären, wie es auf Fig. 60 und 61 zu sehen ist, denn solche Fehler müßten die Kurven beider Körperteile doch wohl in gleicher Richtung beeinflussen.

Endlich wurde auch das Verhalten des Volums der Bauchorgane bei dieser Reihe von Versuchen mit dem in den Mastdarm
eingeschobenen aufblasbaren Gummisack untersucht, und es ergab
sich auch hierbei eine völlige Übereinstimmung mit den Versuchen
bei Ausführung der willkürlichen Bewegung, wie aus der oberen
Kurve in Fig. 62 zu ersehen ist.

Die Übereinstimmung der in den beiden Versuchsreihen (mit
und ohne Ausführung der Bewegung) gefundenen Blutverschiebung
ist also in allen Einzelheiten eine vollkommene, auch bezüglich des
auffallenden vasomotorischen Verhaltens der äußeren Teile des
Kopfes, und wir dürfen danach annehmen, daß in der Tat das
Eintreten der hier unter-
suchten Blutverschiebung
im Körper ausschließlich
durch den hier in Frage
kommenden Hirnrinden-
vorgang veranlaßt wird,
und daß es für ihr Zu-
standekommen gleichgül-
tig ist, ob die betreffende
Bewegung, auf die der
Hirnrindenvorgang hin-
zielt, wirklich ausgeführt
wird oder nicht.

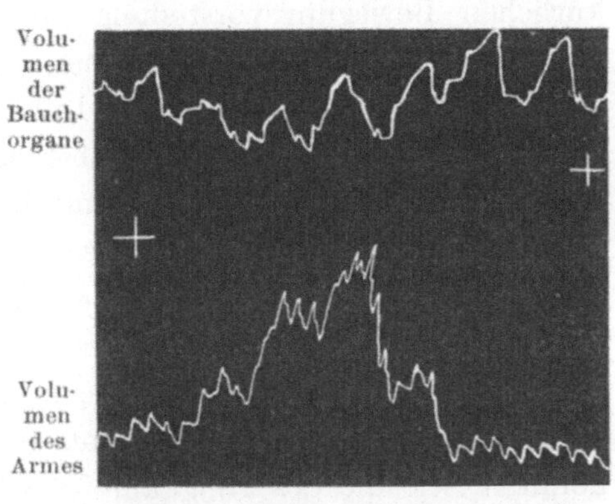

Fig. 62. Bei + wirkte die hypnotische Suggestion einer Bewegungsvorstellung auf die
Versuchsperson ein.

Da sich diese Blut-
verschiebung nun durch die hypnotische Suggestion so außerordentlich leicht herbeiführen ließ, stellte ich weitere Versuche
darüber an, ob, unter Fortlassung der hypnotischen Suggestion,
die willkürlich gebildete Vorstellung der Willensaktion zu einer Bewegung stark genug ist, diese Blutverschiebung im Körper herbeizuführen, wenn gleichzeitig die Ausführung der gedachten Bewegung an der Versuchsperson willkürlich unterlassen wird.

Von vornherein war zu vermuten, daß der Erfolg nicht so regelmäßig eintreten würde wie bei der hypnotischen Suggestion, da ja
die Fähigkeit, die Gedanken auf einen bestimmten Bewegungs-
vorgang genügend zu konzentrieren, ohne die Bewegung doch aus-

zuführen, bei den einzelnen Individuen sehr verschieden entwickelt, ja bei manchen gar nicht in hinreichendem Maße vorhanden ist. Auch das augenblickliche Befinden und die Stimmung der Untersuchungsperson muß neben den äußeren Ablenkungen mehr als bei allen früheren Versuchen hierbei störend wirken können.

Trotzdem wurden bei der Mehrzahl der untersuchten Personen, allerdings nicht an allen Tagen, Ergebnisse erzielt, die denen bei der Ausführung willkürlicher Bewegungen und bei der hypnotischen Suggestion von Bewegungsvorstellungen vollständig entsprechen. Es trat eine beträchtliche Steigerung des Volums des Armes ein, nur daß die Zeit zwischen dem Beginn der willkürlichen Bewegungsvorstellung und dem Erreichen der maximalen Volumsteigerung des Armes meist länger war als bei den anderen beiden Versuchsreihen. Indessen erklärt sich dies aus der ganzen Art des Versuchs von selbst, ja diese Verspätung des Eintretens der Volumsteigerung kann als ein weiterer Beweis für die Richtigkeit der Befunde bei diesen Untersuchungen gelten.

Auch bei dieser Untersuchungsreihe stellte es sich heraus, daß bestimmte Formen der Versuchsanordnung das Eintreten des Erfolges erleichterten. Komplizierte Bewegungsvorstellungen, wie sie durch hypnotische Suggestion leicht hervorgebracht werden konnten, wie die des Ringkampfes oder auch schon des Schnelllaufens, führte nur höchst selten zu einem Ergebnis; dagegen gelangen die Versuche am besten bei der willkürlichen Vorstellung von möglichst einfachen, anstrengenden Bewegungen, und zwar besonders, wenn diese Bewegungen vorher einige Male wirklich ausgeführt worden waren, so daß die Erinnerung daran noch ganz frisch war und sich leichter willkürlich erwecken ließ. Auch das Anschauen des Gliedes während der Vorstellung der Bewegung desselben ist von Nutzen für die Lebhaftigkeit der betreffenden Bewegungsvorstellungen und dient zugleich als Kontrolle für die Unbeweglichkeit des Gliedes während der Dauer des ganzen Versuches.

Wegen dieser tatsächlichen Unbeweglichkeit kann man auch die Vorstellung des festen Zusammendrückens der nicht im Plethysmographen befindlichen Hand zur Faust von der Versuchsperson sich bilden lassen, ohne Mitbewegung der gemessenen Hand fürchten zu müssen. Man läßt am besten vorher die Handbewegung einige Male wirklich mit einiger Kraft ausführen, und dann nach einiger Zeit der Ruhe, damit das gestiegene Volumen erst wieder sinkt, läßt man auf ein bestimmtes Zeichen hin die geöffnete, unbewegt daliegende Hand anblicken und lebhaft die Gedanken und den Willen auf die Bewegung, wie sie eben ausgeführt worden war, richten.

In Fig. 63 ist das Verhalten des Armvolums während eines solchen Versuchs abgebildet. Die Atmung blieb während der Dauer der willkürlichen Bewegungsvorstellung vollständig gleichmäßig. An der Volumkurve ist zunächst geringe Senkung infolge der Konzentration der Aufmerksamkeit, dann starke Steigung zu sehen, wie bei den anderen Versuchen. Dagegen ist deutlich zu erkennen, daß dabei die Bewegungsvorstellung infolge des Ungewohnten solcher mit Hemmung verknüpfter Vorstellungstätigkeit, bei der, abgesehen von den Störungen durch äußere Reize, die Aufmerksamkeit teilweise durch das Achten auf das Unbewegtbleiben der Hand abgelenkt wurde, viel längere Zeit braucht, um die Volumsteigerung herbeizuführen, als in den beiden anderen Versuchsreihen. Bei Vergleichung der hierbei und der bei der suggestiven

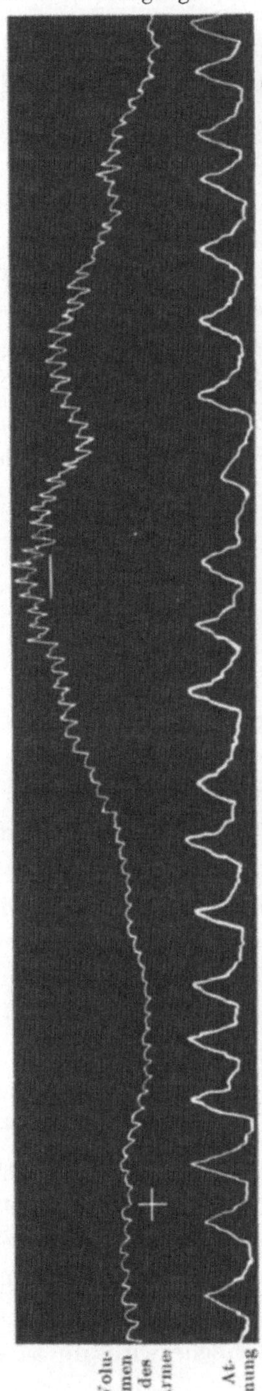

Fig. 63. Von + bis — bildete die Versuchsperson sich willkürlich eine lebhafte Bewegungsvorstellung, ohne aber die intendierte Bewegung wirklich auszuführen.

Beeinflussung derselben Versuchspersonen gewonnenen Kurven zeigt sich das sehr deutlich. Man vergleiche die Volumveränderungen des Armes in Fig. 63 mit der in Fig. 56b auf Seite 196, die beide von derselben Versuchsperson stammen.

Übrigens trat bei dieser Versuchsperson, wie aus den Kurven zu erkennen ist, auch eine geringe und kurzdauernde Volumsenkung unmittelbar vor der Volumsteigung deutlich hervor, die bei anderen Versuchspersonen bisweilen kaum sichtbar wurde.

Nach allen vorhergehenden Versuchen war ohne weiteres anzunehmen, daß neben dieser Volumsteigung auch die anderen Einzelheiten der Blutverschiebung bei dieser Modifizierung der Versuche auftreten würden.

c) Der Einfluß passiver Bewegungen ohne Vorhandensein von Bewegungsvorstellungen.

Es blieb endlich noch eine letzte Versuchsreihe übrig, deren Ergebnis die Richtigkeit der bisherigen Befunde und ihrer Deutung weiter bestätigen konnte.

Wenn das Eintreten der hier untersuchten Blutverschiebung im Körper allein von der Tätigkeit der Hirnrinde abhängt, wie es ja durch das Auftreten der Blutverschiebung infolge von willkürlicher oder in Hypnose suggerierter Bewegungsvorstellungen bei Ausbleiben der Ausführung der intendierten Bewegung bewiesen zu sein scheint, so darf nach Ausschaltung dieser Tätigkeit der Hirnrinde bei passiver Ausführung derselben Bewegung keine Vermehrung des Volums des Armes eintreten, wenn nicht durch mechanische Einflüsse, wie Druck auf den Bauch, Änderungen anderer Art in der Blutverteilung im Körper herbeigeführt wurden. Die Versuche darüber wurden in der Weise angestellt, daß die Versuchspersonen tief hypnotisiert wurden und ihnen die energische Suggestion gegeben wurde, daß sie nichts von allem, was um sie herum vorginge, bemerken, nichts, was mit ihnen selbst geschehe, fühlen, sie nichts denken und sich um nichts kümmern sollten als um ihren tiefen Schlaf. Solche Suggestionen pflegen immer sehr wirksam zu sein. Nachdem dann das eine Bein, wie bei den Versuchen der ersten Reihe, am Oberschenkel durch eine weiche Unterlage unterstützt worden war, so daß es frei herabhing, konnte der Fuß passiv ziemlich stark von mir abwechselnd gebeugt und gestreckt werden, ohne daß der Arm im Apparat oder der Bauch merklich bewegt wurde. Subjektiv gaben die Versuchspersonen vor Beginn der Hypnose bei Anstellung derselben Versuche im Wachzustande an, daß diese passive Bewegung des Fußes ebenso kräftig sein konnte, wie ihre eigenen willkürlichen Bewegungen des Fußes, die in den Versuchen der ersten Reihe regelmäßig die Volumsteigerung im Arm usw. herbeiführten.

Es wurde dann mit der möglichst kräftigen passiven Bewegung des Fußes begonnen, während die Suggestionen, die es dem Hypnotisierten verboten, sich um irgendwelche Vorgänge der Außenwelt zu kümmern, oder sie zu bemerken, immer weiter fortgesetzt wurden. Bei allen diesen zahlreichen Versuchen fand sich, trotz der kräftigen Bewegung des Fußes, keine Volumvermehrung, die auch nur im geringsten der Steigung, wie sie in den ersten drei Versuchsreihen beobachtet wurde, entsprochen hätte, nur die normalen Oszillationen und niedrigen Undulationen zeigten sich. Mit dem Resultate dieser Versuche zusammen bilden die der anderen Versuche am Menschen ein geschlossenes Ganzes.

Eine Blutverschiebung, die in allen unvermuteten Einzelheiten genau derjenigen entsprach, die beim Tiere infolge künstlicher Erregung der motorischen Hirnrindenzone eintrat, wurde auch beim Menschen gefunden, und zwar:

1. bei Ausführung willkürlicher kräftiger Bewegungen,

2. während willkürlicher lebhafter Vorstellung kräftiger Bewegung, ohne Ausführung derselben und

3. während der hypnotisch-suggestiven Herbeiführung von Bewegungsvorstellungen, gleichfalls bei vollkommener Unbeweglichkeit der Versuchsperson.

4. Diese Blutverschiebung trat dagegen beim Menschen nicht ein bei passiver Ausführung derselben Bewegungen, wenn die gleichzeitige Entstehung von Bewegungsvorstellungen bei der Versuchsperson verhindert wurde.

Aus allen diesen Versuchen geht zunächst hervor, daß allein die Entstehung von Bewegungsvorstellungen, also die Mitwirkung der Hirnrinde, das Maßgebende für das Zustandekommen dieser Blutverschiebung ist, wie ja auch bei den Tierversuchen die entsprechende Blutverschiebung durch künstliche Erregung der Hirnrinde herbeigeführt wurde. Diese Erkenntnis zusammen mit der Beobachtung, daß dieselbe Blutverschiebung auch bei wirklicher Ausführung von Bewegungen eintritt, macht aber die oben (Abschnitt IV b) schon ausgesprochene Theorie im höchsten Grade wahrscheinlich, daß nämlich auch beim Tier die erwähnte Blutverschiebung wirklich in Beziehung zu der Ausführung von Muskelbewegung steht und sie erleichtert.

Ferner scheint aus den Ergebnissen dieser Parallelversuche am Tier und Mensch hervorzugehen, daß die Entstehung bestimmter Vorstellungen beim Menschen auf bestimmte Hirnrindenbezirke in gleicher Weise erregend wirkt, wie beim Tier die elektrische Reizung der entsprechenden Rindenzonen, wenigstens insoweit wir das aus den vasomotorischen Wirkungen dieser Hirnrindenerregung schließen können.

Allerdings besteht, wie schon erwähnt, ein Unterschied darin, daß beim Tier bei der künstlichen Erregung der Hirnrinde nur einzelne Teile der motorischen Rindenzonen erregt werden, während zur Herbeiführung von Bewegungsvorstellung außer der Erregung der entsprechenden motorischen Rindenzonen sicherlich gleichzeitig auch in anderen Rindengebieten Erregungsvorgänge eintreten müssen, so daß es verständlich ist, wenn bei elektrischer Reizung eines kleinen Teiles der motorischen Zone beim Menschen nicht Bewegungsvorstellungen künstlich herbeigeführt werden können. —

VI. Versuche zur Kontrolle und über den aktiven Anteil der verschiedenen Gefäßgebiete an den Blutverschiebungen bei psychischen Vorgängen.

a) Allgemeine Kontrollversuche über die Blutverschiebungen im menschlichen Körper bei psychischen Vorgängen.

Bei den in Abschnitt III b und V besprochenen Versuchen über die Blutverschiebungen im menschlichen Körper, die bei den verschiedenen psychischen Vorgängen eintreten, hatte ich das Verhalten der Gefäße der Bauchorgane mittels eines „inneren Plethysmographen" untersucht, der aus einem an einer hohlen Sonde befestigten Gummisack bestand, der durch den Anus tief in den Darm der Versuchsperson eingeschoben, dann durch die Sonde hindurch leicht aufgeblasen und in diesem Zustand mit einer starken Registrierkapsel verbunden wurde, an der er nach Ausschließung aller anderen Einflüsse die Volumänderungen der Bauchorgane genau angab. Die zahlreichen Fehlerquellen, die bei Benutzung dieser Methode eine Rolle spielen, können zwar, wie oben gezeigt wurde (Abschnitt III b), mit Sicherheit vermieden werden, da aber die vasomotorischen Veränderungen in den Bauchorganen, wie sich schon bei den bisherigen Versuchen zeigte, bei weitem die wichtigste Bedeutung für das Zustandekommen dieser Blutverschiebungen im Körper haben, so war es doch von großem Wert, die Ergebnisse der Anwendung der Methode des „inneren Plethysmographen" durch Benutzung einer ganz anderen Untersuchungsart kontrollieren zu können. Diese Kontrolle sollte sich nicht nur auf die Versuche über den Einfluß gesteigerter Aufmerksamkeit, Lust, Unlust und Schlaf, sondern auch auf den im vorhergehenden Abschnitt untersuchten Einfluß von Bewegungsvorstellungen erstrecken.

14*

Wenn das Volumen der Bauchorgane auf eine andere Weise, also nicht mehr direkt gemessen werden sollte (denn das scheint beim Menschen kaum auf andere Weise möglich zu sein, als wie es der Verfasser tat), so konnte es sich nur darum handeln, die Gewichtsänderung der Bauchorgane während der verschiedenen psychischen Vorgänge zu registrieren, da ja in der kurzen Zeit, die in Betracht kommt, solche Gewichtsunterschiede nur von einer Veränderung der Blutfülle herrühren können. Es sei zunächst die einzige derartige Methode erwähnt, die außer der von mir benutzten Methode für solche Zwecke angewendet worden ist.

Diese Methode stammt von Otfried Müller[1]). Müller wog die einzelnen Körperteile der liegenden Versuchsperson gleichzeitig durch eine Reihe von verschiedenen Wagen und beobachtete die Veränderungen der Gewichtsunterschiede bei lokalen, thermischen Hautreizen.

Aus Fig. 64 ist die Handhabung dieser Methode zu erkennen. Die liegende Versuchsperson wird in der Weise in der Schwebe gehalten, daß durch je ein schwebendes Brett die Beine, die Bauchgegend, die Brustgegend, der Kopf und jeder von beiden Armen unterstützt werden. Diese Bretter werden durch Schnüre in der Schwebe gehalten, die an Federwagen so befestigt sind, daß die Änderungen des Gewichts an den einzelnen Wagen abgelesen werden können. Werden nun z. B. die Bauchorgane blutreicher, so muß die Wage, die diesen Körperteil trägt, sinken, während dies die anderen Wagen nicht tun, oder sich heben. Die unvermeidbaren Fehler dieser Methode liegen auf der Hand. Bei der allerkleinsten Bewegung der Person müssen natürlich die Gewichtsverhältnisse für alle Wagen geändert werden, und die Versuche müssen von neuem beginnen. Es ist aber kaum anzunehmen, daß jemand in dieser unbequemen hängenden Lage, in der immer nur einzelne Körperteile unterstützt sind, es lange ohne jede Bewegung aushalten kann, wenigstens nicht im Normalzustand, und Hypnose hat O. Müller in seinen Versuchen nicht angewendet. Aber auch abgesehen von dieser Unsicherheit und der Unbequemlichkeit der Benutzung dieser zahlreichen Wagen überhaupt, hat die Methode

____

[1]) Otfried Müller, Archiv f. klin. Med. 1905.

den Nachteil, daß man nur schwierig die Erfolge der Wägungen durch Kurven graphisch sich registrieren lassen kann. O. Müller hat auch keine Kurven über diese Wägungen veröffentlicht. Unter allen Umständen sollte man aber diese Methode niemals anwenden,

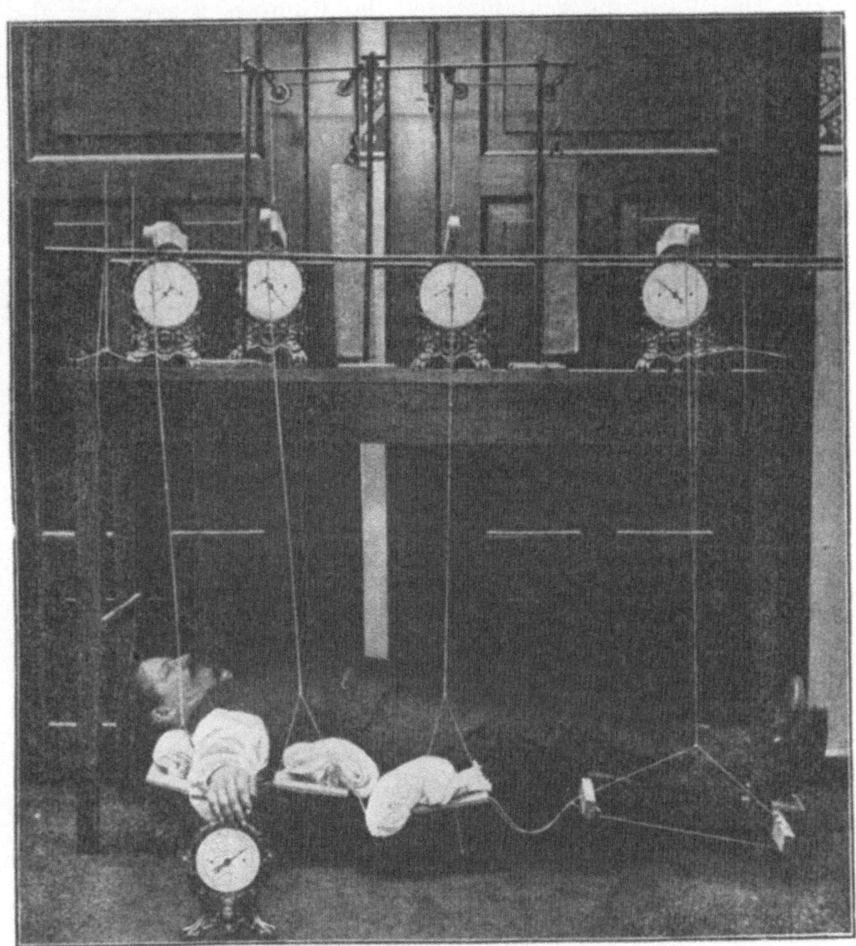

Fig. 64. Wägungsmethode O. Müllers. (Aus dessen Arbeit zit. oben.)

wenigstens nicht soweit sie für die Messung der Blutfülle der Bauchorgane in Betracht kommt, ohne gleichzeitig die Atmung zu registrieren, und das hat Müller bei seinen Versuchen niemals getan.

Bekanntlich kontrahiert sich bei jeder Inspiration das nach der Brusthöhle zu kuppelförmig gewölbte Zwerchfell, flacht sich dadurch ab und drückt die Bauchorgane mehr nach unten, oder bei der horizontalen Lage der Versuchsperson nach den Füßen zu. Die Wage, die den Bauchteil des Rumpfes wiegt, wird also in dieser Zeit bedeutend stärker belastet als vorher, das diese Teile tragende Brett muß etwas sinken, während das die Brustteile tragende Brett etwas steigt. Bei der Exspiration gleicht sich das dann jedesmal wieder aus, aber wenn die Atmung nur einigermaßen ungleichmäßig wird, nur einige oder ein einziger tiefer Atemzug eintritt, so wird die Verschiebung der Eingeweide fußwärts viel bedeutender, und natürlich auch das Sinken des Brettes, das den Bauch unterstützt, und das gleichzeitige Steigen des die Brust unterstützenden Brettes. Der ausgestreckte Körper wird aber dadurch in seiner ganzen Lage verändert, er liegt nicht mehr vollkommen horizontal und ist ungleichmäßig unterstützt. Nicht nur werden also durch einen stärkeren Atemzug die Wagen sehr stark direkt beeinflußt, ohne daß Müller eine Kontrolle hat, ob dies die Folge einer Blutverschiebung im Körper infolge seines Eingriffes oder nur die Folge der dadurch herbeigeführten Änderung der Atmung ist, sondern es liegt auch bei dieser Veränderung der horizontalen Lage der Versuchsperson die Gefahr sehr nahe, daß bei hochgradiger Atemveränderung einzelne der besonders gelagerten Körperteile sich auf ihrer Unterlage verschieben, und so ganz neue Verhältnisse geschaffen werden.

Nun hat Müller diese Versuche ausschließlich dazu angestellt, um die Einwirkung von Wärme- und Kältereizen auf die Haut zu untersuchen, und es ist bekannt, daß gerade bei solchen Reizen stärkere Veränderungen der Atmung nicht ausbleiben, so daß seine Resultate nicht einwandfrei sind. Da sie übrigens keine Bedeutung für die hier behandelten Blutverschiebungen infolge von psychischer Tätigkeit haben, so mögen sie unerwähnt bleiben.

Obwohl durch gleichzeitige Registrierung der Atmung der Hauptfehler dieser Methode teilweise vermieden werden könnte, indem man dann nur solche Versuche berücksichtigen würde, bei denen die Atmung völlig gleichmäßig blieb, so sah ich doch aus anderen Gründen von Benutzung dieser sehr umständlichen und unsicheren Methode ab, zumal sich die Möglichkeit einer anderen Untersuchungsart bot, deren Vorzüge für die Beobachtung der vasomotorischen Änderungen in den Bauchorganen vor dieser unzweifelhaft sind. Die von mir benutzte Methode beruht auf der Benutzung eines Apparates, den schon vorher Mosso[1]) angewendet hat, nur daß ich diesen Apparat auf ganz andere Art als Mosso anwendete und dadurch nebenbei feststellen konnte, daß die Ansicht Mossos über die Bedeutung der von ihm mit demselben Apparat gefundenen Veränderungen unrichtig ist.

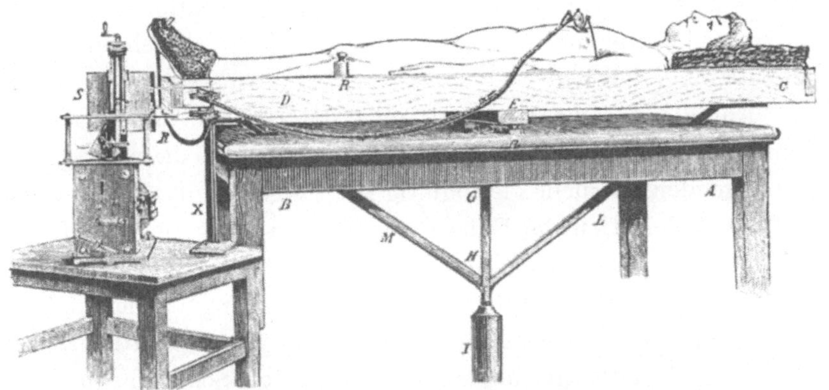

Fig. 65. Mossos Menschenwage. (Aus Mosso, Die Furcht.)

Dieser Apparat ist Mossos sogenannte Menschenwage, die in Fig. 65 abgebildet ist. Wie aus der Abbildung zu ersehen ist, wird bei dieser Wage der Wagebalken durch das lange Brett CD dargestellt, auf das sich die Versuchsperson dergestalt lang niederlegen muß, daß das Brett, das sich um die in der Mitte des Brettes quer verlaufende Achse E auf zwei eisernen Keilen dreht, gerade im Gleichgewicht sich befindet. Damit die Wage nicht bei jeder geringen Gewichtsveränderung zu tief ausschlägt, wurde von Mosso der Schwerpunkt durch das Gewicht J tiefer verlegt, das an dem Schaft GH höher oder tiefer verstellt werden kann. Der Schaft GH ist in der Mitte des Brettes CD senkrecht eingelassen und wird durch die Querstangen M und L unbeweglich mit dem

<hr>

1) A. Mosso, Archives Ital. de Biol. 1884, p. 130. — „Die Furcht" 1889, S. 89.

Brett verbunden. Zur weiteren Regulierung der Gleichgewichtslage dient das kleine Gewicht R. Mosso ließ den Ausschlägen der Wage einen solchen Grad von Empfindlichkeit, daß sich das Wagebrett im Rhythmus der Respiration gerade noch etwas bewegte. Bei Inspiration sank die Fußseite des Brettes und stieg bei Exspiration.

Die Ursache dieser Erscheinung ist nun, trotz der anderen Ansicht Mossos, zweifellos die, daß bei Inspiration, die Bauchorgane infolge der Abflachung der Wölbung des Zwerchfells fußwärts gedrängt werden, und deshalb das Gewicht auf dieser Seite der Wageachse ein größeres wird. Bei Exspiration steigt das Zwerchfell wieder nach oben, und die Bauchorgane kehren in ihre frühere Lage zurück.

Auf die Ansicht Mossos[1]) über die Ursache dieser Erscheinung soll hier nicht eingegangen werden, zumal diese Frage für die folgenden Versuche gleichgültig ist. Es genügt die Feststellung, daß bei Inspiration die Fußseite sinkt, und zwar um so tiefer, je kräftiger die Inspiration ist.

Auf der Fig. 65 ist ferner noch die Anbringung der anderen Untersuchungsapparate Mossos zu sehen, eines Kardiographen und eines Fuß-Plethysmographen, die, durch Schläuche mit den Registrierkapseln verbunden, durch die Schreibstifte a und b die Kurven des Herzstoßes und des Fußvolums auf der rotierenden Trommel S verzeichnen, während die Schwankungen des Fußendes des Wagebrettes sich ohne Vermittlung selbst mit dem Schreibstift c auf der Trommel registrieren.

Bei den Untersuchungen Mossos zeigte es sich, daß, wenn er eine im Gleichgewicht auf der Wage ruhende Versuchsperson ansprach, sich jedesmal die Kopfseite der Wage senkte, obwohl die Versuchsperson völlig bewegungslos blieb und ihre Atmungsform nicht zu verändern suchte. Dasselbe trat ein, wenn eine auf der Wage schlafende Person durch ein Geräusch im tiefen Schlafe gestört wurde, ohne daß sie dabei ganz aufzuwachen brauchte: auch dann senkte sich die Kopfseite des Wagbrettes und stieg erst wieder langsam, wenn der Schlaf wieder tiefer

---

[1]) Archives Ital. de Biol. 1884, p. 134 ff.

wurde. Ebenso beobachtete Mosso ein Sinken der Kopfseite des Brettes bei absichtlicher, lebhafter geistiger Tätigkeit, wie Übersetzen von Homer usw.[1]) Da Mosso außerdem noch feststellen konnte, daß gleichzeitig das Volumen der Extremitäten geringer wurde, so schloß er aus alledem, daß bei erhöhter geistiger Tätigkeit das Blut von den äußeren Körperteilen zum Gehirn strömt, der Kopf deshalb schwerer wird und dadurch das Sinken der Kopfseite des Wagbrettes bewirkt[2]). Hierauf beschränkten sich diese Versuche Mossos.

Es war nun von vornherein nicht einleuchtend, daß bei erhöhter psychischer Tätigkeit die Blutfülle des Gehirns und dadurch das Gewicht des Kopfes derartig vermehrt sein soll, daß sogar die Wirkung, die die respiratorische Verschiebung der Bauchorgane hat, davon weit übertroffen wird. Man muß allerdings in Betracht ziehen, daß die Gewichtsvermehrung des Kopfes am Ende eines bedeutend längeren Hebelarmes auf den Wagebalken einwirken würde, als die Gewichtsänderung infolge der Verschiebung der Bauchorgane nach den Füßen zu bei Inspiration. Dagegen ist aber zu berücksichtigen, daß das Gehirn von der knöchernen, unnachgiebigen Schädelkapsel umschlossen ist, daß diese Kapsel dauernd völlig ausgefüllt und die Hirnmasse selbst inkompressibel ist, so daß eine Vermehrung der Blutfülle des Gehirns, wie schon früher angedeutet, nur dadurch zustande kommen kann, daß eine der hinzukommenden Blutmenge gleiche Menge von Lymphflüssigkeit aus dem Gehirn hinausgedrängt wird. Je mehr also die Blutgefäße des Gehirns anschwellen, um so saftärmer müssen die andern Hirnteile werden, die Menge der Gesamtflüssigkeit bleibt im Gehirn dieselbe. Nun ist aber das Gewicht der Cerebrospinalflüssigkeit von dem des Blutes keineswegs so verschieden, daß man aus dem Ersatz eines Teils dieser Flüssigkeit durch Blut einen so starken Gewichtszuwachs der Kopfseite des Wagbrettes, wie ihn Mosso fand, damit erklären könnte. Wir müssen also diese Deutung der Ergebnisse der Versuche Mossos zurückweisen.

---

[1]) Mosso, „Die Furcht", S. 92.
[2]) Mosso, „Die Furcht", S. 90—92.

Dagegen lag es nahe, die Ergebnisse der oben beschriebenen Versuche über die Veränderung der Blutfülle der Bauchorgane bei verschiedenen psychischen Zuständen damit in Verbindung zu bringen. Es war mit Hilfe des inneren (Darm-)Plethysmographen gezeigt worden, daß die bei geistiger Arbeit oder Schreck eintretende Volumverminderung des Arms von einer genau entsprechenden Volumvermehrung der Bauchorgane begleitet wird. Diese Veränderungen müssen auch bei den Versuchspersonen Mossos eingetreten sein, wenn sie zu erhöhter geistiger Tätigkeit veranlaßt wurden oder im Schlafe durch Geräusche erschreckt wurden.

Betrachten wir nun die Lage der Bauchorgane der Versuchspersonen Mossos während seiner Versuche auf dieser Wage etwas genauer. Er ließ die Versuchspersonen sich derart auf das Brett legen, daß sie möglichst ohne Zuhilfenahme von Gewichten im Gleichgewicht lagen. Der Schwerpunkt des Körpers lag also gerade über der Achse. Nun liegt gewöhnlich[1]) der Schwerpunkt des ganzen Körpers, der übrigens auch mit einer solchen Wage am Lebenden bestimmt werden kann, $4^1/_2$ cm unterhalb des Promontoriums, und es ist dadurch ohne weiteres klar, daß in dieser Lage bei weitem der größte Teil der Bauchorgane kopfwärts der Achse der Wage zu liegen kommt. Es konnte also sehr wohl ein Strömen des Blutes von den äußeren Körperteilen zu den Bauchorganen während der Versuche Mossos, die mehr oder weniger den Einfluß der gesteigerten Aufmerksamkeit behandelten, die Senkung der Kopfseite des Wagebrettes herbeiführen und Mosso zu der irrigen Vorstellung verleiten, das von den äußeren Teilen abfließende Blut habe dadurch das Steigen der Kopfseite des Wagebrettes bewirkt, daß es dem Gehirn zugute gekommen sei. Möglicherweise hat dabei auch ein vermehrter Blutzufluß zum Gehirn stattgefunden, wo es eine entsprechende Menge von Lymphe verdrängte, sicherlich ist aber dies nicht das Maßgebende für die Verschiebung des Schwerpunkts des Körpers gewesen, sondern der unvergleichlich stärkere Blutzufluß zu den Bauchorganen, die ja einen unverhältnismäßig großen Teil des ganzen Körperblutes in sich fassen können.

---

1) Landois. Lehrb. d. Physiol. 11. Aufl.. Wien 1905. S. 604.

Die Richtigkeit dieser Anschauung konnte offenbar sehr leicht durch das Experiment bewiesen werden. Es brauchte nur die auf der Wage liegende Versuchsperson in der Längsrichtung so weit nach der Fußseite des Wagebrettes zu verschoben zu werden, bis der größte Teil der Bauchorgane nicht mehr kopfwärts der Achse des Wagebrettes lag, .sondern fußwärts. Wenn dann das Gleichgewicht des Wagebrettes durch Aufstellung genügender Gewichte an der Kopfseite des Wagebrettes wiederhergestellt sein würde, so müßte dann bei den Zuständen der erhöhten Aufmerksamkeit nicht mehr die Kopfseite des Wagebrettes sinken, wie bei Mosso, sondern die Fußseite, da ja die Bauchorgane jetzt auf dieser Seite liegen. Wie wir sehen werden, bestätigten die Untersuchungen diese Erwartung.

Diese Überlegungen führten weiter zu dem Plan, mit dieser Methode nicht nur die Unrichtigkeit der Folgerungen Mossos nachzuweisen, sondern die Untersuchungen auch auf die andern psychischen Zustände auszudehnen, die schon früher mit Hilfe des inneren (Darm-)Plethysmographen untersucht worden waren. Es war dazu bloß nötig, jeden psychischen Zustand erst in derjenigen Lage der Versuchsperson auf dem Wagebrett herbeizuführen, bei der die Bauchorgane kopfwärts der Achse der Wage, und dann in der, bei der sie fußwärts von ihr liegen. Wenn wirklich Blutverschiebungen von ausschlaggebender Größe zwischen den Bauchorganen einerseits und den anderen Körperteilen andererseits mit dem Eintritt der verschiedenen psychischen Vorgänge verknüpft sind, so muß der Ausschlag des Wagebrettes beim zweiten Versuch der entgegengesetzte von dem beim ersten sein: wenn bei jenem die Kopfseite des Brettes sank, so muß sie bei diesem steigen.

Die von mir benutzte Menschenwage war nur in Kleinigkeiten von der Mossos verschieden. Natürlich war das Wagebrett bedeutend länger, als das bei Mossos Wage, weil die Versuchsperson zeitweilig so darauf gelagert werden sollte, daß der größte Teil der Bauchorgane fußwärts der Achse des Wagbrettes liegt. An Stelle des verschiebbaren Gewichtes J wurde eine Gewichtsschale benutzt, die nach Bedürfnis belastet wurde.

Zur etwa nötigen Verkleinerung der Ausschläge des Wagebrettes diente außerdem ein unten mit der Gewichtsschale verbundenes, parallel zur Achse des Wagebrettes gestelltes Ruder, das in einen mit Wasser gefüllten Kasten eintauchte und infolge des Widerstandes des Wassers bei den Schwankungen des Wagebrettes diese hemmte.

Durch Ablassen oder durch Vermehrung des Wassers in diesem Kasten konnte man diese Hemmung regulieren. Die richtige Anwendung dieser beiden Hemmungen stellte sich als sehr wichtig für das Zustandekommen der Versuche heraus, wie denn überhaupt Ergebnisse mit dieser Wage sich durchaus nicht so leicht erzielen lassen, wie man nach dem Lesen der Abhandlung Mossos glauben sollte. Die Größe des Gewichtes J und die Tiefe des Eintauchens des Ruders in das Wasser muß bei jeder Versuchsperson geändert werden, damit die günstigsten Verhältnisse hergestellt werden.

Es genügt durchaus nicht, den Schwerpunkt des gewogenen Körpers so lange durch stärkeres Belasten der Gewichtsschale tiefer zu legen, bis das Wagebrett mit dem darauf liegenden Körper nur noch ganz kleine Ausschläge während der Respiration ausführt; dann kann man oft gar keine Veränderungen der Lage des Schwerpunktes infolge von geringfügigeren Änderungen der Blutverteilung nachweisen, weil das Gewicht der verschobenen Blutmenge im Verhältnis zu der Belastung der Gewichtsschale zu wenig in Betracht kommt.

Deshalb muß man dieses Gewicht und die Menge des hemmenden Wassers so klein als möglich nehmen und lieber die Schwankungen des Wagebrettes etwas größer sein lassen.

Da es bei diesen Versuchen nur darauf ankam, festzustellen, ob die Lage der Bauchorgane kopfwärts oder fußwärts der Achse des Wagebrettes jedesmal die entgegengesetzte Wirkung bezüglich der Verlagerung des Schwerpunkts des Körpers bei den verschiedenen psychischen Zuständen hat, so war es nicht nötig, bei den Versuchen mit Lage der Bauchorgane kopfwärts der Achse des Wagebrettes die Versuchsperson, wie Mosso es tat, mit dem Schwerpunkt ihres Körpers möglichst genau über die Achse zu legen, sondern die Ergebnisse mußten sogar deutlicher werden, wenn die

Bauchorgane nicht nur zum größten Teil, wie bei Mosso, sondern in ihrer Gesamtheit kopfwärts der Achse lagen. Deswegen wurde bei allen Versuchen, bei denen die Bauchorgane kopfwärts der Achse liegen sollten, die Versuchsperson etwas weiter kopfwärts auf dem Wagebrett gelagert, als wie das bei Mosso der Fall war, und das Gleichgewicht durch Aufstellung eines entsprechenden Gewichtes auf der Fußseite des Wagebrettes wiederhergestellt. Umgekehrt wurde auch bei der anderen Lage dafür gesorgt, daß die Bauchorgane fast völlig fußwärts der Achse lagen. Liegen die Bauchorgane kopfwärts der Achse im Gleichgewicht, so ist es klar, daß bei Strömen des Blutes aus den Bauchorganen nach den äußeren Körperteilen die allein fußwärts der Achse liegenden Beine ein Plus von Blut erhalten, das ihr Gewicht vergrößert, und ebenso umgekehrt bei Strömen des Blutes zu den Bauchorganen. Bei Lage der Bauchorgane fußwärts der Achse dagegen muß zwar ein Teil des von den Bauchorganen nach den äußeren Körperteilen fließenden Blutes auch den auf derselben Brettseite wie die Bauch-organe liegenden Beinen zugute kommen, aber diese Seite des Brettes muß doch leichter werden, weil der andere Teil des von den Bauchorganen abfließenden Blutes das Gewicht des Ober-körpers vermehrt. Man sollte nun denken, daß es für die größere Deutlichkeit der Ergebnisse nützlich ist, wenn die Versuchsperson die Arme über den Kopf ausgestreckt auf das Brett legt, da dann die an den Armen infolge der Blutverschiebungen eintretenden Gewichtsänderungen am Ende eines längeren Hebelarmes auf das Wagebrett wirken, dem ist aber nicht so; die unbequeme Lage und die dadurch bewirkte Störung der Zirkulation läßt diesen Vorteil nicht zutage treten.

Wie es Mosso tat, so ließ auch ich das eine Ende des Wagebrettes durch einen daran befestigten Schreiber direkt die Schwankungen der Wage auf eine langsam rotierende berußte Trommel registrieren, nur wurde aus bestimmten Gründen der Schreiber nicht am Fußende des Wagebrettes befestigt, wie es auch in der Abbildung von Fig. 65 dargestellt ist, sondern am Kopfende des Brettes, was bei Betrachtung der später abgebildeten Kurven wohl zu beachten ist.

Alle diese Wägungen sind auch an diesem Apparat völlig wertlos, wenn nicht gleichzeitig mit den Schwankungen des Wagebrettes die Atmung registriert wird. Gerade der Eintritt eines andern psychischen Zustandes der Versuchsperson, besonders eines Gefühls, wird häufig von einer mehr oder weniger starken Veränderung der Atmung begleitet, und da die Verschiebung des Schwerpunkts des Körpers auf der Wage infolge von Störungen der normalen Atmungsform oft stärker ist als der Einfluß einer Blutverschiebung auf die Lage des Schwerpunktes im Körper, so kann dieser letztere dadurch völlig verdeckt, ja scheinbar in das Gegenteil verkehrt werden. Es gehört daher zu jeder Beurteilung solcher Kurven über Wägungen ein genaues Studium der gleichzeitig aufgenommenen Atmungskurve, und nur wenn die Atmung völlig gleichmäßig geblieben ist, kann man die Senkung der einen Seite des Wagebrettes den Schwankungen der Blutverteilung im Körper zuschreiben. Viele Personen können überhaupt nicht, oder wenigstens nicht längere Zeit, gleichmäßig atmen und sind deshalb für diese Versuche unbrauchbar, andere können sich nach einiger Übung daran gewöhnen.

Sehr erleichtert würde dies gleichmäßige Atmen werden, wenn man der Versuchsperson die Frequenz und Stärke ihrer Atmung während des Versuchs durch eine zweite Atmungskurve vor seinen Augen sichtbar machen würde. Dem steht aber das Bedenken gegenüber, daß dann die Aufmerksamkeit zu sehr abgelenkt und die nötige Konzentration auf die zu untersuchenden psychischen Zustände unmöglich wird. Man muß sich also damit begnügen, Versuchspersonen auszuwählen, die normal, möglichst gleichmäßig atmen und bei der Beurteilung der Ergebnisse sich nur auf solche Versuche zu stützen, bei denen die Atmung, zufällig oder nach Übung, gleichmäßig geblieben ist.

Indessen braucht die Atmung nicht bei allen Versuchen gleichmäßig zu bleiben, nämlich dann nicht, wenn ihre Veränderung die entgegengesetzte Wirkung auf die Wage haben müßte, als die ist, die bei dem betreffenden Versuche durch Blutverschiebung herbeigeführt wurde.

Liegt zum Beispiel der Bauch fußwärts der Achse, und das Blut ist von den Bauchorganen nach den äußeren Körperteilen geströmt und hat so die Kopfseite des Brettes zum Sinken gebracht, wie es auf den beigegebenen Kurven (Fig. 66b, 67) der Fall ist, so macht es gar nichts aus, wenn die Atmung, wie in dieser Kurve, dabei vertieft worden ist, denn eine vertiefte Inspiration würde die Bauchorgane fußwärts drängen und das Sinken der Fußseite des Brettes bewirken. Da hier trotzdem das Brett an der Kopfseite sank, so ist daraus zu entnehmen, daß in diesem Falle die Blutverschiebung so stark das Gewicht der Kopfseite des Brettes vermehrte, daß die vertiefte Atmung dies nicht ausgleichen konnte, und daß bei gleichmäßiger Atmung die Senkung der Kopfseite noch tiefer gewesen wäre.

Wie wir später sehen werden, pflegt bei der Suggestion mancher Gefühle im hypnotischen Zustand die Atmung besonders unregelmäßig zu werden, aber es konnte dann bisweilen die Atmung dadurch gleichmäßig erhalten werden, daß dem Hypnotisierten der Befehl gegeben wurde, immer in dem vom Experimentator angegebenen Takt zu atmen, sei es nach Händeklatschen oder Metronomschlägen. Infolgedessen blieb oft auch die Tiefe der Atemzüge dann gleichmäßig, wenn psychische Vorgänge suggestiv herbeigeführt wurden. Im Wachzustande das Metronom zu demselben Zwecke anzuwenden, ist aus verschiedenen Gründen unmöglich.

Außer der Wage und dem Pneumographen wurde bisweilen auch gleichzeitig der Arm-Plethysmograph angewendet. Da durch die früheren Versuche schon bekannt ist, welche Veränderungen bei Eintritt bestimmter psychischer Zustände am Volumen des Armes vor sich gehen, war eigentlich die gleichzeitige Aufnahme beider Kurven unnötig; aber es ist deshalb von Wert, die Gewichtsabnahme der Bauchorgane gleichzeitig mit der Volumzunahme des Armes auf derselben Kurve registriert zu sehen, da dadurch die zeitlichen Verhältnisse beider Erscheinungen deutlicher sichtbar werden. Der Plethysmograph stand bei diesen Versuchen auf einem Brett, das seitlich an das Wagebrett angeschraubt war.

Im Laufe der Untersuchungen machte es sich oft bemerkbar, daß es durchaus nicht gleichgültig ist, ob vor Beginn des Versuchs das im Gleichgewicht schwankende Wagebrett im Mittel seiner Respirationsschwankungen völlig horizontal lag, oder ob schon anfangs das eine Ende des Brettes etwas höher stand als das andere.

Liegt z. B. der Bauch kopfwärts der Achse, und das Fußende des Brettes steht etwas höher als die Kopfseite, so wird beim Strömen des Blutes vom Bauch zu den äußeren Körperteilen das Blut, das zu den Beinen strömt und dadurch die Fußseite des Wagebrettes zum Sinken bringt, in seiner Fortbewegung dahin durch die Schwerkraft gehindert, da die Fußseite etwas höher steht.

Erleichtert und etwas vergrößert würde dagegen der Erfolg der Versuche dadurch werden, daß man das Wagebrett schon vor Beginn der Versuche mit der Seite des Brettes etwas tiefer stellt, nach der man erwartet, daß das Strömen des Blutes infolge des anzustellenden Versuchs stattfindet. Indessen ist dies ein zweischneidiges Mittel, denn zwar wird so das Eintreten dieser Veränderung erleichtert und deutlicher sichtbar gemacht, um so schwerer geht aber auch nachher diese Veränderung zum normalen Zustande zurück, und es ist doch wünschenswert, auf den Kurven sowohl das Eintreten als das Zurückgehen dieser Erscheinungen registriert zu sehen. Es empfiehlt sich deshalb, zu diesem erleichternden Kunstgriff nur dann seine Zuflucht zu nehmen, wenn man auf andere Art keine deutlich erkennbaren Erfolge zu erzielen vermag, was ja bei schlechtem Befinden oder Ermüdung der Versuchsperson vorkommen kann.

Am leichtesten ist die Wirkung des Eintretens von Bewegungsvorstellungen mit der Wage zu beobachten, besonders wenn man die Art der Herbeiführung der Bewegungsvorstellung durch hypnotische Suggestion wählt, bei der die Blutverschiebung gewöhnlich am stärksten ist. Diese Art empfiehlt sich auch deshalb, da hierbei die Versuchsperson völlig bewegungslos liegt und gleichmäßig atmet. Es muß aber hervorgehoben werden, daß bei allen Versuchen mit dieser Wage auch geringe Bewegungen bei weitem nicht den störenden Einfluß haben können, wie bei der Methode O. Müllers; zudem hat eine auf der Wage liegende Versuchsperson gar nicht so große Neigung zu Bewegung, wie bei der Methode von O. Müller, da bei der Wage Mossos der auf allen

Teilen von dem gepolsterten Brett unterstützte Körper der Versuchsperson völlig bequem liegt.

Bei den im folgenden reproduzierten Kurven über die Versuche mit der Wage, die alle stark verkleinert sind, ist jedesmal die unterste Kurve die der Atmung (bei Inspiration aufwärts Steigen der Kurve) und die oberste die der Bewegung des Wagebrettes, und zwar, im Gegensatz zu der obigen Abbildung der Wage, geschrieben von einem am Kopfende befestigten Schreibstift, so daß jede Steigung dieser Kurve eine Verminderung des Körpergewichts kopfwärts der Wageachse und Vermehrung des Gewichts fußwärts der Achse bedeutet und umgekehrt. Wenn die Atmung der Versuchsperson regelmäßig ist, erkennt man an der Kurve der Wageschwankungen den Einfluß jedes einzelnen Atemzugs, da,

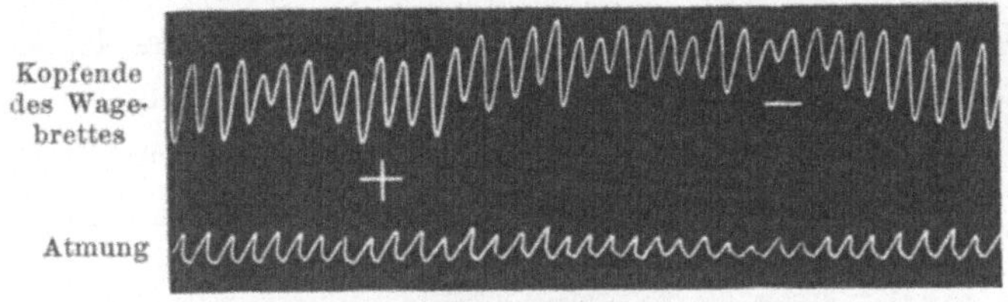

Fig. 66a. Hypnotische Suggestion einer Bewegungsvorstellung von + bis —.
Lage: Bauch kopfwärts der Achse.

wie schon erwähnt, bei Inspiration die Eingeweide fußwärts gedrängt werden, und daher die Kopfseite, also auch die Kurve, steigen muß.

Es wurden zunächst Versuche über die Wirkung von Bewegungsvorstellungen vorgenommen, die der hypnotisierten Versuchsperson in Hypnose suggeriert wurden. (Siehe Abschnitt V, b.)

Natürlich wurde nach Eintreten der Hypnose erst einige Zeit gewartet, damit nicht die Änderungen, die eventuell das Eintreten des hypnotischen Zustands selbst begleiten, mit zur Untersuchung kamen.

In Fig. 66a und 66b sind die Resultate solcher Versuche abgebildet. Von + bis — dauerte jedesmal die Dauer der suggestiv erregten Bewegungsvorstellung. Bei dem durch Fig. 66a illustrierten Versuche lagen die Bauchorgane der Versuchsperson kopfwärts

der Achse der Wage, und wir sehen diese Seite der Wage nach +
sich heben und erst nach — wieder sinken, wobei die einzelnen
durch die Atmung bewirkten Schwankungen sich gleichmäßig weiter
ausprägen. Wie erwähnt, würde durch eine dauernd vertiefte Inspiration ein solches Steigen der Kopfseite des Brettes herbeigeführt werden können, auf der Kurve 66a sehen wir aber während
der Wirkung der Suggestion die Atmung sogar geringer werden, wodurch eigentlich ein Sinken des Kopfendes des Brettes bewirkt
werden müßte. Die trotzdem vorhandene Hebung wäre also noch
höher geworden, wenn die Atmung ganz gleichmäßig geblieben
wäre und muß eine andere Ursache haben, die wir nur darin suchen

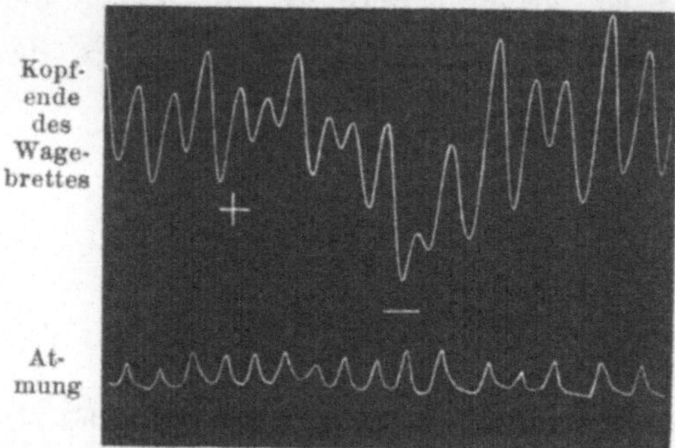

Fig. 66b. Dasselbe wie bei 66a, nur liegt jetzt
der Bauch fußwärts der Achse.

können, daß bei Ent-
stehung lebhafter Bewe-
gungsvorstellungen ein
Strömen des Blutes von
den Bauchorganen zu
den äußeren Körper-
teilen stattfindet, wo-
durch, bei Lage des
Bauches kopfwärts der
Achse des Wagebrettes,
der fußwärts der Achse
gelegene Teil des Körpers
einen Zuwachs an Blut erhält, der die Fußseite des Brettes nach
unten drückt und sein Kopfende die Erhebungen auf der Kurve
verzeichnen läßt. Dann muß aber, bei Lage der Bauchorgane
fußwärts der Achse, der Erfolg ein umgekehrter sein, und in der
Tat sehen wir dies aus der Kurve 66b.

Auch hier erreichte die Dauer der Suggestion vom Zeichen +
bis —, und wir sehen für diese Zeit das Kopfende des Wagebrettes
stark sinken, obwohl die Inspirationen dabei etwas tiefer werden.
Da aber eine Verstärkung der Inspiration nur ein Steigen des
Kopfendes des Brettes bewirken könnte, so schadet diese Atemveränderung der Bedeutung der Kurve nicht, und man kann nur
wieder sagen, daß bei gleichmäßiger Atmung das Sinken der Kopfseite des Brettes noch beträchtlicher gewesen wäre.

Es war früher (Abschnitt V, b) gezeigt worden, daß bei Einwirkung derselben Bewegungssuggestionen eine Volumvermehrung des Armes eintritt, und es brauchten darüber eigentlich keine weiteren Versuche angestellt zu werden. Trotzdem ist eine Kurve (Kurve 67) beigegeben worden, auf der gleichzeitig mit der Kurve der Wageschwankungen und der Atmung während der Suggestion einer lebhaften Bewegungsvorstellung die plethysmographische Volumkurve des Armes aufgenommen wurde (auf der Mitte des Kurvenblattes). Es wurde dies deshalb getan, weil aus dieser Kurve zu sehen ist, wie genau zur selben Zeit die Volumvermehrung des Arms und das Sinken der Kopfseite der Wage beginnt und aufhört, und wie dadurch die Zusammengehörigkeit der einen Erscheinung mit der anderen gekennzeichnet wird. Auch in dieser Kurve war die Inspiration während der Suggestion etwas tiefer geworden, was für sich allein das Gegenteil der auf der Kurve verzeichneten Wageschwankung bewirkt hätte, daher keineswegs den Wert der Kurve mindert. Durch diese Versuche wurden also die früheren Untersuchungen (Abschnitt V) mit dem inneren

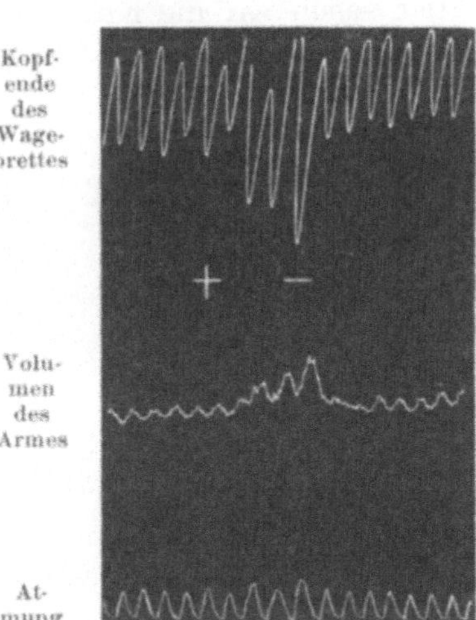

Fig. 67. Von + bis — Suggestion einer Bewegungsvorstellung. Lage: Bauch fußwärts der Achse.

(Darm-)Plethysmographen über die Schwankungen der Blutverteilung bei der Entstehung von Bewegungsvorstellungen bestätigt.

Wir kommen nun zur Untersuchung der verschiedenen Zustände der erhöhten Aufmerksamkeit.

Die unwillkürlich erhöhte Aufmerksamkeit wurde durch Kopfrechnen in derselben Weise herbeigeführt wie bei den Versuchen im dritten Abschnitt. Die beigegebenen Kurven stammen von Versuchen an Personen im normalen Zustande. Bei Lage der Bauchorgane kopfwärts der Achse zeigt Kurve 68a den Erfolg.

eine bei Beginn des Rechnens beim Zeichen + eintretende Senkung der Kopfseite des Wagebrettes, die nach Abbrechen des Rechnens bei — zurückgeht. Die Atmung ist bei der Senkung der Kurve völlig gleichmäßig geblieben, wird erst bei Abbrechen des Rechnens kaum merkbar flacher und kann dadurch höchstens das Zurückgehen des Brettes in die normale Stellung etwas verspätet haben.

Das Gegenteil von dieser Wirkung des Kopfrechnens sehen wir bei der Lagerung der Bauchorgane fußwärts der Achse des Wagebrettes, bei der die Kurve 68b aufgenommen worden ist. Hier sehen wir die Kopfseite des Wagebrettes für die Dauer des Kopfrechnens steigen, während die Atmung völlig gleichmäßig blieb.

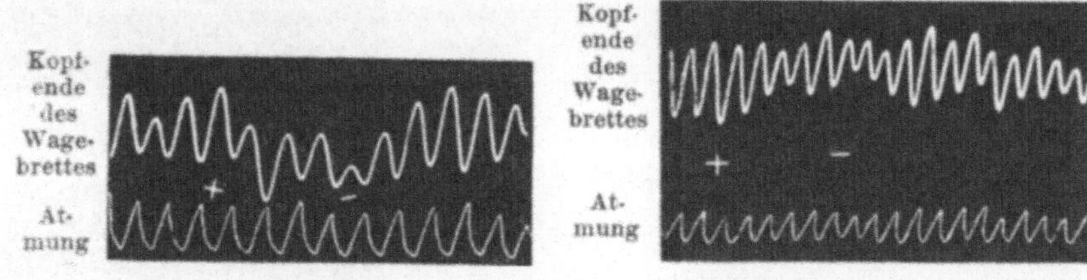

<table>
<tr><td>Fig. 68a.</td><td>Fig. 68b.</td></tr>
</table>

Jedesmal von + bis — Kopfrechnen.

<table>
<tr><td>Lage: Bauch kopfwärts der Achse.</td><td>Lage: Bauch fußwärts der Achse.</td></tr>
</table>

Zur Herbeiführung von Erschrecken diente das Abfeuern eines Schusses.

Kurve 69a stellt diesen Versuch bei Lage des Bauches kopfwärts der Achse dar. Beim Abfeuern des Schusses beim Zeichen + konnte die Versuchsperson eine krampfhafte plötzliche Verstärkung der Inspiration nicht vermeiden, und auch später blieben die Inspirationen etwas vertieft. Dies müßte aber für sich allein ein Steigen des Kopfendes des Wagebrettes herbeiführen, und wir sehen auf dieser Kurve trotzdem eine deutliche, anhaltende Senkung des Kopfteils des Brettes eintreten, nachdem es durch den einen übermäßig tiefen Atemzug im Moment des Schusses nur für die Dauer dieser einen Inspiration etwas in die Höhe getrieben worden war.

Bei Lage der Bauchorgane fußwärts der Achse ist der Erfolg der entgegengesetzte, wie Kurve 69b zeigt. Hier bleibt die Atmung völlig gleichmäßig, abgesehen von einer vertieften Inspiration im Augenblick des Schusses, die nie vermieden werden kann. Aber man kann auf der Kurve der Wage genau die Wirkung dieses Atemzuges von der offenbar von der Blutverschiebung herrührenden länger dauernden Einwirkung trennen. Der eine vertiefte Atemzug hat, ebenso wie in Kurve 69a, eine ebensolange dauernde steile Erhebung der Kurve der Wage zur Folge, aber auch dann bleibt das Kopfende des Brettes noch längere Zeit in allmählich ansteigender Form über ihr anfängliches Niveau erhoben, und durch Vergleich mit Kurve 68a sehen wir, daß diese längere Erhebung nicht die Nachwirkung des vereinzelten tiefen Atemzugs sein kann, denn in Kurve 68a folgte dem mindestens um ebensoviel tieferen

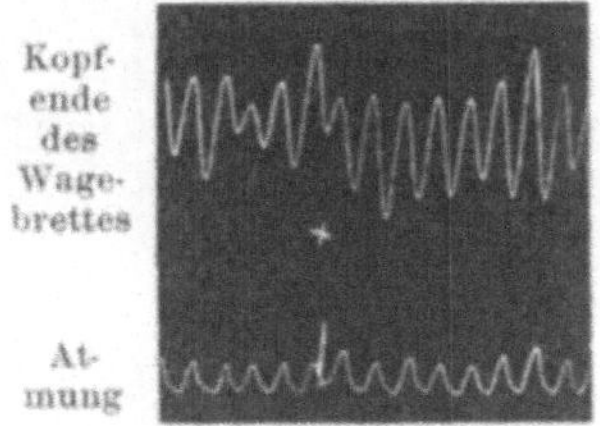

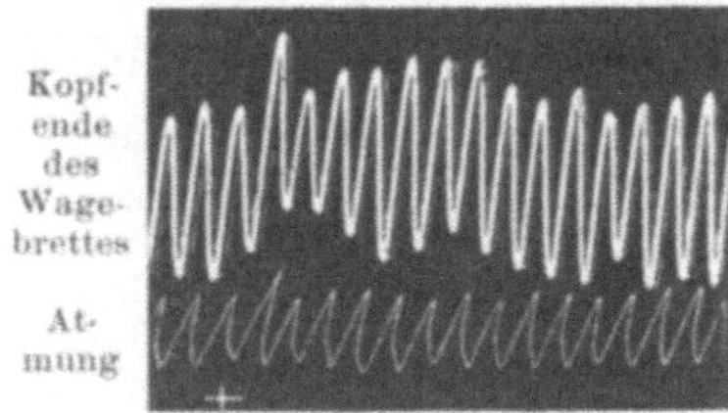

<table>
<tr><td>Fig. 69a.</td><td>Fig. 69b.</td></tr>
</table>

Bei + wird jedesmal ein Schuß abgefeuert.

Lage: Bauch kopfwärts der Achse.　　　Lage: Bauch fußwärts der Achse.

entsprechenden Atemzug sofort ein Sinken des Kopfendes des Brettes bis tief unter das anfängliche Niveau.

Aus diesen Untersuchungen über die Zustände der willkürlich und unwillkürlich erhöhten Aufmerksamkeit (geistige Arbeit, Schreck) geht hervor, daß bei diesen Zuständen der Schwerpunkt des Körpers jedesmal in derjenigen Richtung verschoben wird, in der, von der Achse der Wage aus gerechnet, die Bauchorgane liegen, und da die Versuchspersonen bewegungslos lagen und der Einfluß der Atmung ausgeschieden wurde, so ist dies nur durch einen Blutzufluß von den anderen Körperteilen nach den Bauch-organen hin zu erklären. Es ist dies also das entgegengesetzte Ergebnis, wie bei der Einwirkung von Bewegungsvorstellungen und entspricht gleichfalls dem Ergebnis der früheren Versuche mit dem „inneren Plethysmographen". (Abschnitt Vb.)

Wir kommen nun zur Untersuchung der Lust- und Unlustgefühle und Affekte. Der Erfolg dabei war, wie bei den entsprechenden früheren Versuchen, in den beiden Fällen der gleiche, wenn die Geschmacksreize wirklich beigebracht oder wenn sie nur suggeriert wurden.

Bei Lage der Bauchorgane kopfwärts der Achse wurde Kurve 70a aufgenommen, in der von + bis — die Suggestion des Geschmacks von Bittersalz gegeben wurde. Wir sehen das Kopfende der Wage stark sinken, obwohl die Atmung zunächst gleichmäßig bleibt und erst kurz vor Beendigung der Suggestion etwas flacher wird. Den umgekehrten Erfolg zeigt Kurve 70b, auf der das Kopfende der Wage bei derselben Suggestion stark sich hebt, obwohl die Atmung gleichmäßig bleibt und sich erst

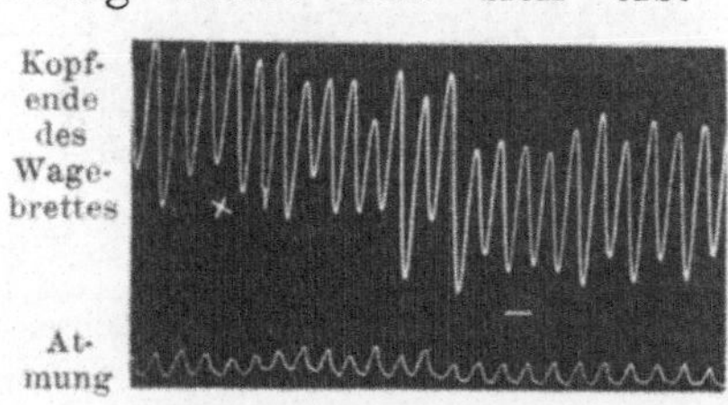

Fig. 70a.Fig. 70b.

Von — bis — wirkte jedesmal die Suggestion eines üblen Geschmacks auf die hypnotisierte Versuchsperson.

Lage: Bauch kopfwärts der Achse.   Lage: Bauch fußwärts der Achse.

etwas vertieft, als die Steigung der Kurve schon ihre Höhe erreicht hat.

Ähnlich wie die einfachen Gefühle verhielten sich die rein lust- und unlustbetonten Affekte, nur daß die Wirkung der lustbetonten Affekte schwerer zu erreichen war und geringere Wirkung hatte, wie das ja des Näheren auch im Abschnitt IIIa auf S. 100, ausgeführt und begründet wurde. Sehr wirksam war eine Suggestion, deren Inhalt Furcht vor einer unmittelbar bevorstehenden Operation war. Den Erfolg zeigt Kurve 71a, bei der die Bauchorgane kopfwärts der Achse des Wagebrettes lagen. Beim

Zeichen — wurde die Suggestion gegeben, und bald darauf sank plötzlich das Kopfende des Wagebrettes so tief, daß sein Schreiber gewaltsam den Schreibhebel des Pneumographen herabdrückte, und das Wagebrett blieb in dieser Stellung bis zur Aufhebung

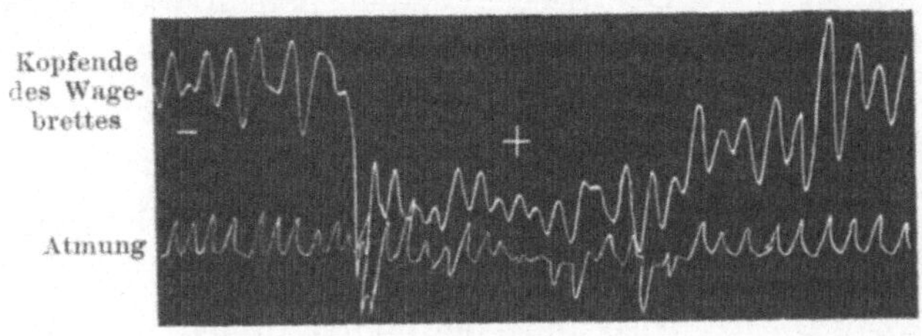

Fig. 71a. Von — bis + hypnotische Suggestion der Furcht vor einer Operation.
Lage: Bauch kopfwärts der Achse.

der Suggestion bei +, nach der es sich wieder zur vorherigen Höhe erhob.

Aus der teilweise gestörten Atemkurve ist immerhin zu erkennen, daß die Atmung in dieser Zeit nicht aussetzte, was indessen auch nicht eine so starke Verschiebung des Schwerpunkts hätte erklären können. Die Versuchsperson war dabei völlig bewegungslos, und selbst wenn die sehr starke Verschiebung des Schwerpunkts durch eine Bewegung veranlaßt worden wäre, so erklärte dies nicht das Zurückgehen dieser Erscheinung bis zum Anfangsstande des Brettes nach Aufhebung der Suggestion. Die Ursache kann nur die Blutverschiebung im Körper gewesen sein.

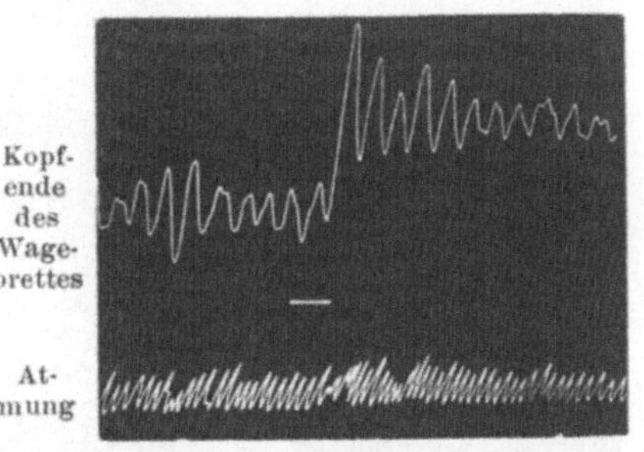

Fig. 71b. Bei — Suggestion einer ekelerregenden Vorstellung.
Lage: Bauch fußwärts der Achse.

Bei Lage der Bauchorgane fußwärts der Achse wurde Kurve 71b aufgenommen und dabei beim Zeichen — eine ekelerregende Vorstellung suggeriert. Wie in Kurve 71a das Kopfende der Wage jäh fiel, so steigt es hier jäh an und verharrt auf dieser Höhe. Die Atmung bleibt dabei zwar nicht völlig gleichmäßig, aber sie war auch vorher schon unregelmäßig, und nach Ende der Kurve zu wird die Atmung sogar flacher, als sie zu Beginn war, trotzdem aber bleibt die Verschiebung des Schwerpunkts bestehen, weil die Suggestion noch fortdauert.

Bei dieser Versuchsperson war ausnahmsweise der natürliche Rhythmus der Atmung so schnell, daß ihm das Wagebrett infolge der Trägheit seiner Masse nicht folgen konnte und mehrere Atemzüge einer Schwankung des Brettes entsprachen.

Also auch bei den Gefühlen und Affekten bestätigen diese Untersuchungen die mit dem inneren (Darm-) Plethysmographen (Abschnitt IIIb) gemachten Feststellungen.

Zum Schlusse seien noch einige Kurven beigegeben, die den **Einfluß** des Eintretens und des Aufhörens des tiefen hypnotischen Zustands zeigen.

In Kurve 72a, bei Lage der Bauchorgane kopfwärts der Achse der Wage aufgenommen, wurde bei + der Befehl zum tiefen hypnotischen

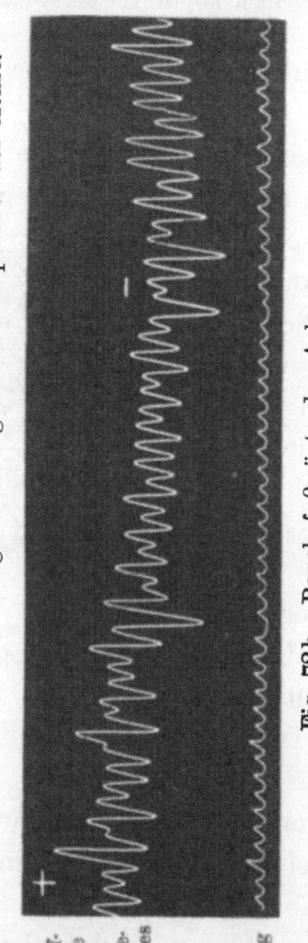

Fig. 72a. Lage: Bauch kopfwärts der Achse.

Fig. 72b. Bauch fußwärts der Achse. — Jedesmal bei + Eintreten, bei − Aufhören des hypnotischen Zustands der Versuchsperson.

Schlafe gegeben und dann noch öfter wiederholt. Der Befehl hatte sofort und allmählich immer stärkeren Erfolg. Wir sehen dabei das Kopfende der Wage langsam immer höher steigen und erst beim Zeichen — gegen Ende der Kurve, bei dem die Versuchsperson erweckt wurde, wieder sinken. Die Atmung hatte keinen Einfluß auf diese Kurvenänderung, sie blieb nahezu gleichmäßig, wurde zwar bisweilen um eine Kleinigkeit tiefer, dann aber auch wieder flacher, und gerade am Ende der Kurve war sie am tiefsten, während dort die Kurve trotzdem wieder sank. Den entgegengesetzten Erfolg sehen wir in Kurve 72b, bei der die Bauchorgane fußwärts der Achse der Wage lagen.

Natürlich entspricht das Eintreten und Aufhören des hypnotischen Schlafes nicht vollständig dem des natürlichen Schlafes, es ist aber bekannt, daß der tiefe hypnotische Zustand, wenn die Versuchsperson sich selbst überlassen bleibt, noch sicherer aber, wenn man ihr entsprechenden suggestiven Befehl gegeben hat, allmählich in einen natürlichen Schlafzustand übergehen kann, aus dem endlich spontanes Erwachen erfolgt. Dies ist ja gerade einer der wichtigsten Vorteile, die die Anwendung der Hypnose in der ärztlichen Praxis bietet.

Ich versuchte bisweilen, den hypnotischen Zustand allmählich in natürlichen Schlaf übergehen zu lassen, während die Versuchsperson dauernd auf der Wage lag und weckte sie dann nach etwa einer Stunde.

In Fig. 73 ist die Kurve eines derartigen Versuches abgebildet, bei dem die Bauchorgane kopfwärts der Achse lagen. Da die Versuchsperson eine außerordentlich ruhige Körperlage auch im Normalzustand einzuhalten pflegte, so konnte gleichzeitig das Volumen des Armes registriert werden, und bei dem in Fig. 73 illustrierten Versuche blieb der Arm der Versuchsperson auch während des Erwachens völlig bewegungslos im Apparat liegen. Ebenso blieb auch die Atmung unverändert, wie aus der Kurve zu erkennen ist. Der Reiz, der zum Erwachen führte, war nur ein schwacher, so daß nicht gleichzeitig durch den Reiz ein Zustand von erhöhter Aufmerksamkeit auftrat, wenigstens nicht in dem Sinne, wie dieser Zustand bei den früheren Versuchen herbeigeführt wurde. Bei dem

Zeichen + in Fig. 73 trat das Erwachen ein, und gleichzeitig wurde die Versuchsperson aufgefordert, ruhig liegen zu bleiben; da sie aber schon vor dem Einschlafen auf diese Aufforderung vorbereitet war, ist nicht anzunehmen, daß diese ruhige Aufforderung wesentlich zu einer Aufmerksamkeitssteigerung führte. Völlig ist diese Möglichkeit aber nicht ausgeschlossen, so daß man nicht mit Bestimmtheit sagen kann, daß die geringe Volumabnahme des Armes und das gleichzeitige geringe Sinken der Kopfseite des Wagebrettes, auf der die Bauchorgane lagen, ausschließlich vom Aufhören des Schlafes herrührte. Es ist aber zu bedenken, daß ein Erwachen aus dem Schlafe ohne gleichzeitige Steigerung der Aufmerksamkeit

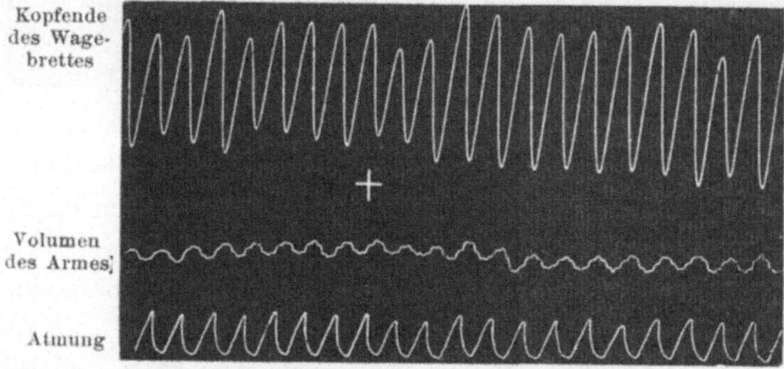

Fig. 73. Die fest eingeschlafene Versuchsperson wird bei + sanft erweckt.
Lage: Bauch kopfwärts der Achse.

unmöglich ist; solange noch keine Steigerung der Aufmerksamkeit bei spontanem Erwachen stattfindet, ist eben der Schlafzustand noch nicht völlig beseitigt. Das langsame Absinken der beiden Kurven in Fig. 73 deutet aber darauf hin, daß wir es zum wenigsten hier mit keiner solchen Erhöhung der Aufmerksamkeit zu tun haben, wie sie z. B. bei den Kurven 68a, b experimentell herbeigeführt wurde.

Viel langwieriger sind natürlich Versuche, bei denen man die Wirkung des normalen Einschlafens einer Versuchsperson auf der Wage beobachtet; doch beobachtete ich auch dabei ähnliche, wenn auch ziemlich schwache Veränderungen, wie sie beim Eintritt des hypnotischen Schlafes gefunden und in Fig. 72a und b abgebildet wurden.

Es scheint also nach allen diesen Versuchen, wenn ihr Ergebnis auch nicht so sicher ist, wie das der anderen, daß auch beim Eintreten des Schlafes der Volumzunahme der äußeren Körperteile eine Volumabnahme der Bauchorgane entspricht, und umgekehrt beim ruhigen Erwachen ein Strömen des Blutes von den äußeren Körperteilen nach den Bauchorganen hin auftritt.

Die Kontrollversuche mit der Wägemethode bestätigen also in allen Punkten die Ergebnisse der Untersuchungen mit dem „inneren (Darm-)Plethysmographen" über das vasomotorische Verhalten der Bauchorgane bei der Einwirkung der verschiedenen psychischen Vorgänge.

Bei den Wägungen der Versuchspersonen in zwei verschiedenen Lagen, so daß die Bauchorgane einmal kopfwärts, dann aber fußwärts der Achse der Wage lagen, stellte es sich heraus, daß bei Eintritt von lebhaften Bewegungsvorstellungen, von Lustgefühlen und anscheinend auch von Schlaf sich der Schwerpunkt des Körpers jedesmal nach der Richtung zu verschob, in der die Bauchorgane nicht gelegen waren. Beim Eintritt von psychischer Arbeit, Erschrecken, Unlustgefühlen und unlustbetonten Affekten und anscheinend auch beim Erwachen aus Schlaf verschob sich dagegen der Schwerpunkt des Körpers der Versuchsperson jedesmal nach den Bauchorganen zu.

Da die Einflüsse der Atmungsänderungen, Bewegungen usw. ausgeschlossen waren, können sich diese Erscheinungen nur durch Zunahme und Abnahme der Blutfülle der Bauchorgane beim Eintritt dieser psychischen Zustände erklären.

b) Der aktive Anteil der verschiedenen Gefäßgebiete an den Blutverschiebungen bei psychischen Vorgängen.

Da die Ergebnisse zweier gänzlich verschiedener physikalischer Untersuchungsmethoden darin völlig übereinstimmten, können wir es wohl als feststehend betrachten, daß der Volumabnahme der äußeren Körperteile beim Eintreten eines psychischen Vorganges eine gleichzeitige Volumzunahme der Bauchorgane entspricht und umgekehrt eine Volumabnahme der Bauchorgane der Volumzunahme der Extremitäten, die bestimmte psychische Vorgänge begleitet. (Von der Ausnahmestellung der äußeren Kopfteile bei Bewegungsvorstellungen sehe ich hier ab.)

Es findet also einmal ein Strömen des Blutes von außen nach innen, in bestimmten anderen Fällen aber von innen nach außen im Körper statt.

Es soll nun näher untersucht werden, ob die Ursache dieser Blutverschiebung ausschließlich in der aktiven Veränderung des Kontraktionszustandes der Blutgefäße der äußeren Körperteile oder der der Bauchorgane liegt, oder ob beide daran beteiligt sind.

Allerdings könnte man daran denken, daß außer den aktiven Veränderungen an den genannten Gefäßgebieten auch die an den Gefäßen des Gehirns und der äußeren Kopfteile eine gewisse Rolle spielen könnten, da sie sich bisweilen bei denselben psychischen Vorgängen anders verhalten, als die anderen entsprechenden Körpergefäße.

Ich konnte aber feststellen, daß diese beiden Gefäßgebiete zu klein sind, um auf die allgemeine Blutverschiebung im übrigen Körper einen merklichen Einfluß ausüben zu können. Bei sehr starker künstlich herbeigeführter Veränderung des Kontraktionszustandes der Hirngefäße ist ein geringer Einfluß auf die Höhe des allgemeinen Blutdruckes bei Tieren gerade noch mit den gewöhnlichen Apparaten meßbar, ein Einfluß der Veränderungen an den Gefäßen der äußeren Kopfteile aber überhaupt nicht. Betreffs des Einflusses der Hirngefäße sei auf Fig. 103 a, b auf Seite 330, 331 verwiesen.

Bei diesen Versuchen wurde durch eine bestimmte elektrische Reizung nervöser Teile eine starke Erweiterung der Hirngefäße herbeigeführt, ohne daß andere Gefäße des Körpers sich gleichzeitig aktiv veränderten, da die Medulla zerstört war. Es ist deutlich aus den Kurven in Fig. 103 a, b zu erkennen, daß die Volumzunahme des Hirns eine sehr geringe Senkung des Blutdruckes zur Folge hatte. Dabei war hier die Erweiterung der Hirngefäße eine ungewöhnlich starke, so daß man annehmen darf, daß bei den physiologischen Vorgängen der Einfluß auf den allgemeinen Blutdruck fast immer ein geringerer sein wird.

Den Einfluß einer starken Verengerung der Gefäße der äußeren
Kopfteile auf den Blutdruck zeigt Fig. 74. Auf dieser Figur zeigt
die Blutdruckkurve sanfte Wellen, die nicht mit den Nervenreizungen zusammenhängen. Die untere Kurve ist die des Ohrvolums der Katze. Zweimal wurde das Kopfende des Halssympathicus gereizt, so daß sich ein großer Teil der Gefäße der äußeren
Kopfteile verengte. Daß dies geschah, zeigt das jedesmalige Sinken
der Volumkurve des Ohrs, aber der Blutdruck wurde dadurch in
meßbarer Weise nicht verändert. Die Wirkung der aktiven Veränderungen an den Gefäßen des Kopfes auf die allgemeine Blutverschiebung im übrigen Körper können wir also hier beiseite

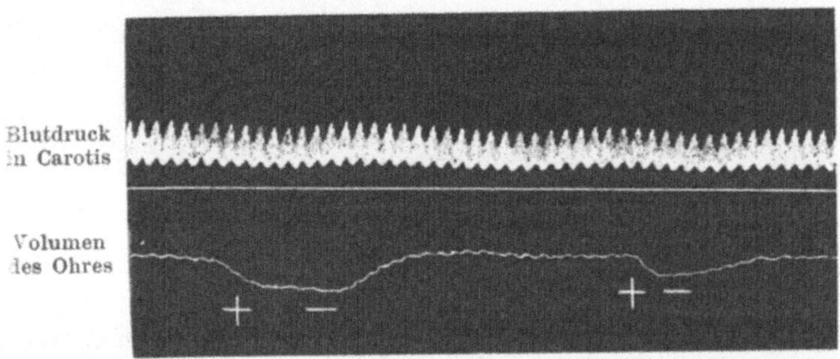

Fig. 74. Katze. Von + bis — wird jedesmal das Kopfende des durchschnittenen Halssympathicus elektrisch gereizt.

lassen. Ebenso auch die der Lungengefäße, von denen starke aktive
Veränderung aus verschiedenen Gründen kaum zu erwarten war
und bei den entsprechenden Tierversuchen auch nicht festgestellt
werden konnte.

Es handelt sich also in der Tat nur um die Gefäße der
äußeren Teile des Rumpfes und der Glieder auf der einen und die
der Bauchorgane auf der anderen Seite. Verschiedene Umstände
sprachen von vornherein dafür, daß bei diesen Blutverschiebungen
das Verhalten der Gefäße der Bauchorgane das Ausschlaggebende,
wenn nicht das allein Wirksame ist. Zunächst kann bekanntlich das
außerordentlich reich ausgebildete Gefäßgebiet der Bauchorgane
einen unverhältnismäßig großen Teil der Gesamtmenge des Blutes
in sich aufnehmen. Dann sprechen manche physiologische Be-

obachtungen dafür, daß die Wirkung der aktiven Änderung des Kontraktionszustandes dieses Gefäßgebietes der des Gefäßgebietes der äußeren Körperteile überlegen ist.

Das beste Beispiel dafür ist wohl das schon in Abschnitt IVb erwähnte Verhalten der Gefäße bei der Reizung peripherer sensibler Nerven beim Tier. Wie Bayliss nachgewiesen hat, erhalten infolge dieser Reizung zwar alle Gefäße des Rumpfes und der Glieder den Impuls zur Kontraktion, die Wirkung der Kontraktion der Gefäße der Bauchorgane erweist sich aber dabei als so übermächtig, daß infolge des gesteigerten Blutdruckes die Gefäße der äußeren Körperteile passiv erweitert werden, obwohl sie gleichfalls die Tendenz zur Kontraktion haben, was nach operativer Entfernung der Bauchorgane deutlich zutage tritt. Dazu kommt noch, daß auf den Kurven, die gleichzeitig die Volumänderungen an den Bauchorganen und am Arm während des Eintretens der verschiedenen psychischen Vorgänge zeigen, bisweilen deutlich zu erkennen ist, daß die Volumänderung an den Bauchorganen etwas eher einzutreten begann, als die an dem Arm (vgl. Fig. 31a, 35 auf S. 125, 130). Ein früheres Eintreten der Veränderungen an der Kurve des Armvolums wurde aber nicht beobachtet, was doch der Fall sein müßte, wenn z. B. die Blutverschiebung infolge von psychischer Arbeit nur durch die aktive Kontraktion der Gefäße der äußeren Körperteile hervorgebracht würde, wie man bisher glaubte, so daß dabei das Blut nach den Bauchorganen zu verdrängt würde, ohne daß eine gleichzeitige aktive Erweiterung der Bauchgefäße eine Saugwirkung ausüben würde.

Natürlich müßte die Untersuchung des gleichzeitigen Verhaltens des Blutdruckes diese Frage entscheiden, denn wenn die Kontraktion der äußeren Gefäße die maßgebende Veränderung bei der Blutverschiebung infolge von geistiger Arbeit wäre, müßte er steigen, im anderen Falle aber sinken. Man könnte auch an die Möglichkeit denken, daß bei jeder Blutverschiebung immer nur die Kontraktion eines Gefäßgebietes wirksam sei, das andere sich jedesmal passiv verhielt, so daß also z. B. bei geistiger Arbeit ausschließlich die äußeren Gefäße in Aktion treten, bei Lustgefühlen, Bewegungsvorstellungen nur die Bauchorgane.

Wie oben in Abschnitt IV gezeigt wurde, ist der einzige Vorgang beim Tier, dessen vasomotorische Begleiterscheinungen wir mit großer Wahrscheinlichkeit als entsprechend betrachten dürfen den Veränderungen, die infolge eines psychischen Vorganges beim Menschen eintreten, die Blutverschiebung, die bei elektrischer Reizung der motorischen Zone der Hirnrinde eintritt, und die den Veränderungen am Menschen bei Eintritt von Bewegungsvorstellungen entspricht. Es trat dabei Verengerung der Gefäße der Bauchorgane und Erweiterung der der äußeren Teile auf und daneben jedesmal starke Blutdrucksteigerung. Bei diesem Vorgange war also das Ausschlaggebende die Verengerung der Bauchgefäße, und dieselbe Blutdrucksteigerung wurde auch beim Menschen bei der Einwirkung von Bewegungsvorstellungen festgestellt. Die vasomotorischen Veränderungen gerade bei Bewegungsvorstellungen sind so starke, daß sie sich mit Leichtigkeit auch beim Menschen am Blutdruck feststellen lassen, obwohl bekanntlich diese Untersuchung am Menschen deshalb schwierig ist, weil man nur den Blutdruck zu einer bestimmten Zeit, nicht fortlaufend, bestimmen kann, also mehrere Messungen miteinander vergleichen muß. Mit Hilfe des Sphygmomanometers (siehe Fig. 14 auf Seite 47) kann man zwar eine fortlaufende Kurve aufnehmen, sie ist aber nicht immer sehr deutlich. Auch mit dem Uskoffschen Apparat kann man nur Einzelmessungen vornehmen, erhält aber wenigstens ein objektives Versuchsprotokoll durch die dabei gewonnene Kurve.

Theoretische Schlüsse aus den Ergebnissen der Beobachtung der Herz- und Gefäßveränderungen auf das Verhalten des Blutdruckes sind wegen der wechselnden Stärke der Wirkung der Kontraktion der Bauchgefäße, die oft die aller äußeren Körpergefäße überwinden kann, völlig wertlos. A. Lehmann[1]) schloß aus der beschleunigten Herztätigkeit und der Verengerung der äußeren Gefäße bei psychischer Arbeit ohne weiteres auf gleichzeitige Blutdrucksteigerung, vergaß aber dabei völlig die Wirkung der Bauchgefäße zu berücksichtigen, deren Erweiterung bei psychischer Arbeit ihm allerdings noch nicht bekannt war.

---

[1]) A. Lehmann, Körperl. Äußerungen psychischer Zustände 3, 456. 1905.

Auch Messungen des Blutdruckes, wie sie z. B. Pilcz[1]) während des dauernden Bestehens eines deprimierten Zustandes bei Kranken vorgenommen hat, können für unsere Untersuchungen nicht maßgebend sein, da in solchen pathologischen Fällen zahlreiche andere Einflüsse die Blutdruckänderung herbeiführen können. Wir müssen vielmehr das Eintreten und Zurückgehen einer Blutdruckänderung während eines kurz dauernden Unlustzustandes beobachten.

Die Messungen, die ich mit dem Uskoffschen Apparat über den Einfluß von Unlustgefühl und geistiger Arbeit auf den Blutdruck vornahm, fielen nicht einheitlich aus. In der Mehrzahl der Fälle sank der Blutdruck bei Unlust und geistiger Arbeit, bisweilen stieg er dabei. Jedenfalls sind die Veränderungen des Druckes nicht so groß wie bei Bewegungsvorstellungen. Es scheint zwar, daß auch bei diesen Vorgängen die Veränderungen an den Gefäßen der Bauchorgane oft die wirksame Ursache der Blutverschiebung sind, aber die Zahl dieser Blutdruckuntersuchungen ist noch eine ungenügende. Vielleicht liegen individuelle Unterschiede im Verhalten der Blutgefäße der einzelnen Versuchspersonen vor, die darin bestehen, daß bei der betreffenden Versuchsperson die Wirkung der vasomotorischen Veränderung an den Bauchgefäßen stärker ist als die an den äußeren Gefäßen. Es sei daran erinnert, daß die kräftigere oder schwächere Wirkung der Innervation der Bauchgefäße besonders stark von dem Befinden des Menschen beeinflußt wird, wie z. B. bei Schwächezuständen immer eine Erschlaffung oder Verminderung des Tonus der Bauchgefäße vorliegt. Weitere Experimente werden diese Frage klären.

Aber auch ohne diese Blutdruckuntersuchungen war es möglich, die Frage näher zu untersuchen, ob das Zustandekommen der Blutverschiebung von aktiven Veränderungen an den Gefäßen der äußeren Körperteile, der Bauchorgane, oder an beiden abhängt.

Schon bei den Versuchen an Tieren war gefunden worden (Abschnitt IV b auf Seite 171), daß die Volumzunahme des Beins, die bei Reizung der motorischen Rindenzone neben der Blut-

---

[1]) Pilcz, Die periodischen Geistesstörungen. Jena 1901. (Zit. nach H. Berger.)

drucksteigerung entsteht, nach künstlicher Verminderung dieser Blutdrucksteigerung durch Exstirpation des größten Teils der Bauchorgane nicht, oder wenigstens nicht in entsprechender Weise bei abermaliger Reizung vermindert ist, wie die Blutdrucksteigerung. Diese Volumzunahme schien also nicht völlig passiv unter dem gesteigerten Blutdrucke entstanden zu sein, sondern es schien eine aktive Erweiterung der äußeren Gefäße mitzuwirken. Daß die Gefäße der äußeren Körperteile bei den entsprechenden Erscheinungen beim Menschen während der Entstehung von Bewegungsvorstellungen gleichfalls nicht sich völlig passiv verhalten, konnte ich auf andere Art nachweisen.

Bisher war immer gefunden worden, daß die Volumänderung an den äußeren Teilen des Menschen bei dem Eintritte der verschiedenen psychischen Vorgänge auf beiden Körperseiten eine völlig gleichmäßige war.

Es sei daran erinnert, daß das analoge Verhalten auch beim entsprechenden Tierversuche gefunden wurde, bei dem nach einseitiger Hirnrindenreizung doch die Volumina der Beine beider Seiten völlig gleichmäßig zunahmen (Abschnitt IVb). Das ist bei diesem Tierversuch und bei der entsprechenden Blutverschiebung infolge von Bewegungsvorstellungen beim Menschen dann völlig verständlich, wenn man annimmt, daß infolge der Hirnrindenreizung oder des psychischen Vorganges Impulse zur Kontraktion durch die Nervi Splanchnici zu den Gefäßen der Bauchorgane verlaufen und deren Kontraktion den Blutdruck steigert und das Blut zu den äußeren Teilen treibt. Ich nahm während der Entstehung von Bewegungsvorstellungen am Menschen die Volumina beider Arme gleichzeitig auf, und die Kurven gaben auch hierbei unter gewöhnlichen Verhältnissen eine völlig gleiche Veränderung der Blutfülle auf beiden Seiten an.

In Fig. 75 sind derartige Kurven abgebildet. Von + bis — stand die tief hypnotisierte Versuchsperson unter dem Einfluß der Suggestion einer lebhaften Bewegungsvorstellung. (Siehe Abschnitt Vb.) In beiden Kurven verläuft die Volumzunahme, die eintritt, völlig gleichmäßig, auch in ihren Einzelheiten. Die kleinen Verschiedenheiten der Kurven sind nur durch die nicht völlig gleiche Reaktionsfähigkeit der Registrierkapseln verursacht und tauschten sich auch auf den Kurven aus, wenn die Kapseln vertauscht wurden.

Es sei hier daran erinnert, daß zur Entstehung solcher vasomotorischen Effekte durchaus nicht etwa Suggestionen von anstrengenden Bewegungen der Arme notwendig sind, sie können auch die Folge der Suggestion eines schnellen Laufens oder eines

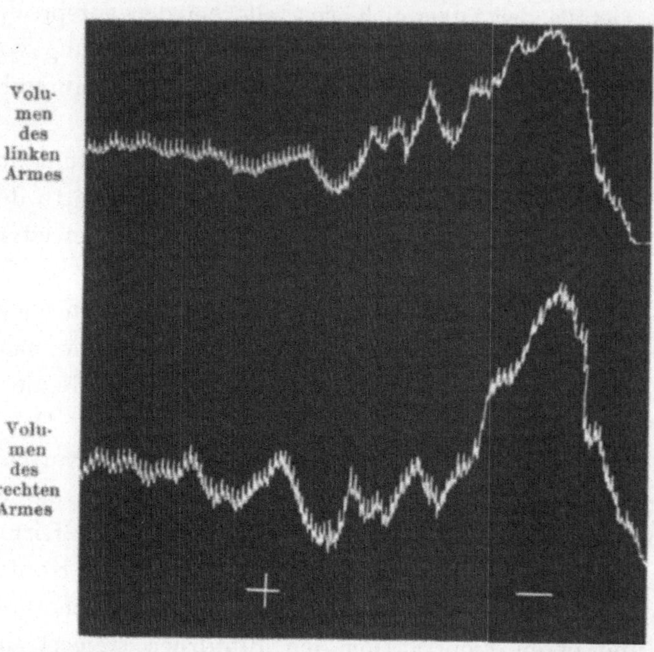

Fig. 75. Volumina beider Arme bei Einwirkung der hypnotischen Suggestion einer lebhaften Bewegungsvorstellung von + bis — unter gewöhnlichen Verhältnissen.

Ringkampfes sein. In obigem Falle war es die des Herausziehens eines Flaschenkorks, es wurde aber dabei nicht erwähnt, daß diese Bewegung in der Vorstellung mit einer bestimmten Hand ausgeführt werden solle. Die Wirkung war auf beiden Seiten eine völlig gleiche. Ganz anders aber war der Erfolg, wenn man dieser und anderen Versuchspersonen ausdrücklich die Vorstellung suggerierte, daß die Arbeit mit einem bestimmten Arm ausgeübt werden solle.

Wenn die Zunahme der Blutfülle der Glieder bei der dadurch herbeigeführten Blutverschiebung rein passiv erfolgte, nur bewirkt durch die Kontraktion der Gefäße der Bauchorgane, so hätte auch dann die Wirkung auf beide Arme die gleiche sein müssen. Dem war aber nicht so, wie aus den Kurven in Fig. 76 hervorgeht, die von einer anderen Versuchsperson stammen. Die obere Kurve ist hier die des rechten, die untere die des linken Armes. Bei dem ersten + Zeichen wurde suggeriert, daß die Bewegung mit dem linken Arm, bei dem zweiten + Zeichen, daß sie mit dem rechten Arm in der Vorstellung ausgeführt würde. (Es sei hier daran erinnert, daß durch zahlreiche Versuche mit Kontrollapparaten bewiesen wurde, daß die Arme in der Tat während der Ein-

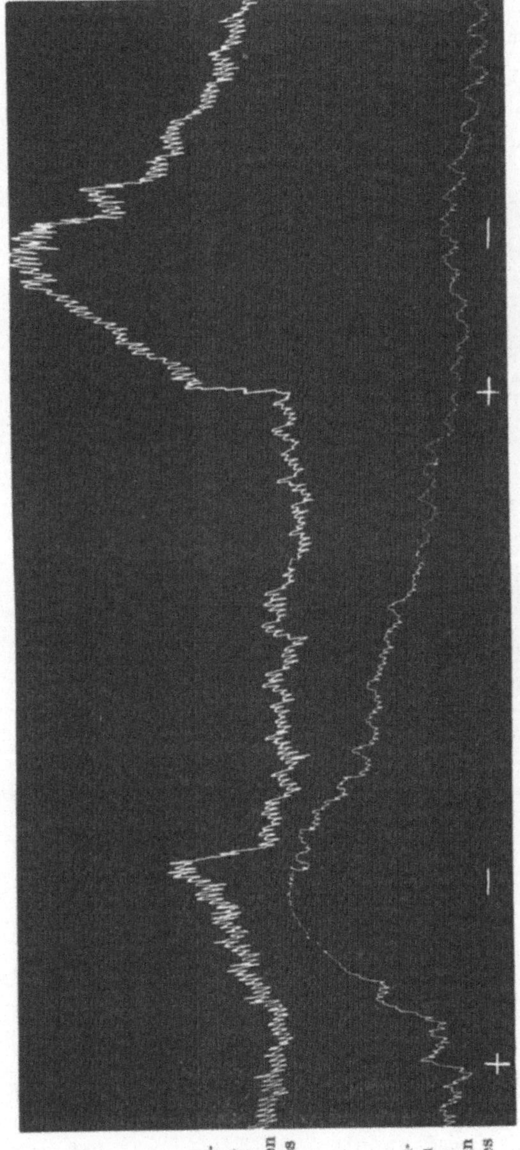

Fig. 76. Beim ersten + Zeichen wirkte die hypnotische Suggestion der lebhaften Vorstellung einer Bewegung des linken, beim zweiten + Zeichen aber der des rechten Armes ein.

16*

wirkung solcher Suggestionen völlig bewegungslos bleiben.) (Siehe Abschnitt II h.)

Wie deutlich an Kurve 76 zu erkennen ist, war jedesmal die vasomotorische Wirkung auf den Arm, der in der Vorstellung die betreffende Bewegung ausführte, eine viel stärkere.

Noch auffälliger ist die Wirkung, wenn man außer der Suggestion, daß die Arbeit mit einem bestimmten Arm ausgeführt werden soll, noch ausdrücklich hinzufügt, daß der andere Arm

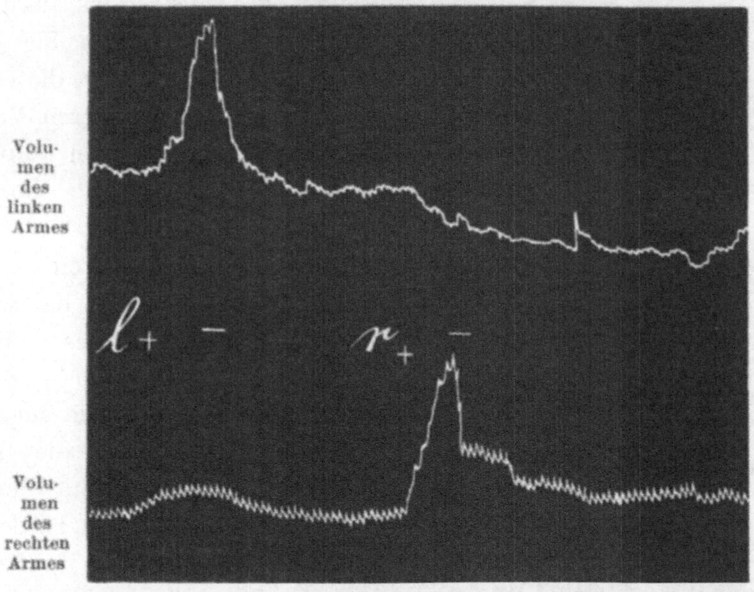

Fig. 77. Beim ersten + Zeichen Suggestion der Vorstellung der Bewegung des linken, unter ausdrücklichem Befehl, den rechten Arm in der Vorstellung unbewegt zu lassen, beim zweiten + Zeichen Suggestion der Vorstellung, ausschließlich den rechten Arm zu bewegen.

dabei in keiner Weise beteiligt sein soll. In solchem Falle wird die Aufmerksamkeit besonders auf den nicht zu beteiligenden Arm gerichtet und der vasomotorische Effekt auf diesen bleibt ganz aus, ja kann sogar ins Gegenteil umschlagen, so daß bei ihm eine Volumabnahme an Stelle der Volumzunahme auftritt. Es zeigen dies die Kurven von Fig. 77 und Fig. 78. In beiden befindet sich oben die Kurve des linken, unten die des rechten Armes. In Fig. 77 wurde beim ersten + Zeichen die Vorstellung einer kräftigen Bewegung des linken, bei Ruhe des rechten Armes suggeriert, beim zweiten + Zeichen das Umgekehrte.

Während nach dem ersten Zeichen der in der Vorstellung ruhende Arm doch noch eine sehr geringe Volumzunahme zeigt, tritt nach dem zweiten + Zeichen nicht nur keine Volumzunahme ein, sondern eher eine Volumabnahme. Noch deutlicher wird diese Volumabnahme aus Fig. 78, in der nach der Suggestion wieder der rechte Arm unbeteiligt an der vorgestellten Bewegung sein sollte.

Wie man sieht, treten also, je nach der Modifikation und Lokalisation der Bewegungsvorstellungen zweifellos aktive Änderungen an den äußeren Gefäßen auf, und es geht aus diesen Versuchen hervor, daß es sich auch bei der Volumzunahme der Glieder infolge der Entstehung von Bewegungsvorstellungen nicht um einen rein passiven Vorgang handelt, sondern daß während dieser Blutverschiebung dauernd eine aktive Dilatation der Gefäße der in Frage kommenden äußeren Körperteile vorhanden ist, die die Entstehung der Blutverschiebung natürlich erleichtert. Besonders interessant ist dabei auch die

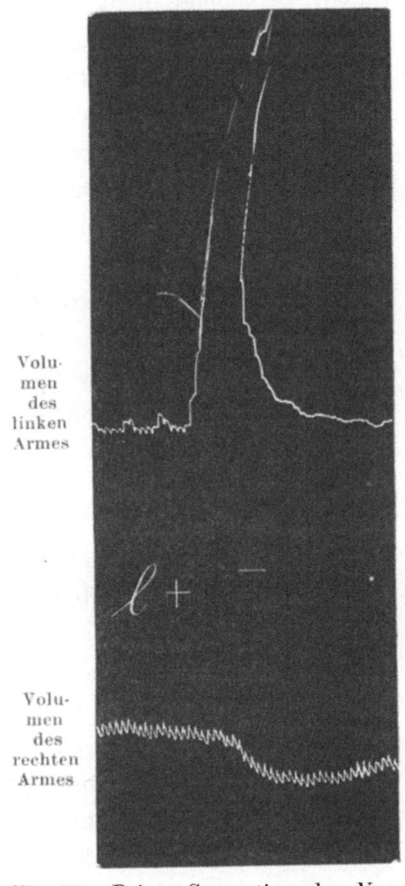

Fig. 78. Bei + Suggestion der Vorstellung einer kräftigen Bewegung des linken bei völliger Ruhe des rechten Armes.

Feststellung, daß vom Zentralorgan aus völlig lokalisierte Innervationsimpulse für die Gefäße ausgehen können, oder wenn man will, lokalisierte Hemmungen von allgemeinen Innervationsimpulsen.

Es sei daran erinnert, daß bei diesem Vorgange beim Menschen (auch bei dem entsprechenden beim Tiere) auch das Ohrvolumen immer in umgekehrter Richtung sich änderte, wie das Volumen der Extremitäten. (Abschnitt IVb, V.) Es erhalten also bei diesen Versuchen nicht nur die äußeren Kopfteile die entgegengesetzten Innervationsimpulse für ihre Gefäße, wie die anderen äußeren Körperteile, sondern auch diese anderen äußeren Körperteile können auf der linken und rechten Körperseite willkürlich zur selben Zeit die entgegengesetzten Innervationsimpulse erhalten. Bei keiner Blutverschiebung infolge eines psychischen Vorganges wurde aber von mir eine so starke Blutdrucksteigerung, also eine so starke Wirkung der Kontraktion der Gefäße der Bauchorgane gefunden, wie bei der infolge von Entstehung einer Bewegungsvorstellung auftretenden Blutverschiebung, und wenn bei irgendeinem psychischen Vorgang, so mußte deshalb hierbei die gleichzeitige Volumzunahme der äußeren Teile eine passive sein. Wenn nun, wie es aus obigen Untersuchungen hervorgeht, doch auch bei diesem Vorgange eine aktive Veränderung der äußeren Gefäße eine Rolle spielt, so ist es höchst wahrscheinlich, daß auch bei den anderen psychischen Vorgängen die äußeren Gefäße aktiv an der Herbeiführung der betreffenden Blutverschiebung beteiligt sind.

Die wichtigere Rolle scheint ja bei allen allgemeinen Blutverschiebungen im Körper den Gefäßen der Bauchorgane zuzufallen, aber die der äußeren Teile helfen mit, indem sie ihre Weite im entgegengesetzten Sinne verändern, wie die der Bauchorgane.

Bei dem Übergewicht der Gefäße der Bauchorgane wird die Änderung des Blutdruckes wohl meist von der Änderung des Kontraktionszustandes dieser Gefäße abhängen, wie es ja auch aus den allerdings noch nicht hinreichenden Blutdruckmessungen hervorzugehen scheint. Aber es ist, wie oben schon angedeutet, nicht ausgeschlossen, daß hierbei individuelle Verschiedenheiten bestehen, und daß auch der Gesundheitszustand der untersuchten Person eine Rolle spielt, der sich ja bekanntlich sehr häufig an Veränderungen der Kontraktionsfähigkeit der Gefäße der Bauchorgane bemerkbar macht. —

VII. Beweise an Tierversuchen für die Selbständigkeit des Gehirns in der Regulierung seiner Blutversorgung.

a) Die Untersuchungsmethoden.

Bei der Besprechung der Blutverschiebungen im Körper des Menschen bei der Entstehung von gesteigerter Aufmerksamkeit, Lust, Unlust und während des Schlafes wurden oben im III. Abschnitt vorläufig nur die außerhalb des Gehirns auftretenden Blutverschiebungen berücksichtigt. Bei der Behandlung des Einflusses von Bewegungsvorstellungen im V. Abschnitt wurden die Veränderungen der Blutfülle des Gehirns nur deshalb in möglichster Kürze in die Betrachtung mit einbezogen, weil sie zur Vollständigkeit des Vergleichs der Einzelheiten der Blutverschiebung im Körper des Menschen bei der Entstehung von Bewegungsvorstellungen mit denen, die bei elektrischer Reizung der motorischen Rindenzone beim Tiere sich zeigen, nötig waren.

Die gesonderte Behandlung der Veränderungen der Blutfülle des Gehirns während des Eintretens der verschiedenen psychischen Zustände ist nicht nur in der besonderen Wichtigkeit dieser Veränderungen begründet, sondern auch darin, daß, wie ich zeigen werde, die Hirngefäße in ihrem Verhalten eine vollkommene Selbständigkeit gegenüber allen anderen Blutgefäßen des Körpers zeigen. Diese Selbständigkeit der Hirngefäße in der Veränderung ihres Kontraktionszustandes geht weit über das hinaus, was wir im vorhergehenden (Abschnitt IVb, V, VIb) von selbständigen Veränderungen einzelner anderer Gefäßgebiete des Körpers bei bestimmten Einwirkungen kennen gelernt haben, und es wird sich ergeben, daß diese Selbständigkeit der Hirngefäße ihre Erklärung darin findet, daß sie allein von allen Körpergefäßen nicht von dem allgemeinen Zentrum der Gefäßnerven im verlängerten Mark beherrscht werden, sondern von einem besonderen Zentrum, das hirnwärts vom verlängerten Mark gelegen ist.

Da diese Erkenntnis das vasomotorische Verhalten der Hirngefäße des Menschen bei den verschiedenen psychischen Vorgängen in einem besonderen Lichte erscheinen läßt, so müssen hier durchaus erst die Tierversuche ausführlich besprochen werden, die mir die Beweise für die erwähnte Tatsache lieferten. Dies ist auch deshalb nötig, weil diese Tierversuche daneben auch zu anderen Ergebnissen führten, die zur Klärung der Beurteilung der am Menschen gefundenen Resultate auch in anderer Hinsicht beitrugen.

Es lag in der Natur der Dinge, daß für die experimentelle Feststellung der Selbständigkeit des Gehirns in der Regulierung seiner Blutversorgung nur Tierversuche ausschlaggebend sein konnten; nach allen unseren physiologischen Erfahrungen können wir aber die in dieser Hinsicht gewonnenen Resultate auf den Menschen übertragen. Eine ausführliche Begründung dieser Behauptung würde hier zu weit führen. Es wird übrigens später, bei Besprechung der Ergebnisse der Volumuntersuchungen am menschlichen Gehirn, gleichfalls von Erscheinungen die Rede sein, die ihrerseits auf das vollkommen selbständige Verhalten der Hirngefäße hindeuten, wenn sie auch nicht so beweisend sein können, wie die Ergebnisse der im folgenden beschriebenen Tierversuche.

Die eigentümliche Ausnahmestellung der Gefäßnerven des Gehirns macht es verständlich, daß man lange Zeit überhaupt das Vorhandensein von Gefäßnerven im Gehirn bestritten hat.

Die Zahl der vorhergehenden Arbeiten über die Gefäßnerven des Gehirns ist eine so große und ihre Ergebnisse sind einander so widersprechend, daß hier nur das Notwendigste erwähnt werden kann, nämlich alles das, was in direkter Beziehung zu meinen eigenen Untersuchungen steht. Auf diese Ergebnisse der früheren Arbeiten wird im folgenden immer erst an der Stelle Bezug genommen werden, an der meine sie berührenden Arbeiten abgehandelt werden. Zunächst seien aber kurz die wichtigsten Methoden, mit denen die Schwankungen der Blutfülle des Gehirns untersucht wurden, erwähnt, ohne daß vorerst auf die Resultate dieser Untersuchungen eingegangen werden soll.

Die Methode der Temperaturmessung innerhalb des Schädels kann hier unberücksichtigt bleiben und ebenso die direkte Inspektion der Gefäße der Hirnrinde, da sie völlig ungenügend sind und keine objektiven Versuchsprotokolle geben. Auch die Betrachtung der Gefäße durch das Donderssche Fenster, durch eine in den Schädel eingebohrte Öffnung, die nachträglich wieder verschlossen ist, kommt für uns nicht in Betracht.

Es sei an dieser Stelle gleich erwähnt, daß es für die Untersuchung der Blutversorgung des Gehirns durchaus kein Nachteil ist, am eröffneten Schädel Versuche anzustellen. Gewiß sind die hydrostatischen Verhältnisse innerhalb der Schädelkapsel nicht so einfach wie in anderen Körperteilen, da der Schädel eine als starr anzusehende Kapsel darstellt, die dauernd von Gehirn, Blut und Cerebrospinalflüssigkeit vollständig ausgefüllt ist. Aber die Verhältnisse sind deshalb nicht so vollkommen verschieden von denen in anderen Körperteilen, wie Geigel[1]) meinte, der durch seine mathematischen Deduktionen zu dem Schlusse kam, daß Verengerung der arteriellen Hirngefäße die stärkste Blutversorgung des Gehirns herbeiführe, Erweiterung der Hirngefäße die schlechteste.

Der Gedanke an eine solche Möglichkeit ist jetzt verlassen, und wir können annehmen, daß für einen stärkeren Zufluß von Blut bei der Inkompressibilität der Gehirnsubstanz dadurch Platz im Schädelinnern geschaffen wird, daß eine entsprechende Menge von Cerebrospinalflüssigkeit aus dem Gehirn herausgedrängt wird[2]).

Ist nun der Schädel und die Dura mater eröffnet, und ist die zwischen Dura mater und Gehirn befindliche Lymphflüssigkeit ausgelaufen, so hat das Gehirn bei steigender Blutfülle hinreichend Platz, sich nach allen Seiten auszudehnen, denn es entsteht dann meist ein gewisser Hohlraum zwischen Gehirn und Schädelknochen, und es wird wenig oder gar keine Lymphflüssigkeit von den Ventrikeln nach dem Rückenmark zu verdrängt werden. Dieses ist

---

[1]) R. Geigel, Virchows Archiv **119**, 93. Sitzungsber. d. Phys.-med. Ges. Würzburg 1903.

[2]) Knoll (Über die Druckschwankungen in der Cerebrospinalflüssigkeit und den Wechsel in der Blutfülle des zentralen Nervensystems. Sitzungsber. d. Akad. d. Wissensch. Wien **93**, III) und andere.

aber der einzige Unterschied mit den Verhältnissen bei geschlossenem Schädel, das Verhalten der Blutgefäße selbst, ihre Erweiterung oder Verengerung, wird nach Eröffnung des Schädels ebenso eintreten, wie vorher. Ob vorher der Erfolg etwas geringer war oder nicht, ist für die hier behandelten Fragen gleichgültig, die Untersuchungen Reiner u. Schnitzlers[1]) scheinen eher darauf hinzudeuten, daß die Zirkulation des Blutes im Gehirn in beiden Fällen nahezu dieselbe ist.

Von den verschiedenen Methoden sind zunächst die manometrischen Messungsmethoden am Gehirn zu erwähnen. Besonders L. Hill[2]) hat hierin ausführliche Versuche in der Weise angestellt, daß er gleichzeitig durch ein Manometer den Druck im Subduralraum der Schädel-Rückgratkapsel, durch ein anderes, das im Torcular Herophili eingeschraubt war, den Druck in den Venensinus des Schädels und außerdem noch den Druck in der Carotis und in der das Hirnblut abführenden Vene maß. Erörterungen über den Wert der verschiedenen Methoden folgen später im Zusammenhang.

Eine ganz andere Art der manometrischen Messung benutzten Hürthle[3]) und nach ihm besonders Biedl u. Reiner[4]), Hill u. Macloed[5]) und Wiechowski[6]). Diese Methode geht davon aus, daß die Hirnarterien beider Seiten durch den Circulus Arteriosus Willisii an der Hirnbasis miteinander in Verbindung stehen. Wird nun eine Arteria carotis am Hals abgebunden und durchtrennt, so wird der Druck, der im Circulus arteriosus herrscht, rückwärts auf das periphere (Kopf-) Ende der abgebundenen Carotis zurückwirken, und wenn man vorher die Carotis externa abgebunden hat, so daß das durch die Carotis interna vom Circulus aus rück

---

[1]) Archiv f. experim. Pathol. u. Pharmakol. **38**, 249.

[2]) L. Hill, The Physiology and Pathology of the Cerebral Circulation. London 1896.

[3]) Hürthle, Innervation der Hirngefäße. Pflügers Archiv **44**. 1889.

[4]) Biedl u. Reiner, Zur Frage der Innervation der Hirngefäße. Pflügers Archiv **79**. 1900.

[5]) Hill u. Macleod, A further inquiry into the supposed existence of cerebral vasomotor nerves. Journ. of Physiol. **26**, 394.

[6]) Wiechowski, Archiv f. experim. Pathol. u. Pharmakol. 1902, S. 376 und 1905, S. 389.

wärts drängende Blut keinen Ausweg durch diese Arterie findet,
so kann man durch ein Manometer, das in dies periphere Ende
der durchschnittenen Carotis eingebunden ist, die Schwankungen
des Druckes im Circulus an der Hirnbasis beobachten.

Gleichzeitig wird durch ein anderes Manometer in dem zentralen (Herz-) Ende der durchschnittenen Carotis der Blutdruck in
der Aorta registriert.

Wächst oder sinkt nun der Druck in beiden Manometern gleichmäßig, so kann natürlich nur die Veränderung des allgemeinen Blutdruckes die Ursache davon sein. Wächst aber der Druck im Circulus mehr als der Druck im zentralen Carotisende, so muß der
Widerstand in dem hinter dem Circulus liegenden Gefäßgebiet
vermehrt worden sein, und umgekehrt, wenn das Verhältnis des
Druckes im Circulus und zentralen Carotisende kleiner wird.

Diese Erhöhung oder Verminderung des Widerstandes in dem
Gefäßgebiet peripherwärts vom Circulus kommt nun nach Hürthle
durch Verengerung oder Erweiterung der Hirngefäße zustande, und
zwar ganz besonders durch Veränderung der Weite der mittel-
starken und schwächsten Arterien, die ja bei Constrictorenreizung
ihr Lumen verhältnismäßig viel stärker verengen als die größeren
Gefäße.

So kann durch die Beobachtung des Verhältnisses der Druckschwankungen in den beiden Manometern während der verschiedenen Einwirkungen ein Schluß auf das gleichzeitige Verhalten
der Hirngefäße gezogen werden, besonders wenn noch die Möglichkeit ausgeschaltet wird, daß ohne Wissen des Experimentators die
Drucksteigerung im Circulus durch eine Erschwerung des venösen
Abflusses aus dem Gehirn verursacht wird. Dies vermied Hürthle
dadurch, daß er gleichzeitig mit den anderen Messungen noch den
Druck in der Vene maß, die die Hauptmasse des Blutes aus dem
Gehirn abführt (beim Hunde Jugularis externa, bei Katze Jugularis
interna).

Eine andere Methode[1]) stützt sich auf die Untersuchung der
jeweiligen Geschwindigkeit des Blutausflusses aus der das Blut

---

[1]) Gärtner u. Wagner, Über den Hirnkreislauf. Wiener med. Wochenschrift 1887. Zuerst Kramer, Dissertation. Dorpat 1873.

aus dem Gehirn abführenden Vene, indem aus der ausfließenden Blutmenge ein Schluß auf den Kontraktionszustand der Gehirncapillaren gezogen wurde. Bei gleichbleibendem allgemeinen Blutdruck konnte ein stärkeres Ausfließen von Blut nur von Erweiterung der Gehirncapillaren und Arteriolen herrühren, ein Aufhören des Ausflusses von ihrer Kontraktion.

Die beiden Autoren unterbanden an der die Hauptmenge des Blutes vom Gehirn abführenden Vene alle die von anderen Teilen des Kopfes Blut hineinführenden kleinen Venen, so daß nur noch das Gehirnblut gemessen wurde. Nachdem dann die Hauptvene leicht angeschnitten worden war, wurden die herausfließenden Bluttropfen in bekannter Weise auf der rotierenden Trommel registriert, so daß ihr schnellerer oder langsamerer Fall deutlich zu übersehen war.

Eine weitere Messungsart beruht auf der gleichfalls von Hürthle inaugurierten Methode[1]) der Registrierung der Blutmenge, die in der Zeiteinheit durch ein Blutgefäß fließt durch die von Hürthle konstruierte Stromuhr. Man kann mit Hilfe dieser Methode graphisch feststellen, wie sich die einzelnen Organe im normalen Zustand bezüglich ihrer Blutversorgung zueinander verhalten, und Tschuewsky kam dabei unter anderem zu dem interessanten Ergebnis, daß der Kopf in der Zeiteinheit eine etwa viermal größere Menge von Blut erhält, als die hintere Extremität[2]).

Die Schwankungen des Stromvolums in den zum Gehirn Blut führenden Gefäßen, auch unter künstlich veränderten Verhältnissen, hat später besonders P. Jensen[3]) untersucht. Endlich sei noch hervorgehoben, daß man mit Anwendung dieser Methode leicht entscheiden kann, ob irgendeine Blutdrucksteigerung durch eine Verstärkung der Herzarbeit hervorgerufen ist, oder durch die Erhöhung des Strömungswiderstandes in den Gebieten, die hinter der Stelle liegen, an der der Blutdruck gemessen wird. Im ersteren Falle nämlich muß das Stromvolumen während der Blutdrucksteigerung vermehrt sein, in letzterem dagegen vermindert.

---

[1]) Hürthle, Beschreibung einer registrierenden Stromuhr. Pflügers Archiv **97**, 193 ff. 1903.

[2]) Tschuewsky, Pflügers Archiv **97**, 272. 1903.

[3]) P. Jensen, Pflügers Archiv **103**, 171—224. 1904.

Bezüglich der Technik sei nur erwähnt, daß das Prinzip der Methode darin besteht, daß durch das fließende Blut der Kolben eines Zylinders, wie der einer Dampfmaschine durch den Dampf, gehoben und gesenkt und diese Kolbenbewegung auf der rotierenden Trommel registriert wird. Nimmt nun das Stromvolumen in der Zeiteinheit zu, so wird der Kolben schneller gehoben und gesenkt, und die von ihm auf der rotierenden Trommel verzeichnete Linie nimmt einen steileren Verlauf.

Endlich gibt es noch die Methode der direkten Volummessung des Gehirns, die ursprünglich darin bestand, daß eine gewölbte Guttaperchaplatte mit durchführendem Röhrchen, das mit der Registrierkapsel verbunden wurde, über der in den Schädel gebohrten Öffnung luftdicht befestigt wurde, aber später bedeutend von Roy u. Sherrington[1]) verbessert wurde.

Der von diesen Autoren angegebene Apparat, der von Gottlieb und Magnus[2]) weiter verbessert wurde, besteht aus einer Metallkapsel, die fest an dem Knochenrande eines entsprechend großen Trepanlochs im Schädel verschraubt wird, die aber unten einige Öffnungen hat, um den dauernden Abfluß des Liquor cerebrospinalis möglich zu machen. In dieser Kapsel ist eine engere Röhre angebracht, die durch eine Schraube höher und tiefer gestellt werden kann, und deren unteres Ende durch eine sackartig herabhängende feine tierische Membran verschlossen ist. Wird diese Röhre mit Sack von oben mit Wasser gefüllt und durch Schrauben so eingestellt, daß der Sack gerade der Hirnrinde aufliegt, so wird dieser Sack durch jede Pulsation des Gehirns gehoben, das Wasser in der Röhre nach aufwärts gedrängt, und die darüber befindliche Luft entweicht durch einen an der Röhre befestigten Gummischlauch nach der damit verbundenen Registrierkapsel, deren Schreibhebel die Pulsation des Gehirns dann verzeichnet.

Wird nun die Hemisphäre, die sich zwischen dem Gehirnonkometer und der Schädelbasis befindet, aus irgendeinem Grunde

---

[1]) Roy u. Sherrington, Journ. of Physiol. **11**, 87. 1890.
[2]) Gottlieb u. Magnus, Archiv f. experim. Pathol. u. Pharmakol. **48**, 265. 1902.

voluminöser, so daß sich auch ihr Dickendurchmesser vergrößert, so wird der Apparat natürlich diese Volumzunahme genau angeben, und da eine Mehrproduktion von Liquor, der dauernd frei abfließen kann, als Ursache der Volumzunahme nicht in Frage kommen kann, so wird es immer die Zunahme oder Abnahme der Blutfülle sein, die durch diesen Apparat gemessen wird. —

Betrachten wir nun kurz den Wert, den diese verschiedenen Methoden für die Untersuchung der Regulierung der Blutversorgung des Gehirns haben.

Hill und andere maßen durch verschiedene Manometer gleichzeitig den Druck im Subduralraum, in den großen Venensinus des Gehirns, in der Carotis und in der das Hirnblut abführenden Vene und suchten durch Vergleichung der gleichzeitigen Druckänderung in den verschiedenen Manometern zu neuen Erkenntnissen zu kommen.

Als besonderer Vorzug dieser Methode wurde es betrachtet, daß dabei der Schädel nicht eröffnet zu werden braucht und die normalen Druckverhältnisse bewahrt blieben. Natürlich ist dies dann wirklich von großem Werte, wenn z. B. das Wesen des „Hirndrucks" usw. untersucht werden soll, wie aber schon oben auseinandergesetzt wurde, ist es durchaus nicht unvorteilhaft für die Untersuchung der Blutversorgung des Gehirns unter normalen Verhältnissen, wenn der Schädel eröffnet wird und der Liquor cerebrospinalis abfließt. Im Gegenteil ist die Benutzung der Methode Hills für unsere Zwecke gerade deswegen mit großen Fehlern behaftet, weil man dabei niemals von einer Drucksteigerung, die im Gehirn angezeigt wird, weiß, ob sie durch eine Produktion von Liquor bewirkt worden ist, oder durch Zunahme der Blutfülle, oder welchen Anteil beide Faktoren an der Drucksteigerung haben. Andrerseits bewirkt es die Produktion einer größeren Menge von Liquor auch, daß der Druck an den verschiedenen Punkten, wo er gemessen wird, dauernd gesteigert bleibt, man dann eine ganz andere Nullinie hat und nie genau weiß. ob dies durch eine Mehrproduktion von Liquor herbeigeführt worden ist, oder durch eine längere Zeit andauernde Vermehrung der Blutfülle des Gehirns. Aus allen diesen Gründen sind die Ergebnisse, die mit dieser Methode bezüglich der Blutversorgung des Gehirns gewonnen sind, dürftig und vielfach direkt falsch, wie ja Hill auch zu dem Ergebnis kam, daß es keine Gefäßnerven für das Gehirn gibt.

Die Methode von Kramer und Gärtner und Wagner ist sicher in mancher Beziehung brauchbar, indem das schnellere oder langsamere Ausfließen des Blutes aus der Hirnvene oft einen Schluß auf Erweiterung oder Verengerung der Hirncapillaren erlaubt.

Nur ist diese Methode durchaus nicht für alle Fälle völlig sicher. Es kann nämlich vorkommen, daß der Abfluß aus allen Venen gehindert ist, wie z. B. bei einer venösen Stauung infolge von Abschwächung der Herztätigkeit, und in diesem Falle würde der Ausfluß aus der angeschnittenen Vene unter dem erhöhten venösen Drucke sich gleichfalls beschleunigen und dadurch eine Erweiterung der Hirngefäße vortäuschen, während diese gar nicht vorhanden zu sein braucht.

Immerhin wird diese Methode oft als Hilfsmethode mit Nutzen anzuwenden sein, wenn man sich gegen diese Täuschung schützt.

Die Methode Hürthles der vergleichenden Messung des Druckes im zentralen und peripheren (Circulus-) Ende der Carotis ist sehr bestechend und ist deshalb auch von vielen Experimentatoren nach ihm benutzt worden. Indessen wird es aus meinen später erörterten Versuchen mit Sicherheit hervorgehen, daß auch diese, immerhin indirekte, Methode nicht völlig sicher ist, und man durch sie zu Fehlschlüssen gekommen ist. So konnte z. B. die mit Hürthles Methode beobachtete Ungleichheit des Verhaltens der Blutgefäße der beiden Hirnhemisphären bei einseitiger Reizung von Nerven mit Sicherheit als unrichtig festgestellt werden.

Endlich wird die registrierende Stromuhr Hürthles vortrefflich als Hilfsmethode anzuwenden sein, um zu entscheiden, ob eine Blutdrucksteigerung von einer Verstärkung der Herztätigkeit herrührt, oder von der Erhöhung des Widerstandes in der Strombahn, also der Verengerung eines Gefäßgebietes. Für längere Versuche kann sie wegen der sehr schnell eintretenden Gerinnung des

Blutes im Apparat, die den Versuch jedesmal beendet, nicht benutzt werden.

Als sicherste, weil direkteste Untersuchungsmethode der Regulierung der Blutversorgung des Gehirns stellt sich zweifellos die Volummessung des Gehirns mit dem Onkometer nach Roy und Sherrington dar.

Der einzige technische Fehler, der bei Anwendung dieses Instrumentes vermieden werden muß, ist der, daß etwa ein langsam eintretender Prolaps des Gehirns durch die Trepanöffnung eine sich immer steigernde Volumzunahme des Hirns vortäuscht. Bei einiger Übung kann diese Möglichkeit aber nie zu Irrtümern Anlaß geben. Zunächst tritt ein solcher Prolaps bei angeschraubtem Onkometer, wenigstens bei Katzen und Hunden, nur höchst selten ein, da die Trepanöffnung durch die Wassersäule im Apparat gewissermaßen verstopft ist. Tritt wirklich ein Prolaps ein, so wird er sich durch ein andauerndes, übermäßiges Ansteigen der Volumkurve anzeigen, das nicht wieder zurückgeht. Man kann sich dann jedesmal durch Abschrauben des Apparates von dem Vorhandensein eines Prolapses überzeugen und muß natürlich auch jedesmal nach Beendigung des Versuches nachsehen, ob sich vielleicht unbemerkt ein Prolaps ausgebildet hat.

Da, wie schon erwähnt, die mit diesem Apparat registrierten Volumänderungen des Hirns nicht durch Vermehrung des Liquors zustande kommen können, da dieser fortwährend unter dem Apparat frei abfließen kann, so wird mit dem Hirnonkometer auf die allerdirekteste Art die Blutfülle der Hemisphäre, der er aufliegt, gemessen. Da wir nun auf der so entstehenden Kurve außer den Volumschwankungen im ganzen auch die einzelnen Volumpulse des Gehirns sehr deutlich sichtbar erhalten (bis zur Größe von 1 cm), so können wir auch aus der wechselnden Größe dieser Volumpulse noch gewisse Folgerungen ziehen, wie das schon in den allgemeinen Erörterungen in Abschnitt II h hervorgehoben wurde.

Es sei auf diese hier besonders wichtig werdenden Ausführungen verwiesen (S. 67ff).

Es ist noch daran zu denken, ob eine venöse Stauung nicht auch zu Volumänderungen im Gehirn führen könnte, die man

allein durch Messung des Hirnvolums und des Blutdruckes in
Carotis nicht von Volumänderungen infolge von Veränderungen
des Kontraktionszustandes der Hirngefäße unterscheiden könnte.

Demgegenüber ist zunächst zu bemerken, daß es scheint, als
wäre bei den meisten bisherigen Versuchen die Möglichkeit des
Einflusses dieser Ursache stark überschätzt worden. Im Schädelinnern wenigstens kommt eine venöse Stauung bei normalen Verhältnissen wohl nie vor, da die Venen innerhalb des Schädels
außerordentlich reich verzweigt sind und sehr viele und weite Ab-
flußwege besitzen, so daß sich jede lokale Stauung sehr leicht
ausgleichen kann. Zudem hat Wiechowski[1]) eine Reihe von
Versuchen angestellt, die diese Verhältnisse beleuchten. Er
klemmte bei einigen Kaninchen beide Jugularvenen ab und fand,
daß dies nicht den geringsten Einfluß auf den Druck im Circulus
arteriosus Willisii hatte.

Es könnte also nur eine allgemeine venöse Stauung, wie z. B.
bei geschwächter Herztätigkeit, eine Volumzunahme im Hirn herbeiführen, die nicht von einer Veränderung des Kontraktionszustandes der Hirngefäße herrührt.

Ganz abgesehen aber davon, daß in einem solchen Falle der
passiven Volumzunahme des Hirns die Vergrößerung der einzelnen
Volumpulse nicht in der Weise vorhanden sein würde, wie bei
der aktiven Dilatation der Hirngefäße, denn in den Gefäßwänden
besonders der Hirncapillaren und Arteriolen entsteht bei Erhöhung
des inneren Druckes reflektorisch die Tendenz zur Kontraktion,
trotz der Volumzunahme des Ganzen, würde eine allgemeine
venöse Stauung sich auch immer auf dem gleichzeitig registrierten
Blutdrucke in Carotis bemerkbar machen und dort Drucksteigerung herbeiführen. Zudem wurde in meinen später zu beschrei-
benden Versuchen häufig gleichzeitig neben Hirnvolumen und
Blutdruck auch das Volumen einer oder mehrerer anderer Körperteile aufgenommen, und dies bot eine weitere Kontrolle zur
Erkennung einer allgemeinen venösen Stauung, denn in einem
solchen Falle müßte auch das Volumen dieser anderen Körperteile gleichzeitig zunehmen. Alles dies zeigt, daß bei Benutzung

---

[1]) Wiechowski, Archiv f. experim. Pathol. u. Pharmakol. **48**, 378 ff. 1902.

dieser Methode auf die Kontrolle des venösen Abflusses durch Messung des Druckes oder der Ausflußmenge verzichtet werden kann.

Es ist also festzuhalten, daß es sich um eine aktive Erweiterung der Hirngefäße handelt, wenn das Hirnvolumen zunimmt, während die einzelnen Volumpulse des Hirns sich vergrößern und gleichzeitig der allgemeine Blutdruck unverändert bleibt oder sinkt und seine Pulse sich dabei nicht vergrößern. Nicht unbedingt nötig, aber bestätigend ist es, wenn gleichzeitig das Volumen eines anderen Körperteiles unverändert gefunden wird. Wenn dagegen das Hirnvolumen sinkt und die einzelnen Volumpulse sich verkleinern, ohne daß der allgemeine Blutdruck sinkt, und die Pulse der Blutdruckkurve kleiner werden, so ist ohne weiteres klar, daß eine Kontraktion der Hirngefäße vorliegen muß, denn auch der höchst unwahrscheinliche Fall der Aufhebung einer allgemeinen Stauung würde ein Sinken des Blutdruckes zur Folge haben.

Es sei endlich schon hier erwähnt, daß ich bei den im folgenden beschriebenen Versuchen vielfach eine bestimmte Modifikation der Experimente anwandte, die auffälligerweise bisher noch nicht bei Volummessungen des Gehirns angewendet worden war.

Sehr störend hatte sich nämlich bei den Versuchen, in denen das Volumen des Gehirns gemessen wurde, die Veränderung des allgemeinen Blutdruckes, meist eine Steigerung, erwiesen, die durch dieselben künstlichen Reize herbeigeführt wurde, durch die die Hirngefäße beeinflußt werden sollten. Das trat sowohl bei Erregung des Halssympathicus, wie der Medulla und des Halsmarks ein und veranlaßte den Experimentator, anzunehmen, daß eine gleichzeitige Volumzunahme des Gehirns nur passiv, unter dem Druck der allgemeinen Blutdrucksteigerung entstanden sei.

Ich stellte diese Versuche daher vielfach in der Weise an, daß ich die gleichzeitige allgemeine Blutdrucksteigerung durch vorhergehende Durchschneidung des Halsmarks völlig ausschaltete, sodaß dann nur noch die Wirkung des künstlichen Reizes auf die Hirngefäße eintrat. Es zeigte sich dann, daß die allgemeine Blutdrucksteigerung vorher manche aktive Veränderungen der Hirngefäße verdeckt hatte, die dann erst sichtbar wurden.

Die Tiere, die zu den in diesem Abschnitt beschriebenen Experimenten benutzt wurden, waren ca. 300 Hunde und Katzen, und zwar waren sie immer, wenn nicht das Gegenteil hervorgehoben wird, zur Verhütung jeder eigenen Bewegung mit Curare vergiftet und mit künstlicher Atmung versehen. Zu allen elektrischen Reizungen wurde der kleine, mit einem Akkumulator gespeiste Schlittenapparat, meist mit einem Rollenabstand von 80 bis 90 mm, sowie bipolare Elektroden benutzt. —

b) Beweise für das Vorhandensein von Gefäßnerven des Gehirns und ihre Unabhängigkeit vom allgemeinen Gefäßnervenzentrum.

Daß bis in die neueste Zeit hinein Zweifel daran bestehen konnten, ob das wichtigste menschliche Organ, das Gehirn, überhaupt vasomotorische Nerven besitzt, erklärt sich teilweise aus den einander oft widersprechenden Ergebnissen der früheren Tierversuche, teils aber auch aus dem durchaus nicht immer positiven Resultat der mikroskopischen Untersuchung menschlicher Gehirne daraufhin.

Es sei hier nur daran erinnert, daß z. B. Rohnstein[1]) in einer ausführlichen, mit Vermeidung der Fehler früherer anatomischer Untersuchungen unternommenen Arbeit keine vasomotorischen Nerven für das Gehirn finden konnte.

Maßgebend aber kann in dieser Frage nur das einwandfreie physiologische Experiment sein, zumal es nicht völlig ausgeschlossen ist, daß die Gefäßnerven im Gehirn in modifizierter Gestalt auftreten und von denen der anderen Körperteile verschieden sind. Aus meinen Untersuchungen wird wenigstens hervorgehen, daß ihr physiologisches Verhalten in mancher Beziehung ein völlig verschiedenes ist von dem aller anderen Gefäßnerven des Körpers.

Bezüglich der Tierversuche kam derjenige Experimentator, der mit dem umfangreichsten Versuchsinstrumentarium arbeitete, gleichfalls zu einem negativen Resultat.

[1]) Rohnstein, Archiv f. mikr. Anat. 1900, S. 456.

Hill[1]), der gleichzeitig den Druck im Subduralraum, Venenzinus, Carotis und Hirnvene maß, kam zu dem Schlusse, daß es keine vasomotorischen Nerven für das Gehirn gibt, und daß alle Änderungen der Blutfülle des Gehirns nur passiv durch das Steigen und Sinken des allgemeinen Blutdruckes herbeigeführt werden.

Zu demselben Ergebnis kamen eigentümlicherweise auch Roy[2]) und Sherrington, die mit der besten, weil direktesten Methode ihre Untersuchungen anstellten, mit dem von ihnen angegebenen Gehirnonkometer[3]).

Diesen Untersuchungen stehen andere mit positiven Ergebnissen gegenüber, sowohl solche, die mit Anwendung der Reizmethoden gewonnen wurden, als auch durch Beobachtung der Wirkung verschiedener Pharmaka. Diese werden später im Zusammenhang mit meinen darauf bezüglichen Arbeiten besprochen werden.

Zunächst untersuchte ich die Wirkung der elektrischen Erregung der verschiedenen Halsnerven, die zum Kopf verlaufen und deren Einwirkung auf die Hirngefäße in Betracht kommen könnte.

Es müssen über diese Nerven einige kurze erläuternde Worte vorausgeschickt werden.

Während bekanntlich beim Hund die Nerven Depressor, Vagus und Halssympathicus von einer gemeinsamen Nervenscheide umhüllt sind und nur künstlich getrennt werden können, liegen bei der Katze Vagus, Sympathicus und auch meist Depressor frei nebeneinander.

Es sei aber gleich hier darauf hingewiesen, daß die depressorischen Nervenfasern auch bei der Katze häufig zum Teil im Vagus verlaufen und sich nicht auf den eigentlichen N. Deprossor beschränken. Nach François Franck[4]) tritt diese sehr häufige Beimischung von echt depressorischen Nervenfasern zum eigentlichen Vagus nur bei der Katze auf.

---

[1]) Zit. und Kritik der Methode oben.
[2]) Zit. und Kritik der Methode oben.
[3]) Siehe oben.
[4]) Franck, Travaux du laboratoire de Marey 4. 382.

Wie ich feststellte, liegen aber die Verhältnisse in Wirklichkeit noch viel verwickelter. Man kann die Nerven Sympathicus, Vagus, Depressor in ihrer physiologischen Bedeutung oft gar nicht auseinanderhalten, sondern muß sie als ein Ganzes betrachten, als ein Gemisch von Nervenfasern verschiedener Funktion, die ganz zufällig in drei verschiedenen Zügen verlaufen. Gewöhnlich überwiegt die Anzahl der Nervenfasern einer bestimmten Funktion in einem bestimmten Strange, aber in einer großen Minderheit auch nicht. Die verschiedenen Nervenfasern, die in diesen Halsnerven zentralwärts verlaufen, sind erstens pressorisch wirkende Fasern, bei deren Erregung eine allgemeine Blutdrucksteigerung entsteht, deren Ursache, wie ich gefunden habe[1]), in einer Kontraktion aller der Blutgefäße liegt, die vom allgemeinen Vasomotorenzentrum im verlängerten Mark beherrscht werden. Die erwähnten pressorischen Fasern verlaufen in ihrer Hauptmenge im Sympathicus, zum Teil aber auch im Vagus. Ferner sind depressorische Fasern vorhanden, die, falls ein besonderer N. depressor vorhanden, in diesem, aber auch daneben noch im Vagus und oft, in geringer Anzahl vielleicht immer, auch im Sympathicus verlaufen. Endlich verlaufen Nervenfasern, die in verschiedener Weise die Hirngefäße beeinflussen, wie wir sehen werden, zum größeren Teil im Sympathicus, zum kleineren im Vagus. Es kommen alle Variationen der Stärke der Verteilung dieser Fasern unter den einzelnen Nerven vor. So fand ich Tiere, bei denen die depressorischen Fasern so vorwiegend waren, daß von allen Halsnerven immer nur Depression des Blutdruckes durch Reizung zu erzielen war, niemals Drucksteigerung. Auch sonst ist die Blutdrucksteigerung vom Sympathicus aus nicht konstant und tritt in einer großen Minderheit der Versuche ohne ersichtbaren Grund von Beginn der Versuche an nicht ein, sie ist jedenfalls nicht so konstant wie die depressorische Wirkung.

Jedenfalls wird aus dieser Erörterung klar, daß wir uns im folgenden nicht nach der anatomischen Bezeichnung der Nerven richten können, sondern nur nach der physiologischen Wirkung.

Unter Sympathicusreizung wird bisweilen auch die Reizung gewisser Fasern im Vagus zu verstehen sein, und wenn im folgenden von Reizung des Depressors die Rede ist, so ist die Reizung depressorischer Nervenfasern gemeint, also auch die des zentralen Endes des Vagus, wenn diese allgemeine Blutdrucksenkung zur Folge hatte.

Alle gereizten Nerven waren vorher durchschnitten und an Fäden befestigt, und ebenso waren vorher die anderen in Frage kommenden Halsnerven derselben und der anderen Seite durchschnitten, damit keine Reflexe durch sie nach der Brust fortgeleitet werden konnten.

Zunächst sollte die Wirkung des Nervus depressor auf die Hirngefäße untersucht werden.

Bekanntlich nimmt man an, daß die Reizung des zentralen Endes des Depressors durch Beeinflussung des Vasomotorenzentrums in der Medulla die Körpergefäße zur Erweiterung und dadurch den allgemeinen Blutdruck zum Sinken bringt, obwohl v. Cyon aus bestimmten Gründen zu der Ansicht kam, daß die Depressorfasern nicht direkt im Vasomotorenzentrum, sondern in einem ganglienförmigen Zwischenapparat endigen. Ludwig und Cyon deuten in ihrer grundlegenden Arbeit schon an und Porter[1]) und Beyer bewiesen es, daß nicht etwa nur die Dilatation der Gefäße der Bauchorgane diese Drucksenkung herbeiführt, sondern daß auch andere Gefäßgebiete dabei beteiligt sein müssen.

Dagegen gibt es einige Angaben darüber, daß sich bei Depressorreizung nicht alle Gefäße des Körpers erweitern. Unwichtig ist die Angabe von Dastre[2]) und Morat, die beim Kaninchen durch bloße Beobachtung festzustellen glaubten, daß sich die Blutgefäße des Ohres bei Depressorreizung nicht dilatierten, sondern kontrahierten. Wie aus meinen später erwähnten, genaueren Versuchen hervorgeht, beruht diese Beobachtung auf einer Täuschung, oder es wurden gleichzeitig mit dem Depressor diesem Nerven zufällig beigemischte sympathische Fasern gereizt, die ihrerseits die Ohrgefäße verengerten.

---

[1]) Porter and Beyer, The relation of the depressor nerf to the vasomotor centre. Amer. Journ. of Physiol. **4**, 283.

[2]) Dastre et Morat, Système nerveux vaso-moteur, p. 306.

Ausführlicher und auch durch gute Volumkurven illustriert sind die Angaben Bradfords[1]) über das Verhalten der Blutgefäße der Niere bei Depressorreizung.

Bradford fand keine Volumzunahme der Nieren während der Depressorreizung, sondern eine Volumabnahme, hebt aber dabei als sehr auffallend hervor, daß die Größe der Volumabnahme der Niere in gar keinem Verhältnis stand zu der gleichzeitigen allgemeinen Blutdrucksenkung, wenn man die Volumabnahme der Niere als passive Folge der allgemeinen Blutdrucksenkung ansehen will.

In der Tat ist auf der der Arbeit Bradfords beigegebenen Kurve bei starker Blutdrucksenkung eine nur sehr geringe, kaum erkennbare Volumverminderung der Niere vorhanden. Es hat daher fast den Anschein, als wäre die Ursache dieser unverhältnismäßig geringen Volumabnahme in einer Tendenz der Nierengefäße zur Dilatation zu suchen, die die starke allgemeine Blutdrucksenkung am Nierenvolumen nicht so zur Geltung kommen läßt, wie es sonst der Fall sein müßte.

Dies bestätigen auch die Versuche von Bayliss[2]), der fand, daß nach Beendigung der Depressorreizung das Nierenvolumen eine Zunahme über den Anfangsstand zeigt, noch ehe der Blutdruck wieder gestiegen ist. Außerdem traten während der Depressorwirkung immer die einzelnen Volumpulse an der Niere viel deutlicher hervor, was auf Erschlaffung der Gefäßwände hindeutet. Übrigens konnte Bayliss auch einmal reine Volumzunahme der Niere bei Depressorreizung beobachten, und nach alledem ist wohl sicher, daß auch die Nierengefäße sich bei Depressorreizung erweitern, nur daß bei ihnen die Wirkung nicht so deutlich wird, wie an anderen Körperteilen.

Bayliss untersuchte auch die anderen Körperteile und fand, daß bei Depressorreizung sich alle Gefäße erweitern, z. B. neben den Haut- auch die Muskelgefäße. Daß auch die Gefäße des Kopfes daran beteiligt sein müssen, schloß er daraus, daß die Depressorwirkung auf den Blutdruck, die noch eintrat, nachdem

---

[1]) Bradford, Innervation of renal blood vessels. Journ. of Physiol. **10**, 398.
[2]) Bayliss, Physiology of the depressor nerf. Journ. of Physiol. **14**, 303.

das Rückenmark am fünften Dorsalwirbel durchschnitten worden war, fast gänzlich ausblieb, wenn auch noch die beiden Halssympathici durchschnitten waren.

Einen bestimmten Nachweis der Gefäßerweiterung in den äußeren und inneren Kopfteilen konnte er allerdings nicht liefern. Weder durch Besichtigung, noch durch plethysmographische Messung der Kaninchenohren bei Depressorreizung konnte er zu einem bestimmten Resultat kommen.

Er wendete dann die thermoelektrische Messung am Ohr an und glaubte damit eine gleichzeitige Temperatursteigerung zu erkennen, aber diese Art von Versuchen sind doch zu unsicher, und überhaupt ist das Kaninchenohr aus bestimmten Gründen wenig geeignet zu solchen Versuchen.

Auch einige Versuche mit Hürthles Methode der Druckvergleichung führten Bayliss zu keinen bestimmten Ergebnissen über das Verhalten der Hirngefäße.

Nicht untersucht hat Bayliß das Verhalten der Lungengefäße bei Depressorreizung, von denen es noch ungewiß ist, ob sie überhaupt Gefäßnerven besitzen. Manche neuere Untersuchungen sprechen dagegen. Ich nahm Volumkurven der Lunge nach der Methode von François Franck auf und fand, daß die Lungengefäße sich während der Depressorreizung nicht erweitern, sondern daß ihr Volumen mit dem Blutdruck entsprechend sinkt. Wenn die Lungengefäße keine Nerven besitzen, wäre dieses Verhalten selbstverständlich, und bis der sichere Nachweis von Gefäßnerven der Lunge gegeben wird, können wir daher dies Verhalten nicht als eine Ausnahme betrachten.

Aus den anderen erwähnten Versuchen geht hervor, daß sich bei Depressorreizung, vorläufig abgesehen vom Gehirn, alle Vasomotoren besitzende Blutgefäße des Körpers erweitern, nur bei den Gefäßen der äußeren Kopfteile war es noch nicht sicher nachgewiesen, obwohl der Kopf als Ganzes irgendwie an der Depressorwirkung beteiligt sein muß, wie die Versuche von Bayliss zeigten.

Ich untersuchte zunächst das Verhalten der Gefäße der äußeren Teile des Kopfes während der Depressorreizung. Da eine

bloße Beobachtung der Ohrgefäße am Kaninchen viel zu un-
zuverlässig ist und gerade bei Kaninchen häufig rhythmische
Schwankungen des Kalibers der Ohrgefäße eintreten, die leicht
zu Täuschungen veranlassen können, so nahm ich während der
Depressorreizung Volumkurven des Ohrs bei Katzen auf, nach
einer Methode, die oben in Abschnitt IIh (Seite 51) beschrieben
wurde.

Diese Versuche sind technisch nicht leicht, da schwer die
völlig richtige Anpassung des Apparates zu erzielen ist. Indessen
genügt die beigegebene Fig. 79 völlig, um zu beweisen, daß sich

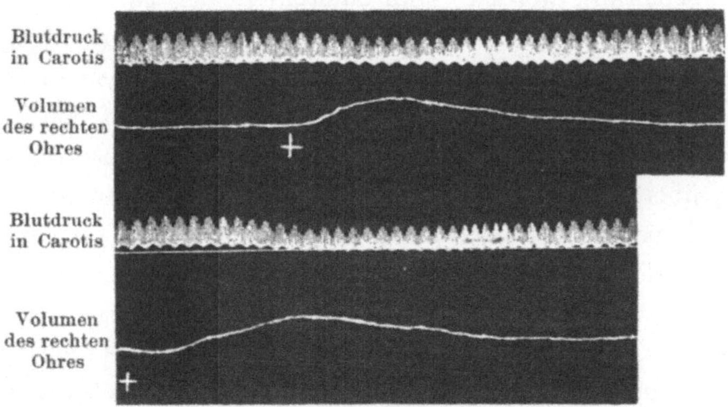

Fig. 79. Blutdruck und Ohrvolumen bei zweimaliger Reizung des N. Depressor
(Jedesmal bei +.)

die Ohrgefäße ebenso verhalten, wie die Gefäße aller anderen bisher
besprochenen Körperteile. Auf Fig. 79 sind zwei Doppelkurven
von Blutdruck und rechtem Ohrvolum wiedergegeben, und es ist
deutlich zu sehen, daß bei jeder von beiden Depressorreizungen
auf der dem Ohrvolumen entgegengesetzten Seite (damit nicht
zufällig sympathische Fasern mitgereizt wurden) eine starke Zunahme des Ohrvolums eintrat, die der gleichzeitig eintretenden
Senkung des allgemeinen Blutdruckes entspricht. Daß die Volumzunahme des Ohrs auf der unteren Kurve etwas vor dem Eintreten
der Blutdrucksenkung beginnt, ist verständlich, da wir wissen,
daß die Erweiterung der Gefäße infolge Depressorreizung die Ursache der Blutdrucksenkung darstellt. In der oberen Kurve wirkt

die Depressorreizung offenbar auf andere Gefäßgebiete etwas eher, als auf die des Ohres.

Ich komme nun zu den bisherigen Versuchen über das Verhalten der Hirngefäße bei der Depressorreizung. Wie schon oben auseinandergesetzt, kommt man bei allen diesen Untersuchungen mit der einfachen Besichtigung[1]) der Hirngefäße nicht zu brauchbaren Resultaten, und auch solche Schlüsse, wie sie Stelling zog, sind nicht beweisend. Stelling[2]) fand nach Durchschneidung des Rückenmarks bei Depressorreizung keine Blutdrucksenkung mehr und folgerte daraus, daß alle Gefäße des Kopfes nicht vom Depressor beeinflußt werden. Nun entsteht in der Tat nach Durchschneidung des Halsmarks bei Depressorreizung keine allgemeine Blutdrucksenkung mehr, um aber ähnliche Folgerungen zu ziehen, müßte erst bewiesen werden, daß Veränderungen in den Gefäßgebieten der äußeren und inneren Kopfteile, oder eines von beiden, überhaupt den allgemeinen Blutdruck beeinflussen kann, und wir haben oben in Abschnitt VIb (Seite 236, 237) gesehen, daß dies nicht der Fall ist.

Die einzigen genaueren Untersuchungen über das Verhalten der Hirngefäße bei Depressorreizung stammen von Hürthle und sind mit seiner Methode der Vergleichung des Druckes im zentralen und peripheren Carotisende (siehe oben S. 250) angestellt. Das höchst eigentümliche Resultat war, daß bei Reizung des Depressors auf derselben Seite, auf der die Kanülen in die Carotis eingebunden waren (dies Gefäß also unwegsam war), kein bestimmter Erfolg eintrat. Wurde aber der Depressor der anderen Seite gereizt, auf der die Carotis intakt war, so trat unter 10 Fällen neunmal eine Verringerung des Strömungswiderstandes in den Hirngefäßen, also nach Hürthle eine Erweiterung der Hirngefäße ein.

Bei meinen eigenen Versuchen in dieser Richtung benutzte ich zwei Onkometer für das Gehirn desselben Tieres gleichzeitig, so daß die Blutfülle jeder der beiden Hemisphären während der Depressorreizung gemessen wurde. Der allgemeine Blutdruck wurde meist in der Arteria femoralis gemessen. Es zeigt sich dann, daß

---

[1]) Riegel u. Jolly, Virchows Archiv **52**.
[2]) Stelling, Diss. Dorpat 1867, nach Hürthle, Pflügers Archiv **44**, 589.

bei Depressorreizung keine Volumzunahme des Gehirns eintrat, wie sie, abgesehen von der Lunge, bei allen anderen Körperteilen gleichzeitig entsteht, sondern daß der Blutgehalt beider Hemisphären in völlig gleicher Weise mit dem allgemeinen Blutdruck sinkt und später wieder mit ihm ansteigt.

In Fig. 80 ist das Verhalten der Volumina der beiden Hirnhälften während der allgemeinen Senkung des Blutdruckes bei Depressorreizung abgebildet. Die sehr geringe und kurzdauernde Volumzunahme des Hirns, die der viel bedeutenderen Volumabnahme vorausgeht, wurde durch eine jener entsprechende, ge-

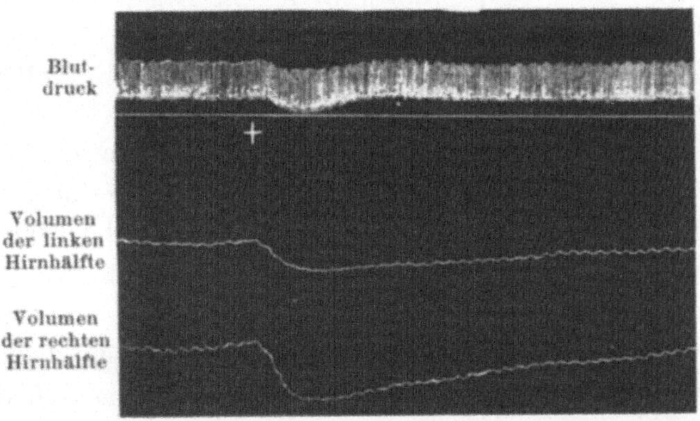

Fig. 80. Hund. Volumina beider Hirnhälften bei elektrischer Reizung des linken N. Depressor bei +.

ringe Steigerung des allgemeinen Blutdruckes herbeigeführt. Daß die Volumina beider Hemisphären nicht völlig gleichmäßig starke Abnahme zeigen, kam daher, daß die Empfindlichkeit der registrierenden Kapseln niemals eine völlig gleiche ist. Zur Kontrolle wurden die Registrierkapseln der beiden Hemisphären vertauscht, und es zeigte dann die andere Hemisphäre die geringere Senkung der Kurve.

Die Gehirngefäße verhalten sich offenbar bei Depressorreizung völlig passiv und ihre Weite ist allein von den Schwankungen des allgemeinen Blutdruckes abhängig. Dies könnte nur durch zwei Möglichkeiten erklärt werden. Entweder haben die Gehirngefäße keine vasomotorischen Nerven und müssen daher allen Schwankungen des allgemeinen Blutdruckes folgen, oder ihre vasomotorischen Nerven nehmen eine Sonderstellung gegenüber den anderen Vasomotoren des Körpers ein und stehen nicht, wie sie, in Abhängigkeit von den Vasomotorenzentren im verlängerten Mark, durch dessen Vermittlung der N. depressor seine erweiternde Wirkung auf die Blutgefäße des Körpers geltend macht.

Es folgte weiter die Untersuchung der Wirkung des Halssympathicus auf die Hirngefäße. Auf die zahlreichen älteren Untersuchungen darüber kann hier nicht eingegangen werden, das Wenige, was an ihren Ergebnissen richtig ist, wurde von den späteren Experimentatoren berücksichtigt. Von neueren Autoren ist es zunächst Hürthle[1]), der mit seiner Methode der Druckvergleichung in Aorta und Circulus arteriosus fand, daß der Halssympathicus bei Kaninchen, Hund und Katze vasomotorische Fasern für die Hirngefäße seiner Seite führe.

Mit derselben Methode wurden diese Ergebnisse bestätigt von Cavazzani[2]), Wiechowski[3]) und anderen. Mit der Methode der Messung des Stromvolums in dem das Blut zum Gehirn führenden Gefäße während der Reizung des Halssympathicus stellte unter Benutzung der Hürthleschen Stromuhr[4]) P. Jensen[5]) Versuche an und fand, daß bei Reizung des Halssympathicus stets das Stromvolumen in Carotis interna sich verminderte, ohne daß der allgemeine Blutdruck gleichzeitig abnahm, also ein Befund, der auf Verengerung der Hirngefäße deuten würde.

Endlich ist noch zu positiven Resultaten der Sympathicusreizung Otfried Müller[6]) gekommen, der besonders die Methode der Volummessung des Gehirns anwandte, aber fast ausschließlich nicht den von Roy und Sherrington angegebenen Apparat benutzte, sondern ein Rohr luftdicht direkt in den Schädel einschraubte und dadurch die Volumschwankung des Hirns auf die Schreibvorrichtung wirken ließ.

---

[1]) Hürthle, zit. oben S. 582ff.

[2]) Cavazzani, Arch. Ital. de biol. **19**, 214. 1893.

[3]) Wiechowski, Archiv f. experim. Pathol. u. Pharmakol. **48**, 376. 1902.

[4]) Zitiert und Methode oben.

[5]) Jensen, Die Innervation der Hirngefäße. Pflügers Archiv **103**, 196. 1904.

[6]) O. Müller, Über die Vasomotoren des Gehirns. Zeitschr. f. experim. Pathol. u. Therapie **4**, 57.

Müller fand bei Reizung des Halssympathicus eine Volumabnahme des Gehirns und stellte außerdem noch mit der Methode des Registrierens der aus der Hirnvene ausfließenden Blutstropfen bei Sympathicusreizung eine Abnahme der Tropfenzahl fest, also Verengerung der Hirngefäße.

Diese Versuche Müllers sind aber keineswegs einwandfrei, denn abgesehen davon, daß er nicht das Roysche Instrument zur Volummessung des Gehirns benutzte, durch das jede Einwirkung des Liquors auf die angegebene Volumänderung ausgeschlossen wird, nahm er seine Versuche nur an Hunden vor (bei drei Kaninchenversuchen wurde der allgemeine Blutdruck nicht verzeichnet und sie beweisen deshalb nichts), bei denen immer der ungeteilte Vagosympathicus, also auch die Depressorfasern mit, gereizt wurden. Da bei diesen Versuchen auch durch kein anderes Mittel für stets gleichbleibenden allgemeinen Blutdruck gesorgt war, wie in meinen Versuchen, die später erwähnt werden, so traten neben den Veränderungen am Hirnvolumen immer auch Veränderungen des allgemeinen Blutdruckes ein, besonders auch Blutrucksenkung infolge Depressorreizung, wodurch es fast immer zu gleichsinnigen Schwankungen des Blutdruckes und Hirnvolums kam.

Nun zeigt Müller zwar, daß bei seinen Versuchen die Volumänderungen am Hirn etwas eher beginnen als die gleichsinnigen Blutdruckänderungen, aber dies ist doch oft gefährlich und wäre leicht zu vermeiden gewesen. An Katzen, die sich zu solchen vasomotorischen Untersuchungen besonders gut eignen, und bei denen auch die Depressorfasern fast sämtlich getrennt vom Sympathicus verlaufen, hat Müller keine Versuche angestellt.

Ich komme nun zu den Ergebnissen meiner eignen Untersuchungen in dieser Richtung, über deren Technik oben Genaueres gesagt wurde. Die betreffenden Nerven wurden durchschnitten und an Fäden über die Elektroden gelegt, worauf dann zur markierten Zeit der Reizstrom geschlossen wurde.

Es zeigte sich zunächst am relativ intakten Tiere, daß durchaus nicht jede Sympathicusreizung eine Wirkung auf die Hirngefäße hat. Es gibt Tiere, etwa ein Viertel aller Fälle, bei denen, trotz größter Schonung der Nerven, Reizung auch mit stärksten

Strömen keine aktive Volumänderung des Hirns zur Folge hat. Unter aktiven Volumänderungen des Gehirns werden immer solche verstanden, die unabhängig von gleichzeitigen Schwankungen des allgemeinen Blutdruckes oder ihnen entgegengesetzt sind, und auf sie wurde allein von mir bei diesen Untersuchungen Wert gelegt. Daß die betreffenden Halsnerven in diesen Fällen von Unwirksamkeit der Reizung nicht durch die Operation geschädigt waren, konnte daraus gesehen werden, daß sowohl Pupillenreaktion bei Reizung noch vorhanden war, als auch Steigerung und Senkung des Blutdruckes eintrat. Es handelte sich also in diesen Fällen um eine isolierte Funktionsunfähigkeit derjenigen Sympathicusfasern, die die Hirngefäße beeinflussen, oder um eine Schwäche oder das Fehlen dieses Mechanismus bei diesen Tieren überhaupt. War die Reizung erfolgreich, wie in mehr als drei Vierteln aller Fälle, so trat in einem Teil dieser Fälle eine Volumabnahme des Hirns ein, worauf ja schon die Ergebnisse der obenerwähnten Untersuchungen anderer Autoren hindeuteten.

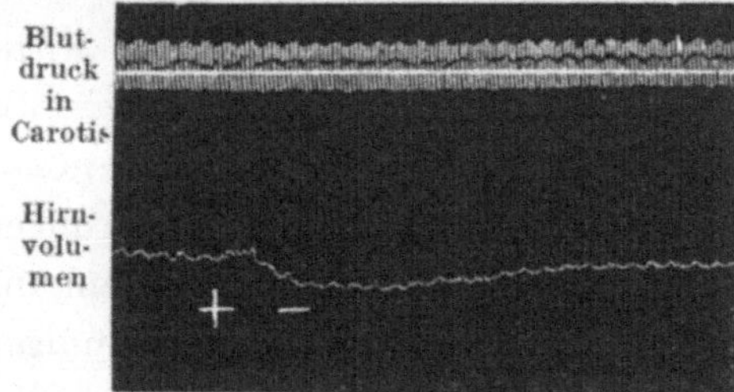

Fig. 81a (Katze). Hirnvolumen bei Reizung des Hals-Sympathicus.

In Fig. 81a ist dieser Erfolg zu sehen. Der Blutdruck blieb zufällig bei diesen Versuchen fast völlig gleichmäßig. Da weder eine Senkung des allgemeinen Blutdruckes, noch eine Verkleinerung der Pulse der Blutdruckkurve der Volumabnahme des Hirns entspricht, so kann die Ursache dieser Volumabnahme nur in der Kontraktion der Hirngefäße liegen. Darauf deutet auch die Verkleinerung der einzelnen Volumpulse während der Volumabnahme. Das einzige, was außerdem noch in Frage kommen könnte, wäre die plötzliche Aufhebung einer venösen Stauung, dabei müßte aber sicher auch der allgemeine Blutdruck beeinflußt werden.

Der Erfolg der Reizung war aber durchaus nicht immer der einer Kontraktion der Hirngefäße, wie es aus den Untersuchungen der früheren Autoren hervorzugehen schien. In sehr vielen Fällen trat auch eine Volumzunahme des Hirns ein, die nur von einer aktiven Dilatation der Hirngefäße herrühren konnte. In Fig. 81b ist eine derartige Kurve zu sehen, in der zwar der Blutdruck nicht vollkommen gleichmäßig bleibt, aber deutlich zu erkennen ist, daß die Volumzunahme durchaus nicht mit der geringen Drucksteigerung übereinstimmt, die überhaupt nicht wieder auf dem Kurvenausschnitte zurückgeht, sondern bestehen bleibt. Überdies sind unten weitere Kurven desselben Versuchs abgebildet (Kurve 83a), bei denen durch künstliche Mittel jede Blutdruckveränderung während der Volumzunahme des Hirns verhindert wurde.

In Fig. 81b und 83a ist deutlich zu sehen, wie sich die einzelnen Volumpulse während der Volumzunahme vergrößern, wie es nur bei Erschlaffung der Gefäßwände der Hirngefäße geschehen kann, denn die Herztätigkeit war zur selben Zeit nicht verstärkt worden, wie aus den völlig gleich bleibenden Pulsen der Blutdruckkurven ersehen werden kann.

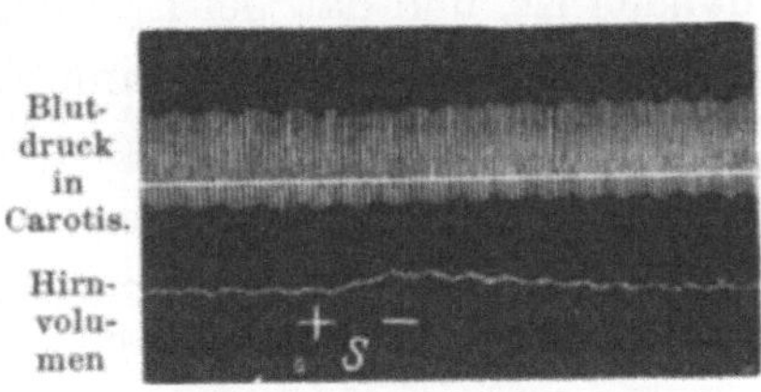

Fig. 81b (Katze). Von + bis — Reizung des Hals-Sympathicus.

Betreffs der Unmöglichkeit der Einwirkung einer venösen Stauung hierbei sei auf die früheren Ausführungen auf Seite 257 verwiesen und auf die Kurven, bei denen der Blutdruck während dieser Volumzunahme völlig gleich bleibt, wie Kurve 83a. Zudem wurden öfter von mir während dieser Volumzunahme des Hirns Volumkurven anderer Körperteile aufgenommen, auf denen sich eine allgemeine venöse Stauung auch geltend machen müßte, was nie geschah.

Häufig konnte es beobachtet werden, daß die Sympathici beider Seiten sich verschieden verhielten, indem bei Reizung des einen Volumabnahme, bei Reizung des anderen Volumzunahme des Hirns eintrat, und zwar beides schon von Beginn des Versuches an, so daß nicht etwa der eine Nerv schon ermüdet war.

Aber auch an demselben Nerv war die Reaktion im Laufe des Versuches nicht immer die gleiche, obwohl eine gewisse Konstanz längere Zeit hindurch bei vielen Reizungen erhalten blieb, oft bis Ende des Versuches. Bisweilen aber trat an denselben Nerven, deren Reizung vorher Volumzunahme ergeben hatte, Volumabnahme ein und umgekehrt. Auch der Übergang kam vor, daß bei derselben Reizung eine anfängliche Volumzunahme in Volumabnahme überging. Bisweilen blieb endlich nach einer Anzahl von Reizungen jeder Effekt aus, oft aber konnten stundenlang immer wieder Wirkungen auf die Hirngefäße von demselben Nerven aus herbeigeführt werden.

Es deutet dies alles darauf hin, daß in den gereizten Nerven Fasern, deren Reizung Dilatation und solche, deren Reizung Konstriktion der Hirngefäße bewirkt, nebeneinander laufen, daß bald die eine, bald die andere Art überwiegend in einem Nerv vorhanden ist, und daß bei Ermüdung der einen Art von Fasern die andere wirksam werden kann. Dabei haben diese Nervenfasern, die die Hirngefäße beeinflussen, offenbar gar nichts mit den Fasern zu tun, die bei Reizung derselben Nerven den Blutdruck depressorisch oder pressorisch beeinflussen. Die verschiedenen Faserarten ermüden nämlich bei den Reizungen durchaus nicht gleichzeitig.

Wenn ein Wechsel in der Art der Volumänderung des Hirns bei Reizung desselben Nerven eintritt, z. B. anstatt Zunahme nun Abnahme des Hirnvolums eintritt, so bleibt trotzdem die jedesmal gleichzeitig eintretende Veränderung des allgemeinen Blutdruckes dieselbe wie vorher. Nebenbei beweist dies auch die vollkommene Unabhängigkeit der Volumänderung des Hirns von den Blutdruckänderungen bei diesen Versuchen. Wie bei einer Reizung die verschiedenen gereizten Faserarten nebeneinander wirksam sind, mag Fig. 82 illustrieren.

Bei dieser Sympathicusreizung wurden depressorische Fasern für den Blutdruck gereizt, die etwas später eine typische Blutdrucksenkung herbeiführten, die, wie wir wissen, durch reflektorisch vom Vasomotorenzentrum in der Medulla veranlaßte Erweiterung fast aller Blutgefäße des Körpers bewirkt wird.

Wie im vorigen Abschnitt nachgewiesen wurde, beteiligen sich allein die Hirngefäße von allen Vasomotoren besitzenden Gefäßen an dieser Depressorwirkung nicht, wenn eine reine De-

pressorwirkung durch Reizung des Depressors oder Vagus herbeigeführt wird. Hier wurden nun außer den zufällig dem Sympathicus
beigemischten depressorischen Fasern auch noch die anderen Sympathicusfasern gereizt, besonders die Fasern, die Dilatation der
Hirngefäße herbeiführen. Wir sehen daher eine Volumzunahme
des Hirns eintreten mit Vergrößerung der einzelnen Volumpulse.
Es ist aber aus der Kurve deutlich zu erkennen, daß diese Dilatation der Hirngefäße durchaus nichts zu tun hat mit der allgemeinen Gefäßerweiterung, welche die Blutdrucksenkung herbeiführt.

Die auf die Volumzunahme des Hirns unmittelbar folgende
Volumabnahme beginnt schon in demselben Augenblick, in dem

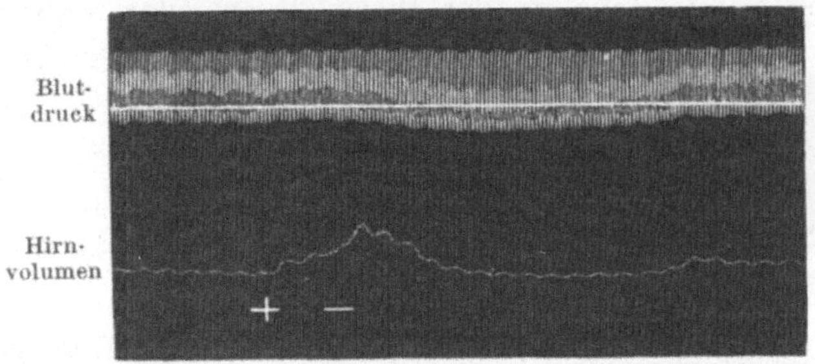

Fig. 82. Hirnvolumen bei Reizung des Hals-Sympathicus bei +.

die Blutdrucksenkung erst beginnt, und beim tiefsten Stand des
Blutdruckes ist das Hirnvolumen schon längst wieder zur Norm
zurückgekehrt. Eine Volumzunahme des Gehirns, die von den
depressorischen Fasern reflektorisch herbeigeführt würde, würde
viel länger dauern, und außerdem wissen wir, daß bei reiner Depressorreizung das Hirnvolumen nie zu-, sondern abnimmt, dem
allgemeinen Blutdruck folgend, wie wir eine Andeutung dazu auch
im weiteren Verlauf der Kurve 82 sehen.

Natürlich können solche gleichzeitige Wirkungen der verschiedenen Fasern bei Reizung eines Nerven sehr leicht zu Irrtümern Anlaß geben, wie dies zweifellos bei den Arbeiten früherer
Autoren vielfach der Fall gewesen ist.

Alle die störenden Einflüsse der gleichzeitig mit der Änderung des Hirnvolums eintretenden Blutdruckänderungen, die

häufig gleichsinnig sind und dadurch zu Unklarheiten über die eigentliche Ursache der Volumänderung führen, ließen sich offenbar sehr leicht dadurch vermeiden, daß das Halsmark durchschnitten wurde, und dann dieselben Reizungen vorgenommen wurden.

Wie wir sehen werden, tritt dann keine oder fast keine Veränderung des allgemeinen Blutdruckes ein, da dann die Fortleitung der Erregung vom Gefäßnervenzentrum im verlängerten Mark bis zu den Gefäßnerven des Körpers unterbrochen ist, und die Veränderungen der Weite der Blutgefäße des Kopfes dazu nicht ausreichen.

Um vollkommen sicher zu gehen, wurde dem Versuchstiere das Halsmark jedesmal in der Weise durchtrennt, daß erst ein Faden unter dem Halsmark durchgeführt wurde, und dieses dann daran gehoben und durchschnitten wurde, so daß die Schlinge hindurchpassierte. Meist wurde darauf dem Tiere eine Infusion von warmer physiologischer Kochsalzlösung gegeben, um den Blutdruck

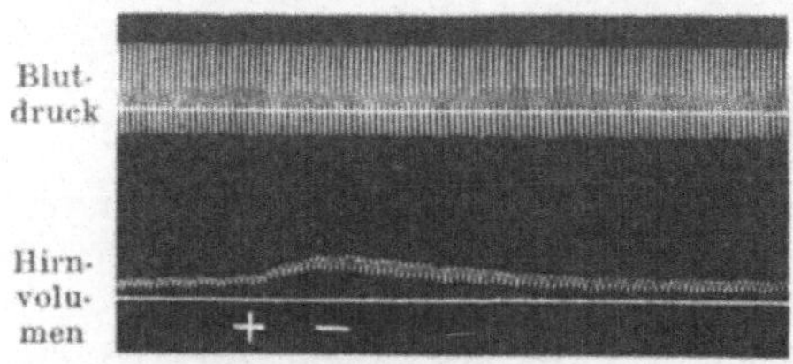

Fig. 83a. Hirnvolumen bei Reizung des Hals-Sympathicus nach vorhergehender Durchschneidung des Halsmarks.

auf der Höhe zu erhalten, obwohl dann jedesmal ca. eine Viertelstunde gewartet werden mußte, bis sich die Volumkurve des Hirns wieder auf die Horizontale einstellte.

Den typischen Effekt einer Sympathicusreizung nach Durchschneidung des Halsmarks, der Dilatation der Gehirngefäße zur Folge hat, zeigt Fig. 83a. Fast immer ist nach Markdurchschneidung der Blutdruck so gleichmäßig wie in dieser Kurve. In dieser Kurve ist auch die Vergrößerung der einzelnen Volumpulse des Hirns nach der Reizung sehr deutlich, und es ist nach den Ausführungen im Abschnitte IIh unzweifelhaft, daß diese Volumzunahme nur durch eine aktive Dilatation der Hirngefäße herbeigeführt sein kann.

Wie schon bei den Versuchen ohne Durchschneidung des Marks bisweilen beobachtet wurde, daß bei Reizung desselben

Nerven plötzlich der entgegengesetzte Effekt an den Hirngefäßen
eintrat, wie vorher, so trat auch nach Durchschneidung des Halsmarks oft dasselbe ein, aber durchaus nicht in jedem Fall. Niemals
wurde beobachtet, daß an Stelle einer Volumzunahme des Hirns
vor der Durchschneidung, bei Reizung desselben Nerven nachher
Volumabnahme eintrat, oft war aber umgekehrt an Stelle der
vorherigen Volumabnahme nur noch eine Volumzunahme zu erzielen. Immerhin blieb auch in vielen Fällen die Volumabnahme
bei der Reizung nach der Durchschneidung bestehen. Für beide
Fälle charakteristisch ist die Kurve in Fig. 79, bei der nebenbei
sehr auffällig ist, daß ausnahmsweise trotz der vorhergehenden
Durchschneidung des Halsmarks der Blutdruck nicht völlig gleichmäßig ist, sondern sanfte Undulationen zeigt; es ist aber ohne

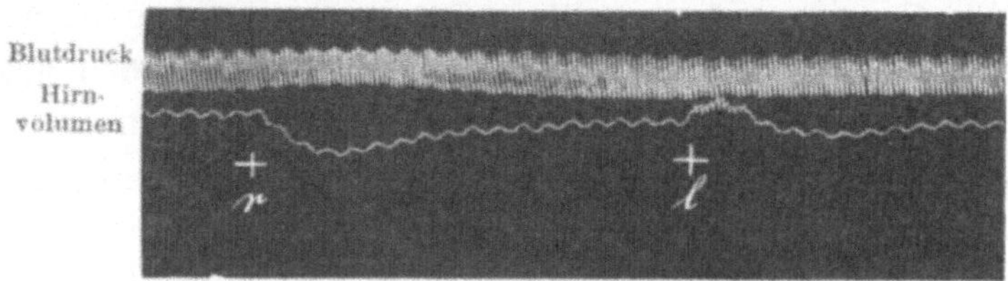

Fig. 83 b. Hirnvolumen bei Reizung erst des rechten, dann des linken
Hals-Sympathicus nach vorheriger Durchschneidung des Halsmarks.

weiteres deutlich, daß sie in gar keiner Beziehung zu den Volumänderungen des Hirns stehen. Bei diesem Tier trat vor der Rücken-
marksdurchschneidung bei Reizung eines jeden der beiden Sympathici nur Volumabnahme des Hirns auf. Nach der Durchschneidung blieb dieser Effekt, wie aus der Kurve ersichtlich, beim
rechten Sympathicus bestehen, beim linken änderte er sich aber.
Es trat bei Reizung dieses Nerven nach der Durchschneidung zunächst immer Volumzunahme mit sehr stark vergrößerten Pulsen,
also dilatierten Gefäßen auf, die dann in eine geringere Volumabnahme überging. Bei weiteren Reizungen desselben Nerven blieb
diese Volumabnahme immer mehr aus, bis nur noch reine Volumzunahme bei der Reizung eintrat.

Im allgemeinen ist der Effekt der Sympathicusreizungen nach
der Durchschneidung in der Mehrzahl der Fälle Volumzunahme
des Hirns, besonders gegen das Ende eines langdauernden Ver-

suches, obwohl auch Volumabnahme bis zum Ende des Versuches bestehen bleiben kann.

Der Effekt der Volumzunahme bei Sympathicusreizung scheint also der haltbarere, der widerstandsfähigere, der weniger leicht ermüdbare zu sein. Nun wissen wir aber von den gefäßerweiternden Nerven[1]), daß sie bei direkter Reizung viel eher ermüden als die gefäßverengernden Nerven, und es würde dann also der Umstand, daß die Gefäßdilatation bei diesen Versuchen sich viel besser gegenüber schädigenden Einflüssen zu erhalten scheint, als die Gefäßkontraktion, darauf hindeuten, daß bei dieser Nervenreizung gar nicht direkte dilatatorische Nervenfasern gereizt werden, sondern daß nur Fasern gereizt werden, die reflektorisch die Erweiterung der Hirngefäße herbeiführen.

Wie dies sich auch verhalten möge (wir kommen später wieder hierauf zurück), so scheinen doch in jedem Falle in den Fasern, die eine Gefäßverengerung im Gehirn herbeiführen, direkte vasomotorische Nervenfasern gereizt zu werden, und es muß deshalb untersucht werden, ob diese Nerven auch die Eigenschaften haben, die wir von den andern vasomotorischen Nerven des Körpers her kennen, so besonders ob sie einen Tonus besitzen, ob also ihre Durchschneidung die gegenteilige Wirkung auf das Hirnvolumen hervorbringt, wie ihre Reizung.

Wenn wir die mit ungenügenden Mitteln vorgenommenen Untersuchungen der früheren Autoren beiseite lassen, so haben zunächst Gärtner und Wagner[2]) die Wirkung der Durchschneidung der Halssympathici auf die Hirngefäße mit der Methode der Registrierung des aus der Hirnvene ausfließenden Blutes untersucht. Sie fanden, daß die Durchschneidung wirkungslos ist.

Dasselbe fand auch Hürthle[3]) mit seiner Methode der Druckvergleichung in Circulus und Aorta.

Hill[4]) und Roy und Sherrington[5]), die zu dem Ergebnis kamen, daß es überhaupt keine Vasomotoren fürs Gehirn gibt,

<hr>

[1]) v. Frey, Arbeiten aus d. physiol. Anstalt zu Leipzig. 1876.
[2]) Zit. oben.
[3]) Zit. oben.
[4]) Zit. oben.
[5]) Zit. oben.

fanden natürlich auch keinen Tonus der Sympathici, ebensowenig aber auch Wiechowski[1]) mit der Hürthleschen Methode der Druckvergleichung.

Endlich kam auch Jensen[2]) mit der Methode der Messung des Stromvolums der Carotis interna zu einem negativen Ergebnis, und nur Otfried Müller[3]) kam zum entgegengesetzten Resultat. Es mußte dies um so mehr auffallen, als O. Müller nicht nur das Volumen des Gehirns maß (allerdings am luftdicht verschlossenen Schädel, nicht bei freiem Abfluß des Liquors, wie Roy und Sherrington), sondern auch zur Kontrolle noch eine Nachprüfung mit der Methode der Registrierung der aus der Hirnvene ausfließenden Bluttropfen vornahm.

Bei näherer Betrachtung der von Müller beigegebenen Kurven stellen sich aber diese Ergebnisse als durchaus nicht sicher dar.

In der einzigen von Müller publizierten Kurve über den Effekt der Nervendurchschneidung auf das Hirnvolumen entsteht infolge des Reizes, der durch den Schnitt selbst auf die pressorischen Fasern des Sympathicus ausgeübt wurde, eine Blutdrucksteigerung, die allerdings etwas später zu beginnen scheint als die Volumzunahme des Hirns, aber doch offenbar die Folge der Reizung der pressorischen Fasern durch den Schnitt ist.

Nun konnte ich einige Male bei meinen Versuchen beobachten, daß infolge einer, oft nur geringen, Blutdrucksteigerung während der Versuche ein Prolaps des Hirns an der Trepanöffnung eintrat, der eine allmählich immer sich vergrößernde Volumzunahme des Hirns vortäuschte, die sich sehr deutlich durch ihre Größe und außerdem dadurch charakterisiert, daß sie nicht wieder zur Norm zurückkehrte. Ich konnte darüber bei meinen Versuchen immer leicht eine Kontrolle ausüben, indem ich bei verdächtiger Volumzunahme den Apparat abschraubte und mich überzeugte, ob ein Prolaps eingetreten war. Dasselbe wurde zur Sicherheit am Schluß jedes Tierversuches getan, auch wenn anscheinend nichts auf einen Prolaps deutete.

---

1) Zit. oben.
2) Zit. oben.
3) Zit. oben.

O. Müller erwähnt solche Vorsichtsmaßregeln nicht und war auch durch seine Methode, bei der ein Rohr luftdicht in den Schädel eingeschraubt war, verhindert, sich während der Versuche darüber zu vergewissern, ob ein Prolaps vorlag. Die Kurve 2 in der Arbeit O. Müllers sieht nun ganz so aus, als wäre ein Prolaps eingetreten. Darauf deutet auch der Umstand, daß am Schluß der Kurve, lange Zeit nach der Durchschneidung und Reizung der Nerven, das Volumen immer noch weiter zunimmt und die Volumpulse sich vergrößern.

In den Kurven 10, 11, 12 in Müllers Arbeit, die von einem gleichen Versuche Müllers an einem Kaninchen stammen, ist eine Blutdruckkurve überhaupt nicht aufgenommen worden, und die Kurve ist deshalb für uns wertlos. Übrigens macht auch diese Kurve den Eindruck, als ob sie von einem Prolaps herrührt, der gerade bei Kaninchen häufiger eintritt.

Auch die Kurven, die mit der Registriermethode der ausfließenden Bluttropfen von Müller gewonnen wurden und also den von Gärtner und Wagner aufgenommenen Kurven direkt widersprechen, sind nicht einwandfrei. In Kurve 4 in Müllers Arbeit tritt infolge des Reizes der Nervendurchschneidung eine allgemeine Blutdrucksteigerung ein und erst später, also offenbar infolge der Drucksteigerung, vermehrt sich die Zahl der ausfließenden Bluttropfen. Daß dann in Kurve 6, die längere Zeit später an demselben Tier aufgenommen wurde, nachdem sich vorher der Ausfluß schon vor der dann folgenden Reizung des Sympathicus wieder verringert hatte, der Blutausfluß sich noch bedeutend steigerte, ohne weitere Blutdrucksteigerung, kann die Kurve 4 durchaus nicht beweiskräftiger machen, denn in dieser Zeit kann noch vieles andere an dem Tiere sich verändert haben, und der Ausfluß verminderte sich zunächst nach der Sympathicusreizung wieder, bevor diese zweite Beschleunigung des Ausflusses eintrat. Auch in der mit einer technisch viel unsicherern Variation der Tropfmethode aufgenommenen Kurve 7 in Müllers Arbeit fehlte nicht eine Blutdrucksteigerung, die trotz der Kleinheit der Kurve deutlich erkennbar ist.

Ich stellte zahlreiche Versuche über diese Frage mit dem oben beschriebenen leicht abnehmbaren Hirnonkometer an, selbstverständlich nur an Tieren mit intaktem Rückenmark. Bei vielen Versuchen blieb während der Durchschneidung der Nerven der Blutdruck völlig gleichmäßig, da ja, wie erwähnt, nicht bei allen Tieren pressorische Fasern am Sympathicus erregt werden können, und es wurden besonders solche Tiere benutzt, bei denen die Sympathicusreizung zeigte, daß weder pressorische noch depressorische Fasern im Sympathicus erregt werden konnten.

Ferner wurden von mir zu diesen Versuchen nur solche Tiere benutzt, bei denen durch einmalige, schwache Reizung vorher festgestellt war, daß der Sympathicus konstriktorische Wirkung auf die Hirngefäße hatte, und einige Zeit nach der Beobachtung der Wirkung der Durchschneidung wurde kontrolliert, ob diese konstriktorische Wirkung der Reizung noch vorhanden war. Außerdem wurden vor der Durchschneidung die anderen in Frage kommenden Halsnerven durchschnitten, so daß allein noch die beiden Sympathici intakt waren. Diese wurden dann unmittelbar hintereinander so durchschnitten, daß sie nicht gezerrt wurden, und in keinem einzigen Falle wurde darauf eine Volumzunahme des Hirns festgestellt. Es ist unnötig, darüber eine Kurve beizugeben, da darauf nur völlig horizontal verlaufende Kurven zu sehen sind.

Die Nervenfasern, die bei Sympathicusreizung die Weite der Hirngefäße verändern, haben also keinen Tonus, und das stimmt ja auch mit den obenerwähnten früheren Untersuchungen überein. Die Ergebnisse O. Müllers müssen irrig sein und beruhen, wenn nicht auf dem oben angegebenen, auf einem anderen Versuchsfehler.

Daß diesen Nervenfasern eine tonische Wirkung völlig abgeht, deutet schon darauf hin, daß bei diesen Gefäßnerven die Verhältnisse nicht so einfach liegen, wie bei anderen.

Zwar kann man aus dem fehlenden Tonus noch nicht ohne weiteres darauf schließen, daß bei der Sympathicusreizung nicht direkte vasomotorische Nervenfasern gereizt werden, sondern nur Fasern, die reflektorisch andere noch unbekannte Vasomotoren des Gehirns erregen, aber man muß doch diese Möglichkeit im Auge behalten, zumal ja schon der obenerwähnte Befund darauf hindeutete, daß die dilatierende Wirkung der Sympathicusreizung auf die Hirngefäße die dauerhaftere und weniger leicht ermüdbare war.

Endlich ist hierbei auch an die Möglichkeit zu denken, die Hürthle[1]) und vorher Nothnagel und Schulten erwähnen, daß außer im Halssympathicus auch noch auf anderen Bahnen Vasomotoren zum Hirn verlaufen, deren Integrität ein Erschlaffen der Hirngefäße nach Durchschneidung der Sympathici verhindert.

In Abschnitt VIIc werden diese Fragen weiter untersucht werden.

Da nach den bisher mitgeteilten Ergebnissen daran gedacht werden mußte, daß wenigstens zum Teil die Einwirkung des Halssympathicus auf die Hirngefäße reflektorisch zustande kommt, so lag es nahe, zunächst das allgemeine Vasomotorenzentrum im verlängerten Mark zu zerstören, das bisher als das allen Blutgefäßen des Körpers gemeinsame Reflexzentrum angesehen wurde, und dann den Effekt der Reizung des Halssympathicus auf die Hirngefäße zu beobachten. Die Zerstörung wurde von mir in der Weise ausgeführt, daß stets zunächst das Rückenmark dicht unterhalb der Medulla durchschnitten wurde, dann mit einem stumpfen Instrument nach oben in das Foramen occipitale magnum eingegangen und die Medulla oblongata so weit zerstört wurde, daß das Vasomotorenzentrum bestimmt mit zerstört war. Die so entstandene Höhlung wurde zur Blutstillung mit Watte ausgestopft, doch nicht so fest, daß etwa ein Prolapsus cerebri aus dem offenen Trepanloch entstand, in das später das Hirnonkometer eingesetzt wurde.

Wie auch nach einfacher Durchschneidung des Rückenmarks, wurde den Tieren dann eine Infusion von warmer physiologischer Kochsalzlösung gegeben. Es zeigte sich dann bei den folgenden Sympathicusreizungen, daß durch die Zerstörung des Vasomotorenzentrums in der Medulla durchaus nicht etwa eine Einwirkung vom Sympathicus auf die Hirngefäße unmöglich geworden war. Allerdings kam es bei Tieren, deren Hirngefäße überhaupt keine große Reaktion bei der Reizung der Halsnerven gezeigt hatten, wie das ja oben beschrieben wurde, bisweilen vor, daß dann nach dieser eingreifenden Operation ein Erfolg ausblieb; fast immer aber war ein deutlicher Erfolg zu erkennen,

---

[1]) Hürthle. Pflügers Archiv **44**. 579.

der dem nach einfacher Durchschneidung des Rückenmarks ähnelte.

Wie dort, so überwog auch hier die Häufigkeit des Eintretens des Reizeffekts der Volumzunahme des Hirns weit die des Eintretens der Volumabnahme, ja es trat nach Zerstörung der Medulla bei Sympathicusreizung noch häufiger Volumzunahme ein. Unter mehr als 25 Tieren wurde nur dreimal Volumabnahme bei Sympathicusreizung nach Zerstörung der Medulla beobachtet.

Ic Fig. 84 ist eine typische Volumzunahme des Hirns bei Sympathicusreizung nach Zerstörung der Medulla zu sehen. Meist ist der Effekt natürlich ein geringerer als wie beim intakten Tiere, das erklärt sich aber schon dadurch, daß nach der Zerstörung des Vasomotorenzentrums, trotz der Infusion von Kochsalzlösung, das

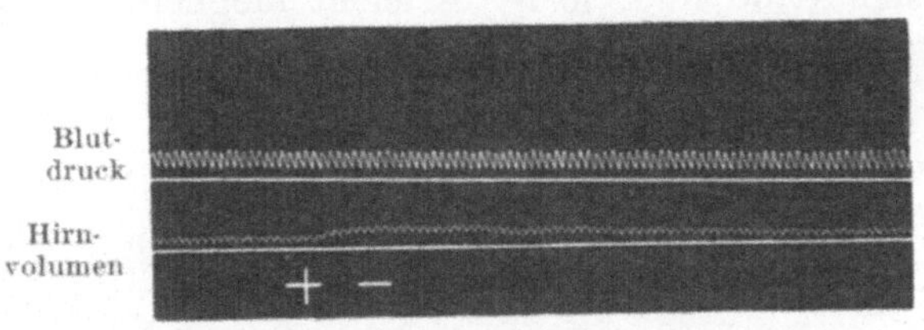

Fig. 84. Von + bis — Reizung des Hals-Sympathicus nach vorheriger Zerstörung des Vasomotorenzentrums in der Medulla.

Gehirn eine geringere Menge von Blutflüssigkeit erhält infolge des Aufhörens des Tonus der anderen Körpergefäße, und außerdem durch Zerstörung der Medulla das Gehirn eines Teils seiner Gefäße beraubt wurde.

Aus diesen Versuchen geht hervor, daß zum mindesten die dilatatorische Wirkung der Sympathicusreizung auf die Hirngefäße nicht von dem Vorhandensein der Medulla oblongata abhängig ist, wahrscheinlich aber auch die gefäßverengende Wirkung dieser Reizung nicht, denn wenn auch selten, so kommt sie doch noch bisweilen nach Zerstörung der Medulla vor, und die Abnahme der Häufigkeit des konstriktorischen Effektes der Sympathicusreizung auf die Hirngefäße wurde ja schon nach einfacher Durchschneidung des Halsmarks beobachtet, bei vollkommener Intaktheit des Vasomotorenzentrums in der Medulla. Gerade die dilatatorische Wirkung der Sympathicusreizung schien aber reflektorischer Natur zu sein, da sie im Gegensatz zu der sonstigen leichteren Ermüdbarkeit der dilatatorischen Nerven bei direkter Reizung weniger leicht der Ermüdung zugänglich war als die konstriktorische Wirkung, und gerade sie wird gar nicht durch die Zerstörung des Vasomotorenzentrums in der Medulla beeinflußt, kann also nicht von diesem Reflexzentrum vermittelt werden. Eine Erklärung scheint dafür aber das Ergebnis der oben ausführlich erörterten Untersuchungen zu bieten, durch die festgestellt wurde, daß allein von allen Blutgefäßen des Körpers (abgesehen von den wahrscheinlich nervenlosen Lungengefäßen) die Hirngefäße sich bei Depressorreizung nicht erweitern und also in dieser Beziehung unabhängig vom Vasomotorenzentrum in der Medulla sind. Wenn sie es in diesem Falle sind, so ist es leicht möglich, daß sie auch in anderer Beziehung unabhängig von diesem Zentrum sind und irgendeinem anderen speziellen, noch unbekannten Vasomotorenzentrum unterstellt sind, und es wäre dann zu verstehen, daß die dilatatorische Wirkung der Sympathicusreizung auf die Hirngefäße zwar nicht durch einen Reflex über das Vasomotorenzentrum der Medulla zustande kommt, sondern durch Vermittlung dieses speziellen, noch unbekannten anderen Zentrums. Auf diese Vorstellung wird später wieder Bezug genommen werden.

Der Umstand, daß durch Zerstörung des Vasomotorenzentrums in der Medulla die Wirkung der Sympathicusreizung auf die Hirngefäße nicht aufgehoben wird, ließ zunächst die Wahrscheinlichkeit, daß Gefäßreflexe bei dieser Einwirkung mit im Spiele sind, überhaupt sinken und mußte weiter zu genauen Feststellungen darüber führen, ob nicht die Gefäßwirkung des Sympathicus auf das Gehirn durch echte sympathische Nervenfasern herbeigeführt wird, die also ohne Vermittlung eines Nervenzentrums direkt zu den Hirngefäßen verlaufen würden. Der Mangel eines Tonus der Hirngefäße und die eigenartige Unermüdbarkeit der Dilatationswirkung, die ich bei Untersuchung dieser Nerven feststellte, beweisen noch nicht vollkommen das Vorhandensein eines Reflexmechanismus. Um zu erkennen, ob die bei Sympathicusreizung wirksamen Fasern echte sympathische Fasern sind, die direkt zu

den Gefäßen verlaufen, oder sensible Nervenfasern, die irgendein
Vasomotorenzentrum für die Hirngefäße reflektorisch beeinflussen,
dafür haben wir ein sehr einfaches und sicheres Mittel zur Verfügung in der Anwendung des Nicotins.

Langley[1]) hat festgestellt, daß das Nicotin ein Mittel ist,
das, sowohl lokal als intravenös beigebracht, ausschließlich die
Leitung der echt sympathischen Nervenfasern unterbricht und
alle anderen Fasern in ihrer Fortleitung nicht schädigt. Die Wirkung beruht darauf, daß, wie Langley nachwies, alle sympathischen
Nervenfasern irgendwo in ihrem Verlauf einmal, aber nur einmal,
durch ein sympathisches Ganglion unterbrochen werden, in denen
sich die Fasern auflösen. Die Fortleitung durch diese Ganglien vermag aber das Nicotin zu unterbrechen. Hunde verhalten sich teilweise refraktär gegen diese Nicotinwirkung, und man kann daher
nur Kaninchen und Katzen zu diesen Versuchen benutzen, bei
denen intravenös schon 0,01 g genügt, um die Leitung in den Ganglien zu unterbrechen. Zur lokalen Anwendung genügt eine Lösung
von 0,5%. Bringt man solche Lösung mit Watte auf ein Ganglion,
so wird die Reizung der davorliegenden Fasern, die vom Rückenmark herkommen, unwirksam, während Reizung der aus dem Ganglion austretenden Fasern denselben Effekt hat wie zuvor. Es liegen
nun bei der Katze im Verlauf der sympathischen Fasern, die durch
den Halssympathicus verlaufen, nur zwei Ganglien, die für die
Auflösung der Fasern in Frage kommen können, das Ganglion
cervicale superius und das bei der Katze mit dem Ganglion stellatum verschmolzene Ganglion cervicale inferius.

Langley stellte fest, daß alle sympathischen Fasern im Halssympathicus für die Kopforgane, die er untersuchte, nämlich die
für die Blutgefäße der äußeren Kopfteile und für die Dilatation
der Pupille, am oberen Halsganglion unterbrochen werden, und
nicht am unteren[3]).

[1]) Langley, Das sympathische und verwandte nervöse System der Wirbeltiere. Asher-Spiro, Ergebnisse d. Physiol. II, **2**, 833.

[2]) Langley and Dickinson, Proc. Roy. Soc. **46**, 423. 1889. — Langley,
Journ. of Physiol. **30**, 221; **33**, 374, 1905.

[3]) Langley. Asher-Spiro, Ergebnisse d. Physiol. II, **2**. 833.

Während bei den Versuchen Langleys am unvergifteten Tiere bei Reizung der sympathischen Fasern vor dem Ganglion stellatum außer den angegebenen Effekten an den Kopforganen auch Gefäßwirkungen an Schulter und Vorderbein eintraten, blieben nach lokaler Applikation von Nicotin am Ganglion stellatum nur die letzteren Effekte aus, die Wirkungen auf die Kopforgane blieben erhalten, verschwanden aber sofort, wenn auf das Ganglion superius Nicotinlösung appliziert wurde. Außerdem fand Langley[1]), daß auch diejenigen Fasern sich in demselben Ganglion auflösen, die im Halssympathicus zu der sogenannten Bucco-facial-Gegend verlaufen, und von denen Dastre und Morat[2]) nachgewiesen hatten, daß bei ihrer Reizung eine isolierte Gefäßerweiterung in der Schleimhaut der Lippen, Wangen und des Zahnfleisches entsteht.

Nach allen diesen Untersuchungen war es höchst wahrscheinlich, daß die sympathischen Fasern für die Hirngefäße auch sich im Ganglion superius auflösen würden, wenn überhaupt welche im Halssympathicus verlaufen würden, und daß man also die Wirkung der Sympathicusreizung auf die Hirngefäße durch Applikation von Nicotinlösung auf das Ganglion superius würde aufheben können.

In zahlreichen Versuchen wurde von mir das Ganglion superius auf jeder von beiden Seiten frei präpariert, auf beide die vorgeschriebene 0,5 proz. Nicotinlösung mit Watte appliziert und ihr eine Einwirkungszeit von 10—15 Minuten gelassen. Es zeigte sich dann bei der späteren Sympathicusreizung regelmäßig noch eine Wirkung auf die Hirngefäße, aber diese Wirkung war dann immer nur eine erweiternde, niemals eine verengende. Es beweist dies, daß nur die konstriktorisch wirkenden Fasern im Halssympathicus für die Hirngefäße echte sympathische Fasern sind, die sich direkt zu den Hirngefäßen begeben, daß die Fasern, deren Reizung Dilatation der Hirngefäße herbeiführt, aber anderer Natur sein müssen.

Es erklärt dies auch die auffällige Beobachtung bei Sympathicusreizung, daß die konstriktorischen Fasern bei der direkten Reizung viel eher ermüden als die dilatatorisch wirkenden.

---

[1]) Langley, Journ. of Physiol. **11**, 146. 1890.
[2]) Dastre et Morat, Archives de physiol., 1876, S. 409.

Zur größeren Sicherheit wurde von mir derselbe Versuch in zahlreichen Fällen so wiederholt, daß an Stelle der lokalen Applikation des Nicotins eine intravenöse Injektion von mehr als 0,01 g Nicotin gegeben wurde. In Fig. 85 ist eine Kurve abgebildet von einem Versuch, bei dem die Katze vor der Sympathicusreizung eine Injektion von sogar 0,05 g Nicotin erhalten hatte und bei dem trotzdem später eine deutliche Dilatation der Hirngefäße bei Sympathicusreizung eintrat. Allerdings schien es bei manchen Versuchen mit sehr großen Nicotindosen, die das von Langley angegebene Quantum zur Aufhebung der Leitung durch die Cervicalganglien bei der Katze weit überstiegen, bisweilen so, als wäre der Effekt der Dilatation nach der Injektion etwas geringer, als er vorher gewesen war, und es ist deshalb nicht ausgeschlossen, daß ein kleinerer Teil der Dilatationswirkung doch durch sympathische Elemente vermittelt wird. Immerhin konnte die Dilatationswirkung auch durch größte Dosen nie ganz beseitigt werden, und bei lokaler, noch so langdauernder Applikation des Nicotins an das Ganglion superius wurde niemals irgendeine Verminderung des Dilatationseffektes beobachtet.

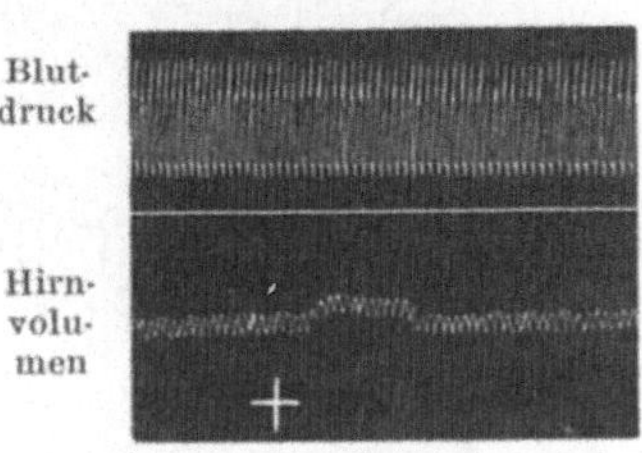

Fig. 85. Sympathicusreizung nach vorheriger intravenöser Injektion von 0,05 g Nicotin.

Es war endlich noch an die Möglichkeit zu denken, daß trotz der Entdeckung Langleys, daß alle anderen sympathischen Nervenfasern für den Kopf nur im Ganglion superius unterbrochen werden, diese dilatatorisch auf die Hirngefäße wirkenden Fasern im Ganglion stellatum (das mit dem Ganglion superius verschmolzen ist) unterbrochen werden.

Um dies festzustellen, war es nötig, die prävertebralen Fasern, bevor sie in das Ganglion eintreten, zu reizen, diese Reizung dann nach Nicotinisierung dieses Ganglions oder nach intravenöser Injektion von Nicotin zu wiederholen und den Effekt auf die Hirngefäße zu beobachten. Diese Versuche wurden wegen der Schwierigkeit der Operation an außergewöhnlich großen Katzen vorgenommen. Es wurde von mir das Ganglion stellatum in größtem

Umfange freigelegt, durch Probereizungen diejenigen prävertebralen
Fasern festgestellt, die die Hirngefäße beeinflußten, diese Fasern
isoliert, an Fäden gebunden und ca. 2 cm vom Ganglion entfernt
abgeschnitten. Hierauf wurde das dahinterliegende Ganglion
stellatum in der üblichen Weise lokal nikotinisiert und dann die
angebundenen Fasern am äußersten Ende mit sehr schwachen
Strömen gereizt. Es trat dann, genau wie bei Reizung derselben
Nervenfasern und natürlich auch des Halssympathicus selbst vor
der Beibringung des Nicotins, eine starke Volumabnahme des Hirns
ein, wie sie in Fig. 86a zu sehen ist. Auch das Verschwinden der

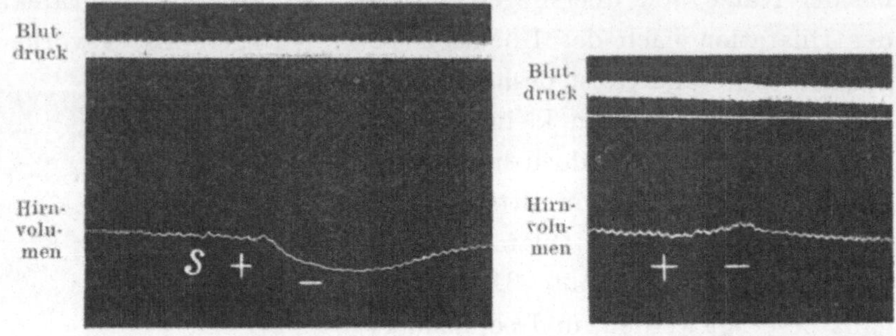

Fig. 86a.   Fig. 86b.
Zweimalige Reizung der präganglionären Fasern des Ganglion stellatum
an derselben Katze.
86a: nach Nicotinisierung des Ganglion stellatum, 86b: und nachfolgender
intravenöser Injektion von 0,04 g Nicotin.

Pulse und Atemschwankungen ist auf diesen Kurven sehr deutlich
zu erkennen. Es beweist dies, daß die auf die Hirngefäße konstriktorisch wirkenden Fasern des Halssympathicus nicht im
Ganglion stellatum unterbrochen werden.

Hierauf wurde demselben Tiere eine intravenöse Injektion
von 0,04 g Nicotin gegeben, wodurch nun also auch das Ganglion
superius betroffen wurde, und bei der darauffolgenden Reizung
derselben prävertebralen Fasern vor dem Ganglion stellatum zeigt
sich die Kurve, die in Fig. 86b wiedergegeben ist. Anstatt der
vorherigen starken Volumabnahme des Hirns trat dann bei allen
wiederholten Reizungen derselben Nerven mit derselben Stärke
des Reizstromes eine deutliche Volumzunahme des Hirns ein. Es

beweist dies, daß die auf die Hirngefäße konstriktorisch wirkenden Fasern des Halssympathicus im Ganglion cervicale superius unterbrochen werden, also echte sympathische Fasern sind, daß die erweiternd wirkenden Fasern aber, deren Wirkung vorher durch die konstriktorisch wirkenden überwunden wurde, nirgends durch sympathische Ganglien unterbrochen werden und deshalb von reflektorischer Natur, also sensible Fasern sein müssen, denn Langley hat bewiesen, daß jede echte sympathische Faser immer auf ihrem Verlauf einmal von einem Ganglion unterbrochen wird.

Es war schon früher von mir festgestellt worden, daß durch Zerstörung des allgemeinen Vasomotorenzentrums in der Medulla oblongata der Dilatationseffekt der Sympathicusreizung auf die Hirngefäße nicht verschwand, und es wurden nun noch eine Reihe von Kontrollversuchen von mir angestellt, ob der Effekt auch noch nach intravenöser Injektion von großen Nicotindosen und darauffolgender Zerstörung des Vasomotorenzentrums in der Medulla erhalten blieb.

Es ergab sich aus diesen Versuchen, daß die Dilatationswirkung der Sympathicusreizung auch durch starke intravenöse Injektionen von Nicotin und Zerstörung des Vasomotorenzentrums der Medulla nicht zum Verschwinden zu bringen war. Es müssen also die betreffenden Fasern zwar reflektorisch die Dilatation der Hirngefäße herbeiführen, das heißt, sie müssen sensible Nervenfasern sein, dieser Reflex kann aber nicht durch das allgemeine Vasomotorenzentrum in der Medulla vermittelt werden, sondern es muß noch weiter hirnwärts ein anderes Vasomotorenzentrum speziell für die Hirngefäße vorhanden sein, das durch Reizung der sensiblen Fasern im Halssympathicus erregt wird, die offenbar für dieses Zentrum dieselbe Rolle spielen wie die Depressorfasern für das Vasomotorenzentrum in der Medulla. Es würde ja dann auch leicht zu verstehen sein, daß die Depressorreizung unwirksam auf die Hirngefäße bleibt. Die Herkunft dieser im Sympathicus verlaufenden sensiblen Fasern soll hier nicht weiter untersucht werden. Der Halssympathicus steht mit verschiedenen Ganglien in Verbindung, die den Spinalganglien analog sind und sensible

Fasern entsenden[1]). Auch die weiteren Verbindungen dieser Fasern mit höheren Hirnteilen sollen hier ununtersucht bleiben. Es sei nur erwähnt, daß der Vaguskern dafür jedenfalls nicht in Frage kommt, da er sicherlich bei der Zerstörung des Vasomotorenzentrums in der Medulla mit zerstört wurde.

Eine weitere Versuchsreihe wurde endlich von mir über die Frage angestellt, ob das noch unbekannte Vasomotorenzentrum, das speziell für die Hirngefäße vorhanden sein muß, vielleicht in den großen Hirnganglien gelegen ist, über deren Funktion ja noch so wenig bekannt ist. Verschiedene Beobachtungen aus der Hirnpathologie ließen daran denken, daß vielleicht der Thalamus der Ort dafür sein könnte. Es wurde nämlich oft festgestellt, daß nach Krankheiten, bei denen das Spiel der Mimik aufgehoben war und die Affektäußerungen ausblieben, bei der Sektion sich eine Zerstörung des Thalamus vorfand.

Andererseits hat Lehmann[2]), wie später ausführlicher besprochen werden wird, auf Grund seiner Versuche am Menschen die Theorie aufgestellt, daß ein psychischer Prozeß mit Lustgefühl dann verbunden ist, wenn der dabei in der Hirnrinde stattfindende Energieumsatz durch den Stoffwechsel in der Hirnrinde gedeckt wird, mit Unlustgefühl dann, wenn er nicht mehr gedeckt werden kann. Da für den Stoffwechsel in der Hirnrinde nun die Verengerung oder Erweiterung der Hirngefäße die größte Rolle spielt, so mußte an die Möglichkeit gedacht werden, daß das Verschwinden der Affektäußerungen bei Erkrankung des Thalamus vielleicht mit der Zerstörung des dort befindlichen Vasomotorenzentrums für die Hirngefäße zusammenhing. Ich stellte deshalb Versuche darüber an, ob nach Zerstörung des Thalamus der Reizeffekt des Sympathicus auf die Hirngefäße ausblieb, und ob durch direkte Reizung des Thalamus eine Wirkung auf die Hirngefäße herbeigeführt werden konnte, nachdem natürlich vorher das Vasomotorenzentrum in der Medulla zerstört worden war, damit nicht bei der Thalamus-

---

[1]) Siehe darüber besonders: François Franck, Recherches sur les nerfs vasculaires de la tête. Travaux du laboratoire de Marey 1875. p. 304ff., z. B. Fig. 135.

[2]) A. Lehmann, Die körperlichem Äußerungen psychischer Zustände 3. Leipzig 1905.

reizung reflektorische Blutdrucksteigerung eintrete. Beide Versuchsreihen scheiterten aber vorläufig an den technischen Schwierigkeiten. Weder Injektion von Chromsäure, noch Einführung eines in einer Röhre verdeckten Messerchens, noch direkte Zerstörung des Thalamus nach Wegnahme einer Hemisphäre führten zum Erfolg. Besonders störten auftretende Blutungen die Volummessung, und nach teilweiser Wegnahme einer Hemisphäre, bei der auch die direkten Reizungen des gegenüberliegenden Thalamus versucht wurden, waren die Volumänderungen an der Stelle der Hemisphäre, an der das Onkometer eingesetzt wurde, zu gering, auch wenn versucht wurde, die seitliche, operativ gesetzte Öffnung nach Möglichkeit zu verschließen.

Es genüge also vorläufig die Feststellung, *daß im Halssympathicus (teilweise auch Vagus) Fasern verlaufen, deren Reizung eine Verengerung, und solche, deren Reizung eine Erweiterung der Hirngefäße herbeiführt. Die gefäßrerengernden Fasern sind echte sympathische Nervenfasern, die im Ganglion cervicale superius unterbrochen werden, die Erweiterung bewirkenden aber sind sensible Fasern, die reflektorisch Erweiterung der Hirngefäße herbeiführen, jedoch nicht durch Vermittlung des Vasomotorenzentrums in der Medulla. Von diesem Zentrum sind die Hirngefäße auch in anderen Punkten unabhängig, wie der Erfolg der Depressorreizung zeigt. Endlich besitzen die auf die Hirngefäße wirksamen Fasern im Sympathicus keinen Tonus,* und dieser letztere Umstand stimmt scheinbar nicht damit überein, daß die eine Verengerung der Hirngefäße bewirkenden Fasern echte sympathische Fasern sind, darüber werden aber die Untersuchungen im folgenden Abschnitt Aufklärung bringen.

c) Die Beeinflussung der Hirngefäße vom System des Rückenmarks aus.

Eine weitere nervöse Beeinflussung der Blutfülle des Gehirns war offenbar durch Vermittlung der im Rückenmark zum Hirn verlaufenden sensiblen Nerven möglich. Ich untersuchte daher ausführlich, welche Wirkung die künstliche Erregung der einzelnen Teile des Spinalsystems in seiner ganzen Länge auf die Hirngefäße hat. Es handelte sich um Feststellung des Einflusses vom verlängerten Mark aus, von den einzelnen Teilen des Rückenmarks selbst und endlich von den peripheren sensiblen Spinalnerven aus.

Auf verschiedene Weise hat man schon früher das Vasomotorenzentrum im verlängerten Mark elektrisch gereizt und den Einfluß dieser Erregung auf die Hirngefäße untersucht.

Bei allen diesen Untersuchungen war es aber sehr hinderlich, daß gleichzeitig eine starke allgemeine Blutdrucksteigerung infolge der Kontraktion der von diesem Zentrum beherrschten Blutgefäße eintreten mußte, die eine Kontraktion der schwächeren Hirngefäße überwinden oder ihre selbständige Erweiterung verdecken konnte. Deshalb waren die Resultate dieser Untersuchungen durchaus nicht einheitliche.

Schon die älteren Autoren beobachteten den Einfluß der toxischen Erregung des Vasomotorenzentrums in der Medulla durch das dyspnoische Blut bei Erstickung des Tieres auf die Hirngefäße, aber natürlich konnte hierbei, wo es darauf ankam, die Unabhängigkeit der Veränderung in den Hirngefäßen von der gleichzeitigen Blutdrucksteigerung festzustellen, die bloße Okularinspektion der Hirngefäße noch weniger genügen als bei anderen Untersuchungen.

Gärtner und Wagner[1]) benutzten ihre Methode der Registrierung der aus der Hirnvene ausfließenden Tropfen auch für diese Untersuchung und fanden, daß der Ausfluß nicht vermindert, sondern entsprechend der Blutdrucksteigerung vermehrt sei, also keine selbständige Veränderung an den Hirngefäßen eingetreten sei. Hürthle[2]) dagegen stellte mit seiner Methode der Druckvergleichung in Circulus und Aorta eine aktive Erweiterung der Hirngefäße bei Erstickung fest, die aber auch passiv entstanden sein konnte.

Später untersuchten Roy und Sherrington mit ihrem (auch von mir benutzten) Hirnonkometer das Verhalten der Hirngefäße bei direkter elektrischer Reizung des Vasomotorenzentrums in der Medulla, fanden, daß das Hirnvolumen nur passiv den gleich-

---

1) Zit. oben.
2) Hürthle, Pflügers Archiv **44**, 593.

zeitigen Veränderungen des allgemeinen Blutdruckes folge, und kamen aus diesem und ähnlichen Versuchen, wie schon rewähnt, zu dem Schlusse, daß das Gehirn überhaupt keine Vasomotoren besitze.

Endlich seien noch die Untersuchungen Spinas erwähnt, obwohl dieser Autor nur die bloße Besichtigung des Hirns anwandte, und ihm deshalb, wie sich gleich ergeben wird, das Wichtigste dabei entging.

Spina[1]) fand, daß nach Durchschneidung des Halsmarks das Volumen des Hirns, das er durch ein Trepanloch beobachtete, sehr stark zunahm, ja Prolaps des Hirns aus dem Trepanloch eintrat. Spina erklärte dies damit, daß im Halsmark Vasokonstriktoren für das Gehirn verliefen, die einen starken Tonus besäßen, so daß bei der Markdurchschneidung also starke Erweiterung der Hirngefäße eintreten müsse. Daß etwa bei der Durchschneidung Vasodilatatoren der Hirngefäße durch den Schnitt selbst gereizt worden seien, könne deshalb nicht in Frage kommen, weil Reizung des zentralen Stumpfes des durchschnittenen Halsmarks keinen Einfluß auf die Hirngefäße habe.

Es sei hier gleich vorausgenommen, daß die Untersuchungen und Folgerungen Spinas durchaus unrichtig sind. Ich beobachtete niemals nach Durchschneidung des Halsmarks bei genauester Messung eine andauernde Volumzunahme des Hirns.

Natürlich tritt infolge des Reizes der Durchschneidung des Halsmarks eine starke Blutdrucksteigerung und Volumzunahme des Hirns auf, aber beides geht unmittelbar darauf wieder völlig zur Norm zurück.

Es kann wohl auch in seltenen Fällen, besonders bei Kaninchen, die dazu neigen, vorkommen, daß infolge dieser Blutdrucksteigerung ein Hirnprolaps eintritt, aber das ist eben ein Versuchsfehler und hat mit Gefäßdilatation im Gehirn nichts zu tun. Daß auch die Beobachtung der Unwirksamkeit der Reizung des zentralen Stumpfes falsch war, wird gleich näher erörtert werden.

[1]) Spina, Wiener klin. Wochenschr. 1897, Nr. 38 und Wiener med. Blätter 1898, Nr. 16/17.

Ich war bei meinen Versuchen besonders bestrebt, die störende und die aktiven Gefäßveränderungen im Hirn verdeckende Blutdrucksteigerung bei Reizung des Vasomotorenzentrums auszuschalten, und es ließ sich dies am leichtesten erreichen durch die von Spina in anderem Sinne vorgenommene Durchschneidung des Halsmarks. Nur muß man immer im Auge behalten, daß danach auch jede Beeinflussung der Hirngefäße von der Medulla aus durch die erst im Brustmark austretenden sympathischen Nervenfasern nicht mehr möglich ist, sondern nur noch durch die direkten Verbindungen der Medulla mit dem Gehirn. Auf die Untersuchung dieses Einwirkungsweges kam es uns gerade hier an. Da aus dem Halsmark noch keine vasomotorischen Nervenfasern austreten, die durch Herbeiführung von Gefäßkontraktion Blutdrucksteigerung

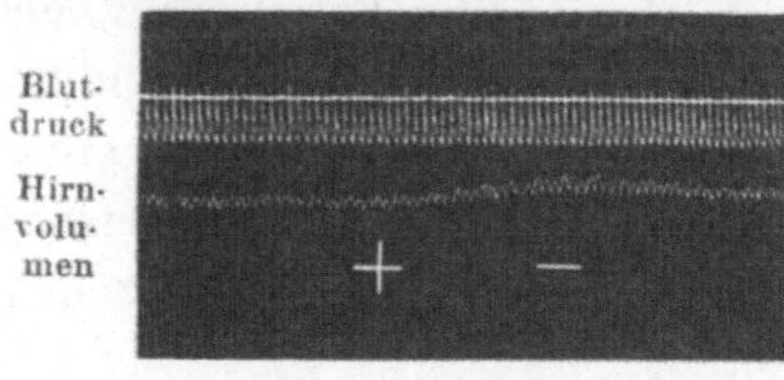

Fig. 87. (Hund.) Von + bis − elektrische Reizung des verlängerten Marks nach vorheriger Durchschneidung des Halsmarks. (Rollenabstand 100 mm.)

bewirken könnten, so genügt eine Durchschneidung am unteren Ende des Halsmarks, um jede Blutdrucksteigerung auszuschließen, und eine dann bei Reizung des Vasomotorenzentrums noch auftretende Volumänderung des Hirns kann bei Anwendung des Royschen Hirnonkometers nur durch eine Beeinflussung der Hirngefäße zustande kommen. Es wurden bei dieser Reizung natürlich feststehende Elektroden benutzt. Der Erfolg einer solchen Reizung ist durch die Kurve 87 illustriert.

Es zeigte sich weiterhin, daß derselbe Erfolg auch eintrat, wenn nicht die Gegend des Vasomotorenzentrums in der Medulla selbst gereizt wurde, sondern ein beliebiger Punkt des freiliegenden Halsmarks, das mit der Medulla in Verbindung stand und am unteren Ende durchschnitten war. In Kurve 87 sieht man bei völlig gleichbleibendem allgemeinen Blutdruck infolge der Reizung eine sehr deutliche Volumzunahme des Hirns eintreten, die nach Aufhören der Reizung wieder zurückgeht. In Fig. 87 ist daneben noch die Vergrößerung der einzelnen Volumpulse während der Volumzunahme sehr deutlich, ein Zeichen für aktive Erweiterung der Gefäße. Es ist kein Zweifel, daß es sich hierbei um eine aktive Erweiterung der Hirngefäße handelt. Da die Reizung mit schwachen Reizströmen auch dann Erfolg hat, wenn nicht die Medulla selbst, sondern ein beliebiger Punkt des freiliegenden Halsmarks gereizt wird, so muß es sich hierbei um eine Reizung sensibler Nerven handeln, die reflektorisch die Hirngefäße beeinflussen. Es ist also die Mitwirkung eines Vasomotorenzentrums zum Zustandekommen dieser Erscheinung nötig. Da aber die Reizung von sensiblen Nervenfasern des Rückenmarks auf das Vasomotorenzentrum in der Medulla, wie wir wissen, immer nur die eine Wirkung hat, daß sich alle von diesem Zentrum abhängigen Gefäße kontrahieren und infolgedessen Blutdrucksteigerung entsteht, so wäre es höchst auffallend, wenn infolge derselben sensiblen Reizung allein die von der Medulla weiter hirnwärts verlaufende Fasern, die die Hirngefäße beeinflussen, von demselben Vasomotorenzentrum den entgegengesetzten Impuls erhalten würden, als alle anderen Gefäße des Körpers.

Wenn wir uns nun an die oben erörterten Feststellungen erinnern, *daß die Hirngefäße allein von allen Gefäßnerven besitzenden Blutgefäßen der Wirkung der Depressorreizung nicht unterworfen waren, sich nicht an der durch das Vasomotorenzentrum vermittelten Gefäßdilatation beteiligten, ferner daß der reflektorisch zustande kommende Effekt der Erweiterung der Hirngefäße bei Sympathicusreizung auch nach Zerstörung des Vasomotorenzentrums in der Medulla noch zustande kam, daß also bei diesen beiden Versuchsreihen sich die Hirngefäße offenbar als unabhängig vom Vasomotorenzentrum in der Medulla erwiesen hatten, obwohl sie reflektorisch beeinflußt wurden*, so wird sich diese neue Beobachtung leicht erklären lassen. *Es ist kaum anders möglich, als daß auch diese reflektorische Erweiterung der Hirngefäße ohne Mitwirkung des Vasomotorenzentrums in der Medulla zustande kommt, das bei gleicher Reizung immer nur eine Kontraktion der von ihm abhängigen Gefäße herbeiführt. Diese Beobachtung im Verein mit den beiden früheren, eben erwähnten Beobachtungen läßt es aber wohl zur Gewißheit werden, daß die Gefäßnerven des Gehirns allein von allen Gefäßnerven des Körpers nicht dem Vasomotorenzentrum in der Medulla unterworfen sind, und daß ein besonderes Vasomotorenzentrum für die Hirngefäße existieren muß, das hirnwärts von dem allgemeinen Vasomotorenzentrum in der Medulla gelegen ist und mindestens die reflektorische Erweiterung der Hirngefäße bei Reizung des Halssympathicus und der sensiblen Fasern des Halsmarks vermittelt, wahrscheinlich aber noch weit mehr Funktionen hat.*

Die weiteren Untersuchungen mußten sich nun zunächst damit beschäftigen, die Herkunft der im Halsmark gereizten sensiblen Nervenfasern festzustellen, deren Reizung Erweiterung der Hirngefäße zur Folge hatte.

Zur Ermittlung der Herkunft der die Hirngefäße beeinflussenden sensiblen Fasern im Halsmark mußte zunächst der Einfluß der peripheren sensiblen Spinalnerven des Körpers auf die Hirngefäße untersucht, und wenn sich auch dort wirksame Fasern fanden, ihr weiterer Verlauf durchs Brustmark zum Halsmark verfolgt werden.

Von früheren Untersuchungen über den Einfluß der Reizung peripherer sensibler Nerven auf die Hirngefäße ist folgendes bemerkenswert. Abgesehen von den mit ungenügenden Methoden unternommenen Untersuchungen älterer Autoren untersuchten zuerst Gärtner und Wagner[1]) mit ihrer Methode der Registrierung der aus der Hirnvene ausfließenden Bluttropfen diese Verhältnisse und kamen zu dem Ergebnis, daß periphere sensible Reizung keine Veränderung der Hirngefäße bewirkt. Zu demselben Ergebnis kamen Hürthle[2]) mit seiner Methode der Vergleichung des Druckes in Circulus und Aorta und auch Roy und Sherrington[3]) mit der Volummessung des Gehirns. Nur Otfried Müller[4]), der das Hirnvolumen ohne freien Abfluß der Cerebrospinalflüssigkeit durch eine luftdicht in den Schädel eingeschraubte Röhre maß, kam zu einem positiven Ergebnis.

O. Müller fand, daß bei sensibler Reizung eine Volumzunahme des Hirns eintrat, die etwas eher begann als die gleichzeitig auf-

[1]) Zit. oben.
[2]) Zit. oben.
[3]) Zit. oben.
[4]) Über die Vasomotoren des Gehirns. Zeitschr. f. experim. Pathol. u. Therapie S. 73. 1907.

tretende Blutdrucksteigerung. Dieselbe aktive Dilatation der Hirngefäße glaubt er bei sensiblen Reizen infolge kalter Vollbäder
beobachtet zu haben. Obwohl aus der darüber beigegebenen Kurve
seiner Arbeit nicht deutlich hervorgeht, daß die Zunahme des
Hirnvolums eher eintritt als die Blutdrucksteigerung, und die
andere Kurve, auf der die aus der Hirnvene ausfließenden Tropfen
stark zunehmen, nicht beweisend ist, da eine genau entsprechende
starke Blutdrucksteigerung schon die Tropfenzunahme völlig erklärt, so ist diese Beobachtung, wie wir weiter sehen werden, doch
wohl richtig, wenn sie auch nur einen Teil der Erscheinung umfaßt.

Unrichtig ist dagegen die weitere Angabe Müllers, daß
nach Durchschneidung des Vagosympathicus, dem er bekanntlich
nur konstriktorische[1]) Wirkung auf die Hirngefäße zuerkannte,
die dilatatorische Wirkung dieser sensiblen Reizung auf die Hirngefäße viel geringer sei und nach Aufhören des Reizes nicht wieder
zurückgehe. Er meinte natürlich, entsprechend seinen Befunden
über die rein konstriktorische Natur der im Vagosympathicus verlaufenden Fasern für die Hirngefäße, die nach ihm auch einen
Tonus besitzen sollen, daß infolge der Durchschneidung dieser
Nerven die Hirngefäße schon vor der sensiblen Reizung beinahe
ad maximum erweitert seien und infolge des Fehlens der durchschnittenen konstriktorischen Fasern sich nach der weiteren Dilatation bei der sensiblen Reizung nicht wieder verengen könnten.
So einfach liegen indessen hier die Verhältnisse doch nicht, und
daß Müllers Beobachtung irrtümlich ist, geht schon aus der von
ihm selbst zum Beweise dafür beigegebenen Kurve (Nr. 17 in
Müllers Arbeit) hervor. In dieser Kurve bewegt sich von vornherein, lange vor jeder experimentellen Einwirkung, die Kurve des
Hirnvolums in stark und gleichmäßig aufsteigender Linie, in deren
Verlängerung nur, nicht in der Horizontalen, man einen Maßstab
dafür hat, ob die Volumkurve am Schluß der Kurve gesunken oder
gestiegen ist. Legt man diese Linie an, so zeigt sich am Schluß
der Kurve nur noch eine sehr geringe Erhebung der Volumkurve, und diese entspricht völlig der Blutdruckkurve, die gleichfalls am Schluß der Kurve im Vergleich zum Beginn gestiegen

---

[1]) Siehe oben.

ist. Die Kurve beweist also durchaus nichts für die Behauptung Müllers.

Ich stellte meine Versuche in der Weise an, daß die verschiedensten peripheren Spinalnerven des curaresierten Tieres mit elektrischen Strömen gereizt wurden, so der Nervus cruralis, ischiadicus, radialis und splanchnicus. Der Nervus trigeminus wurde gereizt, indem

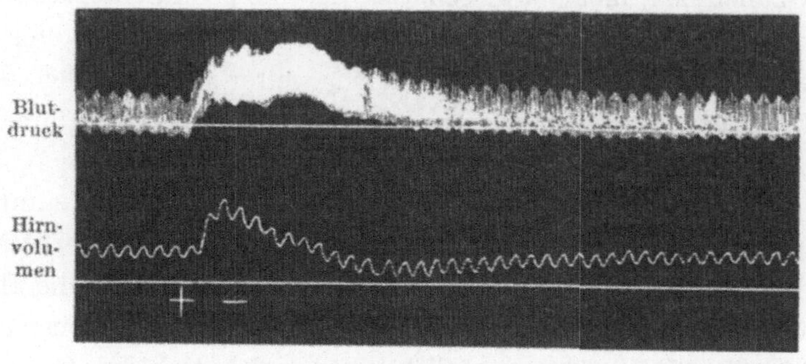

Fig. 88a.

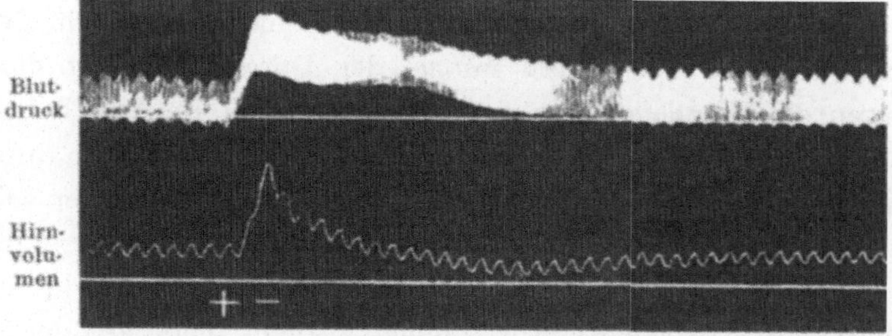

Fig. 88b.

Fig. 88a, b. (Hund.) Von + bis — jedesmal Reizung des N. Cruralis. 88a vor Durchschneidung der Vago-Sympathici; 88b nach Durchschneidung der Vago-Sympathici.

Ammoniakdämpfe in die Nase gepustet wurden. Auch mechanische Reizung der Nerven wurde angewendet. Der Effekt der Reizung auf die Hirngefäße war an allen Nerven derselbe, wenn überhaupt an dem betreffenden Tiere ein Effekt eintrat, worüber später noch die Rede sein wird. Die Kurven in Fig. 88a, b stellen den typischen Erfolg zweier Reizungen peripherer sensibler Nerven an demselben Tiere, einem Hunde, dar (vgl. auch Kurve 90). Wir sehen infolge der Reizung jedesmal eine starke reflektorische Blutdrucksteigerung eintreten und gleichzeitig eine Volumzunahme des Gehirns, von der wir aus diesen Kurven nicht ersehen können, ob sie durch aktive Erweiterung der Hirngefäße, oder nur passiv durch die Blutdrucksteigerung herbeigeführt wurde.

Dann sehen wir in Fig. 88a die Volumkurven schon wieder sinken, lange bevor die Blutdrucksteigerung ihre höchste Erhebung erreicht hat. Die Volumkurve in Fig. 88a sinkt weiter bis tief unter ihren Anfangsstand, obwohl der Blutdruck zu dieser Zeit immer noch beträchtlich gesteigert ist; es muß also hier eine Kontraktion der Hirngefäße vorliegen, die so stark ist, daß sie selbst den Druck des gesteigerten Blutdruckes überwindet. Während dann allmählich in dieser Kurve der Blutdruck zu seinem Anfangsstand herabsinkt, sehen wir umgekehrt die Volumkurve zu ihrer Norm ansteigen, also die Kontraktion der Hirngefäße nachlassen.

Genau so verhält sich auch Kurve 88b, die etwas später bei demselben Tier aufgenommen wurde, nachdem vorher die Vagosympathici am Hals durchschnitten waren.

Schon aus Kurve 88a ist zu erkennen, daß, wenn die anfängliche Volumzunahme nicht durch aktive Erweiterung der Hirngefäße entstanden ist, so doch wenigstens die Kontraktion der Hirngefäße nicht schon bei Beginn der Blutdrucksteigerung, sondern erst bedeutend später begonnen haben muß, denn bei der ersten Erhebung des Blutdruckes in dieser Kurve ist das Volumen des Hirns stark vermehrt, während es bei der zweiten, höheren Erhebung des Blutdruckes schon wieder fast zur Norm gelangt ist.

Aber aus der Form anderer auf den folgenden Seiten reproduzierter Kurven kann man deutlich erkennen, daß unmittelbar nach der sensiblen Reizung bei Beginn der Blutdrucksteigerung nicht nur keine Kontraktion der Hirngefäße eintritt, sondern meist sogar eine aktive Erweiterung der Hirngefäße, die allerdings nach sehr kurzer Zeit schon in die länger andauernde Gefäßkontraktion übergeht. Es ist dies deutlich aus der Form der auf den folgenden Seiten abgebildeten Kurven 90, 91, 93 zu ersehen, nach denen infolge der Reizung der Blutdruck nur ganz allmählich, das Hirnvolumen aber mit einem einzigen Stoß ansteigt. Ferner fand ich, daß bei künstlicher Erniedrigung der bei der sensiblen Reizung entstehenden reflektorischen Blutdrucksteigerung, die man z. B. durch gleichzeitiges Abfließenlassen von Blut aus einer Arterie, oder durch vorherige Durchschneidung der Nervi splanchnici erreichen kann, die anfängliche Volumzunahme des Hirns meist nicht in entsprechender Weise oder gar nicht abnimmt, wie die Blutdrucksteigerung (siehe dazu Kurve 89a). Das Eintreten einer aktiven Dilatation der Hirngefäße bei sensibler Reizung zeigt auch die Kurve 92, die zu den seltenen Fällen gehört, in denen bei sensibler Reizung nur eine Dilatation ohne nachfolgende Kontraktion der Hirngefäße eintrat.

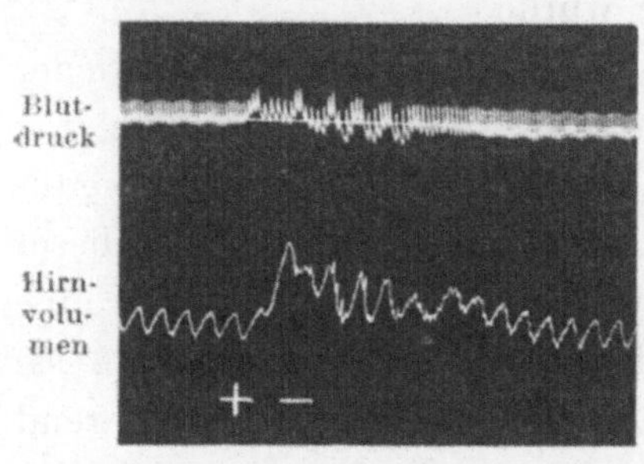

Fig. 89a. Sensible Reizung (N. Isch.) von + bis — bei gleichzeitigem Abfließen von Blut aus einer Arterie.

In Kurve 89a kam es überhaupt nicht zu einer Blutdrucksteigerung während der Reizung, da gleichzeitig Blut aus einer Arterie ausfloß. Die unregelmäßigen Blutdruckpulse bewegen sich

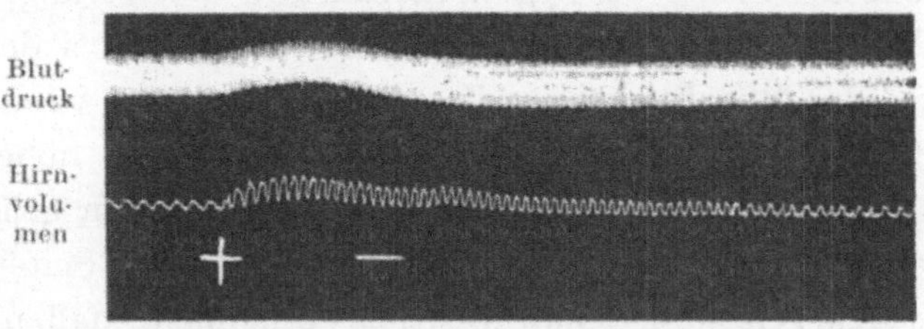

Fig. 89b. Sensible Reizung an narkotisierter Katze.

mehr unter als über dem Anfangsstande des Blutdruckes, und trotzdem sehen wir eine deutliche Zunahme des Hirnvolums eintreten, die nur durch aktive Dilatation der Hirngefäße zu erklären ist. Diese Dilatation wird auch klar durch die in Kurve 89b sichtbare, außerordentlich starke Vergrößerung der Atemschwankungen auf der Volumkurve infolge der Reizung, während auf der Blutdruckkurve zur gleichen Zeit die Atemschwankungen durchaus nicht stärker hervortreten wie vorher.

Endlich ist auch in Kurve 90 deutlich, wie nach Aufhören der Reizung bei Zeichen — das Hirnvolumen unter starker Pulsvergrößerung einen zweiten Anstieg nimmt, höher als vorher, obwohl der Blutdruck dauernd niedriger bleibt. (Ich beobachtete diesen zweiten Anstieg von Blut- und Volumkurve nach Beendigung der Reizung öfter.) Wie fast immer, so sehen wir dann auch in dieser Kurve die Hirngefäße später in langdauernde Kontraktion übergehen und endlich zur Norm wieder ansteigen. Ebenso wie in seltenen Fällen bei sensibler Reizung nur Dilatation der Hirngefäße eintritt, so tritt in seltenen Fällen auch nur Kontraktion ohne vorhergehende Dilatation ein.

Das Ergebnis dieses Teiles der Untersuchungen über den Einfluß des Systems des Rückenmarks auf die Hirngefäße ist also der Nachweis, daß durch Erregung aller peripheren, sensiblen Spinalnerven, und zwar sowohl durch elektrische wie mechanische, oder chemische Reize, eine aktive Konstriktion und Dilatation der Hirngefäße herbeigeführt werden kann. In selteneren Fällen kann jede dieser beiden Beeinflussungen für sich allein eintreten, fast immer aber tritt erst unmittelbar nach der sensiblen Reizung eine aktive Dilatation der Hirngefäße ein, die meist nur sehr kurze Zeit andauert und dann von einer Konstriktion der Hirngefäße abgelöst wird, die viel länger anhält und den Druck beträchtlicher Blutdrucksteigerungen zu überwinden fähig ist. Mit zur Norm sinkendem Blutdruck geht

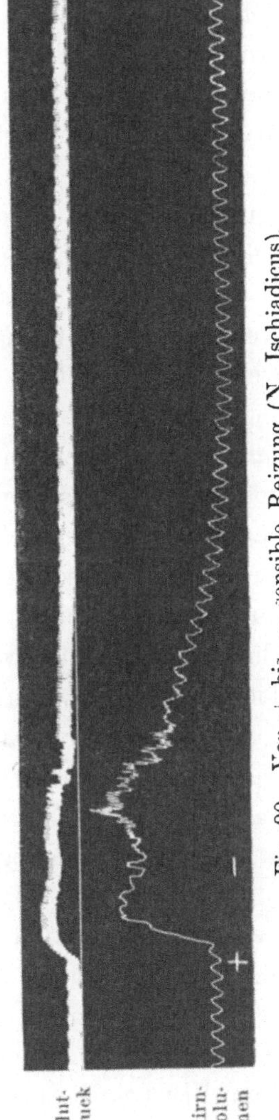

Fig. 90. Von + bis — sensible Reizung (N. Ischiadicus).

dann auch die Konstriktion der Hirngefäße wieder zurück, und auch diese letztere Erscheinung tritt meist an beiden Kurven so gleichförmig und gleichzeitig ein, daß man daran denken könnte, daß, obwohl sie erst später beginnt, diese Konstriktion der Hirngefäße doch zusammenhängt mit der Konstriktion der anderen Körpergefäße, die durch die reflektorische Reizung des Vasomotorenzentrums in der Medulla verursacht wird und zur Blutdrucksteigerung führte. Wir werden aber später sehen, daß eine Einwirkung der die Konstriktion der Hirngefäße verursachenden sensiblen Fasern durchs Rückenmark bis zur Medulla für die beobachteten Volumänderungen gar nicht in Frage kommen können.

Indessen ist dieser Einfluß der Reizung peripherer, sensibler Nerven auf die Hirngefäße durchaus nicht bei allen Tieren nachweisbar. Bei etwa zwei Dritteln und mehr aller untersuchten Tiere folgte das Hirnvolumen immer nur passiv den Veränderungen des allgemeinen Blutdruckes, und die Hirngefäße zeigten keine aktive Veränderung. Bisweilen verschwand auch ein anfangs deutlicher Erfolg nach mehreren Reizungen. Ich glaubte zunächst, daß diese Verschiedenheit mit der verschiedenen Stärke der Curaresierung der einzelnen Tiere zusammenhänge, fand aber ebenso an nicht curaresierten, wie an sehr stark vergifteten Tieren, die Einwirkung der Reizung auf die Hirngefäße, so daß darin der negative Ausfall mancher Versuche nicht begründet sein kann. Auch das Alter der Tiere bot nicht immer eine Gewähr für das Eintreten der Wirkung, obwohl bei älteren Tieren im allgemeinen der Erfolg regelmäßiger einzutreten schien als bei jungen.

Wie wir aber sogleich sehen werden, ist die Beeinflussung der Gehirngefäße vom Rückenmark aus auch bei solchen Tieren noch möglich, bei denen die Reizung der peripheren sensiblen Nerven keinen Erfolg mehr hatte. Ich konnte bei den später zu besprechenden Untersuchungen über Beeinflussung der Hirngefäße vom Brustmark aus beobachten, daß schon die Eröffnung des Brustmarks, ohne jede Verletzung des Marks selbst, den vorher vorhandenen Effekt der Reizung peripherer sensibler Nerven auf die Hirngefäße aufhob. Es scheint sich also hier um einen sehr empfindlichen Mechanismus zu handeln, dessen Versagen durch die später erwähnten Untersuchungen verständlicher wird. Wie ich gleich hier vorausnehmen will, kommt die Wirkung der peripheren sensiblen Nerven auf die Hirngefäße dadurch zustande, daß die sensiblen Fasern zunächst auf sympathische Ganglienzellen wirken, und scheinbar leiten diese Ganglienzellen nach sehr starken und langdauernden sensiblen Reizen weitere Reize nicht mehr weiter und schützen so das Gehirn vor vielleicht schädlicher, zu starker Beeinflussung seiner Gefäße. Zu einer solchen Funktion scheinen ja die sympathischen Ganglienzellen auch aus anderen Gründen sehr geeignet zu sein. So würde es sich erklären, daß nach der eingreifenden Operation der Eröffnung des Marks der weitere Effekt von den sensiblen Nerven ausblieb, und bei empfindlichen Tieren auch schon durch die notwendigen anderen vorbereitenden Operationen, wie Einbindung des Manometers, Eröffnung des Schädels, dieser Mechanismus geschädigt wurde. Sicherlich spielt bei dieser Erscheinung die individuelle Beschaffenheit und der Gesundheitszustand des Tieres eine Rolle, ebenso wie in geringerem Maße bei dem später zu erwähnenden Erfolge der Brustmarkreizung. Jedenfalls kann die Tatsache, daß der Erfolg der Reizung peripherer sensibler Nerven an den Hirngefäßen nicht bei allen Tieren auftrat, die Geltung der erwähnten Beobachtungen nicht erschüttern. Bei derartigen Versuchen sind allein die positiv ausfallenden maßgebend.

Es war nun ferner sehr auffallend, daß bei Reizung der peripheren sensiblen Nerven die infolge davon eintretende aktive Dilatation der Hirngefäße meist von einer aktiven Konstriktion der Hirngefäße gefolgt war, während bei Reizung des Halsmarks nach Durchschneidung des Rückenmarks am unteren Ende des Halsmarks niemals eine Verengerung, sondern immer nur eine Erweiterung der Hirngefäße gefunden worden war. Es lag deshalb nahe, daran zu denken, daß nur die dilatierende Wirkung der sensiblen Reizung auf die Hirngefäße durch das Halsmark zum Gehirn gelangt, die konstriktorisch wirkenden Fasern aber nur bis zum Brustmark verlaufen und eine Erregung der dort das Rückenmark verlassenden sympathischen Nervenfasern für den Kopf bewirken, die weiterhin im Halssympathicus verlaufen und im vorhergehenden Abschnitt untersucht wurden. Es fand sich aber, daß die Durchschneidung der Vagosympathici am Hals die Wirkung der Reizung peripherer sensibler Spinalnerven auf die Hirngefäße durchaus nicht aufhob, ja gar nicht zu beeinflussen schien, so daß die Wahrscheinlichkeit einer solchen Lösung vorläufig sank. Von den einander völlig gleichenden Kurven 88a und 88b wurde die eine vor, die andere nach Durchschneidung der Vagosympathici aufgenommen, und die folgenden Kurven sind fast alle nach vorheriger Durchschneidung der Vagosympathici aufgenommen.

Zur genaueren Untersuchung dieser Fragen wurden nun die verschiedensten Reizungen und Durchschneidungen des Rückenmarks vorgenommen, die in der Tat die Verhältnisse klärten. Vor allen Versuchen am Rückenmark wurden die Vagosympathici durchschnitten. Es zeigte sich zunächst, daß bei Reizung des freigelegten, aber sonst intakten Lendenmarks und unteren und oberen Brustmarks derselbe Erfolg eintrat wie bei Reizung der peripheren sensiblen Nerven, wie ihn die Kurven 88a, 88b, 90 zeigten. Der Erfolg trat bei dieser Reizung sicherer ein als bei peripherer sensibler Reizung, aber es gab auch hierbei bisweilen Tiere, bei denen sich kein oder ein nur sehr geringer Erfolg zeigte. Anders war es, wenn das Mark durchschnitten und der zentrale Stumpf gereizt wurde. Dann kam es nur in sehr seltenen Fällen vor, daß der Effekt an den Hirngefäßen ausblieb. Auch wenn die Reizung am intakten Mark ergebnislos gewesen war, trat dann die Wirkung ein. Wurde weiterhin das Brustmark in der Höhe des 4. Brustwirbels durchschnitten, so hatte die Reizung des oberen Rückenmarksstumpfes dieselbe Wirkung wie die des unteren.

Da bisher eine Fortleitung der die Hirngefäße beeinflussenden sensiblen Fasern durchs Halsmark zum Gehirn von mir angenommen war, da ja, wie erwähnt, Durchschneidung der Vagosympathici den Effekt nicht beeinflußte, so war der Erfolg der Reizung des unteren Stumpfes des Brustmarks sehr auffallend. Kontrollversuche zeigten, daß derselbe Effekt auch eintrat, wenn das Halsmark zerschnitten und dadurch jede Leitung auf diesem Wege zum Gehirn verlegt war. Auch nach Zerstörung der Medulla oblongata blieb der Effekt noch bestehen, wie Kurve 91 zeigt, bei der besonders die der Dilatation unmittelbar folgende Konstriktion der Hirngefäße deutlich ist.

Wurde nach der Durchschneidung des Brustmarks am 4. Brustwirbel das Rückenmark noch außerdem z. B. am 10. Brustwirbel durchschnitten, so trat auch bei Reizung an dieser Schnittfläche, und zwar nicht nur bei Reizung des oberen, sondern auch des unteren Stumpfes die bekannte Beeinflussung der Hirngefäße ein.

In den Einzelheiten verhält sich die Wirkung aller dieser Reizungen ebenso wie die der Reizung der peripheren sensiblen Nerven, meist folgte der kurzdauernden Gefäßdilatation die Konstriktion, in selteneren Fällen überwog die eine Art der Beeinflussung. Nur sind die Effekte bei Reizung des Marks meist viel stärker als

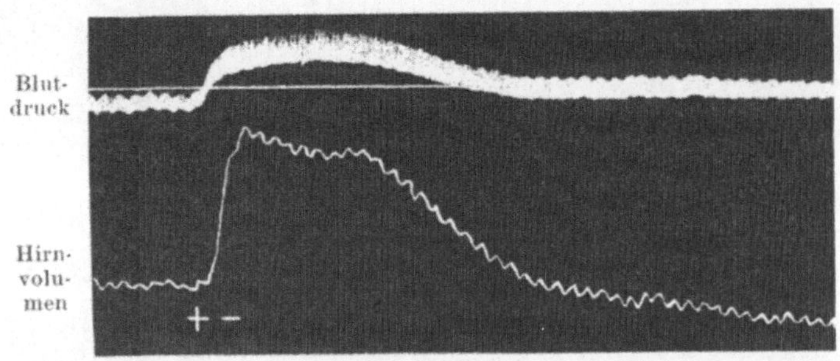

Fig. 91. Nach Zerstörung der Medulla wird von + bis — der untere Stumpf des am 4. Brustwirbel durchschnittenen Brustmarks gereizt.

bei Reizung der peripheren sensiblen Nerven, wie z. B. Kurve 92 zeigt, bei der infolge des Reizes ausnahmsweise nur eine sehr langdauernde Dilatation der Hirngefäße eintrat, wie ja auch bei Reizung peripherer sensibler Nerven bisweilen ausnahmsweise nur Dilatation eingetreten war (vgl. Kurve 89a und b). Das Zurücksinken der Kurve 92 zur Norm zeigt, daß es sich hier nicht um ein Hirnprolaps handelte.

Da also der Reizeffekt vom Brustmark aus auch dann eintritt, wenn die Weiterleitung dieses Reizes durchs Halsmark zum Gehirn unterbrochen ist, so ist es kaum anders möglich, als daß die Wirkung der in den peripheren sensiblen Nerven und im Lenden- und Brustmark gereizten Fasern sich durch die aus dem Rückenmark austretenden sympathischen Nervenfasern zum Grenzstrang des

Sympathicus und dann, allerdings ohne Benutzung des Halssympathicus, weiter zu den Hirngefäßen fortgepflanzt. Das
würde dann auch erklären, daß bei Reizung des Halsmarks oder
des verlängerten Marks nach vorheriger Durchschneidung des
Marks unterhalb der Reizstelle niemals eine Konstriktion gefunden wurde, sondern nur eine schwache Dilatation.

Diese Dilatation hat aber mit der Dilatation bei Reizung der
peripheren sensiblen Nerven und des Brustmarks offenbar nichts zu
tun, wie auch schon ihre Form andeutet, die im Gegensatz zu der

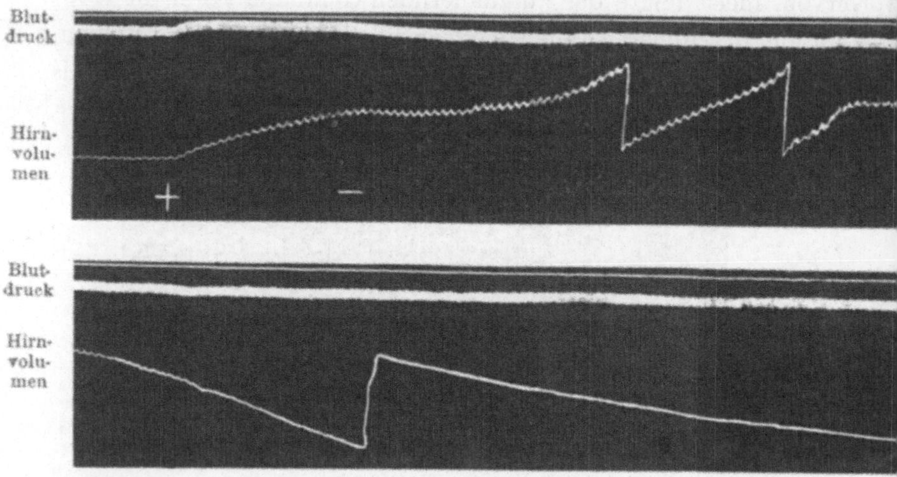

Fig. 92. (Die 2 Stücke der Figur bilden eine fortlaufende Kurve.)
Von + bis — wird der obere Stumpf des im 10. Wirbel durchschnittenen
Brustmarks gereizt. (Die steilen Absätze bedeuten künstliche Verstellung
des Schreibhebels.)

plötzlich eintretenden Dilatation bei sensibler Reizung nur allmähliches Entstehen und Nachlassen der Volumzunahme zeigen (siehe
Kurve 87). Der Beweis für die Richtigkeit der Anschauung, daß
auch die dilatierende Wirkung der Reizung der peripheren sensiblen
Nerven oder des Brustmarks durch die aus dem Brustmark austretenden zu den sympathischen Ganglien verlaufenden Fasern zu
den Hirngefäßen gelangt und nicht durch das Halsmark direkt zum
Hirn, konnte leicht durch Anwendung von Nicotin erbracht werden,
das intravenös in einer Menge von mindestens 0,01 g beigebracht,

die Leitung in allen sympathischen Ganglien bei der Katze aufhebt, und da jede sympathische Faser in ihrem Verlauf einmal durch ein Ganglion unterbrochen wird, die Wirkung der präganglionären Reizung aufhebt. In der Tat verschwand nach intravenöser Injektion von Nicotin regelmäßig jeder Erfolg der Reizung der Stümpfe des durchschnittenen Brustmarks auf die Hirngefäße völlig, während er unmittelbar vorher noch sowohl in verengerndem als erweiterndem Sinne vorhanden gewesen war.

Wenn somit auch der Beweis geliefert ist, daß die Wirkung der sensiblen Reizung auf die Hirngefäße durch sympathische Nervenfasern vermittelt wird, so ist es doch sehr auffallend, daß der Erfolg auch nach Durchschneidung der beiden Vagosympathici am Hals weiterbesteht. Es ist nach Ausschließung des Vagosympathicus nicht anders möglich, als daß der Reizerfolg durch zahlreiche kleinere Verbindungen des Ganglion stellatum mit den Hirngefäßen, besonders durch die sympathischen Geflechte um die großen Gefäße, vermittelt wird.

Weiterhin ist auffallend, daß auch bei Reizung des unteren Stumpfes des am 10. Brustwirbel durchschnittenen Brustmarks der Erfolg auf die Hirngefäße noch eintritt, während wir wissen, daß die sympathischen Nervenfasern für den Kopf nur aus dem Stück des Brsutmarks vom 1. bis 5. Brustwirbel austreten. Wir müssen also entweder annehmen, daß die sympathischen Fasern für die Hirngefäße doch auch noch tiefer aus dem Rückenmark austreten, oder daß eine Beeinflussung der höher austretenden Fasern noch im Grenzstrang des Sympathicus möglich ist.

Aus dem Halsmark treten bekanntlich überhaupt keine sympathischen Nervenfasern aus, und deshalb kann auch nach Durchschneidung des Halsmarks im 7. Halswirbel die Reizung des oberen Stumpfes nicht den Erfolg haben wie die des unteren Stumpfes, wenn dieser wirklich nur durch sympathische Nervenfasern vermittelt wird. Dieser Versuch bildet eine Kontrolle dafür, daß nicht etwa Stromschleifen bei den früheren Versuchen eine Rolle spielten, obwohl dagegen schon alle Schutzmaßregeln getroffen waren, und ja auch Zerstörung der Medulla den Effekt nicht aufhob. In der Tat fehlte bei dieser Reizung der Effekt auf die Hirngefäße und es trat nur die ganz andersartige und viel geringere, reine Volumzunahme des Gehirns ein, die wir schon früher kennen gelernt hatten, und die nichts mit der Volumzunahme bei Reizung peripherer sensibler Nerven oder des Brustmarks zu tun hat.

Es handelte sich nun noch darum, festzustellen, ob von der Medulla aus ein die Erregung weiterleitender nervöser Verbindungsweg zu den im Brustmark austretenden sympathischen Fasern führt. Zunächst wurde das intakte, mit dem Brustmark noch in Verbindung stehende Halsmark in der Höhe des 1. Halswirbels mit stärkeren Strömen gereizt, und es trat dann der bekannte Effekt

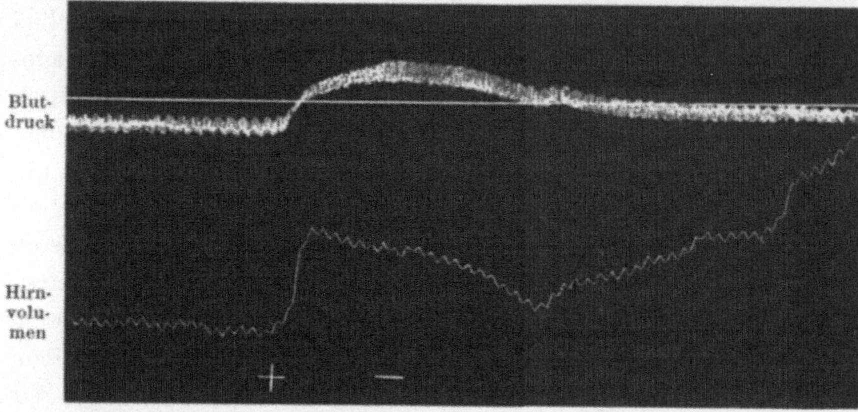

Fig. 93. Von + bis — wird das Halsmark des intakten Rückenmarks mit stärkeren Strömen gereizt.

der sensiblen Reizung auf die Hirngefäße in sehr deutlicher Weise auf, wie durch Kurve 93 illustriert wird. Es zeigt sich auf dieser Kurve die primäre dilatierende Wirkung und die unmittelbar darauf folgende konstringierende Wirkung der Reizung auf die Hirngefäße, die, ohne sich von dem allgemeinen Blutdruck beeinflussen zu lassen, ihre Weite stark verändern.

Bevor das sinkende Volumen des Hirns auf dieser Kurve seinen Anfangsstand wieder erreicht, gewinnt ausnahmsweise (sonst gleichen diese Kurven denen in Fig. 88a, b) nochmals die dilatierende Wirkung die Oberhand, und diese dilatierende Wirkung hält dann sehr lange an (wie wir das auch in Kurve 92 sahen), um erst später wieder auf ihren Anfangsstand zurückzukehren. Ein Hirnprolaps lag auch hier nicht vor.

Wurde endlich bei anderen Versuchen das Halsmark am ersten Halswirbel durchschnitten, so genügte schon schwächere Reizung des unteren Stumpfes des Marks, um denselben Effekt auf die Hirngefäße herbeizuführen, der infolge von Reizung der peripheren sensiblen Nerven oder des Brustmarks eintritt. In seltenen Fällen überwog auch hier wie bei Reizung peripherer sensibler Nerven die dilatierende Wirkung der Reizung, wie die Kurve 94a zeigt. Daß die Volumzunahme des Hirns in Kurve 94a nicht etwa passiv

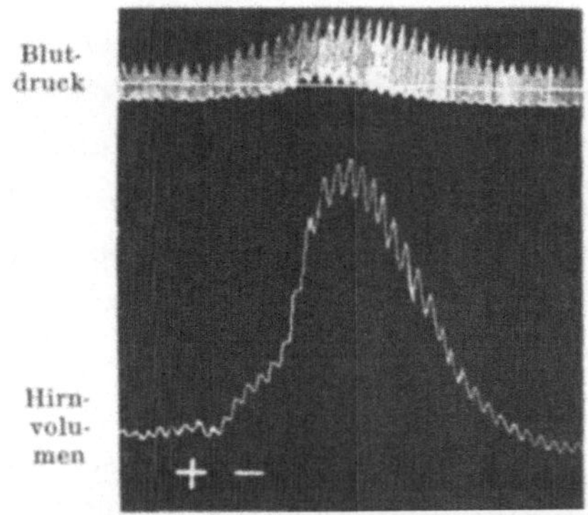

Fig. 94a.   Aktive Volumzunahme des Hirns bei Reizung des unteren Stumpfes des am 1. Halswirbel durchschnittenen Halsmarks.

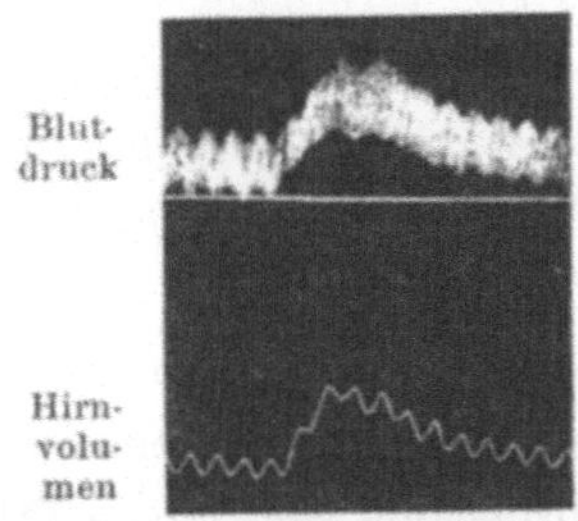

Fig. 94b.   Zum Vergleich dazu passive Volumzunahme des Hirns desselben Tieres bei sensibler Reizung.

unter dem Drucke der gleichzeitigen Blutdrucksteigerung entstand, beweist die unmittelbar vorher an demselben Tiere aufgenommene Kurve 94b. Hier wurde der Nervus cruralis gereizt, dessen Reizung bei diesem Tiere keinen Einfluß auf die Hirngefäße hatte (die Gründe dafür wurden oben erörtert), es entstand also hier unter der Blutdrucksteigerung eine völlig passive Volumzunahme des Hirns. Vergleicht man damit Kurve 94b, in der die Blutdrucksteigerung geringer ist als in 94a, so sieht man deutlich, welcher Teil der Volumzunahme auf Rechnung der aktiven Dilatation der Hirngefäße zu setzen ist. Es wird also durch physiologische Reizversuche der Beweis dafür erbracht, daß ein leitender Weg für die Nervenerregung in der Richtung von der Medulla durchs Halsmark zum Brustmark bestehen muß.

Fassen wir die Ergebnisse dieses Teiles der Untersuchungen zusammen, so fand sich eine gleichmäßige Wirkung auf die Hirngefäße bei Reizung der peripheren sensiblen Spinalnerven, des Lendenmarks, des Brustmarks und Halsmarks, von letzterem aus aber nur dann, wenn es noch in Verbindung mit dem Brustmark stand. Der Erfolg war fast immer der einer primären, kurzdauernden aktiven Dilatation der Hirngefäße, der unmittelbar darauf eine aktive Kontraktion folgte, die länger andauerte und beträchtliche Blutdrucksteigerungen überwinden konnte. In selteneren Fällen trat nur aktive Dilatation oder Konstriktion der Hirngefäße ein. Dieser Reizeffekt wird durch die aus dem Rückenmark zum Grenzstrang des Sympathicus austretenden Fasern vermittelt, nicht durch die Bahnen, die durchs Halsmark zum Gehirn gelangen; die durch Reizung des zentralen Stumpfes des durchschnittenen Halsmarks auf die Hirngefäße herbeigeführte Wirkung ist ganz anderer Art (siehe darüber S. 292). Vom Grenzstrang aus gelangt die Reizwirkung auf anderem Wege als durch die Vagosympathici zu den Hirngefäßen.

Das Vorhandensein dieser anderen Wege der nervösen Beeinflussung der Hirngefäße erklärt offenbar auch die Feststellung im vorhergehenden Abschnitt, daß die Fasern, deren Reizung im Halssympathicus Verengerung der Hirngefäße bewirkt (im Gegensatz zu denen, die Erweiterung bewirken), zwar echte sympathische Fasern sind, aber trotzdem an ihnen keine tonische Wirkung auf die Hirngefäße nachgewiesen werden kann, da ihre Durchschneidung wirkungslos ist. Der Tonus der Hirngefäße wird offenbar dann von dieser anderen Seite aus aufrechterhalten.

Den Nutzen der Reaktion der Hirngefäße gegen die offenbar schmerzhaft wirkende starke elektrische Reizung peripherer sensibler Nerven kann man vielleicht darin sehen, daß durch die kurze aktive Erweiterung, die zuerst eintritt, ein Zustand in der Hirnrinde geschaffen wird, in dem nach den Untersuchungen Verworns die Erregbarkeit der Ganglienzellen gesteigert ist, der also wohl zur Erkennung und Vermeidung der schmerzerregenden Ursache eines ähnlichen Reizes im Leben geeignet erscheint. Die

darauffolgende, viel länger dauernde Kontraktion der Hirngefäße
bedeutet vielleicht eine Schutzmaßregel gegen die zu starke Wahrnehmung weiterer Reize, oder Beseitigung der noch fortdauernden
Empfindung des ersten Reizes, denn Verworn hat gezeigt, daß
die Erregbarkeit der Ganglienzellen durch Verminderung der Sauerstoffzufuhr herabgesetzt wird. —

Übersichtliche Nebeneinanderstellung der verschiedenen Arten von Nervenfasern, die die Hirngefäße
beeinflussen.

Sympathische Fasern.

1. Konstriktorisch wirkende Fasern durch den Halssympathicus.
2. Konstriktorisch wirkende Fasern durch die feineren
Verbindungen zwischen Grenzstrang und Hirngefäßen.
3. Dilatierend wirkende Fasern durch die feineren
Verbindungen zwischen Grenzstrang und Hirngefäßen.

Reflektorisch wirkende Fasern.

4. Dilatierend wirkende Fasern durch den Halssympathicus.
5. Dilatierend wirkende Fasern durch das Halsmark.
6. Dilatierend wirkende Fasern von der Hirnrinde
aus. [Über die unter 6 erwähnten Fasern wird noch
sub e) gesprochen werden.]

d) Die Einwirkung einiger Pharmaka auf die Hirngefäße.

In den beiden vorhergehenden Abschnitten ist durch elektrische Reizung verschiedener Arten von Nervenfasern, die zum
Gehirn verlaufen, von mir gezeigt worden, daß die Hirngefäße eigene Gefäßnerven besitzen, durch die sie erweitert und
verengt werden können, daß aber diese Gefäßnerven nicht, wie
die aller anderen Gefäße des Körpers, dem Vasomotorenzentrum
im verlängerten Mark untergeordnet sind, sondern einem besonderen Vasomotorenzentrum, das hirnwärts von der Medulla
gelegen sein muß.

Für die Existenz von Gefäßnerven des Gehirns ergeben sich eine Anzahl neuer Beweise auch bei Beobachtung der Wirkung verschiedener Pharmaka auf die Hirngefäße, ja bei einigen Mitteln tritt sogar bei den durch sie herbeigeführten vasomotorischen Veränderungen die Selbständigkeit des Verhaltens der Hirngefäße gegenüber dem aller anderen Körpergefäße deutlich hervor, die in der Existenz eines besonderen Gefäßnervenzentrums für die Hirngefäße begründet ist.

Es sollen nur einige Beispiele im folgenden zur Betrachtung ausgewählt werden. Bei den unsicheren Untersuchungsmethoden der früheren Experimentatoren waren auch die Ergebnisse der Untersuchungen über die Einwirkung von Pharmacis auf die Hirngefäße einander völlig widersprechend, aber die Untersuchungen mit den neueren Methoden kamen z. B. bezüglich der Wirkung des Chloroforms und des Amylnitrits zu einheitlichen Resultaten.

Bei Einwirkung von Chloroform sinkt jedesmal der allgemeine Blutdruck, und deshalb müßte, wenn es keine Gefäßnerven für das Gehirn geben würde, auch die Blutmenge im Gehirn abnehmen und die Hirngefäße müßten deshalb enger werden, wenn man nicht eine direkte Einwirkung des Chloroforms auf die Muskulatur der Hirngefäße annehmen will, die ohne Vermittlung von Nerven zustande käme.

Hill[1]), Gärtner und Wagner[1]), Hürthle[1]), Pick[2]) und andere stellten aber mit ihren verschiedenen Methoden[3]) eine Erweiterung der Hirngefäße infolge der Einwirkung des Chloroforms fest. Auch bei Amylnitrit sinkt der allgemeine Blutdruck, und trotzdem fanden Mosso[4]), Gärtner und Wagner[4]), Hürthle[4]) und Berger[5]) auch bei diesem Mittel Erweiterung der Hirngefäße eintreten.

Diese Beobachtungen über die Wirkungen des Chloroforms und des Amylnitrits stellen allerdings noch keine völlig sicheren Be-

---

[1]) Zit. oben.

[2]) Pick, Archiv f. experim. Pathol. u. Pharmakol. **42**. 1899.

[3]) Über die Methoden siehe Abschnitt VIIa.

[4]) Zit. oben.

[5]) Berger, Zur Lehre der Blutzirkulation in der Schädelhöhle. 1901. S. 65.

weise für die Existenz von Gefäßnerven für das Gehirn dar, denn es besteht noch die erwähnte Möglichkeit, daß die Arzneimittel durch das Blut direkt zu den muskulösen Wänden der Hirngefäße befördert werden und ohne Vermittlung von Nerven ihren Kontraktionszustand verändern.

Eine solche Annahme war aber nur so lange berechtigt, als man durch keine anderen Mittel den Nachweis für die Existenz der Gefäßnerven zu führen vermochte und wegen der Wirkung dieser Pharmaka allein den Glauben an die Nichtexistenz dieser Gefäßnerven nicht aufgeben wollte. An sich war es schon höchst unwahrscheinlich, daß diese Gifte auf die übrigen Körpergefäße durch Vermittlung von Nerven wirken und gerade nur die Muskulatur der Hirngefäße direkt beeinflussen sollten. Noch viel weniger kann aber an eine direkte Wirkung dieser Pharmaka auf die Hirngefäße gedacht werden, nachdem, wie wir sahen, zahlreiche sichere Beweise für die Existenz von Gefäßnerven für das Gehirn sich erbringen ließen. Noch deutlicher konnte ich nicht nur das Vorhandensein der Vasomotoren des Hirns, sondern auch deren funktionelle Selbständigkeit gegenüber allen anderen Körpergefäßen an der Wirkung einiger anderer Pharmaka erkennen. Obwohl man aus vielen Gründen erwarten sollte, daß auch bei Gaben von Alkohol und von solchen Mitteln, die zur Beseitigung von Kopfschmerz angewendet werden, eine Wirkung auf die Hirngefäße beobachtet werden müßte, hat auffallenderweise eine solche Wirkung des Alkohols durch die neueren Untersuchungen überhaupt nicht, und eine solche des Antipyrins bei normalen Tieren nicht festgestellt werden können.

Allerdings sind diese Verhältnisse bisher noch nicht in genügender Weise mit der direkten Methode der Volummessung des Gehirns untersucht worden, denn Roy und Sherrington[1]), die bekanntlich zu dem Ergebnis kamen, daß es keine Vasomotoren für die Hirngefäße gibt, stellten über die Wirkung der Pharmaka nur wenige Versuche an, erklärten einige dem allgemeinen Blutdrucke nicht entsprechende Wirkungen auf das Hirnvolumen als Folgen des direkten Einflusses der Gifte auf die Muskulatur der

---

[1]) Zit. oben.

Hirngefäße und kamen infolge des störenden Einflusses der Änderungen des allgemeinen Blutdruckes, dessen Eintreten sie nicht verhüteten, zu manchen falschen Ergebnissen, wie z. B. bezüglich der Wirkung des Chloroforms auf die Hirngefäße.

Ich konnte bei meinen Volummessungen, wie früher erwähnt, die eine aktive Veränderung der Hirngefäße oft verdeckende oder überkompensierende Änderungen des allgemeinen Blutdruckes, soweit sie von Erregung des Vasomotorenzentrums in der Medulla bewirkt wurden, dadurch ausschließen, daß ich vor dem Versuche das Halsmark der Tiere durchschnitt.

Ausführliche Untersuchungen über die Wirkungen des Alkohols, Antipyrins, Pyramidons und des Coffeins auf die Hirngefäße liegen in neuester Zeit nur von W. Wiechowski[1]) vor, der die oben[2]) beschriebene Methode Hürthles der vergleichenden Registrierung des Druckes in der Aorta und im Circulus arteriosus anwendete.

Ich habe schon oben über diese Methode gesagt, daß ihre Resultate durchaus nicht immer einwandfrei sind, oder daß vielmehr die Folgerungen, die man aus ihren Ergebnissen auf das Verhalten der Hirngefäße zieht, bisweilen falsch sein müssen. Dies zeigte sich bereits oben bei den Untersuchungen über die Depressorwirkung auf die Hirngefäße und wird sich besonders auch noch im nächsten Abschnitt zeigen (VIIe) bei der Prüfung von Ergebnissen, die auch Wiechowski ausdrücklich bestätigt hat.

Die Unzuverlässigkeit dieser Methode konnte sich natürlich auch auf die Untersuchungen Wiechowskis über die Wirkung der Pharmaka auf die Hirngefäße erstrecken, und ich stellte deshalb Versuche mit dem Hirnonkometer von Roy und Sherrington an unter gleichzeitiger Anwendung der dem Versuche vorausgehenden Durchschneidung des Halsmarks, wenn dies sich als nötig erwies.

Der Alkohol gehört in der Tabelle Koberts[3]) zu den Stoffen, die keine deutliche Wirkung auf die Blutgefäße hervorbringen.

---

[1]) Wiechowski, Über den Einfluß der Analgetica auf die intracranielle Blutzirkulation. Archiv f. experim. Pathol. u. Pharmakol. 1902.

[2]) Abschnitt VIIa.

[3]) Kobert, Über die Beeinflussung der peripheren Gefäße durch pharmakologische Agentien. Archiv f. experim. Pathol u. Pharmakol. **22.**

In sehr großen Dosen lähmt er allerdings das Gefäßzentrum in der Medulla. Bezüglich der Hirngefäße sind Untersuchungen von Menschen mit Schädeldefekt immer negativ ausgefallen. Auch bezüglich der Tiere stellte Wiechowski[1]) mit der Hürthleschen Methode fest, daß selbst große Dosen (für Kaninchen 40 ccm 10 proz. Alkohols) völlig wirkungslos waren. Es war dabei gleichgültig, ob der Alkohol in die Vena femoralis oder direkt in die Arteria vertebralis eingespritzt wurde.

Ich fand nun mit der Methode der Volummessung an Hunden und Katzen schon bei Dosen, die die Größe der von Wiechowski angewendeten nicht erreichten, eine aktive Erweiterung der Hirngefäße.

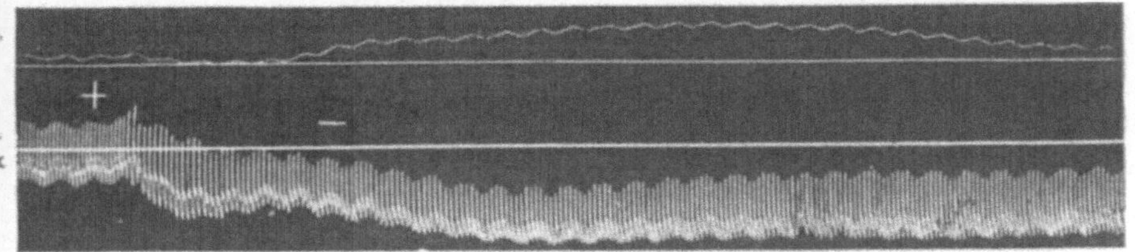

Fig. 95. Hund 10 kg. Von + bis — liefen 15 ccm einer 20 prozentigen Lösung von Alkohol in die Vene ein.

Die Kurve in Fig. 95 stammt von einem Hunde von 10 kg Gewicht, der vorher curarisiert war. In der Zeit von + bis — wurden 15 ccm einer 20 proz. Lösung von Alkohol in physiologischer Kochsalzlösung in die Vene eingespritzt. Nach Beendigung der Einspritzung sieht man bei fortdauerndem Sinken des Blutdruckes das Volumen des Hirns stark ansteigen. Nach einiger Zeit sinkt das Hirnvolumen wieder zur Norm, während der Blutdruck erst viel später auf seine anfängliche Höhe wieder anstieg (nicht mehr reproduziert).

Dieselbe Wirkung ist in Fig. 96 bei einer Katze zu sehen. Von + bis — liefen 20 ccm einer 10 proz. Alkohollösung in die Vene ein. Neben der Volumzunahme des Hirns sieht man hier auch deutlich die auf aktive Erweiterung der Hirngefäße hindeutende Vergrößerung der einzelnen Volumpulse.

____
1) Zit. oben.

Die unterste Kurve auf dieser Figur stellt das gleichzeitige Verhalten des Volums der Bauchorgane dar, das durch das oben vom Verfasser beschriebene[1]) Verfahren registriert wurde, nach dem ein in den Mastdarm eingeschobener und dann etwas aufgeblasener Gummisack an einer Registrierkapsel die Drucksteigerung seiner Umgebung anzeigt, die infolge Zunahme der Blutfülle der Bauchorgane entsteht. Die Erweiterung der Bauchgefäße, die unmittelbar nach der Injektion des Alkohols in die Vene begann, blieb bedeutend länger bestehen als die der Hirngefäße und ging erst viel später wieder zur Norm zurück. Dies viel längere Bestehen der Erweiterung der Bauchgefäße wurde von mir öfter beobachtet, und meist dauerte auch die Senkung des allgemeinen Blutdruckes viel länger, als die Volumzunahme des Hirns, was zufällig in Kurve 96 nicht hervortritt, wohl aber in Kurve 95. Dies Verhalten deutet offenbar darauf hin, daß es sich bei der Einwirkung auf die Hirngefäße um einen anderen Angriffspunkt des Alkohols handelt als bei der Wirkung auf die Bauchgefäße. Wenn man eine Wirkung des Alkohols auf das vasomotorische Zentrum annimmt, so erklärt dies andere Verhalten der Hirngefäße sich ja völlig aus den vorhergehenden Untersuchungen, nach denen die Hirngefäße unabhängig sind von dem Zentrum in der Medulla,

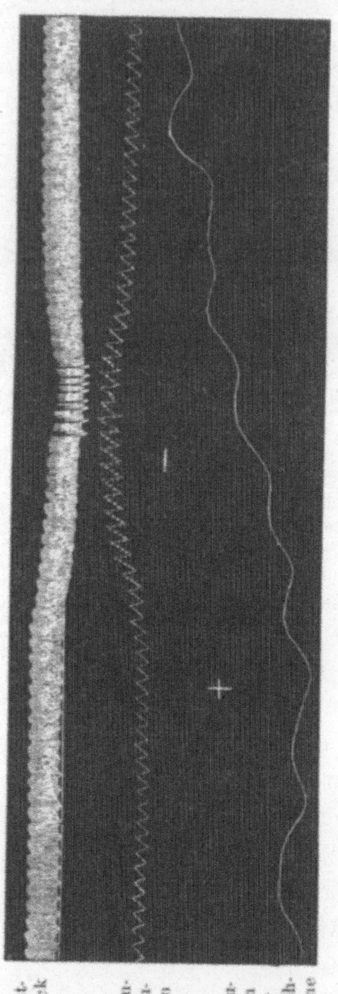

Fig. 96. Katze. Von + bis — liefen 20 ccm einer 10 prozentigen Alkohollösung in die Vene ein.

---

¹) Abschnitt III b.

das auch die Bauchgefäße beherrscht, aber abhängig sind von einem besonderen hirnwärts gelegenen vasomotorischen Zentrum. Beide Zentren werden offenbar von den größeren Alkoholdosen in der Weise beeinflußt, daß die von ihnen abhängigen Gefäße sich erweitern, nur ist die Wirkung an dem allgemeinen Vasomotorenzentrum in der Medulla meist eine nachhaltigere als an dem für die Hirngefäße.

Auch das Ergebnis dieser Versuche, die mit kleineren Dosen Alkohols vorgenommen wurden als die Wiechowskis, zeigt also die Unsicherheit der Angaben, zu denen man bei Benutzung der Methode der Druckvergleichung über das Verhalten der Hirngefäße kommt.

Vom Coffein war bekannt, daß es erregend auf das Gefäßnervenzentrum in der Medulla wirkt und eine Blutdrucksteigerung herbeiführt. Wiechowski stellte mit der Hürthleschen Methode eine gleichzeitige Erweiterung der Hirngefäße fest, die einige Minuten andauerte und sprach deshalb schon die Vermutung aus, daß vielleicht die Hirngefäße nicht vom Vasomotorenzentrum abhängig sind.

Da die hohe Blutdrucksteigerung nach Coffein eine selbständige Veränderung des Kontraktionszustandes der Hirngefäße verdecken oder sie überkompensieren könnte, durchschnitt ich bei meinen Versuchen darüber vorher das Halsmark der Tiere.

Die Beobachtung Wiechowskis konnte dann nur zum Teil bestätigt werden. Das Ergebnis der Versuche mit Coffein war sehr ähnlich, dem der im folgenden beschriebenen Versuche mit Antipyrin, besonders wie der durch Fig. 99 illustrierte Versuch. Während der Blutdruck sank und erst später wieder zur Norm anstieg, stieg das Hirnvolumen sofort stark an. Nach einiger Zeit sank es wieder und sank langsam bis unter sein anfängliches Niveau, und das, ohne daß der Blutdruck unter sein anfängliches Niveau sank (siehe Kurve 99). Bei gleichbleibendem Blutdruck stieg dann später das Hirnvolumen allmählich wieder an. Es handelte sich hier also zunächst um eine starke aktive Erweiterung der Hirngefäße, die aber allmählich in eine weniger starke, aber viel länger dauernde Kontraktion der Hirngefäße überging.

Es war deutlich zu erkennen, daß, im Gegensatz zu der Wirkung des Alkohols, die Wirkung des Giftes auf das Vasomotorenzentrum für das Gehirn eine bedeutend nachhaltigere war, als die auf das allgemeine Vasomotorenzentrum in der Medulla.

Nach Gaben von Antipyrin und Pyramidon war es früher nie gelungen, bei Kaninchen, Katzen oder Hunden irgendeine Wirkung auf die Hirngefäße zu beobachten. Deshalb benutzte Wiechowski zu seinen Versuchen Tiere, die er durch Ausführung des Wärmestichs vorher künstlich in Fieberzustand versetzt hatte. Mit Hilfe der Hürthleschen Methode stellte er dann nach Einspritzen des Medikaments in die Vene Erweiterung der Hirngefäße fest.

Ich benutzte zu meinen Versuchen bei Anwendung der direkten Volummessung des Hirns immer nur normale Tiere und erhielt bei diesen sehr deutliche Beweise für Wirkung des Antipyrins und Pyramidons auf die Hirngefäße.

Nur war die Empfindlichkeit der einzelnen Tiere (meist Katzen) gegen die Medikamente eine sehr verschiedene. Bisweilen trat schon nach Gaben von 0,03 Antipyrin eine sehr deutliche Wirkung ein, bisweilen erst bei fünf- bis zehnfach stärkeren Dosen.

Die Wirkung war, wie bei Coffein, zunächst eine aktive meist starke Erweiterung der Hirngefäße, die dann allmählich meist in eine schwächere aber viel länger anhaltende Kontraktion der Hirngefäße überging. Bisweilen trat besonders deutlich die primäre Erweiterung, bisweilen die sekundäre Kontraktion hervor, meist war beides deutlich zu erkennen.

Das Verhalten des Blutdruckes dabei war nicht immer gleichmäßig. In Fig. 97 ist die Wirkung einer Lösung von 0,4 g Antipyrin auf eine Katze zu sehen, und deutlich ist zu erkennen, daß das Hirnvolumen sofort nach Beendigung der Injektion zuzunehmen beginnt, während der Blutdruck stark sinkt und bis zum Ende der abgebildeten Kurve sein anfängliches Niveau nicht wieder erreicht.

Später sank dieselbe Hirnvolumkurve (nicht mehr abgebildet) tief unter ihr anfängliches Niveau, während der Blutdruck seine Norm wieder erreichte, und verharrte längere Zeit in diesem Zustand.

Fig. 98 zeigt die Wirkung von 0,2 g Antipyrin auf eine andere Katze. Hier tritt die primäre Dilatation gar nicht deutlich hervor, da sofort nach der Injektion Verstärkung der Herztätigkeit ein-setzt mit allmählich eintretender, langdauernder Steigerung des Blut-druckes. Gerade deswegen tritt aber die sekundäre Kontraktion der Hirngefäße hier um so deut-licher hervor.

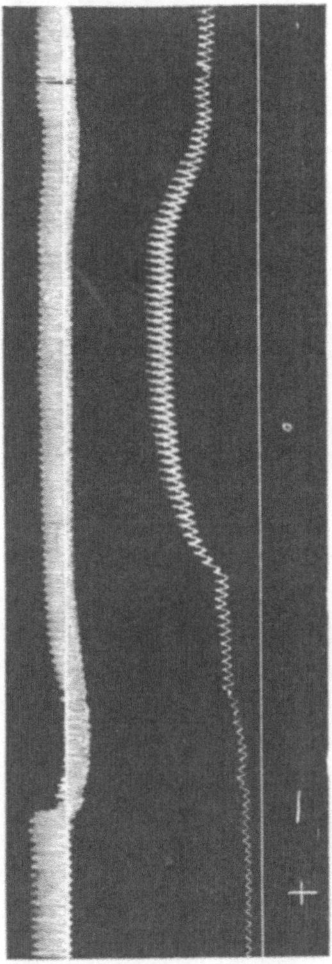

Endlich zeigt Fig. 99 die Wir-kung von 0,5 g Antipyrin auf eine Katze, bei der kleinere Dosen nur sehr geringe Wirkung hatten. Auch hier ist deutlich zu erkennen, daß die primäre Volumzunahme des Hirns auf aktiver Gefäßdilatation beruht, denn in dem Augenblick, in dem der erst gesunkene Blut-druck seine anfängliche Höhe wie-der erreicht, ist das Hirnvolumen schon beträchtlich gestiegen.

Während dann der gestiegene Blutdruck zu seiner anfänglichen Höhe zurückgeht und gleichmäßig dort verharrt, sinkt das Hirnvolu-men langsam tief unter sein an-fängliches Niveau und steigt erst nach längerem Verharren wieder zur Norm empor.

Es sei hier hinzugefügt, daß gewöhnlich die Dauer der sekun-dären Kontraktion der Hirngefäße eine noch längere als in diesen Kurven war, indessen trat sie nicht bei allen Versuchen deutlich ein.

Es scheinen also die hier untersuchten Analgetica das Gemein-same zu haben, daß sie nach einer primären stärkeren Dilatation

Fig. 97. Katze. Von + bis — fließen 0,4 g Antipyrin in Lösung in die Vene ein.

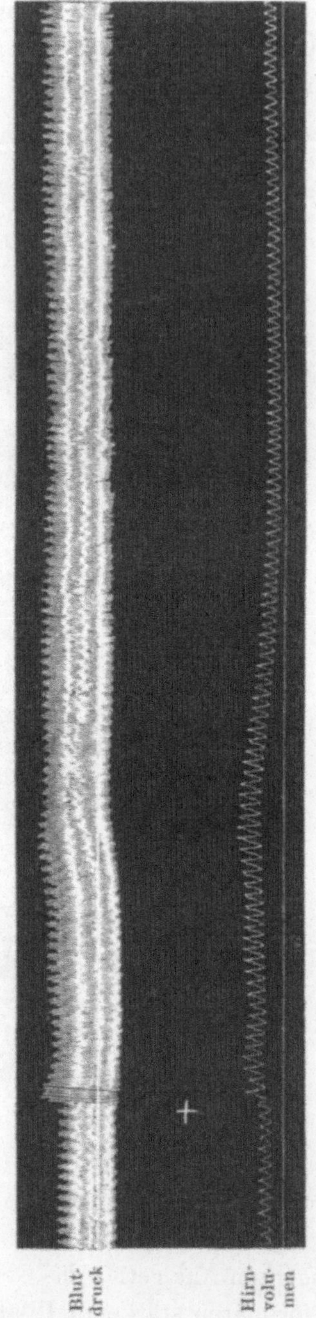

Fig. 98. Katze. Bei + fließen 0,2 g Antipyrin in Lösung in die Vene.

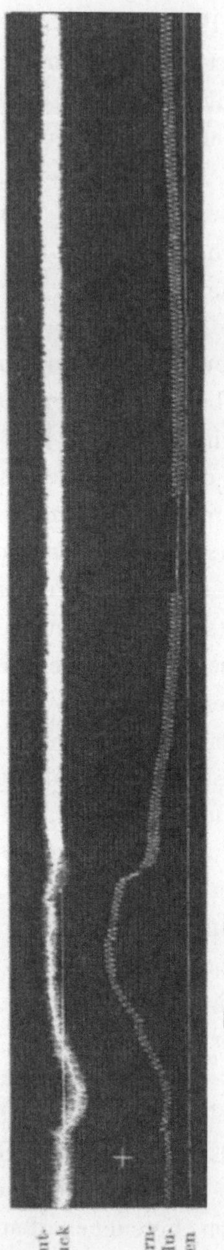

Fig. 99. Katze. Bei + fließen 0,5 g Antipyrin in Lösung in die Vene.

eine sekundäre schwächere, aber länger anhaltende Kontraktion der Hirngefäße bewirken.

Dasselbe Verhalten der Hirngefäße, primäre starke Dilatation mit sekundärer schwächerer, aber länger dauernder Kontraktion, konnten wir früher[1]) beobachten als Wirkung peripherer sensibler Reize jeder Art. Es sei hier auf die zwei Kurven 88b, 90, vom Verhalten des Hirnvolums bei elektrischer Reizung des Nervus Ischiadicus am curarisierten Tiere verwiesen, und der Vergleich dieser Kurven mit Fig. 99 zeigt, daß es sich hier um ganz ähnliche oder gleiche Veränderungen des Kontraktionszustandes der Hirngefäße handelt.

Wenn man sich auf den Standpunkt stellt, anzunehmen, daß in der Wirkung der Analgetica auf die Hirngefäße ihre heilende Wirkung bei Kopfschmerz besteht, so würde diese gleiche Wirkung peripherer sensibler Reize auf die Hirngefäße es vielleicht erklären, daß auch periphere sensible Reize sich bisweilen als heilsam gegen Kopfschmerz erweisen, wie z. B. die Reizung des Trigeminus durch scharfe Riechmittel und anderes. Parallele Untersuchungen über die Wirkung der Analgetica auf die Hirngefäße des Menschen, besonders im Zustande des Verschwindens von bestehendem Kopfschmerz bei Gaben von Antipyreticis schienen mich zu denselben Ergebnissen zu führen wie die Tierversuche, konnten aber bei der Seltenheit geeigneter Fälle von Schädeldefekt noch nicht völlig zum Abschluß geführt werden.

Jedenfalls geht aus meinen hier beschriebenen Tierversuchen hervor, daß sowohl der Alkohol als das Coffein und Antipyrin, Pyramidon eine Wirkung auf die Hirngefäße hat, die durch den Übergang von primärer Erweiterung zu sekundärer Verengerung der Hirngefäße als eine durch die Gefäßnerven vermittelte Wirkung sich zu erkennen gibt. *Wie die Wirkung dieser Gifte auf die übrigen Körpergefäße vom allgemeinen Vasomotorenzentrum aus vermittelt wird, so muß man auch annehmen, daß die Hirngefäße von ihrem Vasomotorenzentrum aus bei diesem Vorgange beeinflußt werden. Wären die Hirngefäße demselben Zentrum unterworfen wie die anderen Körpergefäße, so müßte auch die Wirkung*

---

[1]) Vorhergehender Abschnitt.

die gleiche sein, wir sahen aber, daß die Wirkung eine ungleiche ist. Beim Alkohol tritt zwar dieselbe Wirkung an den Hirngefäßen ein, aber sie dauert fast immer eine bedeutend kürzere Zeit als an den anderen Körpergefäßen. Bei Coffein, Antipyrin, Pyramidon dauert die Wirkung an den Hirngefäßen im Gegenteile viel länger und ist eine kompliziertere, zum Teil andersartige als an den anderen Körpergefäßen. Diese Erscheinungen erklären sich ohne weiteres durch die Existenz eines besonderen Gefäßnervenzentrums für die Hirngefäße, dessen Annahme ja schon nach verschiedenen anderen Beobachtungen, die im Abschnitt VIIc besprochen wurden, notwendig wurde.

e) Das gleichmäßige Verhalten der Blutfülle beider Hirnhälften und ihre Beeinflussung durch die Hirnrinde.

Während die in den Abschnitten VIIa bis VIId besprochenen Untersuchungen ausschließlich dem Nachweis der Selbständigkeit des Gehirns in der Regulierung seiner Blutversorgung dienten, werden die in diesem Abschnitte behandelten Versuche außerdem eine noch weitergehende Bedeutung für unsere Anschauungen über die Bedeutung der vasomotorischen Begleiterscheinungen psychischer Vorgänge gewinnen.

Wie schon früher erwähnt wurde, sind die arteriellen Gefäßgebiete beider Hirnhemisphären vermittels des Circulus arteriosus Willisii untereinander verbunden, und stärkere Veränderungen in den Druckverhältnissen der Gefäße der einen Hemisphäre müssen also wohl auch die der anderen Hemisphäre beeinflussen. Es ist kaum anders möglich, als daß der Nutzen der Ausbildung dieses Circulus arteriosus der ist, eine möglichst gleichmäßige Blutversorgung der beiden Hemisphären zu gewährleisten, die das wichtigste menschliche Organ darstellen und in ihrer Funktion schon durch sehr kurz dauernde Verhinderung der Blutzufuhr geschädigt werden. Aber ganz abgesehen von der Kommunikation der Blutgefäße beider Hirnhälften, gehen auch die Nerven der einen Seite, welche die den Circulus zusammensetzenden Gefäße umspinnen, direkt in die der anderen Seite über.

Aus Fig. 100, die aus der ausführlichen Arbeit von François Franck[1]) über die Gefäßnerven des Kopfes stammt, ist deutlich zu erkennen, wie sowohl am vorderen, wie am hinteren Vereinigungs ort der Gefäße des Circulus die sie umspinnenden Nerven miteinander in Verbindung stehen. Wenn also der Ursprungsstamm dieser Gefäßnerven gereizt wird, so werden dadurch nicht nur die Gefäße der einen Hemisphäre beeinflußt, sondern auch die der anderen, und zwar in gleichsinniger Weise. Dazu kommt noch der schon erwähnte Umstand, daß das in den Gefäßen der einen Hemisphäre befindliche arterielle Blut zweifach in direkter Verbindung mit dem der anderen steht, so daß nach alledem a priori anzunehmen war, daß bei Beeinflussung der Weite der Hirngefäße durch Reizung des Kopfendes des durchschnittenen Halssympathicus einer Seite auch die der anderen Seite irgendwie beeinflußt werden würden. Ob diese Beeinflussung der anderen Hemisphäre im selben oder im umgekehrten Sinne erfolgen würde, würde offenbar davon abhängen, inwieweit die Kommunikation der Gefäßnerven der einen Seite mit denen der anderen physiologisch wirkungsvoll ist. Würden nämlich die von der einen Hemisphäre

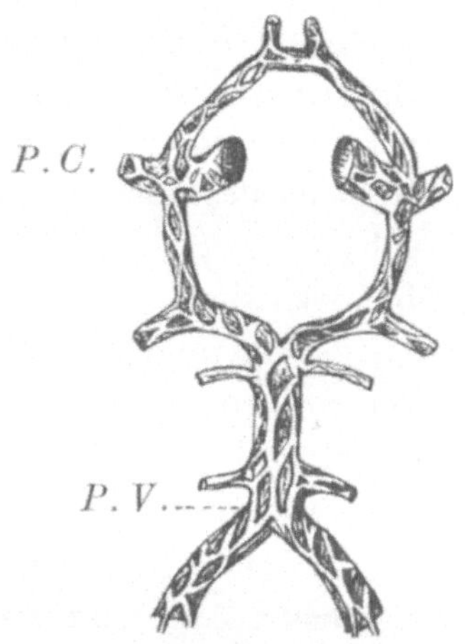

Fig. 100. Schema des nerfs vasculaires de la base de l'encephale.
François Franck, Travaux du laborat. de Marey 1875.
P.C. = Plexus Caroticus.
P.V. = Plexus Vertebralis.

zur anderen gelangenden vasomotorischen Fasern nur einen geringen Teil der Gefäße der anderen Hemisphäre beeinflussen, so würde z. B. die Kontraktion der Gefäße der einen Hemisphäre eine passive Erweiterung der nicht von den hinübergelangten vasomotorischen Fasern beeinflußten, also der Mehrzahl der Gefäße der anderen Hemisphäre, zur Folge haben, aber natürlich nur dann, wenn überhaupt eine Druckbeeinflussung

---

[1]) François Franck, Recherches sur les nerfs vasculaires de la tête. Travaux du laboratoire de Marey 1875, S. 306.

durch den Circulus hindurch möglich ist. Wenn dagegen die durch die Kommunikationsstellen zur anderen Hemisphäre hinübergelangenden Fasern alle Gefäße dieser anderen Hemisphäre beeinflussen würden, so müßte auch bei der einseitigen Reizung des Halssympathicus das Verhalten der Gefäßweite in beiden Hemisphären ein völlig gleichmäßiges sein.

Es müßten also bei Reizung eines Halssympathicus in beiden Hemisphären entweder entgegengesetzte oder gleichsinnige Veränderung der Gefäßweite eintreten. Nun haben aber auffallenderweise eine Reihe von Experimentatoren unter Anwendung der von Hürthle angegebenen Methode der Vergleichung des Druckes im peripheren und zentralen Carotisende gefunden, daß immer nur Reizung des einen Sympathicus erfolgreich war, der auf der Seite gelegen war, auf der das Manometer in die Carotis eingebunden war.

Zuerst fand Hürthle[1]) selbst, daß immer die Reizung des Halssympathicus derjenigen Seite erfolglos blieb, an der der Manometer in die Carotis nicht eingebunden war, die Carotis also noch wegsam war.

Hürthle folgerte aus diesem Befunde, daß trotz der vorhandenen Anastomosen die Gefäßgebiete der beiden Hirnhälften bis zu einem gewissen Grade unabhängig voneinander seien. Die Annahme Hürthles dabei ist immer die, daß bei Reizung des einen Halssympathicus nur die Hirngefäße der einen ihm entsprechenden Hirnhälfte sich kontrahieren, gerade wie sich auch nur die Hautgefäße der einen Kopfhälfte dabei kontrahieren.

Dieselbe Erscheinung wie Hürthle beobachteten später auch Cavazzani[2]), Hill und Macleod[3]) und Wiechowski[4]).

Auf die Erklärung, die Cavazzani für das ungleiche Verhalten beider Seiten gibt, soll hier nicht näher eingegangen werden, da sie sich auf die physiologisch unbegründete Hypothese stützt, daß das

---

[1]) Hürthle, Pflügers Archiv **44**, 582. 1889.

[2]) Cavazzani, Contribution à l'étude de la circulation cérébrale. Arch. Ital. de biol. **19**, 214. 1893.

[3]) Hill u. Macleod, A further inquiry into the supposed existence of cerebral vasomotor nerves. Journ. of Physiol. **26**, 394.

[4]) Zit. oben.

Maßgebende bei den Gefäßveränderungen im Gehirn infolge von Sympathicusreizung die Kaliberänderung ausschließlich der großen Gefäßstämme sei, die den Circulus arteriosus an der Hirnbasis bilden. Zudem wurde der Richtigkeit seiner Untersuchungsergebnisse teilweise von Wiechowski[1]) widersprochen.

Hill und Macleod[2]) maßen neben dem Druck im zentralen und peripheren Ende der Carotis auch die Volumänderungen des Gehirns während der Reizung der Halssympathici, bestätigten die Befunde Hürthles, fanden aber außerdem neben dem größeren Druckanstieg im peripheren Carotisende, der auf Verengerung der Hirngefäße deutet, eine Volumzunahme des Gehirns, die sich ihrer Ansicht nach durch Kontraktion der Hirngefäße nicht erklären läßt. Ihrer Meinung nach erklärt sich dies, sowie auch der Umstand, daß nur die Reizung des Sympathicus auf der Seite des Manometers wirksam ist, folgendermaßen.

Auf der Manometerseite war bekanntlich die Carotis externa vorher abgebunden worden, da dies durch die Methode Hürthles (siehe oben VII a) gefordert wird. Wird nun der Sympathicus derselben Seite gereizt, so kontrahieren sich die Gefäße des abgebundenen Gefäßsystems der Carotis externa, und dadurch soll das dort vorhandene Blut, dem kein anderer Weg bleibt, in die Venen gepreßt werden, dort den Druck erhöhen, diese Druckerhöhung soll sich dann durch Vermittlung der Jugularis interna bis in den Circulus an der Halsbasis fortpflanzen und dadurch gleichzeitig sowohl die vom Manometer angegebene Druckerhöhung dort herbeiführen, als auch die Volumzunahme des Gehirns.

Gegen diese Theorie stellen sich aber mancherlei Bedenken ein. Wie auch meine im vorhergehenden Abschnitt erörterten Versuche beweisen, hat die infolge der Halssympathicusreizung eintretende Kontraktion der Gefäße der äußeren Kopfteile durchaus keine Wirkung auf die Veränderung der Druckverhältnisse, und es ist höchst unwahrscheinlich, daß die geringe Menge des aus der Carotis externa ausgepreßten Blutes genügt, den Druck in so weitverzweigten Venengebieten zu erhöhen, wie es dabei nötig wäre.

---

1) Zit. oben S. 388.
2) Zit. oben.

Überdies hat Wiechowski[1]) Versuche darüber angestellt, indem er das Auspressen des Blutes aus der Carotis externa in die Venen in vergrößertem Maßstabe durch Injektionen von physiologischer Kochsalzlösung in die abgebundene Carotis externa ersetzte. Diese hatten aber nie eine Erhöhung des Druckes im Circulus zur Folge.

Im übrigen bestätigte auch Wiechowski den Befund Hürthles, daß nur Reizung des Halssympathicus auf der Seite des Manometers den Druck im Circulus erhöht, und auch er folgerte daraus die vasomotorische Unabhängigkeit beider Hirnhemisphären voneinander[2]).

Wenn man durch die Methode der Druckvergleichung in Circulus und Aorta nach Hürthle wirklich richtige Schlüsse auf das Verhalten der Hirngefäße während der Sympathicusreizung ziehen kann, so würde das Ergebnis aller dieser Versuche in der Tat darauf hindeuten, daß durch Reizung eines Halssympathicus immer nur die Gefäße der gleichseitigen Hirnhälfte beeinflußt werden, und die Gefäßgebiete beider Hemisphären in der Tat voneinander völlig unabhängig sind. Da diese Folgerung aber den anfangs dieses Abschnittes erwähnten Vorstellungen widersprechen würde, untersuchte ich diese Verhältnisse durch Beobachtung des gleichzeitigen Volumverhaltens jeder der beiden Hemisphären während der Sympathicusreizungen. Ein Nachteil der Methode Hürthles besteht darin, daß man damit bei jedem Versuche auch im besten Falle nur über das Verhalten der Gefäße einer Hemisphäre etwas erfahren und nicht das gleichzeitige Verhalten der Gefäße beider Hirnhälften beobachten kann. Zudem hat die gleichzeitige Anwendung zweier Hirnonkometer vor der Methode Hürthles den weiteren Vorzug, daß wir mit seiner Hilfe ganz genau erfahren, ob die Blutfülle der Hemisphären als Ganzes größer oder kleiner geworden ist, während man bei der Methode Hürthles darauf nur infolge der Druckänderungen im Circulus schließen kann. und daß dieser Schluß nicht immer richtig war, bewiesen meine im folgenden beschriebenen Versuche.

---

[1]) Zit. oben.
[2]) Zit. oben S. 389.

Ich stellte meine Versuche in der Weise an, daß ich in den Schädelknochen großer Katzen über jeder Hemisphäre je ein Hirnonkometer befestigte und dann die Sympathicusreizungen ausführte. Um die Hirnzirkulation zunächst nicht zu stören und

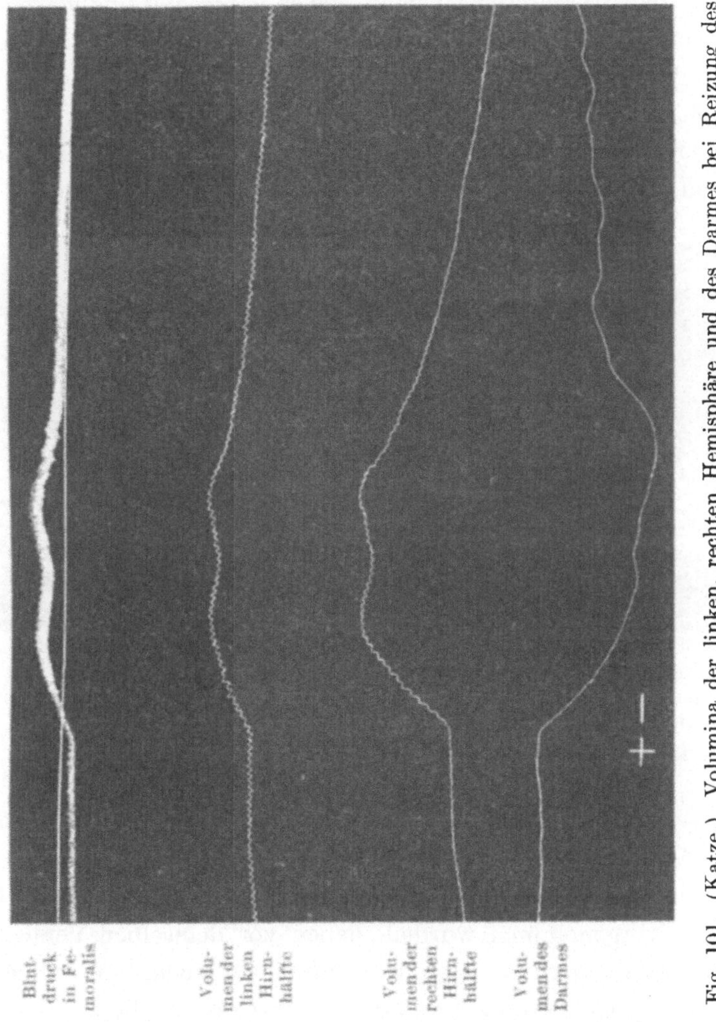

Fig. 101. (Katze.) Volumina der linken, rechten Hemisphäre und des Darmes bei Reizung des zentralen (Kopf-)Endes des Hals-Sympathicus von + bis —.

möglichst normale Verhältnisse am Kopf beizubehalten, wurde der Blutdruck dabei an der Arteria femoralis registriert.

In Fig. 101 ist das Ergebnis eines derartigen Versuches zu sehen, bei dem noch nebenbei die Volumkurve des Darmes auf-

genommen wurde, die aber hier nicht von Interesse ist. Man sieht
die Volumkurven beider Hemisphären völlig gleichsinnige Schwankungen infolge der Sympathicusreizungen machen; daß die Höhe
der Schwankungen anscheinend nicht völlig gleich ist, kommt daher,
daß die Registrierkapseln niemals gleichmäßig empfindlich sind.
Wenn man hier die Kapseln vertauschte, so war bei einer Wiederholung desselben Versuches der Kurvenausschlag der anderen
Hemisphäre ein größerer.

Indessen kann man bei diesem Versuche einwenden, daß
gleichzeitig durch die Sympathicusreizung eine starke Blutdruck-

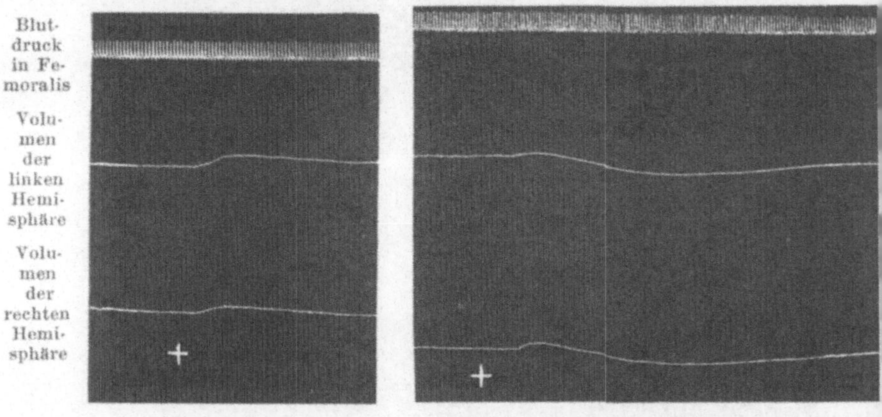

Fig. 102a.   Fig. 102b.

Volumina der beiden Hemisphären bei Reizung der beiden Halssympathici
nach vorheriger Durchschneidung des Halsmarks. Reizung jedesmal bei +.
a) bei Reizung des linken, b) bei Reizung des rechten Halssympathicus.

steigung herbeigeführt zu werden pflegt, wie auch in Fig. 101,
und die Volumzunahme des Hirns infolgedessen auch eine passive
sein könnte. Es seien daher noch weitere Kurven beigefügt, die
an Tieren vorgenommen wurden, denen vor demselben Versuche
das Halsmark durchschnitten war, und bei denen infolgedessen
jede gleichzeitige Veränderung des Blutdruckes ausblieb.

In Fig. 102a und 102b sind solche Kurven abgebildet, die beide
von demselben Tiere stammen. In 102a trat bei Reizung des
linken Halssympathicus die nach Durchschneidung des Halsmarks
häufigere (siehe Abschnitt VIIb) reine Volumzunahme des Hirns

auf, in 102b die seltnere Volumabnahme. Diese verschiedene Wirkung beider Sympathici ist ja nichts Ungewöhnliches (siehen oben VIIb). Diese Kurven wurden unter vielen ausgewählt, um beide Wirkungen hierbei zur Geltung kommen zu lassen. Der Blutdruck blieb völlig gleichmäßig, und man sieht deutlich, daß sich die Volumina beider Hemisphärcn, deren Dura mater, wie in allen Versuchen, natürlich vorher abgelöst war, völlig gleichmäßig verhalten, und zwar in allen Einzelheiten der Volumveränderung. Letztere läßt sich nur durch Veränderung des Kontraktionszustandes der Hirngefäße erklären.

Es geht aus diesen Versuchen, die oft wiederholt wurden, mit Sicherheit hervor, daß die Hirngefäße beider Hemisphären auch bei nur einseitiger Sympathicusreizung in völlig gleicher Weise reagieren. Es wurden auch Versuche angestellt, um dieselbe Untersuchung unter Verhältnissen anzustellen, die denen glichen, unter denen Hürthle und seine Nachfolger arbeiteten. Es wurde zu dem Zweck die eine Carotis unterbunden, wie ja auch bei Hürthle eine Carotis unwegsam geworden war (durch das Manometer). Aber auch dann verhielten sich die Volumina der Hirnhälften völlig gleichmäßig in ihren vom allgemeinen Blutdruck unabhängigen Veränderungen, und das sowohl bei Reizung des gleichseitigen, als des auf der Seite der noch wegsamen Carotis gelegenen Halssympathicus. Es ist nicht anders möglich, als daß ein Fehler in der Deutung der mit der Hürthleschen Methode gewonnenen Resultate steckt, insofern, als durch die im peripheren Carotisende gemessenen Druckänderungen kein Schluß auf das Verhalten der Hirngefäße als Ganzes gezogen werden kann, denn die Versuche mit den zwei Hirnonkometern sind einwandfrei und geben unter allen Umständen das wirkliche Verhalten der Gesamtheit der Hirngefäße einer jeden Hemisphäre wieder, und auf die kommt es uns hier allein an.

Wie die Resultate der Untersuchungen Hürthles zu erklären sind, kann hier nicht untersucht werden, es genüge die Feststellung, daß ihre Deutung, nach der sie die Unabhängigkeit der Gefäßgebiete beider Hemisphären voneinander bewiesen, unrichtig ist.

Leichter zu erklären wäre diese gleichmäßige Beeinflussung der Hirngefäße beider Hemisphären bei einseitiger Reizung des Sympathicus, wenn diese Reizung nicht direkt, sondern nur reflektorisch die Hirngefäße beeinflußte. Wir wissen aber aus den vorhergehenden Abschnitten, daß nur der Dilatationseffekt der Sympathicusreizung auf die Hirngefäße reflektorisch zustande kommt, nicht aber der constrictorische, dessen Erfolg wir auf Kurve 102 b sahen.

Die Folge der Kommunikation der Gefäße im Circulus Arteriosus kann dies gleichmäßige Volumverhalten beider Hemisphären bei einseitiger Sympathicusreizung nicht sein, denn einmal könnte die Volumänderung der anderen Hemisphäre dann nicht genau zu gleicher Zeit beginnen und ebenso groß sein wie die der gleichseitigen Hemisphäre, andererseits könnte aber eine auf eine Hemisphäre, oder doch in der Hauptsache auf eine Hemisphäre beschränkte Veränderung der Weite der Hirngefäße auf diese Weise immer nur die entgegengesetzte Wirkung im Volumverhalten der anderen Hemisphäre herbeiführen, indem z. B. bei Kontraktion der Gefäße einer Hemisphäre das Volumen der anderen passiv vermehrt werden würde. Es ist nicht anders möglich, als daß die Kommunikation der Gefäßnerven beider Seiten die Ursache des völlig gleichmäßigen Volumverhaltens beider Hemisphären bei einseitiger Sympathicusreizung ist. Da das Volumverhalten beider Hemisphären völlig gleichmäßig ist, niemals auch bei Volumabnahme das Volumen der gleichseitigen Hemisphäre stärker abnimmt, als das der dem gereizten Sympathicus gegenüberliegenden Seite, so muß der Austausch der physiologischen Wirkung der Erregung dieser Gefäßnerven des Gehirns von der einen Hemisphäre nach der anderen hin ein vollständiger sein.

Die Dilatationswirkung der Sympathicusreizung auf die Hirngefäße die, wir in Fig. 102 a sehen, ist reflektorischer Natur, wie wir früher gesehen haben, und ihre gleichmäßige Wirkung auf beide Hemisphären auch bei einseitiger Reizung ist daher verständlicher.

Anscheinend ist es also für die Funktion des Gehirns notwendig, daß die Blutversorgung beider Hemisphären nie unterbrochen wird und immer in für beide Seiten völlig gleichmäßiger Weise von statten geht. Für den ersten Zweck scheint besonders der Circulus arteriosus zu dienen, der es ermöglicht, daß beide Hemisphären auch noch dann ununterbrochen mit Blut versorgt werden, wenn eine Carotis unwegsam oder durch irgendeine Zufälligkeit, wie starke Bewegung des Halses, verengt wird. Für die Gleichmäßigkeit der Blutverteilung in beiden Hirnhälften scheint der eben erörterte Mechanismus des völligen Austausches der physiologischen Wirkung der Gefäßnerven der einen Hemisphäre mit denen der anderen zu sorgen, durch den es ermöglicht wird, daß äußere sensible Reize (die ja auch durch sympathische Fasern zum Gehirn geleitet werden), wenn sie an der einen Körperhälfte allein oder doch stärker einwirken als an der anderen, wie es meist im Leben der Fall sein wird, doch eine völlig gleichmäßige Wirkung auf die Schwankung der Blutfülle beider Hirnhemisphären haben. —

Wir kommen nun zu der letzten, aber nicht unwichtigsten Versuchsreihe dieser Untersuchungen am Tiere. Da in diesem Buche die Beziehungen der Schwankungen der Blutfülle der einzelnen Körperteile zu den gleichzeitigen psychischen Vorgängen untersucht werden sollen, und wir nach unseren physiologischen Erfahrungen den Entstehungsort der höheren psychischen Vorgänge in die Hirnrinde verlegen müssen, so mußte es von höchstem Interesse sein, zu erforschen, ob die elektrische Erregung der Hirnrinde selbst einen Einfluß auf das Verhalten der Hirngefäße hat, durch das wieder die Funktionsfähigkeit der Hirnrinde beeinflußt werden muß, da ja eine bessere Ernährung der Hirnrinde durch die Erweiterung ihrer Blutgefäße bewirkt wird.

Daß durch die Erregung bestimmter Teile der Hirnrinde die anderen Blutgefäße des Körpers beeinflußt werden, wurde schon im Abschnitt IV b ausführlich behandelt. Die infolge davon entstehende allgemeine Blutdrucksteigerung bildete für die im folgenden beschriebenen Versuche eine Schwierigkeit, da durch sie die aktive Veränderung der Hirngefäße überkompensiert oder verdeckt werden konnte. Deshalb stellte ich meine Versuche in dieser Richtung nur nach vorhergehender Durchschneidung des Halsmarks an, damit die Fortleitung der Erregung nach dem Rückenmark zu unterbrochen würde. Um ferner das Vasomotorenzentrum in der Medulla selbst außer Tätigkeit zu setzen, wurde die Medulla mit einem stumpfen Instrument gründlich zerstört, die zerquetschten Massen ausgeräumt und die Höhlung mit Watte ausgestopft. Bei diesen Versuchen wurde die Zerstörung so weit nach oben ausgedehnt, als es ohne Eröffnung des Schädels möglich war, und es ist unwahrscheinlich, daß dabei selbst der sensible Trigeminuskern der Schädigung entgangen ist.

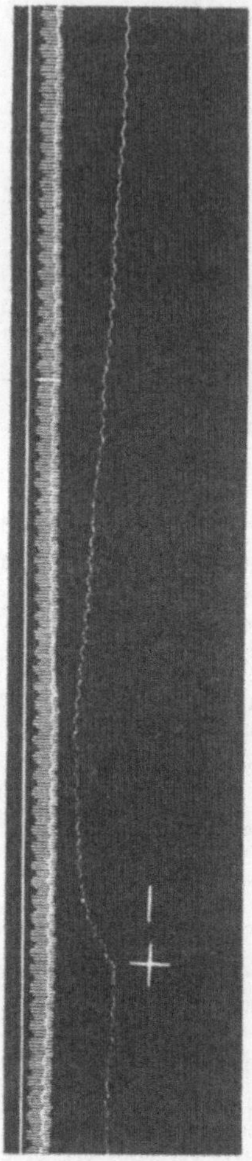

Nachdem das Tier dann jedesmal eine Infusion von Kochsalzlösung erhalten hatte, wurde das Hirnonkometer eingesetzt und außerdem mit einem kleineren Trepan noch ein zweites Trepanloch von ca. 1 cm Durchmesser an beliebiger Stelle über dem Großhirn angelegt. In diesem kleinen Trepanloche wurde die Dura entfernt und feststehende Reizelektroden wurden vorsichtig in Berührung mit der Hirnrinde gebracht. Dieses kleinere Trepanloch wurde bald in der Nähe, bald weiter entfernt von dem im Schädel festgeschraubten Hirnonkometer angelegt, bald über derselben Hemisphäre, über der das Onkometer eingeschraubt war, bald über der gegenüberliegenden. Bei demselben Tiere konnten mehrere Trepanlöcher zum Reizen benutzt werden, indem jedesmal das vorher benutzte mit Watte fest zugestopft wurde, damit nicht der Effekt einer Volumzunahme des Gehirns auf den volummessenden Apparat zu gering wurde, wenn das Hirn nach mehreren offenen Trepanlöchern zu ausweichen konnte.

Es zeigte sich dann, daß nach Schließung des Reizstromes oft

Fig. 103a. (Katze.) Reizung einer beliebigen Stelle der Hirnrinde derselben Hemisphäre, deren Volumen vom Onkometer registriert wird, nach vollständiger Zerstörung und Ausräumung der Medulla oblongata. Dauer der Reizung von + bis —. (Feststehende Elektroden.)

schon bei schwacher Stromstärke eine beträchtliche, allmählich eintretende und vergehende Volumzunahme des Hirns eintrat, wie sie
die Kurven 103a und 103b zeigen. Es wird aus diesen Kurven völlig
deutlich, daß diese Volumzunahme in keiner Weise vom Blutdruck
abhängt und nur durch eine aktive Dilatation der Hirngefäße zu
erklären ist. Wenn eine venöse Stauung solcher Größe vorläge,
würde auch an der Blutdruckkurve eine Steigung erkennbar sein,
aber im Gegenteil sehen wir in Kurve 103a den Blutdruck während
der starken Volumzunahme des Hirns etwas sinken, eben infolge
der außergewöhnlich starken Erweiterung aller Hirngefäße.

Daß es nämlich die Gefäße beider Hemisphären sind, die sich
infolge der einseitigen Reizung der Hirnrinde erweitern, geht

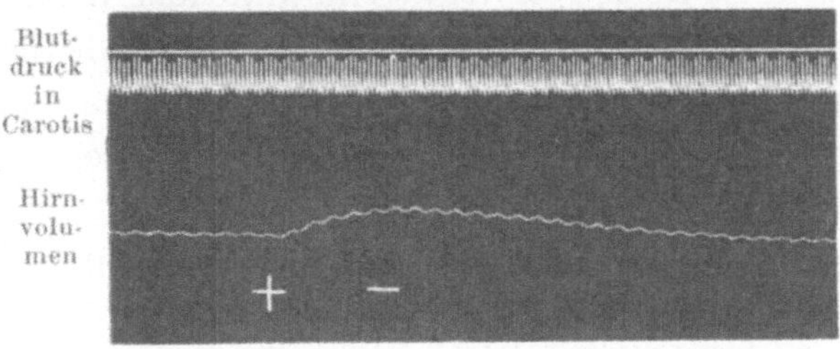

Fig. 103b. (Hund.) Reizung einer beliebigen Stelle der Hirnrinde auf der Hemisphäre, die der gegenüberliegt, deren Volumen vom Onkometer registriert wird,
gleichfalls nach völliger Zerstörung der Medulla. (Fesstehende Elektroden.)

daraus hervor, daß der Erfolg ebenso eintritt, wenn die Rinde der
gegenüberliegenden Hemisphäre gereizt ist, in die das Hirnonkometer nicht eingeschraubt ist. Diesen Erfolg zeigt Kurve 103b. In
dieser Kurve wurde deshalb die Abbildung einer kürzer dauernden
Volumzunahme des Hirns beigegeben, damit es deutlich wird, inwieweit die Dauer der Volumzunahme bei diesen Reizungen verschieden
sein kann. Die Volumzunahme war bei den meisten dieser Rindenreizungen nicht so bedeutend wie bei den Tieren, von denen die
Kurven 103a, b stammen, es muß aber berücksichtigt werden, daß
die Volumzunahme des Hirns bei diesen Versuchen immer in Wirklichkeit größer ist, als es auf den so gewonnenen Kurven den Anschein
hat, da das Gehirn zum Teil an der offenen zweiten Trepanöffnung
ausweichen kann, durch die hindurch die Reizung ausgeführt wird.

Wie bei den Reizungen der peripheren sensiblen Spinalnerven und des Rückenmarks (Abschnitt VII c), blieb auch hier bei manchen Tieren der Erfolg aus, oder verschwand nach einigen erfolgreichen Reizungen; das ist aber bedeutunglos gegenüber den zahlreichen Versuchen an Hunden und Katzen mit positivem Ergebnis, die bei derartigen Versuchen allein maßgebend sind. Auch hier ist offenbar der für den Reiz empfängliche Mechanismus ein sehr empfindlicher, der leicht geschädigt werden kann.

Immer war der Erfolg bei der Hirnrindenreizung nur der einer Gefäßerweiterung, wie es auch schon bei der Reizung des Halsmarks nach vorheriger Durchschneidung des Halsmarks unterhalb der Reizstelle der Fall gewesen war (Abschnitt VII c). Nur einmal wurde nach einer Reihe von dilatierend wirkenden Reizungen ganz geringe konstringierende Wirkung auf die Hirngefäße beobachtet, die vielleicht eine Ermüdungserscheinung war, wie ähnliche Erscheinungen am menschlichen Gehirn später in Abschnitt IX werden besprochen werden.

Ebenso wie es für den Reizerfolg ganz gleichgültig war, ob die Rinde derselben Hemisphäre gereizt wurde, auf der das Onkometer eingeschraubt war, oder die der gegenüberliegenden Hirnhälfte, so war es auch gleichgültig, welcher Punkt der Rinde, ob mehr nach vorn oder hinten gereizt wurde, und zwar genügten, wie erwähnt, oft schon sehr schwache Reizströme.

Bei Überlegungen über die Art des Zustandekommens dieser Reizwirkung der Hirnrinde auf die Hirngefäße ist zunächst das Vasomotorenzentrum in der Medulla ganz außer acht zu lassen, da dies vollkommen sicher bei allen Versuchen zerstört war. Zudem tritt die Beeinflussung des Blutdruckes über dieses Zentrum hinweg nur bei Reizung ganz begrenzter Hirnbezirke auf, der Erfolg der hier untersuchten Reizung aber trat bei Reizung jedes Punktes der Hirnrinde ein. Es lag nahe, daran zu denken, daß durch die Reizung eines Punktes der Hirnrinde die Gefäße in der Umgebung der Reizstelle vielleicht direkt, ohne Vermittlung irgendwelcher Gefäßnerven, beeinflußt werden, und daß sich diese Beeinflussung vielleicht noch weiter an die Umgebung ausbreiten kann.

Ein englischer Autor[1]) hat Photographien nach mikroskopischen Präparaten der Hirnrinde veröffentlicht, in denen man deutlich erkennen kann, daß scheinbar direkte Verbindungen zwischen den Ganglienzellen der Hirnrinde und den kleinen Rindengefäßen bestehen, so daß auch an eine Weiterleitung der Erregung auf diese Weise gedacht werden könnte. Man muß aber den Gedanken an eine derartige Möglichkeit vollkommen deshalb fallen lassen, weil ja auch eine Reizung der Rinde der gegenüberliegenden Hemisphäre genügt, um die Gefäße der anderen Hemisphäre zu erweitern, und eine Ausdehnung der Hirnrindenerregung von einer Hemisphäre zur anderen in diesem Sinne unmöglich ist. Da endlich sowohl auf der gereizten als der gegenüberliegenden Hemisphäre Volumzunahme eintritt, so kann auch nicht in Frage kommen, daß etwa die Kontraktion der Gefäße der einen Hemisphäre passiv eine Volumzunahme der anderen herbeiführen könnte, ganz abgesehen davon, daß dann auch die Blutdruckkurve steigen müßte.

Es ist nach alledem gar nicht anders möglich, als daß der Erfolg der Rindenreizung, die die Hirngefäße beider Hirnhälften völlig gleichmäßig beeinflußt, durch einen inneren Gehirnreflex zustande kommt. Da aber das Vasomotorenzentrum in der Medulla hierfür nicht in Frage kommen kann, da es zerstört ist, so muß dieser Reflex von einem anderen Vasomotorenzentrum, das speziell für die Hirngefäße vorhanden ist, vermittelt werden.

Hier treffen wir also zum dritten Male in unseren Untersuchungen auf die Forderung der Existenz eines besonderen Vasomotorenzentrums für die Hirngefäße, das hirnwärts von der Medulla gelegen sein muß. Zuerst war es die Volumzunahme des Hirns, die nach Ausschaltung aller sympathischen Fasern durch Nicotin und nach Zerstörung des Vasomotorenzentrums in der Medulla bei Reizung der Fasern des Halssympathicus vor dem Ganglion stellatum eintrat, und dann war es die Volumzunahme des Hirns, die bei Reizung des Halsmarks nach Durchschneidung des Marks unter der Reizstelle eintritt, während bei Reizung derselben Stelle sich alle vom all-

---

[1]) Hunter, On the presence of nerf fibres in the cerebral vessels. Journal of Physiol. **26**. 467. 1901.

gemeinen Vasomotorenzentrum abhängigen Gefäße nur kontrahieren. Die Annahme eines solchen Vasomotorenzentrums speziell für die Hirngefäße muß nach diesen drei übereinstimmenden Ergebnissen als gesichert erscheinen.

Auch die völlig gleiche Art des allmählichen Eintretens und Vergehens dieser Volumzunahme bei allen diesen drei verschiedenen Arten der Beeinflussung (siehe z. B. die Kurven 84, 85, 86b, 87), im Gegensatz zu der plötzlich auftretenden Volumzunahme des Hirns bei der sensiblen Reizung, die durch sympathische Fasern vermittelt wird (siehe die Kurven 91, 93, 94a), spricht dafür, daß der Erfolg dieser drei verschiedenen Arten der Beeinflussung durch reflektorische Beeinflussung desselben Vasomotorenzentrums für die Hirngefäße herbeigeführt wurde. Die mögliche Bedeutung dieser Erscheinungen wird später (im Abschnitt X c) erörtert werden. —

VIII. Die Änderungen der Blutfülle des menschlichen Gehirns bei den verschiedenen psychischen Vorgängen.

Schon im Altertum wurden die Hirnbewegungen beobachtet, und zwar sowohl an den Fontanellen der Neugeborenen, als an zufälligen Schädellücken Erwachsener und an Tieren, denen Teile des Schädelknochens abgetragen waren. Man kannte schon die Puls- und Atembewegung des Gehirns. Letztere erklärte Galen (geb. 131 n. Chr.) eigentümlicherweise damit, daß die eingeatmete Luft durch die Nase in die Gehirnkammern gelange und so das Gehirn aufblähe, aber schon 200 Jahre später lehrte Oribasius richtig, daß das Hirnvolumen nicht bei der Einatmung, sondern bei der Ausatmung zunehme und bei der Einatmung sich zusammenziehe.

Erst viel später wurden die Ansichten über diese Verhältnisse klarer und hauptsächlich von Haller wurde im 18. Jahrhundert die Ursache dieser Volumzunahme des Gehirns in der Rückstauung des venösen Blutes während der Exspiration und die der Volumabnahme in der Erleichterung des Abflusses während der Inspiration gefunden. Ungefähr gleichzeitig wurde auch die Cerebrospinalflüssigkeit von Crotugno entdeckt, der auch die Identität dieser Flüssigkeit in Hirn und Rückenmark nachwies.

Einen großen Schritt vorwärts tat dann Ravina 1811, der zuerst von allen Experimentatoren eine Röhre luftdicht in einem runden Loch im Schädel des lebenden Tieres befestigte und diese Röhre mit Wasser füllte, so daß er an dem Steigen und Fallen der Wasseroberfläche die Bewegungen des Gehirns erkennen konnte. Salathé, ein Schüler Mareys, registrierte zuerst die Bewegungen dieses Wasserspiegels mit Hilfe einer Registrierkapsel auf einer rotierenden Trommel und gewann die erste Kurve der Veränderungen des Hirnvolumens.

Wie schon oben (Abschnitt IIh, VIa) erwähnt wurde, sind die hydrostatischen Verhältnisse innerhalb des Schädels insofern eigentümliche, als der Schädel eine als unnachgiebig anzusehende Kapsel darstellt, die dauernd vollkommen von Flüssigkeit und der als inkompressibel erkannten Gehirnsubstanz ausgefüllt ist.

Da die Flüssigkeitsmenge innerhalb des Schädels also immer die gleiche sein muß, kam man früher zu der Annahme, daß auch die Blutmenge innerhalb des Schädels die gleiche sein müsse und zu manchen anderen irrtümlichen Anschauungen, auf die hier nicht näher eingegangen werden kann. Es genüge die Angabe, daß es jetzt feststeht, daß bei Zunahme der Blutfülle des Gehirns bei geschlossenem Schädel eine entsprechende Menge Cerebrospinalflüssigkeit aus den Hirnhöhlungen nach dem Rückenmark zu entweicht.

Daß die Eröffnung des Schädels für die Untersuchung der vasomotorischen Veränderungen an den Hirngefäßen bei bestimmten Einwirkungen die Verhältnisse nur insofern ändert, daß die vasomotorischen Erscheinungen oft etwas deutlicher hervortreten, da bei einer Zunahme der Blutfülle des Gehirns dann nicht mehr die Lymphflüssigkeit verdrängt zu werden braucht, wurde schon früher erwähnt.

Bezüglich der Technik der Volummessung des Gehirns am Menschen sei auf Abschnitt IIh verwiesen.

Auch bei den Untersuchungen der Volumveränderungen des Gehirns war A. Mosso[1]) der erste, der Schwankungen der Volumkurve entdeckte, die nicht vom Herzschlag oder von der Atmung abhängig waren, sondern in festen Beziehungen zu dem Eintreten bestimmter psychischer Vorgänge standen.

Wie schon bei der Besprechung der Untersuchungen Mossos über die Schwankungen des Armvolums bei psychischen Vorgängen (Abschnitt IIIa) erwähnt wurde, bestanden die Versuche Mossos zur Herbeiführung eines psychischen Vorganges fast ausschließlich in der Erregung einer gesteigerten Aufmerksamkeit, sei es durch Anreden, Anrufen oder Erwecken der Versuchsperson

---

1) Mosso, zit. oben. Besonders: Der Kreislauf des Blutes im Gehirn. Leipzig 1881

aus Schlaf, oder durch die Aufforderung, eine bestimmte psychische Arbeit zu leisten.

Mosso fand dabei eine oft beträchtliche Zunahme der Blutfülle des Gehirns und eine aktive Erweiterung der Gefäße der Hirnrinde, die sich in starker Vergrößerung der einzelnen Volumpulse äußerte.

Auch beim Erwecken aus Schlaf, das aber, wohlgemerkt, bei Mosso meist durch sehr kräftige Reize, wie durch Anrufen, herbeigeführt wurde, fand er dieselbe Erscheinung.

Bezüglich der Volumänderungen des Gehirns beim Eintreten des Schlafs kam Mosso zu keinen sicheren Ergebnissen, dagegen stellte er fest, daß während des Schlafs oft starke und anscheinend regellose Volumschwankungen des Gehirns auftreten, von denen er glaubte, daß sie zu Träumen oder unbewußten psychischen Vorgängen in Beziehung stehen.

Schon aus den Kurven Mossos, die gleichzeitig vom Arm und Gehirnvolumen gewonnen wurden, ergibt es sich, daß beide Kurven in den Einzelheiten ihrer Schwankungen sich weder direkt, noch in der Weise entsprechen. daß auf der gleichzeitig aufgenommenen Kurve des Hirnvolums immer die entgegengesetzten Schwankungen auftreten, wie an der des Armvolums. Von Mosso wurde aber diese wichtige Erscheinung anscheinend nur wenig beachtet.

Mossos Untersuchungsergebnisse über den Einfluß solcher äußerer Reize auf die Schwankungen des Hirnvolums, die nicht zum Bewußtsein vordringen, wird am Ende des Abschnittes im Zusammenhang mit ähnlichen Beobachtungen anderer Autoren behandelt werden.

Es sei hier erwähnt, daß Mosso auch Messungen der Temperaturschwankungen[1]) innerhalb des menschlichen Gehirns ausgeführt hat, nachdem er bei einer geeigneten Schädel- und Hirnwunde ein empfindliches Thermometer 5 cm tief in die Wunde eingeführt hatte.

Diese Methode scheint aber eine höchst unsichere zu sein, denn meist sind die Temperaturänderungen äußerst gering (bei

---

[1]) Mosso, Die Temperatur des Gehirns. Leipzig 1894.

psychischer Arbeit der Versuchsperson waren gar keine Änderungen der Temperatur bemerkbar), und wenn selbst stärkere Temperaturunterschiede dabei gefunden werden, so kann man nie erkennen, ob die Temperaturerhöhung von einer Steigerung der chemischen Prozesse im Gehirn herbeigeführt wurde, oder von einer Zunahme der Blutfülle der Umgebung des Thermometers, der einer Abkühlung von außen nicht völlig entzogen ist.

Besonders aber ist es bei allen Untersuchungen über das Verhalten des Gehirns bei der Herbeiführung bestimmter psychischer Vorgänge unbedingt notwendig, daß man nur Personen benutzt, deren Gehirn relativ gesund ist, und daß dieses Gehirn während der Versuche in keiner Weise mechanisch durch die Apparate alteriert wird.

Man darf also nur solche Personen benutzen, deren Wunde am Schädel völlig vernarbt ist, obwohl man natürlich an der Stelle des Knochendefektes die Pulsationen des Gehirns unter der Haut deutlich fühlen muß. Auch dürfen die Apparate, nachdem sie angelegt sind, in keiner Weise auf die pulsierende Stelle des Schädels drücken. Außerdem muß natürlich ganz besonders beachtet werden, ob die Funktion des zu untersuchenden Gehirns noch eine normale ist oder ob sie etwa durch den Schaden, der zu dem Schädeldefekt geführt hat, gelitten hat.

Diese Vorschriften sind von allen Experimentatoren beachtet worden, auch von Mosso bei den Volummessungen, deren Resultate oben besprochen wurden.

Bei seinen Temperaturmessungen lag aber nicht nur eine tiefe offene Wunde des Gehirns vor, aus der Liquor abfloß, sondern es fand bei jedem Versuch auch noch eine starke mechanische Reizung durch das tiefe Einführen des Thermometers ins Gehirn statt.

Zum mindesten sind die Ergebnisse einer solchen Untersuchung nicht für die Beurteilung der Verhältnisse am normalen Menschen maßgebend. Es soll daher hier gar nicht auf die Resultate dieser Untersuchungen eingegangen werden, ebensowenig wie auf die von andrer Seite unternommenen Versuche, die Temperaturänderungen des Gehirns am intakten Menschen durch Messungen an der Außenseite des Schädels zu beobachten!

Die bemerkenswertesten Untersuchungen aus neuester Zeit über die Änderungen des Hirnvolums bei psychischen Vorgängen sind die von H. Berger[1]).

Berger bestätigte zunächst den Befund Mossos, daß bei willkürlicher Konzentration der Aufmerksamkeit auf eine geistige Arbeit das Hirnvolumen unter Vergrößerung der Volumpulse zunimmt, also eine aktive Gefäßerweiterung im Gehirn eintritt (siehe auch meine im folgenden Abschnitt abgebildete Kurve 112). Bei längerer Dauer der psychischen Arbeit treten nach Berger verschiedene Schwankungen des Hirnvolums ein, wobei aber immer die Volumpulse vergrößert bleiben.

Daneben stellte Berger besonders auch Versuche über die Einwirkung stark unlust- und lustbetonter Reize an, was Mosso unterlassen hatte. An den äußeren Körpergefäßen wurde, wie im Abschnitt III a erörtert, bei Unlust aktive Gefäßkontraktion unter Volumabnahme der äußeren Körperteile festgestellt.

Auffallenderweise gibt Berger an, bei Unlust neben einer Verkleinerung der Volumpulse eine Volumzunahme des Gehirns und bei Lust das Gegenteil gefunden zu haben.

Wir würden hier also zum erstenmal einen gewissen Gegensatz zwischen dem Verhalten der Gefäße der Hirnrinde, von denen die Größe der Volumpulse abhängen muß, und dem der anderen Gefäße der Hauptmasse des Gehirns finden. Bei den anderen am Gehirn beobachteten Veränderungen entsprach einer Vergrößerung der Volumpulse auch immer eine Volumzunahme des Gehirns, wie bei geistiger Arbeit und auch bei der elektrischen Reizung der Hirnrinde des Tieres bei zerstörter Medulla (Abschnitt VII e) war dies der Fall.

Die Kurven, die Berger über dieses auffällige Resultat beigibt, sind aber nicht völlig überzeugend, denn Volumänderungen des Gehirns sind darauf kaum sichtbar, und ich stellte deshalb eine Reihe eigener Versuche über diese Verhältnisse an.

Es handelte sich um einen Patienten, der einen völlig vernarbten Schädeldefekt von der Größe eines Markstücks über dem seit-

[1]) Berger. Körperliche Äußerungen psychischer Zustände. Bd. 1, II. Jena 1904, 1907.

lichen Stirnhirn hatte, und der geistig intakt erschien. Es wurden zahlreiche Versuche an ihm in der Weise vorgenommen, daß ihm eine Lösung einer schlecht schmeckenden Substanz eingegeben wurde, während sein Kopf durch einen Befestigungsapparat immer in gleicher Lage erhalten wurde. Es wurde das Hirnvolumen und gleichzeitig das Armvolumen aufgenommen, meist auch die Atmungskurve, die aber bei der langen Dauer der Wirkungen, die beobachtet wurden, keine große Bedeutung hatte.

In Fig. 104 sind die Resultate eines derartigen Versuches abgebildet. Ein Fehler ließ indessen sich bei diesen Versuchen nicht

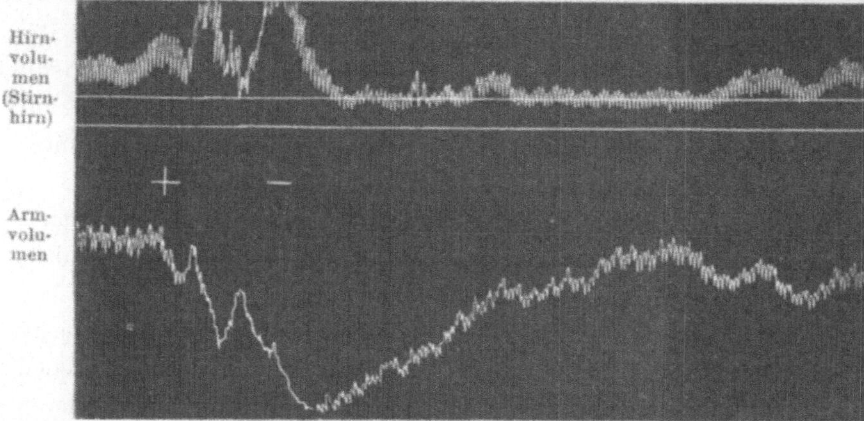

Fig. 104. Von + bis — nahm und verschluckte die Versuchsperson eine schlechtschmeckende Substanz. (Kopf dabei festgestellt.)

vermeiden; es traten nämlich jedesmal während des Eingebens der Flüssigkeit in den Mund und während des Hinunterschluckens Bewegungen der Temporalmuskeln ein, die Verunstaltungen der Volumkurven bewirkten, ohne daß aber die ziemlich festsitzende Kapsel ihre Lage über dem Schädeldefekt dabei veränderte.

Dies wurde auch dadurch bewiesen, daß die Kurve des Hirnvolums nach Aufhören der Wirkung der Bewegungen der Kopfmuskeln und der des Unlustgefühls immer wieder zu der anfänglichen Höhe zurückkehrte.

In Fig. 104 dauerten die Bewegungen der Kopfmuskel infolge des Einnehmens und Verschluckens vom Zeichen + bis —.

Die unten befindliche Volumkurve des Armes sinkt stark in bekannter Weise nach + und beginnt bald nach — allmählich wieder anzusteigen. In der Volumkurve des Hirns treten in der Zeit von + bis — starke, ungleichmäßige Erhebungen auf, die von der Bewegung der Temporalmuskel herrühren, obwohl nicht mit Sicherheit behauptet werden kann, daß nicht dadurch vielleicht eine kurz dauernde aktive Volumzunahme des Gehirns verdeckt wurde.

Jedenfalls sehen wir nach Aufhören der Bewegungen der Kopfmuskel bei Zeichen — die Volumkurve des Gehirns beträchtlich unter ihr anfängliches Niveau sinken und dort so lange unter deutlicher Verkleinerung der Volumpulse verharren, daß diese Volumverminderung des Gehirns unter Kontraktion der Hirnrindengefäße als die eigentliche Wirkung des Unlustgefühls klar hervortritt.

Erst gegen Ende der Figur sehen wir die Volumkurve des Hirns unter gleichzeitiger Vergrößerung der Volumpulse bis zur normalen Höhe wieder ansteigen und erhalten dadurch die Gewißheit, daß die vorhergehende Volumabnahme nicht durch Verschiebung der Kapsel infolge der Bewegungen der Kopfmuskel, sondern von einer Gefäßkontraktion im Gehirn herbeigeführt war.

Dasselbe Resultat ist auch aus den Fig. 105 und 106 zu erkennen.

In Fig. 105 ist die Volumabnahme des Hirns, die nach Aufhören der Bewegungen der Kopfmuskeln hervortritt, besonders tief, und trotzdem kehrt am Schlusse die Volumkurve völlig zu ihrer anfänglichen Höhe zurück.

In Fig. 106, auf der auch die gleichzeitige Volumabnahme des Armes abgebildet ist, dauerte die Volumabnahme des Gehirns infolge des hier längere Zeit nachwirkenden Unlustgefühls ganz besonders lange. Erst am Ende der Figur sehen wir allmählich das Wiederansteigen der Kurve des Hirnvolums beginnen und erst einige Zeit später (nicht mehr abgebildet) erreicht die Kurve wieder ihr anfängliches Niveau, aber sie erreichte es vollkommen wieder.

Aus diesen und anderen Versuchen geht deutlich hervor, daß die Hauptwirkung des Unlustgefühls in jedem Falle eine starke,

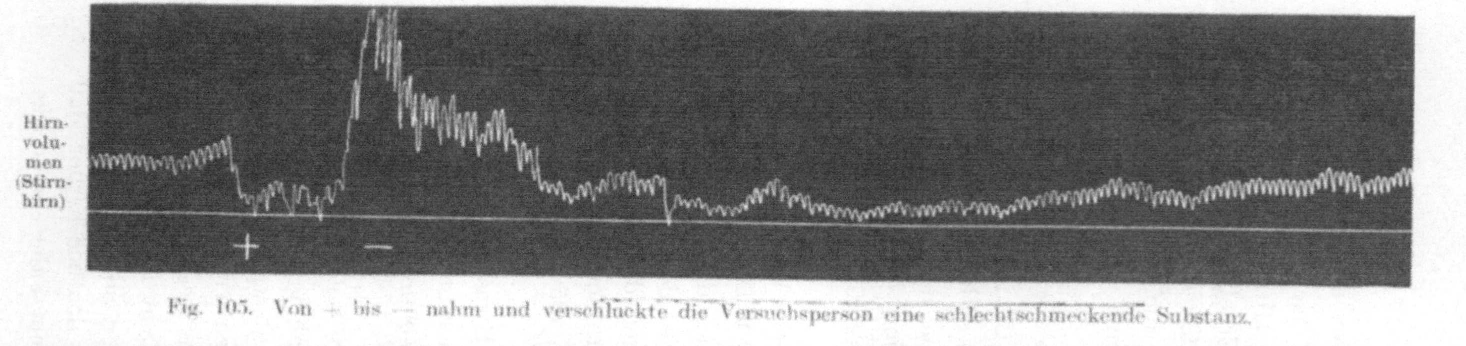

Fig. 105. Von + bis — nahm und verschluckte die Versuchsperson eine schlechtschmeckende Substanz.

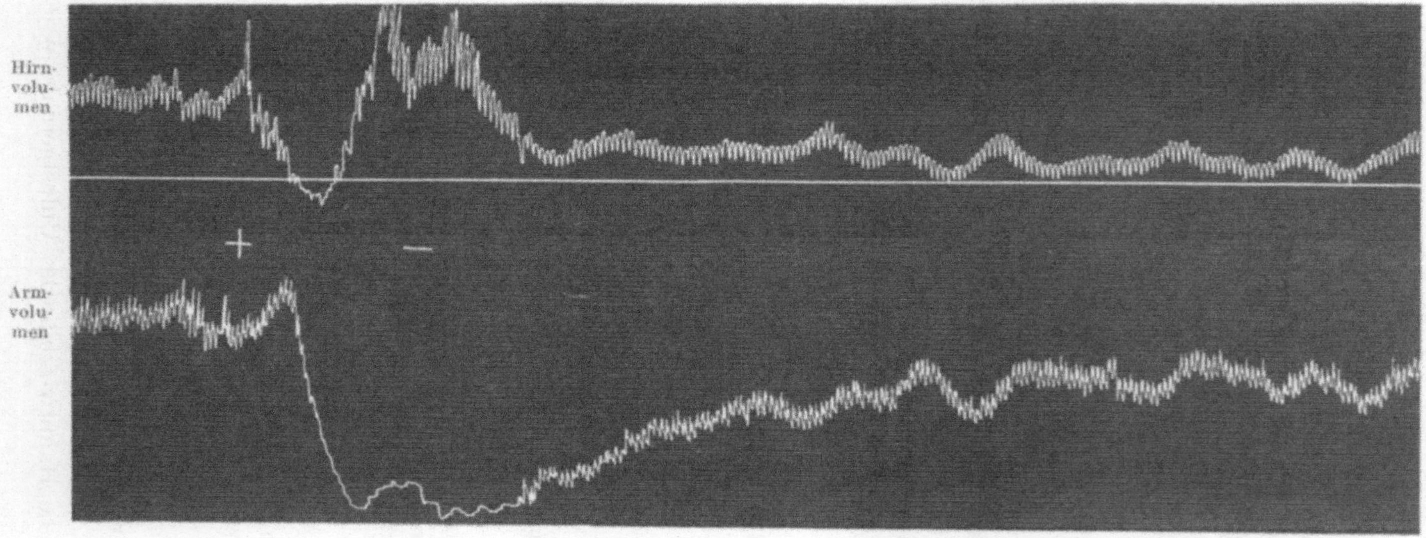

Fig. 106. Von + bis — nahm und verschluckte die Versuchsperson eine schlechtschmeckende Substanz.

bisweilen längere Zeit dauernde Abnahme des Hirnvolumens neben der Kontraktion der Rindengefäße ist, daß also die Angabe Bergers von einer neben der Kontraktion der Rindengefäße einhergehenden Volumzunahme des Hirnvolums unrichtig ist. Diese Angabe war ja auch durch die publizierten Kurven Bergers nur ungenügend belegt.

Ich stellte keine Versuche über das Verhalten des Hirnvolumens bei Lustgefühlen an, es ist aber im höchsten Grade wahrscheinlich, daß sich die Hirngefäße dann im umgekehrten Sinne verändern werden, wie bei Unlustgefühlen (wie das ja auch an den übrigen Gefäßen des Körpers der Fall ist), und daß also auch bei Lustgefühlen die Erweiterung der Rindengefäße nicht von Volumabnahme, sondern von Volumzunahme begleitet sein wird.

Im Anschluß an diese Versuche sei mit einigen Worten an die aus bestimmten Gründen schon früher erwähnten Versuche über den Einfluß der Entstehung von Bewegungsvorstellungen auf das Hirnvolumen erinnert (Abschnitt V).

Es war dabei festgestellt worden, daß das Hirnvolumen des Menschen zunimmt, ebenso wie das Hirnvolumen des Tieres bei der entsprechenden Reizung der motorischen Rindenzone zunahm (Abschnitt IV b).

Da ich an anderer Stelle feststellte (VII e), daß bei jeder Hirnrindenreizung sämtliche Rindengefäße des Großhirns sich aktiv erweitern, so würde man von dieser Volumzunahme des menschlichen Hirns bei der Entstehung von Bewegungsvorstellungen annehmen dürfen, wenn man die aus manchen Gründen wahrscheinliche Parallelität dieses Vorganges mit dem entsprechenden Tierversuch aufrecht erhält, daß sie nur teilweise passiv infolge der gleichzeitigen Blutdrucksteigerung eintritt, teilweise aber auch durch aktive Erweiterung der Hirngefäße bewirkt wird.

Wir wenden uns nun wieder zu den Untersuchungen Bergers.

Über die Veränderungen des Hirnvolums beim Eintreten und Aufhören des Schlafes stellte Berger nur wenige Versuche an und sprach sich zwar nicht gegen die später zu erwähnenden Ergebnisse der ausführlicheren Untersuchungen Brodmanns aus, glaubte aber, daß nicht notwendigerweise eine Differenz der Gehirnkurve im tiefen Schlaf und im Wachzustande bestehen müsse.

Seine Beobachtungen über den Einfluß unbewußter Reize werden später erörtert.

Wie schon an den Kurven Mossos und denen Brodmanns (siehe später), trat auch bei denen Bergers es häufig hervor, daß die Volumschwankungen an Arm und Gehirn, die nicht vom Puls oder von der Atmung herrühren und das Eintreten bestimmter psychischer Vorgänge begleiten, durchaus nicht immer einander entsprechen, und auch nicht immer einander entgegengesetzt sind, also eine gewisse Unabhängigkeit voneinander zeigen.

Im Gegensatz zu Mosso fand Berger (wie vorher schon Brodmann) diese Erscheinung höchst beachtenswert und folgert daraus, daß sie ein Argument gegen die Ansicht Lehmanns und anderer Autoren sei, nach der die Volumänderungen am Arme Zeichen für das Eintreten psychischer Vorgänge darstellen[1]). Über die Unrichtigkeit dieser Folgerung Bergers wird später in Abschnitt X gesprochen werden.

Von großem Interesse war die weitere Feststellung Bergers, daß alle die von ihm beobachteten Veränderungen an den Hirngefäßen bei psychischen Vorgängen nur dann erkennbar waren, wenn der Schädeldefekt, an dem das Hirnvolumen gemessen wurde, über dem Großhirn lag, gleichgültig an welcher Stelle, aber nicht in einem Falle, an dem der Defekt über dem Kleinhirn lag. Es scheint daraus hervorzugehen, daß alle bei psychischen Vorgängen beobachteten selbständigen Veränderungen der Hirngefäße sich nur auf die des Großhirns beschränken.

Die wertvollste Untersuchung Bergers ist aber die, durch die er das Zusammenfallen der kleineren, spontan auftretenden Wellen der Kurve des Hirnvolumens bei psychischer Tätigkeit mit den Schwankungen des Aufmerksamkeitszustandes der Versuchsperson nachwies.

---

[1]) Berger, zit. oben. I. S. 74.

Berger bediente sich dabei des Verfahrens von Zoneff[1]), nach dem die Schwankungen der Aufmerksamkeit der Versuchsperson selbsttätig neben den anderen Kurven registriert werden.

Nach dieser Methode muß die Versuchsperson das Ende eines feinen Drahtes auf einem dünnen Kupferstreifen, der in einer Ebonitplatte eingelegt ist, mit größter Aufmerksamkeit langsam entlang ziehen. Der Kupferstreifen und der in der Hand gehaltene Draht bilden die beiden Pole eines elektrischen Stromes, der den Zeitmarkierer (einen kleinen Elektromagneten) an der Registriertrommel in Bewegung setzt und so lange geschlossen ist, als der Draht den Kupferstreifen berührt. Sobald nun die Konzentration der Aufmerksamkeit der Versuchsperson auf ihre Tätigkeit etwas nachläßt, weicht der Draht von dem dünnen Kupferstreifen ab, der elektrische Strom wird unterbrochen, und der Zeitmarkierer zeigt an der Registriertrommel dieses Nachlassen der Aufmerksamkeit an.

Eine andere, noch empfindlichere Methode ist die, daß eine an einem Gestell festgeschraubte Stahlfeder durch einen Draht mit einer elektrischen Batterie verbunden wird und von dieser Batterie über den Zeitmarkierer ein dünner Draht abgeleitet wird. Die Versuchsperson muß das Ende dieses Drahtes, das durch die Öse der Stahlfeder hindurchgesteckt ist, dauernd so halten, daß der Draht die Stahlfeder selbst nicht berührt.

Schon bei sehr geringen Schwankungen der Hand verläßt der Draht die Mitte der Öse, berührt die Feder, und der elektrische Strom wird geschlossen, was der Zeitmarkierer an der Registriertrommel verzeichnet.

Vorzugsweise verwendete Berger die erstere Methode und nahm gleichzeitig Volumkurven des Gehirns auf, oder maß die Schwankungen der Pulsverspätung in Carotis.

Das Ergebnis war die Feststellung, daß die kleineren spontanen Wellen der Hirnkurve bei dieser psychischen Tätigkeit, die nicht vom Puls und von der Atmung abhängen, den Schwankungen der Aufmerksamkeit entsprechen, so daß immer ein Wellental, also eine

---

[1]) Zoneff u. Meumann, Über Begleiterscheinungen psychischer Vorgänge in Atmung und Puls. Wundt, philos. Studien. 1903. S. 45.

geringere Blutversorgung der Hirnrinde, einem Nachlassen der Aufmerksamkeit entspricht.

Obgleich es nicht eigentlich in diesen Abschnitt gehört, seien doch hier, im Zusammenhang mit obigen Untersuchungen Bergers die Untersuchungen Slaughters[1]) erwähnt. Das Nachlassen der Aufmerksamkeit wurde dabei an gewissen optischen Erscheinungen (Massonsche Scheibe) erkannt, und der Fehler der Methode bestand darin, daß die Versuchsperson das Eintreten dieser optischen Erscheinung, also das Eintreten des Nachlassens der Aufmerksamkeit, selbst markieren, also zu diesem Zwecke eine neue Tätigkeit vornehmen mußte.

Nach Slaughter fiel das Nachlassen der Aufmerksamkeit immer mit einem Wellental der Volumkurve des Fingers zusammen, es würde dies also ein vollständig paralleles Verhalten der Blutgefäße der äußeren Körperteile und der des Gehirns bedeuten. Nun ist bekanntlich immer gefunden worden, daß bei gesteigerter Aufmerksamkeit die äußeren Blutgefäße sich umgekehrt verhalten, wie die des Gehirns, so daß fast alle Autoren zu der Annahme kamen, daß durch die Kontraktion der äußeren Gefäße dabei das Blut zum Gehirn verschoben wurde und dort die Volumzunahme herbeiführte.

Die Ergebnisse Slaughters müssen daher wohl unrichtig sein, und Berger bemerkt sehr richtig, daß der Fehler sicherlich in der Versuchsanordnung liegt, denn da die Versuchsperson jedesma' den Zeitpunkt des Nachlassens der Aufmerksamkeit selbst markieren muß, tritt als Begleiterscheinung der Steigerung der Aufmerksamkeit, die mit der Ausführung der Arbeit des Markierens verbunden ist, natürlich jedesmal eine geringe Volumsenkung des Fingers ein, die dann Slaughter fälschlich auf das vorhergehende Nachlassen der Aufmerksamkeit bezogen hat.

Außer der Methode der Volummessung des Gehirns ist von Berger, und vorher auch schon von A. Lehmann, die Methode der Registrierung der Schwankungen der Pulsverspätung für die

---

1) Slaughter, The fluctuation of the attention. Americ. Journ. of Psychol. 1900 Vol. XII.

Beobachtung des Verhaltens der Hirngefäße bei den verschiedenen psychischen Vorgängen angewendet worden.

Die Ergebnisse der Untersuchungen Bergers mit Messung des Hirnvolums wurden von beiden Autoren mit dieser anderen Methode im allgemeinen bestätigt. Bei Unlust und Lust konnte natürlich nur eine Erscheinung auf diese Weise zur Beobachtung kommen, und zwar war das bei Unlust die Kontraktion und bei Lust die Erweiterung der Rindengefäße. Die nach Berger die Kontraktion der Rindengefäße bei Unlust begleitende eigentümliche Volumzunahme des ganzen Gehirns kam dabei nicht mit zur Beobachtung. (Wie ich durch die Kurven 104, 105, 106 zeigte, war ja diese Angabe Bergers auch unrichtig.)

Eine Beweiskraft von völliger Sicherheit ist allerdings den mit der Methode der Messung der Pulsverspätung für das Verhalten der Hirngefäße gewonnenen Folgerungen keineswegs zuzusprechen, wie ich das oben in Abschnitt II h S. 72ff. ausführlich erörtert habe, auf den hier verwiesen sei.

Es sei hier nur daran erinnert, daß jede Veränderung im Gefäßgebiet der Carotis externa, die unter anderem auch die äußeren Teile des Kopfes versorgt, den Druck in der gemessenen Carotis verändern kann, ohne daß an den Hirngefäßen die geringsten Veränderungen vorgegangen zu sein brauchen, und daß sehr häufig, wie oben gezeigt wurde, die Gefäße der äußeren Kopfteile sich in ganz anderem Sinne verändern, wie die Hirngefäße. Dieser Fehler könnte nur durch gleichzeitige Registrierung des Ohrvolums ausgeschaltet werden, was aber weder Lehmann noch Berger getan haben.

Die ausführlichsten und sorgfältigsten Untersuchungen über das Verhalten der Hirngefäße beim Einschlafen, beim Erwachen und während des Schlafes, sind die von K. Brodmann[1]), durch die festgestellt wurde, daß neben der Volumzunahme des Armes beim Eintreten des Schlafes auch das Volumen des Gehirns zunimmt, und daß diese Erscheinungen bei ruhigem Erwachen wieder zurückgehen.

---

1) K. Brodmann, Plethysmographische Studien am Menschen. I. Teil. Untersuchungen über das Volumen des Gehirns und Vorderarmes im Schlafe. Journ. f. Psychol. u. Neurol. 1902. 1, Heft 1 u. 2.

Die Volumzunahme des Gehirns bei Eintreten des Schlafes wurde neuerdings von Shepard[1]) bestätigt und war auch schon von Mosso bisweilen festgestellt worden.

Wichtig ist auch die Feststellung Brodmanns, daß es ein großer Unterschied für die Beobachtung des Zurückgehens der vasomotorischen Erscheinungen, die das Eintreten des Schlafes begleiteten, ist, ob das Erwachen aus dem Schlafe spontan oder nur infolge sanfter Reize erfolgt, oder durch starke Reize, wie durch Anrufen der Versuchsperson herbeigeführt wird.

Wie schon a priori anzunehmen war, beobachtet man bei Erwecken der Versuchsperson durch kräftige Reize nicht nur die Erscheinungen, die das Aufhören des Schlafes begleiten, sondern gleichzeitig die, die einer starken Steigerung der Aufmerksamkeit entsprechen, oder die ein Erschrecken begleiten.

Da einer Steigerung der Aufmerksamkeit eine Volumzunahme des Gehirnes entspricht, so ist es erklärlich, daß bei genügender Stärke des Reizes die normale Abnahme des Hirnvolums beim Erwachen durch die infolge des Reizes entstehende Volumzunahme völlig verdeckt oder sogar überkompensiert werden kann.

Dazu kommt noch, daß die Volumzunahme des Hirns oft nicht sehr bedeutend ist, und aus allen diesen Gründen sind die Mißerfolge mancher anderen Experimentatoren in dieser Beziehung wohl zu erklären.

Interessant ist die Beobachtung Brodmanns, daß die regelmäßigen vasomotorischen Erscheinungen nur beim natürlichen Schlaf, nicht aber be m künstlichen zu beobachten sind.

Als erstem fiel es Brodmann auf, daß zwischen den Schwankungen der Volumkurven des Gehirns und des Armes weder Parallelität noch Antagonismus besteht, und er ist daher geneigt, eine gewisse Selbständigkeit im Verhalten der Hirngefäße anzunehmen. Endlich fand auch er, wie die anderen Autoren, während des Schlafes bisweilen starke, anscheinend spontane Schwankungen des Hirnvolums, die aber in anderen Fällen auch vollständig fehlen konnten.

---

   [1]) Shepard (Proc. Am. Physiol. Soc. 21. an. meeting), zit. nach Coleman.

Es sei nun noch auf die Beobachtungen der verschiedenen Autoren darüber eingegangen, ob äußere Reize, die nicht bis zum Bewußtsein vordringen, trotzdem Volumänderungen am Gehirn herbeiführen können, oder nicht.

Soweit diese Frage auf die Volumschwankungen an den äußeren Körperteilen Bezug hatte, wurde sie schon oben am Ende des Abschnittes IIIa erörtert. Wie erinnerlich, hatte Lehmann den Satz aufgestellt, daß ein äußerer Reiz nur dann Volumschwankungen herbeiführen könne, wenn er bis zum Bewußtsein durchdringe, und er stützte sich dabei auf die Versuche, daß beim Vorhandensein von Hypnose oder Narkose kein derartiger Effekt eintrat, und daß bei sehr starker Ablenkung der Aufmerksamkeit z. B. durch psychische Arbeit ein dann zugefügter Schmerzreiz nicht empfunden wurde und dann auch keine, oder nur geringe Veränderungen des Armvolums zur Folge hatte. Endlich hatte auch die hypnotische Suggestion eines angenehmen Geschmackes stärkere Wirkung als die wirkliche gleichzeitige Gabe eines schlecht schmeckenden Stoffes.

Dagegen hatte ich angeführt. daß derartige Versuche in Narkose oder Hypnose bedeutungslos seien, da sehr wohl bei solchen Zuständen auch unbewußte psychische Vorgänge unmöglich werden könnten, und daß aus den anderen Versuchen Lehmanns nur hervorgeht, daß es sehr wichtig für die Stärke des Auftretens der vasomotorischen Begleiterscheinungen ist, ob der Reiz bis zum Bewußtsein vordringt, ja daß es dafür sogar wichtiger ist, daß die lebhafte Vorstellung eines Reizes im Bewußtsein vorherrscht, als daß gleichzeitig ein realer anderer Reiz einwirkt, von dem die Aufmerksamkeit der Versuchsperson abgelenkt ist. Dagegen ging aus diesen Versuchen nach meiner Ansicht keineswegs hervor, daß ein Reiz, der nicht zum Bewußtsein vordringt, auch dann keine vasomotorischen Wirkungen hat, wenn die Aufmerksamkeit der Versuchsperson nicht stark nach einer anderen Richtung hin abgelenkt ist.

Offenbar müssen infolge der intensiven Beschäftigung der Aufmerksamkeit nach einer bestimmten Richtung hin auch die damit zusammenhängenden Begleiterscheinungen in starker Weise eintreten, und es ist zu verstehen, daß bei den kräftigen Impulsen, die das Vasomotorenzentrum, und damit die Gefäße, dauernd für eine Bewegung in bestimmter Richtung erhalten, die viel schwächeren Impulse, die infolge des zweiten Reizes zu diesem Zentrum gelangen, nahezu wirkungslos bleiben, und ihre Wirkung zum größten Teil verdeckt oder überkompensiert wird.

Fehlen dagegen die starken Impulse nach einer bestimmten Richtung, so ist es wohl denkbar, daß dann auch schwächere Reize (starke werden ja meist bis zum Bewußtsein vordringen), vasomotorische Wirkungen haben.

Daß die Mitwirkung der Großhirnrinde zu der Beeinflussung des Kontraktionszustandes der Blutgefäße durch Reizung sensibler Nerven nicht nötig ist, ist längst bekannt und wurde auch oben bei den Versuchen Contys und Charpentiers erwähnt (Ende des Abschnittes IVa). Wie oben auf Seite 113 erwähnt wurde, haben auch eine ganze Reihe von Autoren am Arm vasomotorische Veränderungen infolge von nicht zum Bewußtsein kommenden Reizen beobachtet und auch während des Schlafes haben Mosso, Brodmann und andere Volumänderungen des Armes infolge solcher Reize eintreten sehen, die nicht zum Erwachen führten, und an die sich die Versuchspersonen nicht erinnern konnten.

Trotzdem war es durchaus nicht sicher, ob auch an den Hirngefäßen ein solcher Erfolg nicht zum Bewußtsein kommender Reize sich herausstellen würde, zumal ja, wie ich oben (Abschnitt VII) gezeigt habe, die Hirngefäße einem besonderen Gefäßnervenzentrum unterstehen und aus den Tierversuchen über den Erfolg sensibler Reize bei Tieren ohne Großhirn natürlich nichts über das Verhalten der Hirngefäße zu entnehmen war.

Zunächst hat Mosso darüber ausführliche Untersuchungen angestellt und kam zu dem Schlusse, daß auch solche Reize, an die sich die Versuchspersonen nach dem Erwachen nicht erinnern kann, sehr deutliche Veränderungen an der Kurve des Hirnvolums herbeiführen.

Auch Mays[1] fand diesen Einfluß nicht zum Bewußtsein kom-

---

[1] Mays, Über die Bewegungen des menschlichen Gehirns. Virchows Archiv 88. 1892.

mender Reize während des Schlafes, fand ihn aber nicht in allen Fällen und erklärt diese Unterschiede mit der verschiedenen Tiefe des Schlafes.

Auch Brodmann fand bei 10 verschiedenen Beobachtungen, daß in sieben Fällen das Hirnvolumen infolge des nicht zum Bewußtsein kommenden Reizes zunahm.

Berger gibt von einem einzigen Versuch mehrere Kurven, bei denen nach seiner Angabe auf den ersten beiden Erfolge der nicht zum Erwachen führenden Reize auf die Kurve des Hirnvolums zu sehen sind, während sie auf der letzten infolge von Vertiefung des Schlafes ausblieben.

Da es nach Berger bei diesen Versuchen auf das Vorhandensein tiefen Schlafs ankommt, folgert er in Anlehnung an Lehmann, daß ein Reiz, der nicht zum Bewußtsein durchdringe, auch keine Veränderungen an der Hirnkurve hervorrufe.

Dagegen ist zunächst einzuwenden, daß der Erfolg des Reizes auf der letzten Kurve Bergers, auf der nach ihm kein Erfolg an der Hirnkurve eintrat, für jeden unbefangenen Beschauer an der Hirnkurve ein mindestens ebenso großer ist, als der an der ersten Kurve.

Die Änderungen an den Volumkurven Bergers sind, wie bei den meisten seiner Kurven, nur sehr gering. Ganz anders an den schönen Kurven der zahlreichen Versuche Brodmanns, bei denen auch bei sehr ruhigem und offenbar tiefem Schlaf der Versuchspersonen (der bis $1/_2$ Stunde schon angedauert hatte) doch bei geringer Berührung der Haut mit einem Pinsel außerordentlich starke Volumänderungen der Hirnkurven auftreten. Nach Brodmanns Versuchen scheinen auch in tieferem Schlaf unbewußte Reize starken Einfluß auf die Hirnkurve zu haben.

Daß nicht in jedem Falle ein Reiz Erfolg hat, kann nicht in Erstaunen setzen, da auch im Wachen nicht alle Reize wirkungsvoll sind, und eine Ablenkung auch im Schlaf bei der notwendigen Zartheit der experimentellen Reize durch den Einfluß innerer Organreize nicht ausgeschlossen erscheint.

Selbst wenn auch im tiefsten Schlaf geringe äußere Reize keinen deutlichen Einfluß mehr hätten (was keinesfalls bewiesen ist), so würde doch der Erfolg der Reize in weniger tiefem Schlafe, die nicht zum Erwachen führen, und an die sich die Versuchsperson nach dem Erwachen nicht erinnert, völlig genügen, um darzutun, daß auch unbewußte Reize die Hirngefäße beeinflussen können; denn trotz der Einwendungen von Mentz[1]) kann keinesfalls angenommen werden, daß ein Reiz, der nicht zum Erwachen oder nach unmittelbar folgendem Erwecken zur Erinnerung führt, trotzdem zum Bewußtsein vorgedrungen ist.

Die Möglichkeit der Deutung der in diesem Abschnitt behandelten Erscheinungen wird ausführlicher im letzten Abschnitt des Buches erörtert werden. —

---

[1]) Mentz, zit. oben.

IX. Die Umkehrung der normalen Blutverschiebungen bei physiologischen und pathologischen Ermüdungszuständen.

Wie am Anfang dieses Buches hervorgehoben wurde, dürfen als physiologische Begleiterscheinungen psychischer Vorgänge nur solche körperliche Veränderungen bezeichnet werden, die bei allen Personen unter gleichen Versuchsbedingungen und bei derselben Person bei demselben psychischen Vorgange immer wieder eintreten.

Dagegen wurde im Abschnitt III a schon erwähnt, daß bei derartigen Versuchen die gleichen Versuchsbedingungen natürlich auch bei den Versuchspersonen vorhanden sein müssen, daß diese sich in normalem und frischem Gesundheitszustand befinden müssen. Nur wenn die verschiedenen Personen völlig gesund, ausgeschlafen und nicht ermüdet waren, gelangen die dort besprochenen Versuche mit Sicherheit, und die Versuche wurden von mir deshalb meist in bestimmten Vormittagsstunden angestellt und nur dann, wenn die Versuchspersonen angaben, sich völlig frisch zu fühlen.

Es sollen nun die Bedingungen näher untersucht werden, unter welchen die ohne Zweifel als normal anzusehenden vasomotorischen Veränderungen beim Eintritt der verschiedenen psychischen Vorgänge ausbleiben und was für Veränderungen dann eintreten.

Auf dem nachstehenden Schema sind zur Erleichterung der Beurteilung der folgenden Kurven die normalen Volumänderungen bei den verschiedenen psychischen Vorgängen übersichtlich nebeneinandergestellt.

+ bedeutet Zunahme, — Abnahme der Blutfülle des betreffenden Körperteiles.

	Gehirn	Äußere Kopfteile	Bauchorgane	Glieder und äußere Teile des Rumpfes
Bei Entstehung von Bewegungsvorstellung (mit oder ohne Ausführung der Bewegung) . . .	+	—	—	+
Bei geistiger Arbeit . .	+	—	+	—
Bei Schreck	+	—	+	—
Bei Lustgefühlen . . .	+	+	—	+
Bei Unlustgefühlen . . .	—	—	+	—
Im Schlaf	+		—	+

Wenn zunächst von den später zu besprechenden Fällen abgesehen wird, bei denen die Versuchspersonen in der Periode des

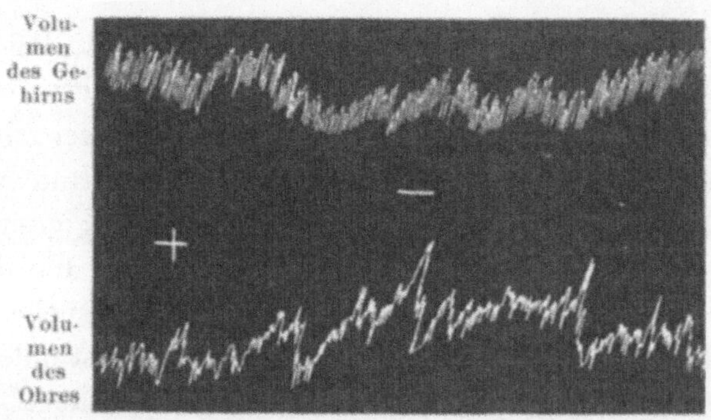

Fig. 107. Von + bis — lebhafte geistige Arbeit der Versuchsperson.

Übergangs vom normalen Befinden zu dem der Erschöpfung zur Beobachtung kamen, so stellt sich die vasomotorische Veränderung beim Eintreten eines psychischen Vorganges in solchem anormalen Zustand der Versuchsperson meist als eine Veränderung der Gefäße in der entgegengesetzten Richtung dar, wie sie im normalen Zustand auftritt.

Es tritt also eine völlige Umkehrung der normalen Volumschwankung ein. Ein solches Beispiel zeigt Fig. 107, in der die

Kurve des Hirnvolums und des Ohrvolums während der Ausführung einer geistigen Arbeit abgebildet ist.

Die Versuchsperson, ein Knabe, von dem später noch die Rede sein wird, befand sich in hochgradig erschöpftem Zustand, und wir sehen infolge der geistigen Arbeit eine anormale Volumsenkung des Gehirns und anormale Volumzunahme des Ohres eintreten, während normalerweise gerade die entgegengesetzten Volumänderungen eintreten müßten.

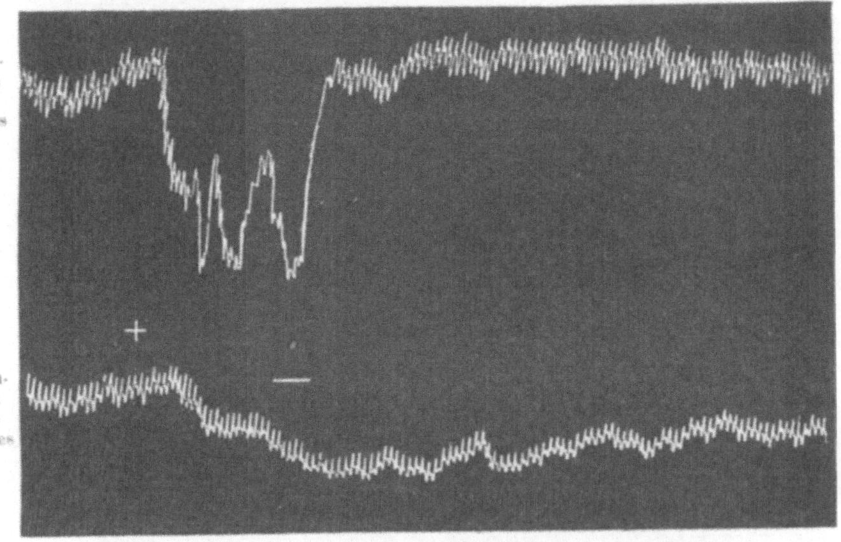

Fig. 108. Von + bis — wird psychische Arbeit ausgeführt
(intensives Kopfrechnen).

Das Verhalten der Gefäße in diesen anormalen Zuständen der Versuchspersonen kompliziert sich noch dadurch, daß auch dabei die relativ selbständige Stellung der in obigem Schema unterschiedenen vier Gefäßgebiete des Körpers sich zu erkennen gibt.

Es wurde von mir öfter beobachtet, daß die Umkehrung der Volumveränderung bei abnormem Befinden der Versuchsperson sich nicht immer gleichzeitig an allen vier Gefäßgebieten nachweisen läßt.

Es wurde schon in Abschnitt III a erwähnt, daß es ja eine allgemein bekannte Beobachtung ist, daß die Gefäßveränderung infolge von psychischen Vorgängen am promptesten und stärksten an den äußeren Teilen des Kopfes auftreten, und das wird besonders deutlich durch Fig. 108, S. 355 illustriert, auf der die

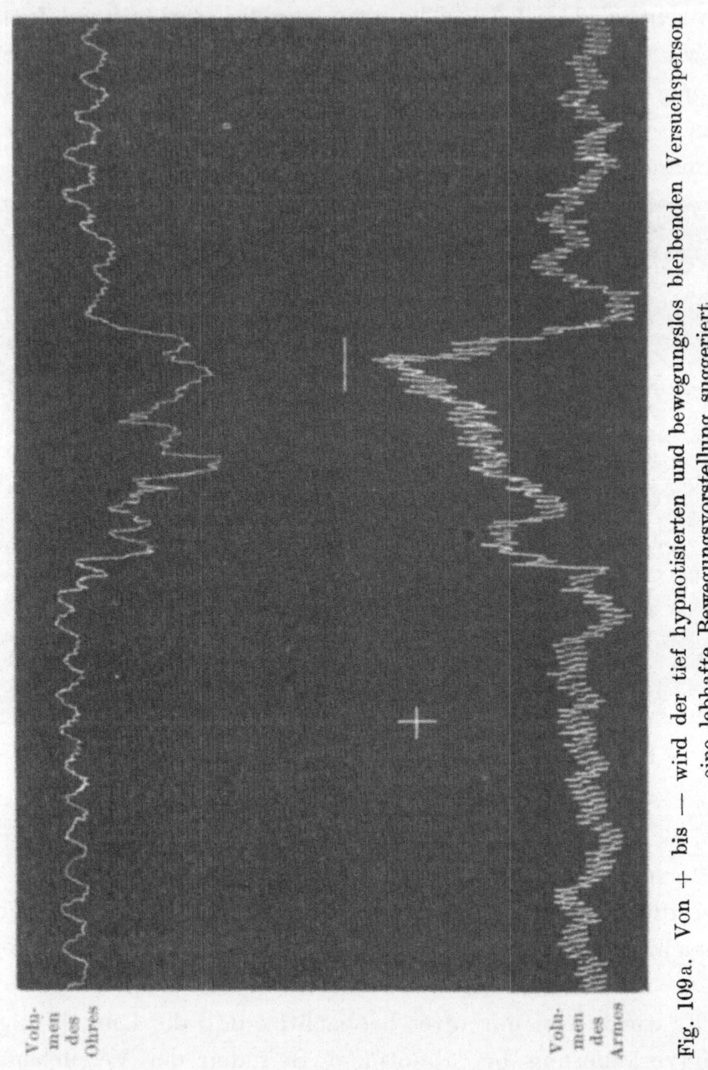

Fig. 109a. Von + bis — wird der tief hypnotisierten und bewegungslos bleibenden Versuchsperson eine lebhafte Bewegungsvorstellung suggeriert.

Volumkurve des Armes und Ohres bei geistiger Arbeit abgebildet ist und auf der deutlich hervortritt, wieviel schneller die Volumänderung am Ohr beim Beginn der geistigen Arbeit beginnt und nach seiner Beendigung wieder zurückgeht.

Je empfindlicher ein Gefäßgebiet für psychische Einflüsse ist, um so mehr scheint es auch Neigung zu haben, bei anormalem Befinden der Versuchsperson in die entgegengesetzte Veränderung bei psychischen Vorgängen umzuschlagen. Es wurde wenigstens öfter von mir beobachtet, daß bei solchen Zuständen das Ohrvolumen bereits die umgekehrte Reaktion zeigte, während andere Gefäßgebiete sich noch normal verhielten, nie dagegen wurde das Gegenteil beobachtet.

Es seien hier die beiden Fig. 109a und 109b nebeneinander gestellt, die beide das Verhalten des Arm- und Ohrvolums derselben Person während der Einwirkung lebhafter Bewegungsvorstellungen zeigen, die bei der hypnotisierten Versuchsperson durch Suggestion hervorgerufen worden (siehe Abschnitt V b).

Bei dem Versuche von Fig. 109a war die

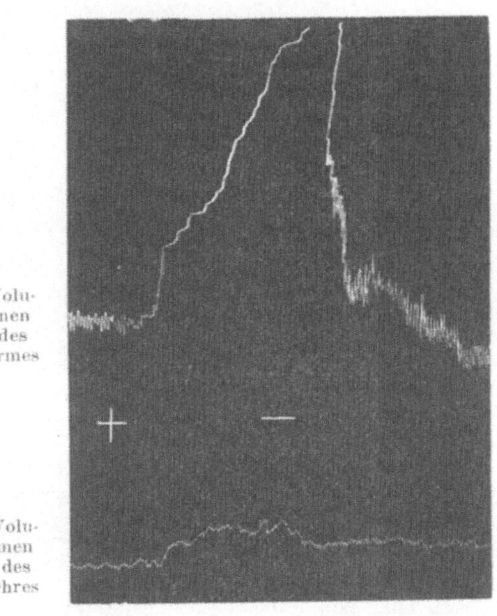

Fig. 109b. Von + bis — wird der hypnotisierten Versuchsperson eine lebhafte Bewegungsvorstellung suggeriert. Die Versuchsperson ist stark ermüdet und hat die Nacht vorher nicht geschlafen.

Versuchsperson frisch und gesund und es trat die normale Zunahme des Armvolums und Abnahme des Ohrvolums ein. Bei dem Versuche von Fig. 109b, der abends angestellt wurde, war dieselbe Versuchsperson sehr erschöpft, hatte Kopfschmerzen und hatte die Nacht vorher nicht geschlafen, und wir sehen, daß die normale Volumzunahme des Armes zwar noch eintrat, daß aber an Stelle der Volumabnahme des Ohres eine anormale Volumzunahme eintrat.

Das anormale Verhalten der Gefäße bei gewissen Zuständen gewinnt nun dadurch noch ein besonderes Interesse, daß, wie ich fand, bei gewissen pathologischen Zuständen diese anormalen Reaktionen auf Entstehung psychischer Vorgänge nicht nur vorübergehend auftreten, wie bei gesunden Personen, sondern dauernd bei ihnen gefunden werden.

Man mag diese Personen zu jeder beliebigen Tageszeit, auch nach gutem Schlaf und in völlig ausgeruhtem Zustand unter-

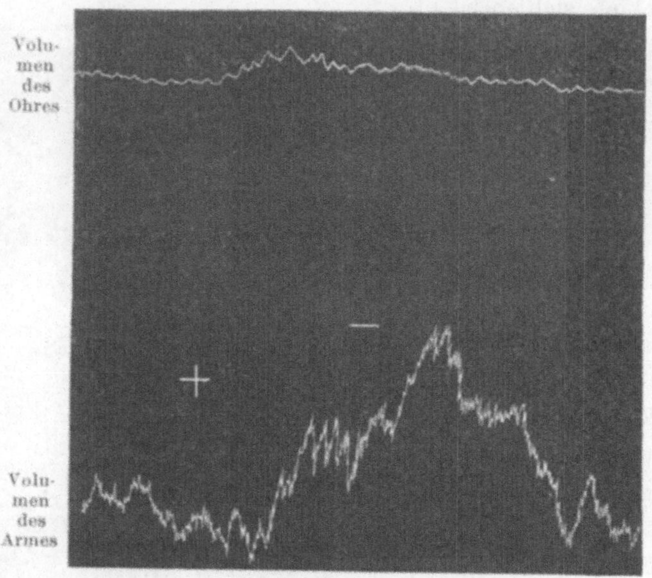

Fig. 110. Von + bis — geistige Arbeit der pathologischen Versuchsperson.

suchen, immer findet man bei ihnen die umgekehrten Volumänderungen, wie bei gesunden Personen.

Von meinen zahlreichen, einige Jahre zurückliegenden Versuchen an Kranken seien hier zwei Kurven wiedergegeben, von denen die erste von einem Patienten mit starker Neurasthenie und die andere von einem Patienten mit hereditärer psychopathischer Belastung stammt.

In beiden Figuren ist die obere Kurve die des Ohrvolums, die untere die des Armvolums, und von + bis — wurde jedesmal von der Versuchsperson eine geistige Arbeit ausgeführt.

In Figur 110 sehen wir an Stelle der normalen Abnahme beider Kurven (siehe obiges Schema) die entgegengesetzten Veränderungen, nämlich Volumzunahme eintreten, und in Fig. 111 trat zwar am Armvolumen die normale Volumabnahme ein, aber am Ohrvolumen die entgegengesetzte Veränderung. Dieselben Volumänderungen wurden bei diesen Patienten bei mehreren Untersuchungen und zu den verschiedensten Tageszeiten gefunden, so daß sie als für die betreffenden Kranken charakteristisch bezeichnet werden können.

Auf Veranlassung des Herrn Geheimrats Kraus wurden später in ausführlicher Weise derartige Untersuchungen an Kranken der

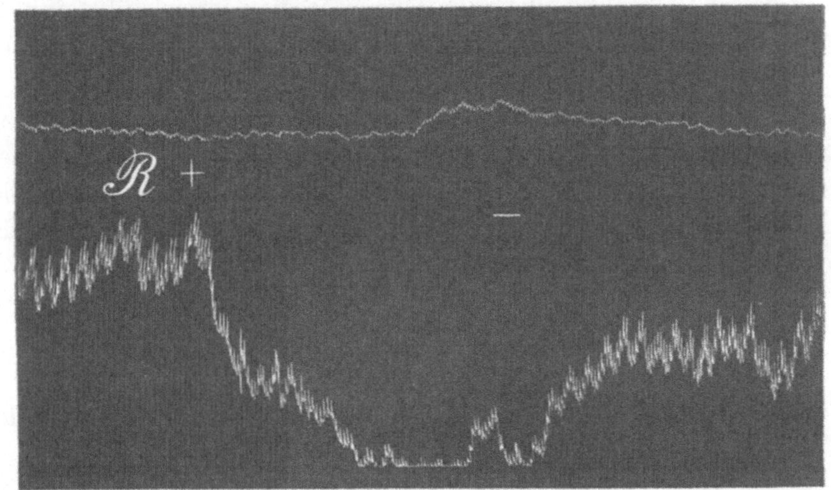

Fig. 111. Von + bis — geistige Arbeit der pathologischen Versuchsperson.

II. medizinischen Klinik der Charité in Berlin von Herrn Oberarzt Dr. Citron vorgenommen, dem ich die folgenden darauf bezüglichen Mitteilungen verdanke (ausführliche Veröffentlichung von seiten Herrn Dr. Citrons folgt später).

Soweit diese Untersuchungen hier Interesse haben, betrafen sie Fälle von Neurasthenie, Hysterie, Basedowsche Krankheit, Herzkrankheit und Syringomyelie. Es wurde gleichzeitig das Volumen des Armes und das des Ohres bei dem Eintreten von Bewegungsvorstellungen (meist Ausführung lokalisierter kräftiger Bewegungen, siehe Abschnitt V a) und bei Ausführung von psychischer Arbeit, seltener wurden auch die Veränderungen bei Lust-Unlust beobachtet.

Besonders bei Basedowkranken und auch bei Neurasthenikern und Hysterikern fand sich häufig eine dauernd auftretende pathologische Umkehrung der normalen Volumänderungen beim Eintreten der erwähnten psychischen Vorgänge.

Das abnorme Verhalten des Ohr- und Armvolums war nicht immer ein einheitliches, sondern es konnte sich die eine Kurve normal, die andere anormal verhalten.

Bisweilen wurde auch bei Beginn der Versuche normale Reaktion beobachtet, die nach kurzem in die anormale überging, die dann bestehen blieb. In einigen Fällen wurde auch eine Differenz an beiden Armen gefunden.

Bei einigen Herzkranken im Stadium der Dekompensation konnte überhaupt kein vasomotorischer Einfluß des Eintretens der psychischen Vorgänge nachgewiesen werden, erst nach Tieflagerung des Kopfes und Hochlagerung des Beckens gelang dies in vereinzelten Fällen.

Endlich wurde ein Fall von Syringomyelie untersucht, bei dem sich nervöse Störungen an beiden Armen zeigten, die aber einen Arm stärker als den anderen betrafen. Eigentümlicherweise trat bei diesen Kranken anormale Volumänderung meist nur an dem weniger stark angegriffenen Arm auf. —

Nach meinen Beobachtungen der zeitweilig an gesunden Versuchspersonen auftretenden Umkehrungen der Gefäßreaktionen hatte es den Anschein, daß die Ursache dieser anormalen Gefäßreaktionen in dem Bestehen einer starken allgemeinen Ermüdung der Versuchsperson liegen, worauf ja auch schon die beiden Kurven 108 und 109 hindeuteten, die von derselben Versuchsperson stammen.

Daß die Umkehrung der Volumänderung nicht plötzlich, sondern nur allmählich eintritt, indem bei Eintreten von Ermüdung die normale Volumänderung zunächst kleiner wird, dann ausbleibt und endlich in die entgegengesetzte Volumänderung übergeht, konnte ich besonders deutlich an der Kurve des Hirnvolums eines zehnjährigen Knabens beobachten, bei dem die Ermüdung infolge andauernder psychischer Arbeit besonders schnell eintrat.

Der betreffende Knabe war ¹/₂ Jahr vor Beginn der Versuche von einem Gerüst gefallen und hatte an der linken Seite der Stirn einen völlig überhäuteten Knochendefekt von $2 \times 1/2$ cm Größe. Sonstige Schäden schienen nicht hinterblieben zu sein. Kam der Knabe frisch zur Untersuchung, z. B. morgens, nachdem er gut geschlafen hatte, so zeigte er zunächst bei geistiger Arbeit regelmäßig die normale Volumzunahme des Gehirns unter Pulsvergrößerung, wie sie auf Fig. 112 dargestellt ist.

Wurden die Versuche länger fortgesetzt, so trat nach ca. ¹/₂ Stunde die Volumzunahme nicht mehr so deutlich ein, wie anfangs, wurde immer geringer und wurde von einer geringen Volumabnahme gefolgt, wie das in Fig. 113 zu sehen ist. Dabei gab der Knabe an, daß er ermüdet sei.

Wurden die Versuche trotzdem noch weiter fortgesetzt, so blieb endlich die Volumzunahme ganz aus, und es trat schließlich infolge der psychischen Arbeit nur noch eine reine Volumabnahme des Hirnes ein

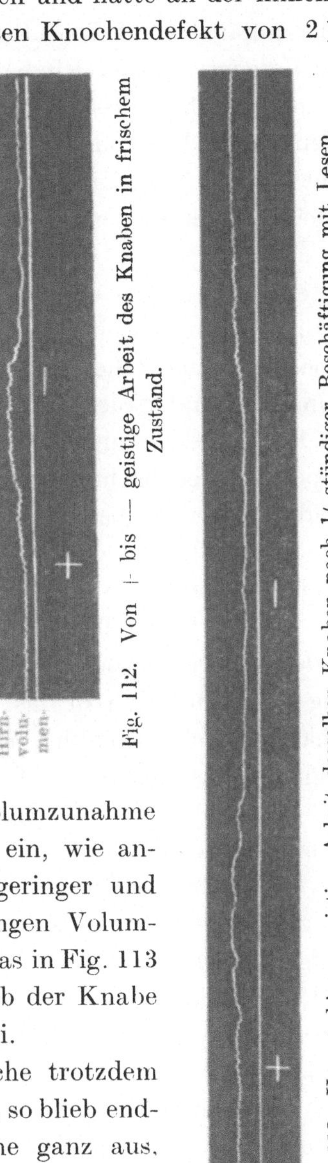

Fig. 112. Von + bis — geistige Arbeit des Knaben in frischem Zustand.

Fig. 113. Von + bis — geistige Arbeit desselben Knaben nach ¹/₂stündiger Beschäftigung mit Lesen.

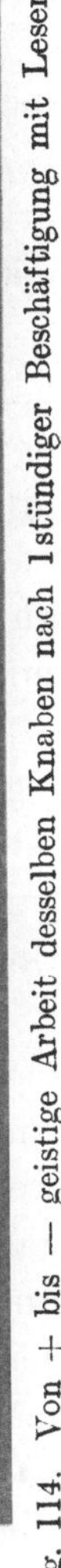

Fig. 114. Von + bis — geistige Arbeit desselben Knaben nach 1stündiger Beschäftigung mit Lesen.

unter deutlicher Verkleinerung der Volumpulse, wie es in Fig. 114 abgebildet ist.

An Stelle der anfänglich aktiven Erweiterung trat also nur noch eine aktive Verengerung der Rindengefäße des Gehirns ein.

Immerhin konnten bei diesem Knaben vielleicht pathologische Verhältnisse als Folge des Sturzes auf den Kopf vorliegen, obwohl die Schädelverletzung $1/_2$ Jahr zurücklag und keine erkennbaren Schäden hinterlassen hatte, außer dem Knochendefekt.

Daß wenigstens in geringem Grade solche pathologische Verhältnisse hier vorlagen, wurde noch wahrscheinlicher, als ich später noch verschiedene Male nach scheinbar völlig geheiltem Schädelbruch eine regelmäßige und dauernde Umkehrung der normalen vasomotorischen Begleiterscheinungen psychischer Vorgänge auch an anderen Körperteilen beobachtete, und zwar nicht nur in ermüdetem Zustand der Versuchsperson, sondern zu jeder Zeit.

Es ist nicht ausgeschlossen, daß eine solche offenbar pathologische Erscheinung bei dem oben erwähnten Knaben in der Rückbildung begriffen war, und deshalb die anfangs normale Veränderung der Weite der Hirngefäße bei geistiger Arbeit schon bei geringer Ermüdung allmählich sich in das Gegenteil veränderte.

Wenn überhaupt durch Ermüdung allein die normalen vasomotorischen Begleiterscheinungen psychischer Vorgänge so beeinflußt werden können, daß sie im entgegengesetzten Sinne auftreten, so können zum Beweis dafür nur solche Beispiele herangezogen werden, bei denen von gesunden Personen Kurven vor und nach einer größeren Anstrengung, sei es körperlicher oder geistiger Art, aufgenommen wurden, und bei denen vorher regelmäßig die normalen, nachher die entgegengesetzten Begleiterscheinungen bei denselben psychischen Einwirkungen auftraten. Ich stellte deshalb zahlreiche Versuche an völlig gesunden Personen an, an denen nur das Armvolumen registriert wurde, denn nach den früheren Beobachtungen, nach denen die Umkehrung der Volumänderung infolge psychischer Einflüsse an den äußeren Kopfteilen immer eher einzutreten pflegt, als an den anderen relativ selbständigen Gefäßgebieten (vgl. Kurve 109 und 111), konnte aus einem anormalen Verhalten des Armvolums auch auf ein anormales Verhalten des Ohrvolums geschlossen werden.

Die Versuche wurden in der Weise vorgenommen, daß die Versuchspersonen vor und nach einer ausgiebigen körperlichen oder geistigen Anstrengung, die sicherlich Ermüdung herbeiführte, bezüglich der Volumänderung ihres Armes bei denselben psychischen Vorgängen untersucht wurden.

Am häufigsten wurde das Verhalten des Armvolums bei psychischer Arbeit untersucht, da dabei die Atmung meist unverändert bleibt und eine Atmungskurve oft unnötig ist. Daneben wurde noch der Einfluß von Bewegungsvorstellungen und von Unlustgefühlen untersucht. Die erste Untersuchung wurde gewöhnlich morgens vorgenommen, und es wurde natürlich bis ins kleinste dafür gesorgt, daß die äußere Anordnung des Versuchs vor und nach der ermüdenden Tätigkeit genau die gleiche war.

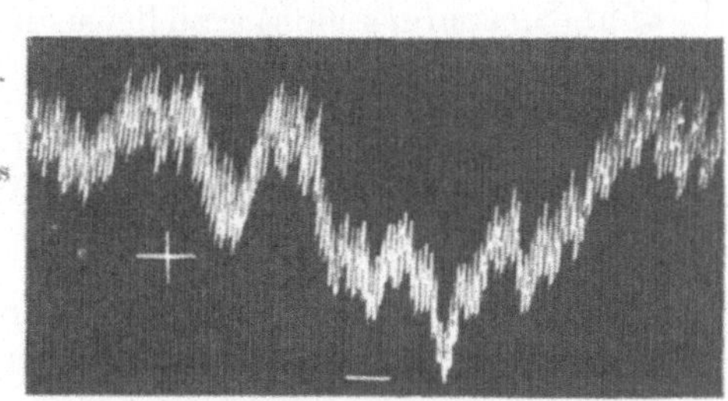

Fig. 115a.

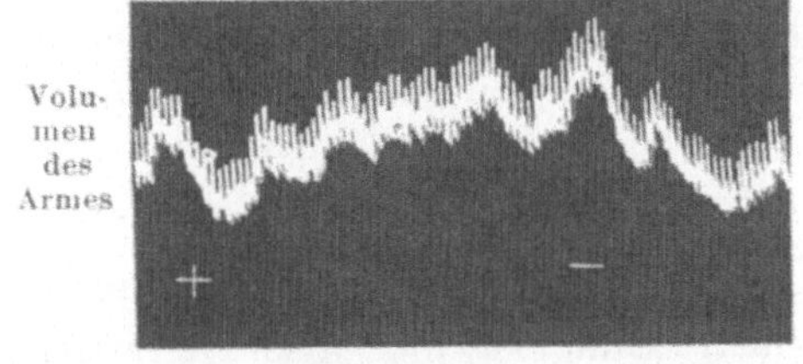

Fig. 115b.

Von — bis — dauerte in beiden Kurven die Ausführung einer gleichwertigen geistigen Arbeit.
115a) vor einem 4stündigen Eislaufe.
115b) nach einem 4stündigen Eislaufe.

Fig. 115a und 115b zeigen das Ergebnis eines solchen Versuchs. Fig. 115a zeigt den Effekt von geistiger Arbeit (Zählen von Punkten) auf das Armvolumen vor einem vierstündigen Schlittschuhlaufen, und Fig. 115b zeigt den Effekt derselben Arbeit nach dem vierstündigen Eislaufe. Da die geistige Arbeit eine gleichmäßig mechanische Tätigkeit war, kann nicht davon die Rede sein, daß etwa das Interesse durch die erste Arbeit mehr gefesselt wurde. Natürlich wurden die Versuche zu beiden Zeiten auch öfter wiederholt und hatten jedesmal dasselbe Ergebnis. Es trat also hier in der Tat infolge der körperlichen Ermüdung eine Umkehrung der vasomotorischen Begleiterscheinung bei geistiger Arbeit ein.

Das gleiche zeigen bei einer anderen Versuchsperson die Kurven der Fig. 116a, b, c, bei denen die körperliche Ermüdung durch Laufen (Spazierengehen) erzielt wurde. Fig. 116a zeigt die Normalkurve der Versuchsperson und Fig. 116b eine Kurve, die nach mehrstündigem Laufen (Spazierengehen) aufgenommen wurde. Man sieht hier in sehr instruktiver Weise den Übergang des normalen vasomotorischen Verhaltens der Armgefäße bei geistiger Arbeit zu dem entgegengesetzten Verhalten bei Ermüdung. Zunächst sinkt die Volumkurve in Fig. 116b beim Beginn der geistigen Arbeit, als wolle sich der normale Effekt zeigen. Bei der längeren Andauer der Arbeit werden aber die Ermüdungseinflüsse stärker wirksam, und das Volumen steigt stetig bis hoch über den Anfangsstand. Beim Aufhören der Arbeit sinkt das Volumen zunächst wieder in seine tiefste vorherige Stellung und steigt dann erst wieder zur Anfangshöhe zurück.

Zwischen den normalen Beginn der Volumänderung und das normale Ende ist hier also ein anormales Stück eingefügt, das wahrscheinlich gar nicht zum Ausdruck gekommen wäre, wenn die geistige Arbeit kürzere Zeit gedauert hätte. Diese Versuche mit der Leistung psychischer Arbeit durch die Versuchsperson wurden ca. $^1/_2$ Stunde lang fortgesetzt, und dann zeigte sich bei derselben Person die Kurve 116c bei psychischer Arbeit.

Aus diesen Kurven scheint hervorzugehen, daß sich bei der Versuchsperson das Übergangsstadium immer mehr dem Stadium der vollen Umkehrung des vasomotorischen Effekts näherte, denn die anfängliche normale Volumabnahme wurde immer geringer, die anormale Volumzunahme immer größer. Der Grund dieser Änderung war offenbar der, daß der durch die körperliche Arbeit geschaffene Ermüdungszustand sich durch die längere Zeit dauernde geistige Arbeit noch vergrößert hatte.

Dieses ganze Verhalten der Gefäße, das öfter von mir in derselben Weise auch bei anderen Personen beobachtet wurde,

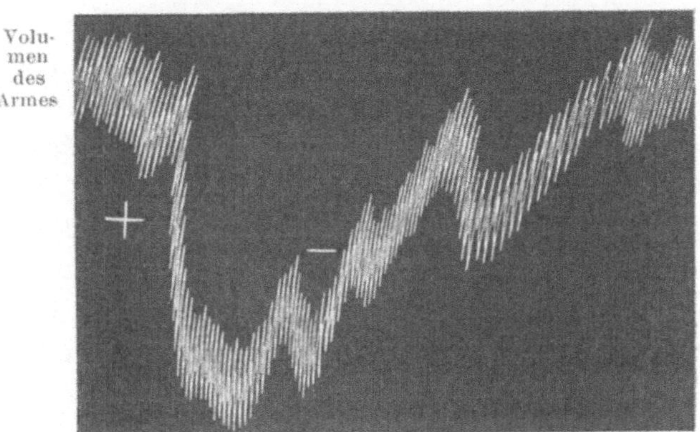

Fig. 116a.

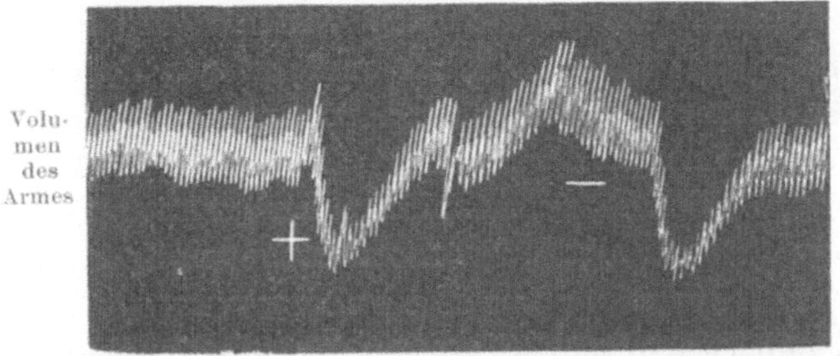

Fig. 116b.

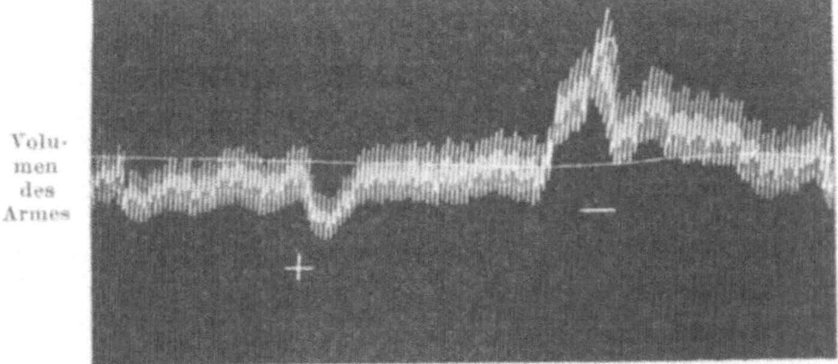

Fig. 116c.

Von + bis — wird von einer anderen Versuchsperson jedesmal eine
gleichwertige geistige Arbeit ausgeübt.

a) in frischem Zustand; b) nach 3stündigem Marschieren;
c) nach 3stündigem Marschieren und $1\frac{1}{2}$stündiger geistiger Arbeit.

deutet entschieden darauf hin, daß es sich bei diesen Ermüdungserscheinungen an den Gefäßen häufig nicht nur um ein Schwächer-
werden einer bestimmten Gefäßinnervation handelt, sondern daß
das Maßgebende dabei das Hinzukommen einer entgegengesetzt
wirkenden Innervation ist.

An Fig. 116b besonders ist deutlich zu sehen, daß die normale,
ursprünglich auch bei Beginn der psychischen Arbeit hier eintretende Innervation der Gefäße, die für sich allein eine Volumabnahme des Armes bewirken würde und auch anfänglich bewirkte, bis einige Zeit nach Aufhören der psychischen Arbeit fort-
besteht, denn das Volumen sinkt nach Aufhören der geistigen Arbeit
erst wieder auf das tiefste Niveau herab, bevor es wieder ansteigt.

Daß aber während des dauernden Bestehens des vasoconstric-
torischen Gefäßreizes plötzlich eine Volumsteigung einsetzt, die
unmittelbar nach Ende der Arbeit zunächst zum tiefsten Niveau
zurückgeht, kann kaum anders erklärt werden, als daß das Zentrum, das die Impulse, die ihm infolge der Leistung der geistigen Arbeit durch die Versuchsperson zufließen, als constrictorische Gefäßreize zum Arm weitergibt, in seinem ermüdeten Zustand nur ein
gewisses Maß von diesen Impulsen aufnehmen kann. Die darüber
hinaus zufließenden Impulse kommen daher dem anderen Zentrum
zugute, das die Impulse, die es erhält, als dilatatorische Gefäßreize
zum Arm weitergibt.

Es wurden auch Versuche mit Ermüdung durch rein geistige
Arbeit angestellt. So wurden Studenten vor und nach dem Besuche
von 5 zusammenhängenden Kollegstunden untersucht. Es zeigte
sich dabei, daß sehr große geistige Ermüdung dieselbe Wirkung
hat, wie körperliche, daß aber körperliche Ermüdung einen viel
sicheren Effekt in dieser Hinsicht hat.

Körperliche Arbeit ist ja natürlich auch immer mit einer
Erhöhung des Aufmerksamkeitszustandes verknüpft, und offenbar
wird durch körperliche Arbeit die Aufmerksamkeit der Versuchsperson in viel nachdrücklicherer und stärkerer Weise gefesselt, als
es bisweilen bei rein geistiger Arbeit der Fall ist.

Der physiologische Vorgang ist in beiden Fällen wahrscheinlich der, daß durch die stundenlang erheblich gesteigerte Aufmerk-

samkeit bei körperlicher oder geistiger Tätigkeit das die Impulse
für die äußeren Gefäße in constrictorischem Sinne weiterleitende
Zentrum mehr oder weniger dauernd in Tätigkeit bleibt und dadurch seine Aufnahmefähigkeit für weitere Impulse derselben Art
stark herabgesetzt wird, so daß diese Impulse dann, wenn sie trotzdem noch weiter einwirken, wie bei der psychischen Arbeit der
stark ermüdeten Versuchspersonen, dem anderen, dilatatorisch wirkenden Zentrum, das völlig unverbraucht ist, zugute kommen.

Diese Anschauung würde auch eine andere Beobachtung erklären.

Die Umkehrung der vasomotorischen Begleiterscheinungen
nach einer experimentellen Ermüdung normaler Menschen wurde
von mir nur bei Prüfung auf den Erfolg von geistiger Arbeit und
auf die Einwirkung von Bewegungsvorstellungen (soweit diese
letzteren untersucht werden konnten) festgestellt.

Während die Begleiterscheinungen dieser psychischen Vorgänge umgekehrt auftraten, blieben aber die Begleiterscheinungen
der Lust- und Unlustgefühle (besonders die letzteren wurden untersucht) fast stets normal. Es würde dies nach obigen Ausführungen
sich dadurch erklären, daß bei der stundenlangen Ausübung der ermüdenden Arbeit zwar dauernd eine Steigerung der Aufmerksamkeit
besteht, und häufig auch dabei Bewegungsvorstellungen entstehen,
so daß dann später bei abermaliger Einwirkung von psychischen
Reizen dieser beiden Arten anormale Gefäßveränderungen auftreten,
daß aber die Reizempfindlichkeit für Lust- und Unlustgefühle
durch die Ausübung der ermüdenden Arbeit nicht herabgesetzt
wird, wenn nicht besondere Verhältnisse, die darauf wirken könnten, dabei eine Rolle spielen.

Auch bei den pathologischen Fällen zeigte sich nur selten eine
Umkehrung auch der vasomotorischen Begleiterscheinungen der
Lust- und Unlustgefühle. Meist beschränkte sich die Umkehrung
auf die Begleiterscheinungen der anderen psychischen Vorgänge, und
es liegt deshalb wohl nahe, auch diese Erscheinungen als dauernde
Ermüdungserscheinungen aufzufassen. Das Pathologische dabei ist
dann eben die Dauer. Eine Ausdehnung der pathologischen Veränderungen auch auf die vasomotorischen Gefühlsreaktionen würde

dann wohl eine größere Schwere der vorliegenden Schädigung andeuten.

Nicht ganz einwandfrei bezüglich der Deutung ist ein weiterer Versuch. Ich wollte absichtlich eine lokale Ermüdung der Gefäße nur des einen Armes bei einer normalen Versuchsperson herbeiführen und dann feststellen, ob die vasomotorische Reaktion dieses Armes sich bei geistiger Arbeit ebenso verhält wie die des anderen Armes.

Wenn das Volumverhalten, trotz der isolierten Ermüdung der Gefäße des einen Armes, bei beiden Armen dann das gleiche wäre, würde dies darauf hindeuten, daß der Vorgang, durch den infolge der Ermüdung die Richtung der vasomotorischen Reaktion verändert wird, sich nur in zentralen Teilen abspielen kann.

Die lokale Ermüdung wurde so herbeizuführen gesucht, daß die Person, die vorher normale Reaktion zeigte, $^1/_2$ Stunde lang den einen Arm abwechselnd in kaltes und heißes Wasser tauchte, so daß die Gefäße dieses Armes immer abwechselnd zur maximalen Kontraktion und Dilatation gebracht wurden. Dann wurden beide Arme gleichzeitig auf ihr Verhalten bei geistiger Arbeit untersucht. Fig. 117 zeigt eine dieser Kurven. Die untere Kurve ist dabei die des vorbehandelten Armes. Vor Beginn des abgebildeten Kurventeils war eben die Ausführung einer geistigen Arbeit unterbrochen worden, und die Volumina steigen wieder zur Normalhöhe, von + bis — wurde dann eine zweite geistige Arbeit ausgeführt.

Die Gefäße verhalten sich, wie deutlich zu erkennen ist, trotz der Vorbehandlung des einen Armes, in beiden Armen völlig gleichmäßig.

Obwohl, wie erwähnt, dieser Versuch in seiner Deutung nicht einwandsfrei ist, scheint es doch auch aus den Umkehrungen bei pathologischen Fällen (Schädelbruch usw.) sehr wahrscheinlich zu werden, daß es sich bei der Umkehrung der normalen Gefäßreaktionen nur um zentrale Veränderungen handeln kann.

Beim normalen Menschen stellt die Beobachtung der Umkehrung der vasomotorischen Begleiterscheinungen einzelner psychischer Vorgänge einen objektiven Nachweis der Ermüdung dar,

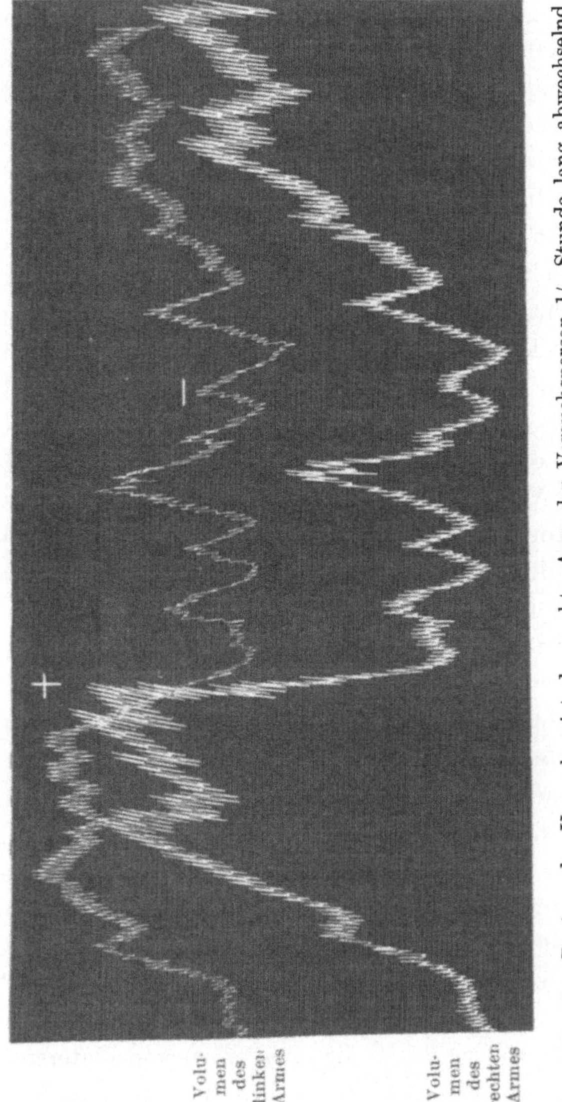

Fig. 117. Vor Beginn des Versuches ist der der rechte Arm der Versuchsperson $^1/_2$ Stunde lang abwechselnd in kaltes und heißes Wasser getaucht worden. Kurz vor Beginn der abgebildeten Kurve hörte eine geistige Arbeit der Versuchsperson auf. Von + bis — dauert dann eine zweite geistige Arbeit.

und ich konnte beobachten, daß dieser objektive Nachweis der Ermüdung durchaus nicht in jedem Falle mit dem subjektiven Gefühl des „Müdeseins“ zusammentraf.

Da Ermüdungszustände infolge von körperlicher Arbeit oder mangelndem Schlaf besonders starke Umkehrungen der vasomotorischen Begleiterscheinungen mit sich bringen, so kommt es oft vor, daß Personen infolge von anregenden Erlebnissen oder auch nach Einnahmen von Anregungsmitteln sich ihres Ermüdungszustandes gar nicht mehr bewußt sind, während er sich doch noch deutlich in dem abnormen Verhalten ihrer Volumkurven ausprägt.

Daß der Schlaf für das normale Eintreten der hier behandelten vasomotorischen Begleiterscheinungen von Wichtigkeit ist, ist sicher, aber es wäre vielleicht von Interesse, zu untersuchen, ob der Schlaf nach sehr großer Ermüdung mit denselben vasomotorischen Veränderungen verknüpft ist, mit denen es der normale Schlaf ist.

In gewisser Beziehung zu den hier erörterten Verhältnissen scheinen die Beobachtungen von Bayliss[1]) zu stehen, der gleichfalls annimmt, daß ein bestimmter Teil des vasomotorischen Zentrums für die Vermittlung constrictorischen und ein anderer für die von dilatatorischen Reizen für die Gefäße dient und feststellte, daß nach Zuführung von Strychnin der normale vasomotorische Effekt bestimmter Nervenreizungen beim Tier in das Gegenteil umschlägt, so daß dann z. B. bei Reizung des Nervus depressor anstatt der normalen Blutdruckerniedrigung und Erweiterung der Bauchgefäße eine anormale Blutdrucksteigerung mit Verengerung der Bauchgefäße eintritt.

Ebenso fand er, daß nach Zuführung von Chloroform die vasomotorische Wirkung von Nervenreizungen in der Weise sich umkehrt, daß Nervenreize, die beim normalen Tiere pressorisch wirken, also neben Gefäßverengerung eine Steigerung des Blutdruckes zur Folge haben, dann die entgegengesetzten Erscheinungen zur Folge haben.

Es muß durch die Einführung dieser Gifte also eine ähnliche Schädigung eines bestimmten Anteils des vasomotorischen Zentrums eintreten, wie sie durch die oben erörterten Untersuchungen als dauernd bestehend bei gewissen pathologischen Fällen festgestellt wurden und von mir auch experimentell an völlig gesunden Personen durch absichtliche Ermüdung dieser Personen mit starker körperlicher oder geistiger Arbeit herbeigeführt werden konnten.

---

[1]) Bayliss, On reciprocal innervation in vaso-motor reflexes and the action of stychnine and of chloroform thereon. Proceedings of the R. Soc. B. **80**. 1908.

X. Die Bedeutung der Schwankungen der Blutverteilung im Körper bei psychischen Vorgängen.

Wir kommen nun zu der Frage nach der Zweckmäßigkeit der Blutverschiebungen im Körper. die bei den verschiedenen psychischen Zuständen eintreten.

Der Zusammenhang der Blutverschiebungen mit den betreffenden psychischen Vorgängen kann nach den in den vorhergehenden Abschnitten niedergelegten Beobachtungen nicht wohl mehr ernsthaft bezweifelt werden.

Nach unseren Erfahrungen an anderen physiologischen Vorgängen sind wir aber zu der Annahme gezwungen, daß die Ausbildung dieser physiologischen Begleiterscheinungen. die bisweilen von recht komplizierter Art sind, den entsprechenden psychischen Vorgängen in irgendeiner Weise nützlich sein müssen, sei es, daß sie ihre längere Dauer ermöglichen, daß sie die Ausführung der von dem Gedankeninhalt der psychischen Vorgänge erstrebten organischen Veränderungen erleichtern, oder daß sie Schutzmaßregeln des Organismus darstellen.

Daß wir uns dabei von dem Gedanken der James - Langeschen Theorie fernhalten müssen, nach der psychische Vorgänge durch die körperlichen Begleiterscheinungen hervorgerufen werden können, wurde ausführlich im Abschnitt I b erörtert. Da ich ferner ein besonderes Gefäßnervenzentrum für das Gehirn feststellte, so wird das vasomotorische Verhalten des Gehirns immer gesondert betrachtet werden müssen von dem der übrigen Körperteile.

Zur besseren Übersicht seien zunächst die bestehen bleibenden Ergebnisse der Arbeiten früherer Experimentatoren und die Ergebnisse meiner Untersuchungen über die Blutverschiebungen im Körper bei Eintritt der verschiedenen psychischen Zustände zusammengestellt:

+ bedeutet Zunahme, — Abnahme der Blutfülle des betreffenden Körperteiles.

	Gehirn	Äußere Kopfteile	Bauchorgane	Glieder und äußere Teile des Rumpfes
Bei Entstehung von Bewegungsvorstellung (mit oder ohne Ausführung der Bewegung) . . .	+	—	—	+
Bei geistiger Arbeit . .	+	—	+	—
Bei Schreck	+	—	+	—
Bei Lustgefühlen . . .	+	+	—	+
Bei Unlustgefühlen . . .	—	—	+	—
Im Schlaf	+		—	+

a) Der Nutzen der Blutverschiebung bei der Entstehung von Bewegungsvorstellungen.

Der wahrscheinliche Nutzen der Blutverschiebung im Körper, die bei der Entstehung von Bewegungsvorstellungen, sei es mit oder ohne Ausführung der Bewegung selbst eintritt (siehe Abschnitt V), mußte schon in einem früheren Abschnitt (Abschnitt IV b) behandelt werden, weil gerade der dazu führende Gedankengang es war, der bei den entsprechenden Tierversuchen einige erst unverständliche Verschiedenheiten der Versuchsergebnisse bei den verschiedenen Tierarten erklärte und weiterhin die Brücke schlug zu den Versuchen über den Einfluß der Bewegungsvorstellungen am Menschen.

Es soll deshalb an die aus den Tier- und Menschenversuchen gemeinsam sich ergebenden Vorstellungen über den Nutzen dieser Blutverschiebung hier nur kurz erinnert werden, im übrigen sei auf Abschnitt IV b verwiesen.

Es war festgestellt worden, daß die Blutverschiebung, die bei elektrischer Reizung bestimmter Hirnrindenteile an curarisierten Tieren eintritt, in allen nicht zu erwartenden Einzelheiten genau der Blutverschiebung entspricht, die beim Menschen bei der Entstehung von lebhaften Bewegungsvorstellungen eintritt.

Dies deutet darauf hin, daß bei der Entstehung von Bewegungsvorstellungen beim Menschen außer anderen Hirnrindenteilen auch die sogenannten motorischen Rindenzonen in einen Erregungszustand geraten, der beim Menschen dieselben vasomotorischen Erscheinungen zur Folge hat, wie beim Tiere die elektrische Reizung der entsprechenden Rindenteile, und läßt mit großer Wahrscheinlichkeit vermuten, daß auch beim Tier bei Entstehung der Willensvorgänge, die zu einer Bewegung führen, dieselben Blutverschiebungen eintreten.

Ferner war durch Vergleichung verschiedener Tierarten gefunden worden, daß immer nur durch elektrische Reizung desjenigen Teils der motorischen Rindengebiete die fragliche Blutverschiebung herbeizuführen ist, der in besonders enger Beziehung zu der Bewegungsform steht, die von der betreffenden Tierart am meisten ausgeführt wird, und die zur Lebenserhaltung der betreffenden Tierart am wichtigsten ist.

Natürlich können hierfür nur solche Bewegungsformen in Betracht kommen, zu deren Ausführung die Aufwendung einer gewissen Kraftentfaltung und Ausdauer nötig ist.

Diese verschiedenen Beobachtungen berechtigen zu dem Schlusse, daß sowohl beim Tiere, als beim Menschen diese Blutverschiebung den Nutzen bringt, daß sie die Ausführung der durch die Erregung der betreffenden Hirnrindenteile intendierten Bewegungen erleichtert und ihre größere Ausdauer ermöglicht. Die Gesamtwirkung der Blutverschiebung besteht darin, daß für die Dauer der Hirnrindenerregung oder der Bewegungsvorstellung die Menge des Blutes, die in den muskulösen Teilen des Rumpfes und der Glieder zirkuliert, stark vergrößert wird auf Kosten des Blutgehaltes der Bauchorgane und der äußeren Kopfteile, deren Funktion während der Ausführung der kräftigen Bewegungen, die hierbei in Frage kommen (Fortbewegung oder Arbeit der Glieder), von keiner Bedeutung ist und für diese kurze Zeit ohne Schaden für den Gesamtorganismus zurücktreten kann.

Daß sich die Gefäße der äußeren, muskulösen Teile des Körpers (abgesehen von denen des Kopfes) bei diesem Vorgang gleichzeitig aktiv erweitern, erleichtert das Eintreten der Blutverschiebung.

Es ist klar, daß durch dieses Vorhandensein einer größeren Menge von Blut, das dauernd erneuert wird, in den Muskeln, der Ersatz der während der Bewegung verbrauchten Stoffe in den Muskeln sehr erleichtert wird, daß deshalb die Ermüdung der Muskeln später eintritt und sie zu bedeutend stärkerer Leistung fähig sind bei Arbeiten, die größere Kraft und Ausdauer erfordern. Daß die Erweiterung peripherer Gefäße eine bessere Ernährung der betreffenden Körperteile bewirkt, geht auch schon aus dem oben (Abschnitt IVb, S. 165) erwähnten einfachen physiologischen Experiment hervor.

Während dieses Vorgangs erhält auch das Gehirn eine bessere Blutversorgung, und zwar nicht nur infolge der allgemeinen Blutdrucksteigerung, sondern besonders auch durch aktive Erweiterung der Gefäße der Hirnrinde. Wie in Abschnitt VIIe gezeigt wurde, erweitern sich bei elektrischer Reizung jedes Teils der Hirnrinde alle Rindengefäße gleichmäßig in aktiver Weise, also auch bei der Reizung der motorischen Rindenzone, durch welche die hier in Frage stehende Blutverschiebung herbeigeführt wurde.

Da nun durch die in Abschnitt IVb und V erörterten Beobachtungen die Wahrscheinlichkeit ziemlich groß wurde, daß es sich bei der Entstehung der Bewegungsvorstellungen beim Menschen um einen Erregungsvorgang der Hirnrinde handelt, der zwar auf weit größere Rindenbezirke ausgedehnt ist, als die durch elektrische Reizung beim Tier erzeugte Rindenerregung, aber in der Art seiner Wirkung ein sehr ähnlicher sein muß, so darf man annehmen, daß auch bei der Entstehung von Bewegungsvorstellungen oder des Willensvorganges, der zur Bewegung führt, die Gefäße der Hirnrinde sich aktiv erweitern.

Diese bessere Ernährung würde also auch den Teilen der Hirnrinde zugute kommen, die bei der Entstehung von Bewegungsvorstellungen aktiv beteiligt sind, und da bei jeder verstärkter Tätigkeit von Organen der Stoffverbrauch in diesen Teilen ein größerer sein muß, so würde auch in der Hirnrinde die bessere Ernährung einem größeren Bedürfnis entsprechen und dadurch eine längere Dauer der Tätigkeit der Ganglienzellen der Hirnrinde ermöglichen, als ohne diese Blutverschiebung möglich wäre. —

b) Die Blutverschiebungen im Körper bei Lust und Unlust.

Die früheren Experimentatoren von Mosso bis Lehmann[1]) haben den Zweck der Blutverschiebungen, die im menschlichen Körper bei psychischen Vorgängen auftreten, besonders bei gesteigerter Aufmerksamkeit (psychischer Arbeit) und Lust- oder Unlustgefühlen, darin gesehen, daß durch die Veränderung des Kontraktionszustandes der Gefäße der äußeren Körperteile, die sie außer den Hirngefäßen allein untersuchten, die Blutversorgung und damit die Ernährung des Gehirns während einer bestimmten Zeit in zweckmäßiger Weise beeinflußt wird.

Wenn das wirklich der Fall wäre, müßte natürlich das Volumen des Gehirns sich bei diesen psychischen Vorgängen immer in entgegengesetzter Richtung verändern, wie das Volumen der äußeren Körperteile, und zwar nicht nur im allgemeinen, sondern in allen einzelnen Volumschwankungen.

Diese Vorstellung war besonders dann begründet, wenn man noch daran glaubte, daß das Gehirn überhaupt keine eigenen Gefäßnerven besitze. Aber schon an den Kurven Mossos konnte man erkennen, daß die Arm- und Hirnkurve sich durchaus nicht im einzelnen immer reziprok verhalten, und Brodmann und Berger stellten dies genauer fest, wie ausführlicher oben im Abschnitt VIII erörtert wurde.

Berger fand auch, daß bei den erwähnten psychischen Vorgängen die Volumänderungen des Gehirns mehrere Pulsschläge vor denen der äußeren Körperteile beginnen, so daß es unmöglich ist, daß jene von diesen herbeigeführt wurden. Man könnte aber immer noch daran denken, daß die Veränderungen an den äußeren Gefäßen ein, wenn auch später eintretendes, Hilfsmittel für die bessere Blutversorgung des Hirns und für eine dadurch ermöglichte längere Dauer des betreffenden psychischen Vorgangs oder Zustandes bedeute, aber auch dies wird durch meine in Abschnitt IIIb und VIa beschriebene Untersuchung hinfällig, durch die nachgewiesen

---

1) A. Lehmann, siehe Bd. III der „Körperl. Äußerungen psychischer Zustände" 1905. S. 456.

wurde, daß bei der Kontraktion der Gefäße der äußeren Körperteile während gewisser psychischer Vorgänge die der Bauchorgane sich erweitern, so daß ein möglicher Einfluß der Kontraktion der äußeren Gefäße auf die Blutversorgung des Gehirns dadurch ganz oder doch zum größten Teil verloren gehen müßte.

Läge eine solche Beeinflussung im Plane der Entwicklung dieses Mechanismus, so würden sich neben den äußeren Gefäßen auch die der Bauchorgane kontrahieren, zumal ja die Wirkung dieser Gefäße auf den Blutdruck stärker sein kann, als die der äußeren Blutgefäße.

Damit wird es aber auch höchst unwahrscheinlich, daß die Veränderung der Herztätigkeit bei den verschiedenen psychischen Vorgängen den Zweck hat, durch Vermittlung der Änderung des Blutdruckes die Blutversorgung des Gehirns zu regulieren, wie dies Lehmann[1]) glaubt, denn die Veränderungen des Kontraktionszustandes der Bauchgefäße würden ja diesen Bestrebungen entgegenwirken.

Zudem haben sich aus meinen Untersuchungen, die in Abschnitt VII behandelt wurden, die physiologischen Unterlagen zur Erklärung des selbständigen Verhaltens der Volumkurven der äußeren Körperteile und des Gehirns ergeben, da aus ihnen hervorging, daß die Hirngefäße selbständig allen übrigen Gefäßen des Körpers gegenüberstehen, indem sie ein anderes Zentrum für ihre Gefäßnerven besitzen, wie alle anderen Blutgefäße.

Wie man sich, auf diese Tatsachen gestützt, das auch im umgekehrten Sinne nicht genau übereinstimmende Verhalten der Gefäße des Gehirns und der anderen Gefäße des Körpers bei demselben Reiz, der auf den Körper, also auf beide vasomotorische Zentren gleichzeitig einwirkt, vielleicht erklären könnte, wird später ausführlicher behandelt werden. Vorläufig entnehmen wir diesen Überlegungen nur die Folgerung, daß wir bei den Blutverschiebungen auch bei Lust und Unlust die Bedeutung der Volumänderungen am Gehirn auseinander halten müssen von denen an den übrigen Körperteilen.

Wir wenden uns zunächst zu den Volumänderungen am Gehirn.

---

1) A. Lehmann, zit. oben III., 491 usw.

Wie aus den Erörterungen in Abschnitt VIII hervorging, tritt bei Unlustgefühlen eine aktive Kontraktion der Hirngefäße und eine Abnahme der Blutfülle des Gehirns im ganzen ein, bei Lustgefühlen eine aktive Erweiterung der Rindengefäße und eine Zunahme der Blutmenge des ganzen Gehirns.

Diese aktiven Gefäßänderungen betreffen mit Bestimmtheit die Hirnrinde, ob und wieweit die anderen Hirngefäße dabei beteiligt sind, kann nicht festgestellt werden.

Über die Bedeutung der Veränderungen des Kontraktionszustandes der Gefäße der Hirnrinde bei Lust und Unlust gibt es eine einzige erwähnenswerte Theorie. Es ist dies die dynamische Gefühlstheorie von A. Lehmann[1]), die Berger später mit der Lehre Verworns vom Biotonus[2]) in Verbindung gebracht hat und die Lehmann in dieser Form akzeptiert hat[3]).

Die folgende Darstellung dieser Theorie schließt sich den Ausführungen Bergers an.

Die Kraftäußerungen der Zellen bestehen in der Entwicklung chemischer Energie von seiten der sogenannten Biogene. Bei jeder Tätigkeit eines tierischen Organs findet ein Energieverbrauch, eine Dissimilation, die in einem Zerfall der sehr leicht zersetzbaren Biogene besteht, und gleichzeitig findet im normalen Zustande ein Ersatz der verbrauchten Energie statt, die Assimilation, ein Wiederaufbau der Biogene.

Diese Vorgänge finden besonders auch in den Zellen der Hirnrinde statt.

Das jeweilige Verhältnis der Assimilation zu der Dissimilation nennt Verworn den Biotonus. Bei normalen Verhältnissen muß die Assimilation immer ebenso groß sein, wie die Dissimilation; wenn also der Energieverbrauch steigt, muß auch der Ersatz ein größerer werden, wenn nicht der Tod der Zelle eintreten soll.

Lehmanns Theorie besteht nun in der Annahme, daß in dem Falle, wenn die Assimilationsprozesse den Dissimilations-

---

[1]) A. Lehmann, Körperliche Äußerungen psychischer Zustände II., 1901. 291 ff.

[2]) Berger, Körperliche Äußerungen psychischer Zustände. 1904. S. 173 ff.

[3]) A. Lehmann, zit. oben III., 1905. 403 ff. u. 489 ff.

prozessen in der Hirnrinde die Wage halten, also der Energieverbrauch vollkommen durch den Stoffwechsel gedeckt wird, dieser Zustand sich in dem äußert, was wir Lustgefühl nennen, das mit der Zunahme des völlig ersetzten Energieverbrauchs steigt. Überwiegen dagegen die Dissimilationsprozesse, wird also der Energieverbrauch der Hirnrinde nicht mehr völlig ersetzt, so äußert sich dies nach Lehmann in Unlustgefühl.

Es besteht nun aber folgende Schwierigkeit. Der Stoffersatz wird durch den Blutkreislauf bewirkt, und es ist eine alte Erfahrung, daß jedes tätige tierische Organ eine größere Blutmenge erhält, als im Ruhezustand, und zwar infolge von aktiver Erweiterung seiner Blutgefäße.

Man müßte also erwarten, daß bei mangelhaftem Ersatz der verbrauchten Stoffe in der Hirnrinde eine aktive Erweiterung der Gefäße der Hirnrinde eintritt, wenn der Organismus zweckmäßig eingerichtet ist. Nun ist mit Sicherheit bei Unlust gerade eine Verengerung der Rindengefäße festgestellt worden, die die Ernährung der Hirnrinde noch verschlechtern muß und auch nach Aufhören des weiteren Energieverbrauchs die Wiederherstellung des normalen Zustandes verzögern muß.

Diese Schwierigkeit glaubt Berger durch Berücksichtigung weiterer Untersuchungsergebnisse Verworns über die Eigenschaften der Biogene des Zentralnervensystems beseitigen zu können.

Nach Verworns Untersuchungen wird besonders durch Zuführung von Sauerstoff zu dem Biogenmolekül der Nervensubstanz dessen Zersetzungsmöglichkeit gesteigert, so daß es dann schon bei geringen Reizen zerfallen kann, also empfindlicher gegen alle Reize wird. Nach Berger bildet nun die Kontraktion der Gefäße der Hirnrinde einen Schutz gegen weitere Zuführung von Sauerstoff zu den Biogenen der Hirnrindenzellen, damit sie vor der Gefahr eines allzu ausgedehnten Zerfalls bewahrt bleiben, die infolge des eintretenden Überwiegens der Dissimilationsprozesse schon näher gerückt war. Es wäre also die Gefäßkontraktion ein zweckmäßiger Vorgang zur Erhaltung der Integrität der Hirnrinde.

Berger stützt sich bei Darlegung dieser Theorie auf seine Beobachtungen über die Wirkung des Cocains auf die Hirngefäße. Obwohl aus der Temperaturmessung des Gehirns und besonders den klinischen Erfahrungen hervorgeht, daß nach Einnehmen von Cocain der Energieumsatz im Gehirn außerordentlich gesteigert ist, und man also, wie bei jedem in stärkerer Tätigkeit befindlichen Organ, Erweiterung der Hirngefäße erwarten sollte, fand Berger dabei eine Kontraktion der Hirngefäße[1]).

Er glaubt darin denselben schützenden Vorgang zu sehen, den er in der Verengerung der Hirngefäße bei Unlust sieht. Auch nach Cocain tritt ein Überwiegen der Dissimilationsprozesse über die Assimilationsprozesse in der Hirnrinde auf infolge der allzugroßen Tätigkeit dieser Teile, und die Gefäßkontraktion schützt nach Berger die zentralen Biogene vor Zerfall durch die Verminderung der weiteren Sauerstoffzufuhr, durch die ihre Zersetzbarkeit oder Empfindlichkeit gegen Reize herabgesetzt wird.

Es sei zunächst diese letzte Beobachtung Bergers erörtert. Wenn·seine Deutung des Vorgangs richtig wäre, so müßte bei jedem Gift, daß in größeren Dosen exzitatorisch auf das Gehirn wirkt, diese Schutzvorrichtung in Funktion treten.

In hohem Maße exzitatorisch wirkt der Alkohol auf das Gehirn, es müßte also auch bei Gaben von Alkohol, wenigstens bei größeren und bei sehr großen Dosen, eine Gefäßverengerung im Gehirn eintreten, da bei gewissen Dosen sicherlich auch die Dissimilationsvorgänge in der Hirnrinde überwiegen, was ja auch aus der später folgenden Ermattung und dem Schlafbedürfnis hervorgeht.

Wie ich aber in Abschnitt VIIc gezeigt habe, tritt nach allen Alkoholdosen, schwächeren wie stärkeren, nur eine aktive Dilatation der Hirngefäße auf, die unabhängig von den Änderungen des Blutdruckes ist, von etwa nachfolgender Verengerung der Hirngefäße war nie etwas zu sehen. (Vergleiche die Kurven 95 und 96 auf Seite 313, 314.) Es ist deshalb sehr unwahrscheinlich, daß Bergers Deutung der Wirkung des Cocains auf die Hirngefäße richtig ist.

---

[1]) Zit. oben S. 175

Aber diese ganze Gefühlstheorie ist in der Fassung Bergers und Lehmanns nicht wohl haltbar. Allerdings schienen zunächst meine in Abschnitt IX ausführlicher behandelten Beobachtungen für die Existenz eines Mechanismus für die Hirngefäße zu sprechen, der bei zu großer Inanspruchnahme der Hirnrinde eine weitere Sauerstoffzufuhr durch Kontraktion ihrer Blutgefäße erschwert.

Diese Beobachtung bestand darin, daß bei einem Knaben mit Schädeldefekt bei geistiger Arbeit im ausgeruhten Zustand zunächst eine normale Volumzunahme des Hirns infolge aktiver Gefäßerweiterung eintrat, die aber nach längerer Fortsetzung der Arbeit infolge schnell eintretender Ermüdung bei jeder neuen geistigen Arbeitsleistung immer mehr in den entgegengesetzten Effekt, eine aktive Verengerung der Hirngefäße überging.

Offenbar kam infolge der fortschreitenden Ermüdung bei jeder neuen Arbeitsleistung ein immer größeres Unlustgefühl hinzu, dessen Wirkung anscheinend die vorwiegende wurde, und es wurde bei diesem Umschlag der Richtung der Volumänderung der schützende Einfluß der Gefäßkontraktion im Gehirn bei Unlust scheinbar ganz besonders deutlich.

Wie aber im Abschnitt IX weiterhin gezeigt wurde, konnte ich feststellen, daß sich derartige Richtungsänderungen, oder besser Umkehrungen der Volumveränderungen bei psychischen Vorgängen durchaus nicht auf die Hirngefäße beschränken und ferner durchaus nicht nur darin bestehen, daß eine Gefäßerweiterung, die normalerweise auftreten müßte, in eine Kontraktion dieser Gefäße übergeht, sondern daß auch häufig umgekehrt eine normale Gefäßkontraktion durch eine Gefäßerweiterung ersetzt wird.

Es konnte experimentell nachgewiesen werden, daß die Ursache dieser Umkehrung der Volumänderungen große Ermüdung körperlicher oder geistiger Art war. Diese Umkehrung zeigt sich allerdings bei den Experimenten meist nur bei psychischer Arbeit und bei dem Eintreten von Bewegungsvorstellungen, und nur in schwereren Fällen auch bei Lust-Unlustgefühlen, aber das fand seine natürliche Erklärung darin, daß die absichtliche Ermüdung der Versuchspersonen, die zum Zwecke dieser Versuche herbeigeführt wurde, immer nur durch längere Zeit dauernde Steigerung der Aufmerksamkeit oder längere Einwirkung von Bewegungsvorstellungen, oder durch beides gleichzeitig herbeigeführt werden konnte.

Es trat also immer nur eine Ermüdung speziell für diese beiden psychischen Vorgänge ein. Würde man in geeigneter Weise eine Ermüdung auch für die Lust-Unlustbetonung der psychischen Vorgänge herbeiführen können, so würde man wahrscheinlich auch am Hirnvolumen, wenn man Gelegenheit hat, es dabei zu untersuchen, an Stelle der normalen Verengerung bei einem dann herbeigeführten Unlustgefühl eine Erweiterung der Hirngefäße eintreten sehen.

Gewisse Erscheinungen (vergleiche Kurve 116, b, c und 117) schienen darauf hinzudeuten, daß die Umkehrung der Volumänderung von einer verschiedenen Beeinflussung einzelner Teile der Gefäßnervenzentra bewirkt wird, und zwar in der Weise, daß nach längerer Dauer oder Wiederholung desselben psychischen Vorganges derjenige Teil der vasomotorischen Zentren, der die Reize, die bei diesem Vorgange auf ihn wirken, z. B. als constrictorische Impulse zu den Gefäßen weitergibt, nicht mehr aufnahmefähig für weitere Reize wird, und daß deshalb dieselben Reize dann zu dem anderen Teil der vasomotorischen Zentren gelangen, der alle ihn treffenden Reize als dilatatorische Impulse zu denselben Gefäßen weitergibt.

Nach alledem ist es nicht ganz unwahrscheinlich, daß auch die Umkehrung der Volumänderung des Hirns jenes Knaben bei starker Ermüdung auf solche Weise zustande kam, und nicht die Folge eines beginnenden Überwiegens der Dissimilationsprozesse in der Hirnrinde war.

Wenn solche Umkehrungen der Gefäßveränderungen im Sinne der Theorie von Lehmann - Berger nur als Schutz gegen Überhandnehmen des Energieverbrauchs eintreten könnten, so müßten sie immer nur in dem Sinne auftreten, daß eine normale Erweiterung der Gefäße sich in eine Verengerung umwandelt, nicht aber, wie es häufig geschieht, in dem Sinne, daß eine normale Gefäßverengerung sich in Gefäßerweiterung umwandelt. (Siehe dazu die Kurven Fig. 109b, 110, 111, 114, 115, 116.)

Besonders sprechen aber andere Gründe gegen die Gefühlstheorie in der Fassung von Lehmann - Berger.

Die Vorstellung Lehmann - Bergers ist die, daß zunächst eine Schädigung des Gleichgewichts des Stoffwechsels der Hirnrinde eintritt, also ein Stoff- und Energieverlust, der vorläufig nicht wieder ersetzt werden kann.

Der Ernährungsmechanismus der Biogene der Hirnrinde befindet sich nach dieser Theorie dann offenbar in einer Dilemma: bewirkt er eine Vermehrung des Stoffersatzes durch Erweiterung der Hirngefäße und dadurch vermehrtem Blutzufluß, wie an anderen Organen in ähnlicher Lage, so erhalten die zentralen Biogene mit den anderen Ernährungsstoffen auch gleichzeitig mehr Sauerstoff, und ihre Zersetzungsfähigkeit wird dadurch gesteigert. Bewirkt dagegen der Ernährungsmechanismus eine Verengerung der Rindengefäße, so wird zwar die Sauerstoffzufuhr vermindert, gleichzeitig aber auch die aller anderen Stoffe, und die Möglichkeit, den normalen Zustand durch Ersatz der schon verbrauchten Stoffe wiederherzustellen, wird auf längere Zeit verschoben, das letztere aber nur dann, wenn einer von den beiden möglichen Fällen eintritt, wenn nämlich die Dissimilation in den Biogenen sich noch weiter fortsetzt, und deshalb die während der verminderten Ernährung noch zuströmenden Ersatzstoffe voll dazu gebraucht werden, die durch die weiter fortdauernden Dissimilationsprozesse verbrauchten Stoffe zu ersetzen und wenigstens den Biotonus nicht noch ungünstiger werden zu lassen.

Längere Zeit hindurch würde also in diesem Falle der Zustand bestehen bleiben, daß der Biotonus kleiner als 1 ist, d. h. daß die Biogene das Ernährungsgleichgewicht nicht wieder erreichen können.

Tritt aber der andere Fall ein, daß nach der Verengerung der Rindengefäße der weitere Energieverbrauch aufhört, tritt also Untätigkeit der betreffenden Hirnteile ein, so daß auch die verringerte Ernährungszufuhr genügen würde, das Ernährungsgleichgewicht der zentralen Biogene schnell wiederherzustellen, so würde es gänzlich unnötig sein, die Sauerstoffzufuhr und damit die ganze Nahrungszufuhr überhaupt einzuschränken, da ja auch eine gesteigerte Zersetzungsfähigkeit der Biogene unschädlich ist, wenn keine Reize mehr auf sie wirken, die Dissimilationsprozesse also aufgehört haben.

Es würde daher die Verengerung der Rindengefäße entweder ganz unnötig sein, oder es würde durch sie die Möglichkeit auf lange Zeit verschoben werden, daß die zentralen Biogene ihr verlorenes Stoffwechselgleichgewicht wieder erlangen. Es ist aber sehr zweifelhaft, ob es nicht schädlicher, oder ebenso schädlich für die Biogene ist, längere Zeit hindurch sich in einem ihre Existenz so gefährdenden Zustand zu befinden, oder neben einer größeren Menge von anderen sehr nötigen Nahrungsstoffen auch mehr Sauerstoff zu erhalten.

Wenn schon die Vorstellung des Nutzens der Verengerung der Hirngefäße bei Unlust nach dieser Theorie keine völlig einleuchtende ist, so kommt noch die Überlegung hinzu, daß bei manchen Unlust erweckenden Einwirkungen die Dauer der Einwirkung eine so kurze ist. wie z. B. bei Schreck, daß man nur schwer sich vorstellen kann, daß in der äußerst kurzen Zeit, die zwischen dem schreckhaften Reize und dem Eintreten der Verengerung der Hirngefäße lag, eine so starke Dissimilation eintreten konnte, daß sie nicht durch Assimilation im normalen Wege von dem völlig ausgeruhten Gehirn ausgeglichen werden könnte.

Zudem wäre die Reaktion der Gefäßkontraktion hierbei im Sinne der Theorie doch wohl eine unzweckmäßige, da ja der schreckhafte Reiz, wenn seine Ursache als unbedeutend erkannt wird, nur ein einmaliger ist, und deshalb allein eine vermehrte Zufuhr von Blut das geeignete wäre, das Stoffwechselgleichgewicht der Hirnrinde wiederherzustellen, denn die größere Zersetzungsfähigkeit der Biogene infolge der gleichzeitig vermehrten Sauerstoffzufuhr wäre bedeutungslos, da weitere Reize auf sie bei der erkannten Grundlosigkeit des Erschreckens nicht einwirken.

Alle diese Schwierigkeiten fallen weg, wenn man annimmt, daß die Kontraktion der Hirngefäße bei Unlust nicht erst dann eintritt, wenn die Dissimilationsprozesse in der Hirnrinde schon stärker geworden sind, als die Assimilationsprozesse, so daß schon ein Energie- und Substanzverlust eingetreten ist, sondern daß sie sich bereits kontrahieren, ehe dies geschieht.

Man kann sich, wie eben erwähnt, wohl vorstellen, daß im ausgeruhten Gehirn die Dissimilation, die bei Beginn der Einwirkung eines Unlust erregenden Eindruckes eintritt, in dem Falle noch durch die normale Assimilation ausgeglichen werden kann, wenn die Dauer dieser Einwirkung nur eine äußerst kurze ist. Wenn also unmittelbar nach dem Vordringen des Reizes zur Hirnrinde durch einen geeigneten Mechanismus eine Kontraktion der Hirngefäße bewirkt wird, so könnte durch die dadurch herbeigeführte Verminderung der Sauerstoffzufuhr zu den zentralen Biogenen vielleicht schon eine herabgesetzte Empfindlichkeit der Hirnrinde gegen den Unlust herbeiführenden Reiz selbst herbeigeführt werden, noch bevor das Stoffwechselgleichgewicht in der Hirnrinde verloren gegangen ist.

Es ist aber nicht einmal nötig anzunehmen, daß der unlusterregende Reiz in seiner vollen Stärke an der Hirnrinde länger als einen äußerst kurzen Zeitabschnitt hindurch zur Wirkung kommt. Es ist denkbar, daß der Reiz, bevor er zur Hirnrinde gelangt, erst das mehr peripher gelegene Gefäßnervenzentrum der Hirngefäße passiert und dort schon den Mechanismus auslöst, der die Kontraktion der Hirngefäße bewirkt.

Es würde dann schon gleichzeitig mit Ankunft des Reizes an der Hirnrinde die Gefäßkontraktion dort einzutreten beginnen, die die Sauerstoffzufuhr herabsetzt und dadurch die zentralen Biogene weniger empfindlich gegen den Reiz und besonders die Fortwirkung des Reizes macht.

Wir sehen ein solches Sichabschließen gegen zu starke Reize oder bei Unlust auch an anderen Körperteilen, wie z. B. bei furchterregenden oder unangenehmen Eindrücken die Augen reflektorisch geschlossen werden.

Nach dieser Anschauung, daß schon durch das Eintreffen des Reizes im vasomotorischen Zentrum der Hirngefäße die Verengerung der Hirngefäße ausgelöst wird, ist es sehr wohl denkbar, daß das Gleichgewicht des Stoffwechsels in der Hirnrinde dauernd bewahrt bleibt, und daß daher die zentralen Biogene ohne Schaden einige Zeit bei verminderter Nahrungszufuhr existieren können, da ja durch die gleichzeitige Verminderung der Sauerstoffzufuhr auch ihre Dissimilationsfähigkeit herabgesetzt ist.

Nach dieser Vorstellung kommt es also kaum in Frage, daß die Biogene längere Zeit hindurch in einem Zustand verharren müssen, in dem ihr Energie- und Substanzverlust unersetzt ist.

Die Schmerz- und Unlustreize müssen bekanntlich deshalb als solche zur Hirnrinde gelangen, können also deshalb zweckmäßigerweise nicht völlig in der Wahrnehmung abgeschwächt werden, weil sie eine Schutzvorrichtung des Körpers darstellen, die z. B. bewirkt, daß man den Finger nicht ein zweites Mal dem Feuer zu nahe bringt. Es spricht vieles für die Ansicht Darwins, daß auch die Unlustempfindung bei gewissen Geruchs- und Geschmacksreizen sich ursprünglich aus Nützlichkeitsgründen entwickelt hat, so daß in der Tat viele Gerüche, die unangenehm sind, auch dem Organismus, wenn er sie gar nicht vermeidet, schädlich werden können. Ähnlich ist es auch vielfach mit den Geschmacksempfindungen, wenn auch natürlich die Entwicklung einer solchen Abneigung nicht zu den weniger häufig, oder erst seit relativ kurzer Zeit in Betracht kommenden Stoffen in Beziehung stehen kann.

Zur Erreichung des Zweckes, daß diese Abneigung oder Unlust (die natürlich durch Gedankenassoziation auch auf ideelle Vorgänge übertragen werden kann) zum Bewußtsein kommt, genügt aber, schon eine sehr kurze Einwirkung des betreffenden Reizes auf die Hirnrinde, und die Erreichung dieses Nutzens wird daher nicht verhindert, wenn gleichzeitig mit Eintreffen des Reizes an der Hirnrinde schon eine Kontraktion der Rindengefäße einsetzt, die eine zu große und schädliche Inanspruchnahme der zentralen Biogene verhindert, denn unmittelbar nach dem Beginne der Gefäßkontraktion muß sich die Verminderung der Sauerstoffzufuhr in einer Herabsetzung der Wahrnehmungsfähigkeit der Hirnrinde geltend machen. Die Nachwirkung der Empfindung eines Unlust erweckenden Eindrucks wird also auf diese Weise abgekürzt oder verhindert.

Wir wenden uns nun zu der Blutverschiebung in den übrigen Teilen des Körpers bei Lust und Unlust, die von einem anderen

Gefäßnervenzentrum aus herbeigeführt wird, von dem im verlängerten Mark gelegenen, das bisher für das allgemeine Gefäßzentrum gehalten wurde.

Wie aus der Zusammenstellung der verschiedenen Schwankungen der Blutverteilung im Körper bei psychischen Vorgängen auf S. 372 zu ersehen ist, tritt bei Unlust eine aktive Verengerung aller Blutgefäße der äußeren Körperteile und eine aktive Erweiterung der Gefäße der Bauchorgane ein, bei Lustgefühl das Gegenteil.

Daß die Gefäßverengerung in den äußeren Körperteilen nicht den Zweck haben kann, den Blutdruck zu erhöhen und dadurch die Blutversorgung des Gehirns zu verbessern, wurde schon oben erörtert. Es wäre ja auch ganz zwecklos, wenn bei Unlust eine bessere Blutversorgung des Gehirns angestrebt würde, da wir ja sahen, daß sich die Hirngefäße bei Unlust gerade kontrahieren, um die Blutzufuhr zur Hirnrinde zu vermindern. Diese Widersinnigkeit ist von den früheren Autoren, die in der Veränderung des Kontraktionszustandes der äußeren Gefäße ein Regulationsmittel der Blutversorgung des Gehirns sahen, gar nicht genügend beachtet worden, denn sonst hätten sie von ihrer Ansicht abgehen müssen.

Der Nutzen dieser Blutverschiebung kann aber auch nicht darin liegen, daß die Bauchorgane während dieser kurzen Zeit eine bessere Ernährung erhalten, er muß also in der zeitweilig geringeren Ernährung der äußeren Körperteile, besonders der Haut, gesucht werden, die durch die Kontraktion der äußeren und die gleichzeitige Erweiterung der Bauchgefäße herbeigeführt wird.

Der Gedanke liegt nahe, daß diese Verminderung der Nahrungszufuhr zur Haut eine ähnliche Bedeutung haben könne, wie die gleichzeitige Verminderung der Nahrungszufuhr zur Hirnrinde.

Wie sich die Gefäße der Hirnrinde bei Einwirkung des Unlustreizes kontrahieren, um durch die Verminderung der Sauerstoffzufuhr die Empfindungsfähigkeit der Hirnrinde herabzusetzen, so kann auch die Kontraktion der Hautgefäße den Nutzen haben, die Empfindungsfähigkeit der Endigungen der sensiblen Hautnerven gegen weitere schmerzhafte oder unlusterregende Reize herabzusetzen.

Die Untersuchungen Verworns über die gesteigerte Reizfähigkeit der Biogene bei vermehrter Sauerstoffaufnahme und die daraus sich ergebende Herabsetzung ihrer Reizfähigkeit bei Verminderung der Sauerstoffzufuhr gilt für das ganze Nervensystem. Durch die Kontraktion der äußeren Gefäße wird aber die Sauerstoffzufuhr zu den Endigungen der peripheren sensiblen Nerven in derselben Weise herabgesetzt, wie durch Kontraktion der Rindengefäße die zur Hirnrinde. Wie die Reizempfindlichkeit der Hirnrinde dadurch herabgesetzt wird, so muß durch den entsprechenden Vorgang auch die Reizempfindlichkeit der Haut herabgesetzt werden, es muß also ein gewisser Schutz gegen die Einwirkung weiterer unangenehmer Reize von außen her eintreten.

Wie oben erörtert wurde, genügt es zur Erreichung des Nutzens der schmerzhaften und unangenehmen Empfindung gewisser Reize als Warnungssignale völlig, wenn die Reize in der sehr kurzen Zeit in voller Stärke auf die Hirnrinde einwirken, die zwischen dem Anlangen des Reizes in der Hirnrinde und dem Eintreten der Wirkung des gleichzeitig an den Rindengefäßen anlangenden Impulses zur Kontraktion verstreicht.

Ebenso muß für diesen Zweck auch eine nur kurze Einwirkung des Reizes in seiner vollen Stärke auf die sensiblen Aufnahmeapparate an der Außenseite des Körpers genügen.

Beim Durchpassieren des durch den Reiz veranlaßten Erregungsvorgangs durch das vasomotorische Zentrum in der Medulla, also noch ehe er zu dem mehr zentral gelegenen vasomotorischen Zentrum für die Hirngefäße und zur Hirnrinde selbst gelangt, wird vermutlich schon der Mechanismus in Bewegung gesetzt, der zur Kontraktion der äußeren Gefäße und gleichzeitigen Erweiterung der Bauchgefäße führt, so daß gleichzeitig durch Druck- und Saugwirkung in schnellster Zeit eine relative Blutleere der Haut erzeugt wird, die den etwa weiter einwirkenden Unlust- oder Schmerzreizen den Panzer der herabgesetzten Erregbarkeit entgegensetzt.

Die Unlustreize, die dann trotzdem, wenn auch in abgeschwächter Form noch aufgenommen und zum Gehirn weitergeleitet werden, finden in der Hirnrinde wieder einen Aufnahmeapparat, dessen Erregbarkeit infolge der Kontraktion seiner Gefäße herabgesetzt ist. Mit Hilfe dieses Mechanismus werden also, abgesehen von dem ersten außerordentlich kurz dauernden Eindruck, auch starke Schmerz- und Unlustreize nur in sehr abgeschwächtem Maße in der Hirnrinde wahrgenommen, und die durch sehr starke Reize leicht gefährdeten Biogene der Hirnrinde bleiben intakt, denn je stärker der Reiz ist, um so stärker wird, bis zu einer gewissen Grenze, auch die Kontraktion der Gefäße des Gehirns und der äußeren Körperteile und die die Wirkung dieser Vorgänge erleichternde Erweiterung der Bauchgefäße sein.

Daß dieselben Erscheinungen, wie bei unlusterregenden äußeren Reizen, auch bei ideeller Unlust auftreten, läßt sich leicht durch Gedankenassoziation erklären.

Daß übrigens wirklich bei Kontraktion der äußeren Gefäße die Empfindungsfähigkeit der Haut herabgesetzt wird, dafür sprechen außer den Untersuchungen Verworns und seiner Schüler auch mancherlei klinische Erfahrungen, wie z. B. die bei der Raynaudschen Krankheit, bei der neben einer aktiven Kontraktion der Gefäße der Finger und Zehen, die, wie andere Erscheinungen zeigen, durch pathologische Vorgänge im Zentralorgan hervorgerufen sein muß, eine starke Abstumpfung der Empfindungsfähigkeit dieser Teile gefunden wird. (Experimente über diese Verhältnisse, die mit Hilfe der Esmarchschen Binde angestellt werden, sind nicht maßgebend, da durch die Binde die Nervenstämme selbst gedrückt werden.)

Lust stellt den entgegengesetzten Zustand dar wie Unlust, und deshalb sind auch offenbar die Veränderungen an den Gefäßen die entgegengesetzten, und ihre Erklärung ergibt sich durch Umkehrung der obigen Ausführungen von selbst. Durch Erweiterung der äußeren Gefäße wird die Sauerstoffzufuhr zu den Endigungen der sensiblen Nerven vermehrt und ihre Empfindungsfähigkeit gegen die angenehmen Reize gesteigert, die ursprünglich nach Darwin dem Organismus alle zuträglich waren. Ebenso bewirkt auch die Gefäßerweiterung in der Hirnrinde eine vermehrte Wahrnehmungsfähigkeit und Erregbarkeit der Hirnrinde für die angenehmen Reize.

Es sei endlich noch die Feststellung Brodmanns und Bergers berührt, daß die Volumkurven des Gehirns und des Armes weder gleichmäßig, noch in genau entgegengesetzten Schwankungen sich verändern, also die Kurven sich auch in ihren geringfügigeren Einzelheiten durchaus nicht immer entsprechen, wenn nicht „hydraulische" Einflüsse allgemeiner Art auf das ganze Blutgefäßsystem einwirken, wie z. B. starke Atmungsänderungen. Es unterliegt wohl nach den früheren Ausführungen keinem Zweifel, daß die Ursache dieses selbständigen Verhaltens beider Gefäßsysteme darin zu suchen ist, daß, wie ich in Abschnitt VII zeigte, beide von besonderen Gefäßnervenzentren regiert werden.

Der Zustand der Ganglienzellen in diesen beiden Zentren wird nun nicht immer ein gleichmäßiger sein, vielleicht ist auch die Inanspruchnahme der beiden Gefäßnervenzentren oder ihre Widerstandsfähigkeit eine ungleiche, so daß Ermüdungserscheinungen in einem der beiden Zentren eher auftreten, als in dem andern, und wie sehr der Einfluß der Ermüdung die normale Gefäßreaktion bei psychischen Vorgängen beeinflußt, haben wir in Abschnitt IX gesehen. —

c) Die Blutverschiebungen bei gesteigerter Aufmerksamkeit (psychischer Arbeit).

Die Verminderung des Armvolums bei gesteigerter Aufmerksamkeit war die erste der nicht grobsinnlich wahrnehmbaren vasomotorischen Begleiterscheinungen psychischer Vorgänge, die experimentell festgestellt wurde.

Nachdem dieselbe Erscheinung auch bei Messung des Fußvolumens gefunden worden war, und es sich herausgestellt hatte, daß das Hirnvolumen dabei zunahm, kam man zu der bis jetzt allgemein geltenden Anschauung, daß die Verengerung der äußeren Gefäße bei gesteigerter Aufmerksamkeit den Zweck habe, die Blutzufuhr zu dem Gehirn während seiner gesteigerten Tätigkeit zu vermehren, durch bessere Ernährung seine Funktionsfähigkeit zu verstärken und den schnelleren Ersatz der dabei verbrauchten Stoffe zu ermöglichen.

Gewiß hatte diese Anschauung mehr Berechtigung als die, daß auch bei Lust-Unlustgefühlen die Veränderung des Kontraktionszustand der äußeren Gefäße zur Regulierung der Blutversorgung des Gehirns diene, denn bei Unlustgefühl kontrahieren sich die Hirngefäße gleichzeitig mit den äußeren Gefäßen des Körpers und bei Lustgefühl erweitern sie sich gleichzeitig mit ihnen.

Aber auch für die Bedeutung der Schwankungen der Blutverteilung bei gesteigerter Aufmerksamkeit mußte eine solche Anschauung durch meine Feststellung hinfällig werden, daß gleichzeitig mit der Kontraktion der Gefäße aller äußerer Teile des Körpers (auch der äußeren Teile des Kopfes) eine aktive Erweiterung der Gefäße der Bauchorgane eintritt, wie dasselbe auch bei Unlustgefühlen gefunden worden war.

Dazu kam noch der Hinweis Brodmanns und Bergers auf das Fehlen einer direkten oder reziproken Übereinstimmung bei den Veränderungen der Volumkurven des Gehirns und des Armes bei diesen Vorgängen.

Wenn sich die Bauchgefäße zu derselben Zeit aktiv erweitern, in der sich die äußeren Gefäße bei gesteigerter Aufmerksamkeit zusammenziehen, so wird der Nutzen dieser Gefäßkontraktion für die Erreichung einer stärkeren Blutzufuhr zum Gehirn völlig illusorisch, da das von den äußeren Teilen verdrängte Blut dann die erweiterten Bauchgefäße anfüllt.

Es geht weiter daraus hervor, daß die Beschleunigung der Herztätigkeit, die bei psychischer Arbeit ebenso eintritt wie bei Unlustgefühl, kaum den Zweck haben kann, eine bessere Blutversorgung des Gehirns durch Erhöhung des Blutdruckes herbeizuführen, denn das könnte viel sicherer und kräftiger durch eine gleichzeitige Verengerung der Bauchgefäße bewirkt werden.

Jedenfalls tritt auch hier, wie bei den anderen psychischen Vorgängen, die Bedeutung der Veränderung der Herztätigkeit gegenüber den Veränderungen an den Gefäßen für die Entstehung der entstehenden Blutverschiebung im Körper weit zurück.

Sicherlich steht die Kontraktion der äußeren Blutgefäße in keiner ursächlichen Beziehung zu der gleichzeitigen Volumvermehrung des Gehirns. Da nun auch bei gesteigerter Aufmerksamkeit die zeitweilige Zunahme der Blutfülle der Bauchorgane kaum irgendwelchen Nutzen bringen kann, so muß man auch hier, wie bei den Unlustgefühlen, den Nutzen dieses Teils der Blutverschiebung in der Verminderung der Blutfülle der äußeren Körperteile suchen.

Natürlich muß man auch sofort an den Nutzen denken, den diese Verminderung der Blutzufuhr bei Unlust brachte, nämlich den, durch die Verminderung der Sauerstoffzufuhr die Erregungsfähigkeit der sensiblen Aufnahmeapparate in der Haut herabzusetzen, so daß die Außenfläche des Körpers gegen weitere unangenehme Reize von außen relativ geschützt ist. (Siehe die Ausführungen des vorhergehenden Abschnitts auf S. 378 ff. und 387.)

Von unlusterregenden äußeren Reizen kann nun bei dem einfachen Zustand der gesteigerten Aufmerksamkeit, bei psychischer Arbeit, keine Rede sein. Es würde also nur eine Herabsetzung der Erregungsfähigkeit der sensiblen Aufnahmeapparate gegenüber allen denjenigen gewöhnlichen äußeren Reizen in Frage kommen, die im wachen Zustand des Menschen dauernd in stärkerem oder geringerem Grade auf ihn einwirken.

Bei diesen Betrachtungen muß der Gedanke auftauchen, daß bei psychischer Arbeit, die eine innere Sammlung, die Konzentration der Gedanken nach einer bestimmten Richtung hin erfordert, ein solcher Zustand nützlich für diese Gedankenkonzentration sein muß, der eine gewisse Abschließung des Körpers gegen die während der Arbeit dauernd von außen auf ihn einwirkenden geringen Reize herbeiführt, also einen gewissen Schutz gegen Ablenkung der Aufmerksamkeit von der auszuführenden Arbeit gewährt.

Ganz besonders müßte eine solche Abschließung gegen äußere Reize während dieser Zeit deshalb von Wert sein, weil die Hirngefäße während der Ausführung der psychischen Arbeit sich erweitert haben und in diesem Zustand die Hirnrinde, ähnlich wie bei Lustgefühlen, besonders empfindlich für alle Reize ist, da ja die vermehrte Sauerstoffzufuhr die Reizbarkeit der Biogene der Hirnrinde bedeutend steigert. (Siehe vorhergehenden Abschnitt.)

Es würde bei diesem Zustand der Hirnrinde, der ja aus andern Gründen der Ausführung einer psychischen Arbeit sehr günstig ist, jeder äußere Reiz sehr empfindliche Aufnahmeapparate in der Hirnrinde antreffen, er würde sehr stark zur Empfindung kommen und die Aufmerksamkeit in viel stärkerer Weise in Anspruch nehmen, als er es im Ruhezustand des Gehirns tun würde.

Gegen diese Gefahr der Ablenkung, könnte man denken, bietet die Herabsetzung der Erregungsfähigkeit der sensiblen Aufnahmeapparate an der Außenseite des Körpers einen wirksamen Schutz, da die äußeren Reize dann nur noch in stark abgeschwächtem Maße weiter zum Gehirn geleitet werden.

Wenn diese Anschauung richtig wäre, so müßte zunächst sich herausstellen, daß bei einer größeren Konzentration der Aufmerksamkeit auf eine schwierigere psychische Arbeit, auch der Schutz gegen äußere Ablenkung ein größerer wird, weil dann eine Ablenkung um so störender wirken müßte.

Auf Anregung von meiner Seite hin haben die Herren W. Frankfurther[1]) und A. Hirschfeldt zahlreiche Versuche angestellt, indem sie von den Versuchspersonen erst eine leichtere und unmittelbar darauf eine schwierigere Art von arithmetischen Aufgaben ausrechnen ließen, oder auch, indem sie die Versuchspersonen zwar beide Male dieselbe Art der Rechnung ausführen ließen, aber es veranlaßten, daß zum zweiten Male immer die gleiche Menge der rechnerischen Arbeitsleistung in der Hälfte der Zeit bewältigt werden mußte, die vorher zur Bewältigung der gleichen Arbeitsmenge zur Verfügung gestanden hatte. Bei beiden Arten der Versuche mußte daher die Konzentration der Aufmerksamkeit, also die Anstrengung der Versuchspersonen, jedesmal eine größere bei Ausführung der zweiten Rechnung sein.

Es stellte sich bei diesen Versuchen heraus, daß wirklich jedesmal bei der größeren Konzentration der Aufmerksamkeit, bei der angestrengteren Hirntätigkeit die Verengerung der äußeren Gefäße des Körpers eine stärkere war.

---

[1]) W. Frankfurther u. A. Hirschfeldt, Das Verhältnis der Arbeitsintensität zu der Größe der Blutverschiebung bei psychischer Arbeit. Erscheint im Archiv f. Physiol. 1910.

In Fig. 118 ist die Kurve eines solchen Versuchs wiedergegeben. Die obere Kurve ist die der Atmung, die völlig gleichmäßig blieb, die untere die des Armvolums.

Vom ersten +-Zeichen bis — wurde eine leichtere Art der Rechnung ausgeführt, vom zweiten +-Zeichen bis — kurze Zeit darauf eine bedeutend schwierigere Art der Rechnung, und es ist deutlich zu erkennen, daß die Volumverminderung bei der zweiten Art der Rechnung eine bedeutend stärkere ist. Es macht dabei

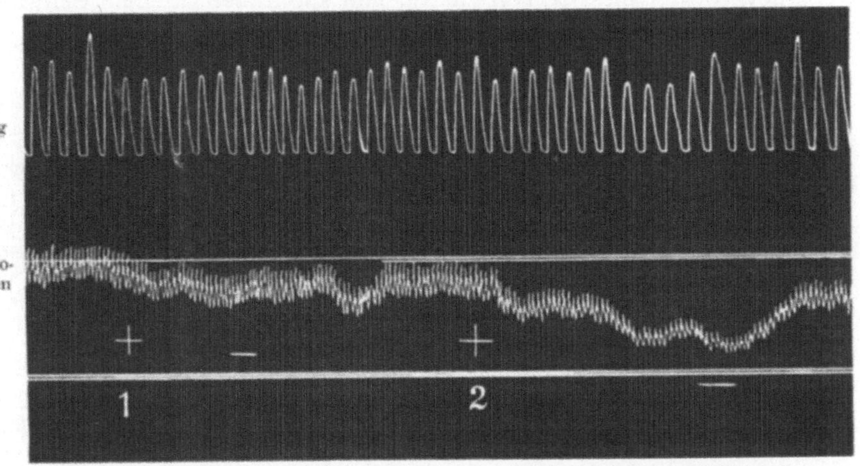

Fig. 118. Vom ersten +-Zeichen bis — wurde eine einfachere, vom zweiten +-Zeichen bis — eine schwierigere Art von geistiger Arbeit ausgeführt.

nichts für die Größe der Volumabnahme aus, daß die Dauer der Arbeit beim zweiten Male größer als beim ersten war, denn es war durch andere Versuche festgestellt worden, daß eine gleichmäßige Art der Rechnung, wenn sie in gleichem Tempo ausgeführt wurde, auch bei längerer Dauer keine größere Volumabnahme herbeiführte, als bei kürzerer.

Die Größe der Volumänderung hängt offenbar von der Größe der Anstrengung ab, die von der Versuchsperson auf die Lösung auch nur eines Teils der zu leistenden Arbeit aufgewendet wird, also von der Größe der Konzentration der Aufmerksamkeit, nicht von der Dauer der Arbeit oder von der Menge der Arbeit, die bei gleicher Konzentration in beliebiger Zeit geleistet wird.

Daß auch bei völlig gleicher Dauer der Arbeit die Volumabnahme des Armes dann eine größere ist, wenn die Konzentration der Aufmerksamkeit dabei eine größere ist, zeigt die Kurve von Fig. 119.

In Fig. 119 veränderte sich am Schlusse der zweiten Ausführung der psychischen Arbeit die Atmung etwas, aber erst, als die gleichzeitige Volumabnahme des Armes schon fast ihre größte Tiefe erreicht hatte, so daß die Volumabnahme des Armes sicherlich nicht von der Atmungsänderung verursacht sein kann. Die Volumkurve des Armes ist von zahlreichen spontanen, kleinen Schwan-

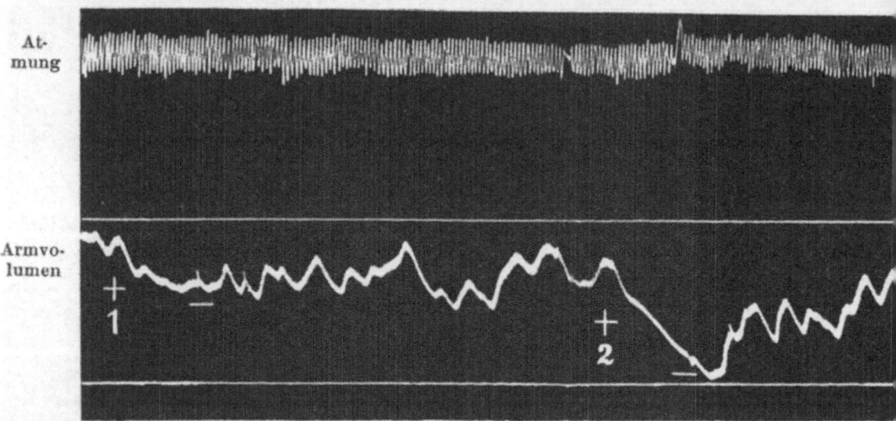

Fig. 119. Vom ersten +-Zeichen bis — wird in derselben Zeit die doppelte Menge von psychischer Arbeit von der Versuchsperson geleistet als in der gleichen Zeit vom zweiten +-Zeichen bis —.

kungen entstellt, wie man das bei manchen Versuchspersonen öfter findet, aber doch ist der Einfluß der beiden psychischen Arbeiten deutlich durch bedeutend stärkere Schwankungen des Volumens gekennzeichnet.

Die Art der rechnerischen Arbeit war bei dem Versuch, von dem Fig. 119 stammt, bei beiden Ausführungen von psychischer Arbeit die gleiche, ebenso ihre Dauer. Nur wurde in der Zeit vom ersten +-Zeichen bis — ungefähr die Hälfte der rechnerischen Arbeit geleistet, wie in der gleichen Zeit vom zweiten +-Zeichen bis —. Da deshalb natürlich die Versuchsperson bei der zweiten Arbeit viel schneller rechnen mußte, als bei der ersten, und ihre Aufmerksamkeit deshalb viel stärker auf die Arbeit konzentrieren mußte, so sehen wir dann auch eine viel stärkere Volumabnahme des Armes eintreten, als bei Ausführung der vorhergehenden Arbeit.

(Übrigens tritt in dieser Figur nach dem Zurückgehen der Volumsenkung nach der ersten Arbeitsleistung spontan eine geringere Wiederholung der Volumabnahme ein, eine Erscheinung, die auch sonst bisweilen zu beobachten ist, hier aber bedeutungslos ist.)

Die Stärke des Impulses zur Veränderung ihres Kontraktionszustandes, den die äußeren Gefäße des Körpers bei der Ausführung psychischer Arbeit erhalten, ist so stark abhängig von der Stärke der Konzentration der Aufmerksamkeit auf die betreffende psychische Arbeit, daß die Verstärkung dieses Impulses bei stärkerer Konzentration der Aufmerksamkeit sogar auch dann noch eintritt, wenn die Reaktion der Gefäße eine anormale, also offenbar nicht mehr nützliche ist. Das Vorkommen solcher Umkehrung der normalen Innervationsimpulse für die Blutgefäße bei Zuständen starker physiologischer oder pathologischer Ermüdung wurde oben in Abschnitt IX ausführlich behandelt. In Fig. 120 ist eine Kurve abgebildet, bei der bei Ausführung psychischer Arbeit eine solche anormale Gefäßreaktion eintrat, nämlich an Stelle der sonst allgemein sich findenden Volumabnahme einer Volumzunahme des Armes.

(Betreffs der Vorstellungen, die man sich über das Zustandekommen dieser Umkehrung des normalen Effektes bei physiologischen oder pathologischen Ermüdungszuständen machen kann, sei auf die Ausführungen in Abschnitt IX verwiesen.)

In Fig. 120 wurde vom ersten +-Zeichen bis — eine weit leichtere Art der Rechnung ausgeführt, als in der längeren Zeit vom zweiten +-Zeichen bis —. Der Versuch war also derselbe, wie der von Fig. 118. Wie sehr deutlich aus Fig. 118 zu erkennen ist, ist die normale Volumzunahme bei der stärkeren Konzentration die Aufmerksamkeit eine bedeutend größere, als bei der geringeren Konzentration der Aufmerksamkeit.

Nach alledem ist kaum zu bezweifeln, daß die Veränderungen an den Gefäßen der äußeren Körperteile bei psychischer Arbeit in einer bestimmten Beziehung zu der Leistung dieser psychischen

Arbeit steht, und zwar zu der Anstrengung, die die Versuchsperson zur Leistung dieser Arbeit aufwenden muß, also zur Größe der Konzentration ihrer Aufmerksamkeit.

(Es sei hier eingeschaltet, daß diese Feststellung die Aussicht auf eine weitere Benutzung dieser Untersuchungsmethode eröffnet. Man muß auf diese Weise erkennen können, ob eine

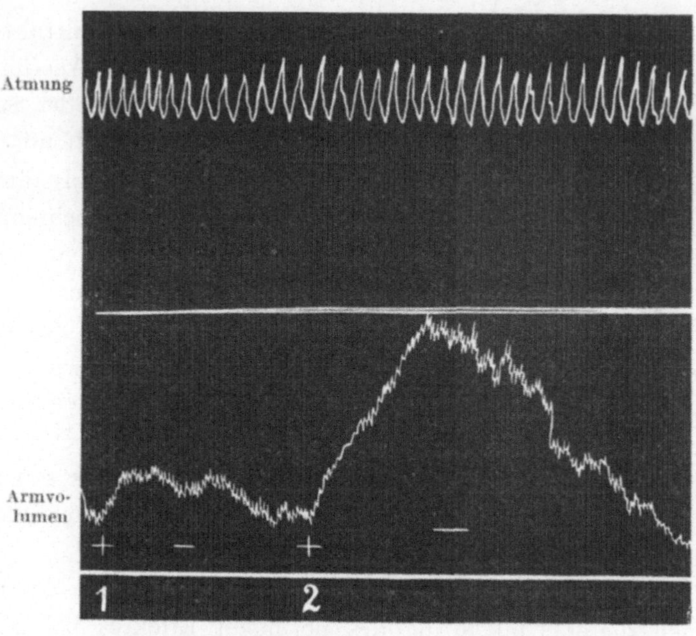

Fig. 120. Vom ersten +-Zeichen bis — wurde eine einfachere, vom zweiten +-Zeichen bis — eine bedeutend schwierigere Art von geistiger Arbeit ausgeführt.

bestimmte Versuchsperson zur Leistung einer bestimmten Art von psychischer Arbeit eine geringere Konzentration der Aufmerksamkeit, also geringere Anstrengung aufwenden muß, als zur Leistung einer entsprechend schwierigen psychischen Arbeit aus einem anderen Gebiete. (Normalaufgaben.) Wenn die Versuchsperson sich nicht schon vorher in der Ausübung eines der zur Untersuchung kommenden verschiedenen Gebiete der psychischen Arbeitsleistung geübt hat, so würde man also dann erkennen können, für welche Art von psychischer Arbeitsleistung das Gehirn der betreffenden Person am meisten geeignet ist, denn das muß die Art von psychischer Arbeit sein, die von diesem Gehirn mit einem geringeren Aufwand von Konzentration geleistet wird, als entsprechend schwierige Aufgaben aus anderen Gebieten.)

Jedenfalls spricht das Ergebnis dieser Untersuchungen dafür, daß die bei Menschen im Normalzustand bei psychischer Arbeit auftretende Verengerung der äußeren Gefäße mit der Ausführung der psychischen Arbeit zusammenhängt und also nach unseren oben ausgesprochenen Anschauungen einen Nutzen für diesen psychischen Vorgang haben muß, der vielleicht darin gefunden werden kann, daß diese Gefäßkontraktion an der Außenseite des Körpers die Konzentration der Aufmerksamkeit auf die psychische Arbeit erleichtert, indem sie die Reizbarkeit der sensiblen Aufnahmeorgane in der Haut herabsetzt und dadurch die Möglichkeit der Ablenkung der Aufmerksamkeit durch äußere Reize vermindert, die sonst bei der gleichzeitigen Erweiterung der Hirngefäße besonders leicht möglich wäre.

Eine Bestätigung könnte die Richtigkeit dieser Anschauung wohl noch durch eine weitere Versuchsreihe erhalten, deren Anstellung noch aussteht. Wenn es nämlich auch nützlich erscheinen kann, daß bei einem Zustand von gesteigerter Aufmerksamkeit durch. Kontraktion der äußeren Gefäße die störenden äußern Reize abgehalten werden, so würde das doch in keinem Fall auch für den Teil der Außenfläche des Körpers gelten, dessen sensible Aufnahmeapparate die Reize aufnehmen sollen, auf die die gesteigerte Aufmerksamkeit der Versuchsperson gerade gerichtet ist.

Wenn die hier vermutete Zweckmäßigkeit der Veränderung des Kontraktionszustandes der äußeren Gefäße bei gesteigerter Aufmerksamkeit wirklich besteht, so müßten sich die Gefäße dieses Körperteiles, durch dessen Nervenendigungen der erwartete Reiz aufgenommen werden soll, stark erweitern, um durch gesteigerte Sauerstoffzufuhr die Reizbarkeit dieser Nervenendigungen zu erhöhen, während sich zweckmäßigerweise die äußeren Gefäße der anderen Körperteile verengen müßten.

Durch meine Untersuchungen über willkürlich verschiedene Gefäßinnervation beider Körperseiten, die in Abschnitt VI b ausführlich behandelt sind (vgl. die Fig. 76, 77, 78), ist gezeigt worden, daß eine solche entgegengesetzte Gefäßinnervation für einen bestimmten Körperteil durch Einwirkung von der Hirnrinde aus sehr wohl physiologisch möglich ist. Am leichtesten würden sich diese Verhältnisse wohl durch solche Versuche untersuchen lassen, bei denen die gesteigerte Aufmerksamkeit auf solche Arbeiten gerichtet ist, die nur durch verfeinerten Tastsinn ermöglicht werden (Blindenschrift).

Das Experiment wird über die Richtigkeit dieser Überlegungen entscheiden. —

Wir wenden uns nun zu den Veränderungen an den Hirngefäßen bei gesteigerter Aufmerksamkeit. Alle Experimentatoren, die in Frage kommen, haben dabei eine aktive Erweiterung der Rindengefäße gefunden und eine Zunahme der Blutfülle des Gehirns in seiner Gesamtheit.

Da das Gehirn bei gesteigerter Aufmerksamkeit, wie bei psychischer Arbeit, sich ohne Zweifel in einem Zustand der größeren Tätigkeit befindet, also mehr Stoff verbraucht, als im Ruhezustand, so ist nie daran gezweifelt worden, daß der vermehrte Blutzufluß während dieses Zustandes ein zweckmäßiger Vorgang ist.

Der Ersatz der in größerer Menge verbrauchten Stoffe wird allein durch vermehrte Blutzufuhr ermöglicht, und durch die Vergrößerung der Sauerstoffzufuhr zur Hirnrinde wird gleichzeitig die Zersetzbarkeit der zentralen Biogene gesteigert, werden also die betreffenden psychischen Vorgänge erleichtert.

Würde diese bessere Blutversorgung des Gehirns z. B. bei psychischer Arbeit nicht eintreten, so würde allerdings die Ausführung der psychischen Arbeit nicht unmöglich werden, denn wir wissen, daß der psychische Vorgang das primäre Ereignis ist, und die Veränderungen an den Blutgefäßen nur sekundär eintretende Begleiterscheinungen sind. Zudem haben wir gesehen (Abschnitt VIII) daß auch bei anormaler Verengerung der Hirngefäße bei sehr starker Ermüdung noch, wenn auch nur mühsam, psychische Arbeit geleistet werden kann, wie das aus Kurve Nr. 114 deutlich hervorgeht, bei der trotz der Verengerung der Hirngefäße noch eine psychische Arbeit geleistet wurde.

Sicherlich würde aber nicht eine gleichmäßige psychische Arbeitsleistung von einiger Dauer möglich sein, sondern da der Ersatz der verbrauchten Stoffe nicht schnell genug stattfinden könnte, würde die Ermüdung eher eintreten, gerade wie das auch der Fall sein würde, wenn nicht die Gefäße der muskulösen äußeren Teile bei der Ausführung anstrengender, lang dauernder Muskelbewegungen stärker mit Blut gefüllt würden. (Siehe Abschnitt V, VI b.)

In diesem Falle sehen wir also die vasomotorischen Begleiterscheinungen zwar nicht den psychischen Vorgang herbeiführen, wie sich das James und Lange dachten (siehe Abschnitt I b), aber wir sehen, daß sie die längere Dauer dieses Vorganges ermöglichen, die ihn eigentlich erst für uns wertvoll macht.

Einen schönen Beweis für den Zusammenhang des vermehrten Blutzuflusses zum Gehirn und der Steigerung der Aufmerksamkeit lieferte auch H. Berger durch seine in Abschnitt VIII ausführlicher erörterte Feststellung, daß bei den kleineren Undulationen der Kurve des Hirnvolums bei psychischer Arbeit das Tal einer Welle immer einem Nachlassen der gesteigerten Aufmerksamkeit entspricht.

Aus meinen Untersuchungen an Tieren, die im Abschnitt VII behandelt wurden, und deren Hauptergebnisse wir nach unseren physiologischen Erfahrungen in anderen Punkten auch auf den Menschen anwenden dürfen, ergeben sich noch weitere Folgerungen über die Zweckmäßigkeit im Mechanismus der Blutversorgung des Gehirns.

Ich fand bei jenen Tierversuchen, daß bei elektrischer Reizung der sympathischen Halsnerven einer Seite sich die Hirngefäße beider Hirnhälften in völlig gleicher Weise verändern, und es wurde in Abschnitt VII e auf Seite 328 auch der physiologische Vorgang erörtert, der vermutlich zu dieser Erscheinung führt.

Die Ergebnisse der elektrischen Reizung peripherer sensibler Spinalnerven hatten aber ergeben (Abschnitt VII c), daß auch der Einfluß der äußeren Reize durch sympathische Fasern zu den Hirngefäßen geleitet wird und also auch auf die Gefäße beider Hirnhälften gleichmäßig wirkt.

Es handelte sich bei jenen Untersuchungen um stark schmerzhafte Reize, und es trat keine reine Erweiterung der Hirngefäße ein, wie sie beim Menschen bei solchen äußeren Reizen eintritt, die nur eine Steigerung der Aufmerksamkeit bewirken, ohne das Hinzukommen von Schmerz oder Unlust. Es ist aber nach diesen Ergebnissen kaum zu bezweifeln, daß auch beim Menschen bei der Gefäßerweiterung in der Hirnrinde bei gesteigerter Aufmerksamkeit die Gefäße auf beiden Hirnhälften in völlig gleichmäßiger Weise sich erweitern, ganz gleichgültig, auf welcher Körperseite der die Aufmerksamkeit steigernde Reiz eingewirkt hat.

Welchen Nutzen es bringt oder warum es zur Funktion des Gehirns nötig ist, daß beide Hirnhälften immer eine völlig gleichmäßige Blutversorgung erhalten, wissen wir nach dem heutigen Stand der Forschung nicht, wir werden aber aus dem Folgenden erkennen, daß dieser Mechanismus für die völlige Gleichmäßigkeit der Blutversorgung beider Hirnhälften nicht nur bei solchen Zuständen der gesteigerten Aufmerksamkeit in Kraft tritt, die durch die Einwirkung äußerer Reize herbeigeführt werden.

Wir können uns zwar nur sehr wenig davon eine Vorstellung machen, wie psychische Vorgänge in der Hirnrinde entstehen, ohne daß sie von einem äußeren Reize ausgelöst werden, wir können aber aus den Ergebnissen der Tierversuche den physiologischen Weg erkennen, auf dem durch die spontane Entstehung irgendwelcher Vorstellungen in der Hirnrinde ein vermehrter Blutzufluß zum Gehirn herbeigeführt wird.

Die Ergebnisse der parallelen Versuche über die elektrische Rindenreizung der motorischen Zonen beim Tier und über den Einfluß von Bewegungsvorstellung beim Menschen (siehe Abschnitt X a) hatten es sehr wahrscheinlich gemacht, daß die elektrische Reizung der Hirnrinde dort einen Erregungszustand schafft, der in seiner Wirkung auf die Regulierung der Veränderungen an den Blutgefäßen dem Erregungszustand sehr ähnlich ist, der durch die Entstehung bestimmter Vorstellungen in der Hirnrinde geschaffen wird.

Es ist danach gerechtfertigt, in gewisser Weise aus den vasomotorischen Begleiterscheinungen bei elektrischer Reizung der Hirnrinde auf gleiche vasomotorische Veränderungen bei der Entstehung mancher psychischer Vorgänge zu schließen, obwohl durch die auf einen nur sehr kleinen Teil der Hirnrinde beschränkten künstlichen Reizungen psychische Vorgänge selbst nicht herbeigeführt werden können, da zu deren Zustandekommen vermutlich viel ausgedehntere Teile der Hirnrinde gleichzeitig in Erregungszustand geraten müssen.

Wie in Abschnitt VII e ausführlicher behandelt wurde, stellte ich fest, daß nach vollständiger Zerstörung des verlängerten Marks, so daß weder eine Beeinflussung des Blutdruckes noch der Hirngefäße von diesen Teilen aus noch in Frage kamen, elektrische Reizung jedes beliebigen Punktes der Rinde des Großhirns eine auf beiden Hirnhälften gleichmäßig starke, aktive Erweiterung aller Gefäße der Hirnrinde und Zunahme der Blutfülle des Gehirns eintrat.

Da die Gefäßerweiterung bei einseitiger Reizung auf beiden Hirnhälften in gleicher Stärke auftrat, kann diese Wirkung nur durch Vermittlung des Gefäßnervenzentrums für die Hirngefäße zustande kommen, das hirnwärts von der zerstörten Medulla gelegen sein muß.

Diese aktive Erweiterung aller Gefäße der Großhirnrinde entspricht dem Befunde bei dem Zustande der gesteigerten Aufmerksamkeit am normalen Menschen, und in Analogie zu diesen Tierversuchen darf wohl angenommen werden, daß, wie bei dem künstlich herbeigeführten Erregungszustand in der Hirnrinde bei Tieren, so auch bei den Erregungsvorgängen in der Hirnrinde infolge von Aufmerksamkeitssteigerung beim Menschen die Gefäßerweiterung durch einen solchen Reflex vom vasomotorischen Zentrum der Hirngefäße ausgelöst wird, und daß auch dann an allen Teilen der Großhirnrinde eine gleichmäßige Erweiterung der Gefäße eintritt.

Dafür spricht auch der Umstand, daß die Experimentatoren an sehr verschiedenen Stellen der Rinde des Großhirns die Gefäßerweiterung bei gesteigerter Aufmerksamkeit feststellten.

Über die Bedeutung dieser Gleichmäßigkeit der Zunahme der Blutfülle der verschiedenen Teile der Großhirnrinde bei gesteigerter Aufmerksamkeit oder psychischer Arbeit wissen wir nichts.

Es kann höchstens daran gedacht werden, daß infolge der an allen Teilen der Großhirnrinde vermehrten Sauerstoffzufuhr die Reaktionsfähigkeit der Biogene in allen diesen Teilen gesteigert wird und daß auf diese Weise vielleicht die Gedankenassoziation erleichtert wird. —

d) Die Bedeutung der vasomotorischen Vorgänge beim Eintreten des Schlafes.

Nach seinen ersten Untersuchungen über die vasomotorischen Veränderungen beim Eintreten und Aufhören des Schlafes war Mosso, wie schon oben (Abschnitt IIIa) erwähnt wurde, zu der Meinung gekommen, daß die Zunahme der Blutfülle der äußeren Körperteile, die er beim Eintreten des Schlafes gefunden hatte, mit einer gleichzeitigen Abnahme der Blutfülle des Gehirns zusammenhänge, die nach seiner Ansicht das Wesen des Schlafes ausmachte.

In umgekehrter Weise stellte er sich ja auch vor, daß durch die Verengerung der äußeren Gefäße des Körpers bei geistiger Arbeit die gleichzeitig eintretende Zunahme der Blutfülle des Gehirns verursacht werde.

Bei seinen späteren Untersuchungen fand Mosso aber oft, daß das Gehirn beim Eintreten des Schlafes blutreicher wird, er kam deshalb von seiner früheren Ansicht ab und glaubte, daß es überhaupt keine feststehende Beziehung zwischen dem Eintreten des Schlafes und dem Verhalten der Blutfülle des Gehirns gebe.

Aus den ausführlichen Untersuchungen Brodmanns, die auch anderweitig bestätigt wurden (siehe Abschnitt VIII) ging dann hervor, daß gleichzeitig mit der, wenn auch geringen, Zunahme der Blutfülle der äußeren Teile beim Eintritt des Schlafes eine solche des Gehirns entsteht, und daß bei möglichst sanftem Erwecken auch das Zurückgehen dieser Erscheinungen beobachtet werden kann.

Von allen Experimentatoren wurden endlich bisweilen, nicht immer, starke spontane Undulationen sowohl an den Kurven des Armes, als des Gehirns während des tiefen Schlafes beobachtet.

Der einzige unter den neueren in Frage kommenden Experimentatoren, der eine bestimmte Ansicht über die Bedeutung der vasomotorischen Änderungen bei Eintritt des Schlafes ausspricht, ist A. Lehmann[1]).

Lehmann kannte die Untersuchungen Brodmanns, stellte aber mit seiner Methode der Messung der Änderung der Pulsverspätung in der Armarterie und in der Carotis am Hals (siehe Abschnitt II h. S. 72ff.) selbst eine Reihe von Untersuchungen über die vasomotorischen Veränderungen beim Schlafe an, während deren er zwar auch meist beim Eintreten des Schlafes Erweiterung der äußeren Gefäße des gemessenen Armes und des Gehirns fand, die ihn aber in ihrer Gesamtheit zu folgenden neuen Feststellungen führten.

Nach Lehmann tritt beim Einschlafen meist Blutdrucksteigerung ein, während des Schlafes ändert sich aber häufig sowohl der Blutdruck, als auch die Herztätigkeit und der Kontraktionszustand der verschiedenen Gefäßgebiete, es ist also für den Schlaf ein sehr schwankendes Gleichgewicht des ganzen vasomotorischen Apparates charakteristisch.

Hieraus zieht Lehmann den Schluß, daß die vasomotorischen Veränderungen nicht die Ursache des Schlafes darstellen, wie man früher bisweilen annahm. Der Schlaf müsse in einer periodisch eintretenden Verminderung der Arbeitsfähigkeit höherer Hirnzentren bestehen, die im normalen Zustand hemmend auf die niederen Zentren, wie auf die der Bewegung des Herzens und der Gefäße, wirken. Infolge des Wegfalles dieser Hemmung entstehe eine scheinbare Regellosigkeit und Unabhängigkeit im Verhalten der einzelnen Teile des Zirkulationsapparats.

Eine Regelung der Blutzufuhr nach den verschiedenen mehr oder weniger erschöpften Organen ist nach Lehmann aber trotzdem in dem Sinne wahrscheinlich, daß zu den stärker erschöpften Organen auch eine größere Blutzufuhr während des Schlafes statt-

---

1) Lehmann, zit. oben 3, 466ff. 1905.

findet, wobei vermutlich gerade die Ermüdung des betreffenden Organs als vasomotorischer Reiz wirke.

Da nun nach der Einleitung der stärkeren Blutzufuhr zu dem am stärksten ermüdeten Organ bald ein anderes Organ das relativ am meisten der stärkeren Blutzufuhr bedürftige werde, so werde die stärkere Blutzufuhr dann zu diesem gelenkt, und durch diesen Wechsel, der sich immer fortsetze, würden die scheinbar regellosen Schwankungen im Verhalten des ganzen Zirkulationsapparates während des Schlafes herbeigeführt.

Die Mängel der Methode Lehmanns, aus den Änderungen der Pulsverspätung bestimmte Schlüsse zu ziehen, wurden von mir in Abschnitt II h. S. 74 ausführlich besprochen, und es ist sicher, daß man damit besonders über das Verhalten der Hirngefäße zu durchaus keinen sicheren Schlüssen gelangen kann, da ja Veränderungen im Gefäßgebiet der Carotis externa, die auch mit gemessen werden, Veränderungen der Pulsverspätung an der Carotis herbeiführen können, die durchaus nichts mit den Veränderungen an den Hirngefäßen zu tun haben.

Auch die Schlüsse, die Lehmann auf die gleichzeitigen Blutdruckänderungen zieht, ohne den Druck direkt zu messen, haben sich schon an anderer Stelle als unbegründet herausgestellt (siehe Abschnitt VI b auf Seite 329), und auch sein auf indirekte Weise, mit Hilfe der Messungsmethode der Pulsverspätung gewonnenes Resultat, daß sich bei Eintreten des Schlafes meist eine Blutdrucksteigerung zeigt, ist höchst wahrscheinlich unrichtig, denn die vorliegenden direkten Messungen des Blutdruckes, die sicher maßgebender sein müssen, haben im Gegenteil eine Erniedrigung des Blutdruckes nach Eintreten des Schlafes ergeben. Es sind dies Messungen von Hammond, Brush und Fayerwether, Hill und Coleman[1]).

Sicher hat aber Lehmann recht, wenn er sagt, daß die vasomotorischen Veränderungen beim Eintreten des Schlafes nicht die Ursache des Schlafes darstellen.

---

[1]) Hammond, Sleep and its derangements N. Y. 1869. Brush and Fayerwether, Americ. Journ. of Physiol. 5. Hill, Journ. of Physiol. 1898. Coleman, Die Ursache des Schlafes. Pflügers Archiv 1909, zit. nach Coleman.

Es spricht schon die Analogie mit den Verhältnissen bei allen anderen psychischen Vorgängen für diese Ansicht, denn wir fanden bei jenen Vorgängen, daß ihre Fortdauer zwar durch die gleichzeitigen Blutverschiebungen verlängert, ihre Intensität vergrößert, die Ausführung ihres Gedankeninhaltes erleichtert werden kann, daß die gleichzeitige Blutverschiebung sich oft als Schutzmittel für den Organismus erweist, daß die psychischen Zustände aber nie durch die vasomotorischen Veränderungen allein hervorgerufen werden können.

Außerdem sahen wir, daß die vasomotorischen Änderungen bei Eintreten des Schlafes durchaus nicht immer stark hervortreten, ja sogar oft so schwach sind, daß sie auch von tüchtigen Experimentatoren nicht immer mit Sicherheit festgestellt werden konnten.

Das Wesentliche des Schlafes muß in Veränderungen anderer Art liegen, und die vasomotorischen Vorgänge dabei stellen nur physiologische Begleiterscheinungen des Schlafes dar, die mehr oder weniger stark hervortreten, immer aber sich durch sehr langsames Eintreten von den vasomotorischen Begleiterscheinungen beim Eintreten anderer psychischer Zustände unterscheiden.

Wir können noch weiter gehen und behaupten, daß auch Vorgänge in der Rinde des Großhirns nicht das Wesentliche des Schlafes ausmachen, denn der Hund, an dem es Goltz[1]) gelungen war, in verschiedenen Operationen des gesamten Großhirns zu entfernen, und der in diesem Zustand noch lange Zeit lebte, zeigte noch einen regelmäßigen Wechsel von Schlaf- und Wachzustand.

Daß trotzdem die Ermüdung der Hirnrinde unter normalen Verhältnissen den größten Einfluß auf die Herbeiführung des Schlafes hat, ist ja nicht zu bezweifeln, das sehen wir an der oft zum Schlaf führenden Ermüdung, die nach rein psychischer Arbeit oder auch nach dem exzitatorischen Stadium der Alkoholvergiftung eintritt. Sicherlich können die Verluste, die einzelne Teile oder die ganze Hirnrinde infolge zu starker Tätigkeit erfahren haben, und die nur bis zu einer gewissen Grenze während des Wach-

---

[1]) Goltz, Pflügers Archiv f. Physiol. **51.**

zustandes ersetzt werden können, am besten im Schlafzustand ersetzt werden.

Es geht aber doch aus dem Versuche von Goltz hervor, daß die Ermöglichung des vollständigen Ersatzes der in der Hirnrinde verbrauchten Stoffe nicht allein die Ursache des Eintretens des Schlafes ist, wenn sie auch das Eintreten des Schlafes beschleunigen kann. Es müssen noch andere, nicht in der Hirnrinde gelegene Zentralteile sein, die periodisch ihre Funktion einstellen und dadurch den Schlaf herbeiführten.

Beachtenswert ist die Meinung Lehmanns, daß es anscheinend der Fortfall der normalen Hemmungen für die Zentren des Zirkulationsapparates ist, der die scheinbare Regellosigkeit im Verhalten des Herzens und der Gefäße herbeiführt.

Wenn die Regellosigkeit im Verhalten des Blutdruckes und im Volumverhalten der Glieder und des Gehirns nun auch durchaus nicht in der Weise vorherrscht, wie es Lehmann nach den Ergebnissen seiner Messung der Pulsverspätung annimmt, so sind doch von allen Autoren bisweilen im Schlafe starke spontane Undulationen der Volumkurven beobachtet worden.

Nach meiner Ansicht scheint aber das ganze Verhalten des vasomotorischen Apparates bei Eintreten, Aufhören und während des Schlafes nicht nur für den zeitweiligen Ausfall gewisser vasomotorischer Hemmungen zu sprechen, sondern ganz besonders scheint es auf einen zeitweiligen Fortfall des normalen Tonus der Gefäße des ganzen Körpers hinzudeuten.

Gegen diese Ansicht spricht durchaus nicht, wie man denken könnte, die Volumabnahme der Bauchorgane, deren Eintreten beim Beginn des Schlafes durch meine Untersuchungen (Abschnitt VI a) nachgewiesen wurde.

Wie erinnerlich, waren diese Versuche bei völlig horizontaler Lage (bei etwas erhöhtem Kopf) der Versuchspersonen vorgenommen worden, wie sie ja auch beim normalen Schlaf die gewöhnliche ist.

Durch das Einschlafen wird aber immer der Konzentrationszustand der Aufmerksamkeit der betreffenden Person wenigstens relativ vermindert; während die Person vorher ihren Gedanken noch bestimmte Richtungen gegeben hat, fällt dies nach dem Einschlafen fort. Dieser Zustand einer relativ höheren Aufmerksamkeit vor dem Einschlafen muß aber auch, wenigstens in geringem Maße, mit den vasomotorischen Begleiterscheinungen dieses Zustandes, also mit Verengerung der äußeren und Erweiterung der Bauchgefäße verbunden sein, wenigstens muß dieser Zustand der Gefäße vor dem Einschlafen in stärkerem Grade vorhanden sein, als nach dem Eintreten des Einschlafens.

Es sind also vor dem Einschlafen die Bauchorgane etwas blutreicher und die äußeren Teile etwas blutärmer, als es in einem vollkommenen Ruhezustand der Fall sein muß, in dem keine eigenen Gedankenrichtungen mehr verfolgt werden.

Angenommen nun, es läßt beim Einschlafen der allgemeine Gefäßtonus nach, der während des Wachens dauernd alle Blutgefäße in einem gewissen mittleren Kontraktionszustand erhält, so würde diese Erweiterung in relativ stärkerem Maße die äußeren Gefäße betreffen, die in etwas verengertem, als die Bauchgefäße, die schon in etwas erweitertem Zustand sich befinden.

Bei senkrechter Stellung des Menschen während des Einschlafens würde wohl die überschüssige Menge von Blut, das die Bauchgefäße noch enthalten, infolge der Schwere zum größten Teile in den Bauchorganen bleiben. Da aber die untersuchten Personen beim Einschlafen horizontal lagen, so mußte der Ausgleich in der Weise stattfinden, daß die überschüssige Menge von Blut aus den Bauchorganen abfloß und dem Gehirn und den äußeren Körperteilen zugute kam.

Auf diese Weise würde sich die gleichzeitige Volumzunahme des Gehirns und der äußeren Teile und die geringe Volumabnahme der Bauchorgane beim Einschlafen in horizontaler Lage erklären. Man könnte auf diese Weise auch einsehen, warum bei den Untersuchungen, die über das Eintreten des Schlafes oder des hypnotischen Zustandes an mehr oder weniger aufrecht sitzenden Personen vorgenommen wurden, nur sehr geringe oder keine Volumänderungen gefunden wurden.

Mit dieser Vorstellung würde auch völlig übereinstimmen, daß durch alle direkte Blutdruckmessungen unmittelbar vor und nach dem Einschlafen eine Erniedrigung des Blutdruckes gefunden worden ist, und auch das sehr langsame Eintreten der Volumveränderungen beim Einschlafen würde sich durch das allmähliche Nachlassen des Gefäßtonus erklären lassen. (Ein Tonus der Hirngefäße konnte allerdings bei Tieren, wie in Abschnitt VIIb gezeigt wurde, nicht durch den Erfolg der Durchschneidung der Nervi sympathici am Hals nachgewiesen werden, doch spricht dies nicht gegen das Vorhandensein eines Tonus der Hirngefäße im Wachzustande, da ja die Hirngefäße auch noch auf anderen Wegen innerviert werden (siehe Abschnitt VIIc), durch die ihr Tonus auch nach Durchschneidung der Nervi sympathici aufrecht erhalten werden kann.)

Ferner ist es möglich, daß von denselben Zentralteilen, von denen aus im Wachzustande der dauernde Erregungszustand der vasomotorischen Zentren hervorgerufen wird, der den Tonus der Blutgefäße bewirkt, im Wachzustande auch solche Hemmungen für die Zentren der Bewegung des Herzens und der Blutgefäße ausgehen, wie sie Lehmann annimmt, und daß ihr Ausfall eine größere Labilität des Zirkulationsapparates veranlaßt. Völlig abzuweisen ist dagegen die andere Ansicht Lehmanns, daß der Wechsel der vermehrten Blutzufuhr zu den einzelnen am meisten ernährungsbedürftigen Organen die spontanen Volumschwankungen während des Schlafes herbeiführt.

Es ist zur Erklärung der oft sehr starken, scheinbar spontanen Volumschwankungen während des Schlafes nicht einmal nötig, den Wegfall besonderer Hemmungen anzunehmen, die im Wachen wirksam sind, wie Lehmann das tut.

Wenn wir nach obigen Ausführungen nur daran festhalten, daß im Schlafe die während des Wachens dauernd wirksamen Erregungen weggefallen sind, deren Einfluß auf die Gefäßnervenzentren den Tonus der Blutgefäße zur Folge hat, der während des Wachens besteht und im Schlafe wegfällt, so genügt dies dazu, es zu erklären, daß nach Wegfall dieser nach einer bestimmten Richtung hin wirkenden Erregungsimpulse, andere Reize, die von außen oder von innen her zu den vasomotorischen Zentren gelangen, einen weit stärkeren Einfluß auf diese Zentren gewinnen als vorher.

Ist es doch eine lang bekannte Erfahrung, daß umgekehrt durch dauernde Einwirkung eines bestimmten Reizes auf ein Nervenzentrum die Empfindlichkeit dieses Zentrums gegen andere neu hinzukommende Reize stark herabgesetzt wird.

Es wurde im Abschnitt VIII ausführlich erörtert, daß äußere Reize sehr wohl vasomotorische Wirkungen haben können, auch wenn sie nicht zum Bewußtsein gelangen, wie man ja auch bei einem Tiere, dem die Hirnrinde exstirpiert worden ist, noch durch sensible Reize vasomotorische Änderungen erhält.

Äußere Reize spielen nun allerdings im Schlafe wohl eine geringere Rolle, obwohl sie besonders bei Anstellung von Experimenten sicher nicht fehlen, es ist aber sehr wohl möglich, daß dann die inneren Reize, die von Organgefühlen herrühren, mit in Frage kommen, denn wenn die vasomotorische Wirkung dieser Reize auch im Wachzustand nicht sehr hervortritt, so ist dies doch im Schlaf möglich, wenn die Empfindlichkeit der vasomotorischen Zentren gegen andere Reize infolge des Wegfalls der im Wachen dauernd auf sie einwirkenden Erregungsimpulse, die zum Tonus der Blutgefäße führen, gesteigert ist.

Es entsteht endlich noch die Frage, wie man es sich wohl erklären könnte, daß bei zwei so verschiedenen Zuständen, wie im Schlaf und bei psychischer Arbeit (gesteigerter Aufmerksamkeit), die vasomotorischen Verhältnisse im Gehirn die gleichen sind, indem bei beiden Zuständen seine Gefäße erweitert sind und seine Blutfülle vermehrt ist.

Es scheint allerdings vorteilhaft für die doch wohl notwendige gute Ernährung des Gehirns während des Schlafes zu sein, daß seine Gefäße dauernd erweitert sind. Der Unterschied der Gefäßerweiterung im Gehirn beim Schlaf und bei gesteigerter Aufmerksamkeit ist nach der oben erörterten Vorstellung der, daß bei jenem Zustand die Gefäßerweiterung durch Nachlassen des Tonus eintritt, während bei diesem Zustande die Gefäßerweiterung durch einen Erregungszustand des vasomotorischen Zentrums für Gefäßerweiterung herbeigeführt wird, außerdem in bedeutend kürzerer Zeit zustande kommt und vermutlich auch eine stärkere Verbesserung der arteriellen Blutzufuhr bewirkt.

Es ist aber höchst unwahrscheinlich, daß in diesen Unterschieden eine wesentlich andere Wirkung der Zunahme der Blutfülle des Gehirns begründet sein kann.

Vielmehr führt dies gleiche Verhalten der Blutfülle des Zentralorgans bei zwei so verschiedenen psychischen Zuständen, wie Schlaf und psychische Arbeit es sind, uns wieder die oft hervorgehobene Tatsache vor Augen, daß die vasomotorischen Veränderungen, die bei den verschiedenen psychischen Zuständen eintreten, nicht die psychischen Vorgänge selbst herbeiführen können, wie James und Lange glaubten, ja daß dies selbst nicht die vasomotorischen Veränderungen im Zentralorgan leisten können, sondern daß sie nur Folgeerscheinungen der psychischen Vorgänge sind.

Dagegen liegt die Bedeutung der vasomotorischen Begleiterscheinungen, die sie weit über alle anderen physiologischen Begleiterscheinungen psychischer Vorgänge stellt, darin, daß sie die längere Fortdauer mancher psychischen Vorgänge ermöglichen, die diese erst für uns wertvoll macht, daß sie die Ausführung des Vorstellungsinhaltes psychischer Vorgänge erleichtern und die Intensität ihres Auftretens zweckmäßig regulieren. —

Literatur.

Bayliss, On reciprocal innervation in vaso-motor reflexes and the action of strychnine and of chloroform thereon. Proc. Roy. Soc. B. **80**. 1908.

— Physiology of the depressor nerf. Journ. of Physiol. **14**.

— Journ. of Physiol. 1894.

Bechterew, St. Petersburger med. Wochenschr. 1881. Nr. 25.

Berger, Körperliche Äußerungen psychischer Zustände. Bd. I, II. Jena 1904, 1907.

— Zur Lehre der Blutzirkulation in der Schädelhöhle. Jena 1901.

Biedl und Reiner, Zur Frage der Innervation der Hirngefäße. Pflügers Archiv. **79**. 1900.

Binet et Courtier, Circulation capillaire de la main. L'année psychol. **2**. 1895.

— — Influence de la vie émotionelle. L'année psychol. **3**. 1897.

Binet et Vaschide, Influence de travail intellectuel etc. L'année psychol. **3**.

Binswanger, L., Journ. f. Psychol. u. Neurol. 1907.

Bochefontaine, Arch. de physiol. 1876.

Bradford, Innervation of renal blood vessels. Journ. of Physiol. **10**.

Brahn, Experimentelle Beiträge zur Gefühlslehre. Wundt, Philos. Studien. **18**. 1903.

Breukink, Über Ermüdungskurven bei Gesunden und bei einigen Neurosen und Psychosen. Journ. f. Psychol. u. Neurol. **4**.

Brodmann, K., Plethysmographische Studien am Menschen. I. Teil. Untersuchungen über das Volumen des Gehirns und Vorderarmes im Schlafe. Journ. f. Psychol. u. Neurol. **1**. 1902. Heft 1, 2.

Brush and Fayerwether, Journ. of Physiol. **5**.

Cavazzani, Contribution à l'étude de la circulation cérébrale. Arch. Ital. de Biol. **19**. 1893.

Chauveau und Kaufmann, Compt. rend. de l'Acad. des sciences. 1887/88.

Coleman, Die Ursache des Schlafes. Pflügers Archiv. 1909.

Conty et Charpentier, Recherches sur les effets cardio-vasculaires des excitations des sens. Arch. de physiol. 1877.

Curdy, Mc., The effect of maximal muscular effort on blood pressure. Journ. of Physiol. **2**. 95.

Cushing, H., A note upon the faradic stimulation of the postcentral gyrus in conscious patients. Brain, 1909 May.

Danilewski, Pflügers Archiv. 1875.

Darwin, Der Ausdruck der Gemütsbewegungen bei Menschen und Tieren. Halle 1872.

Dastre et Morat, Arch. de physiol. 1876.

— — Système nerveux vaso-moteur.

Duchenne, Mécanisme de la physiognomie. 1862.

Dumas, G., Recherches exper. sur la joie et la tristesse. Revue philos. 1896.

Eulenburg und Landois, Centralbl. f. med. Wissensch. 1876. Nr. 15.

— — Virchows Archiv. **66, 68**.

Féré, Compt. rend. de la Soc. de Biol. 1888.

— Sensation et mouvement. 2. éd., Paris 1900.

Foà und Schiff, Med. Centralbl. 1876.

Franck, François, Les fonctions motrices du cerveau. Paris 1887.

— Recherches sur les nerfs vasculaire de la tête. Travaux du laboratoire de Marey. 1875.

Frankfurther, W. und Hirschfeldt, A., Das Verhältnis der Arbeitsintensität zu der Größe der Blutverschiebung bei psychischer Arbeit. Erscheint im Archiv f. Physiol. 1909.

v. Frey, Arbeiten aus d. physiol. Anstalt zu Leipzig. 1876.

— Archiv f. Physiol. 1890.

Gärtner und Wagner, Über den Hirnkreislauf. Wiener med. Wochenschrift. 1887.

Geigel, R., Virchows Archiv. **119**. 93. Sitzungsber. d. Phys.-med. Ges. Würzburg 1903.

Gent, W., Volumpulskurven bei Gefühlen und Affekten. Wundt, Philos. Studien. **18**. 1903.

Gottlieb und Magnus, Archiv f. experim. Pathol. und Pharmakol. **48**. 1902.

Gratiolet, De la physiognomie et des mouvements d'expression. 1865.

Grebner und Grünbaum, Beziehung von Muskelarbeit zu Blutdruck. Wiener med. Presse. 1899.

Grunmach, Archiv f. Physiol. 1879, 1888.

— Virchows Archiv. **102**.

Gumprecht, Experimentelle und klinische Prüfung des Sphygmomanometers von Riva-Rocci. Zeitschr. f. klin. Med. 1900.

Haller, Elementa physiologiae. Tom. V, lib. 17.

Hallion et Comte, La pression artérielle pendant l'effort. Compt. rend. de la Soc. de Biol. 1896.

Hammond, Sleep and its derangements. New York 1869.

Hasebrock, Über die gymnastischen Widerstandsbewegungen in der Therapie. Leipzig 1895.

Hering, Sitzungsbericht der Akad. d. Wissensch. Wien. **40**. II. 1869.

Hill, L., The Physiology and Pathology of the Cerebral Circulation. London 1896.

— Journ. of Physiol. 1898.

Hill und Macleod, A further inquiry into the supposed existence of cerebral vasomotor nerves. Journ. of Physiol. **26**.

Hitzig, Med. Centralbl. 1876. S. 323.

Hughes, Die Mimik des Menschen. 1900.

Hunter, On the presence of nerf fibres in the cerebral vessels. Journ. of Physiol. **26**. 1901.

Hürthle, Beschreibung einer registrierenden Stromuhr. Pflügers Archiv. **97**. 1903.

— Innervation der Hirngefäße. Pflügers Archiv. **44**. 1859.

Irons, Prof. James, Theorie of Emotion. Mind. 1894.

Isenberg und Vogt, Zur Kenntnis des Einflusses einiger psychischer Zustände auf die Atmung. Zeitschr. f. Hypnotismus. **10.**

James, W., Principles of Psychology. London 1901. T. II.

Jensen, Die Innervation der Hirngefäße. Pflügers Archiv. **103.** 1904.

Kaufmann, Recherches expérimentelles sur la circulation dans les muscles en activité physiologique. Arch. de physiol. **4.**

Kelchner, M., Die Abhängigkeit der Atem- und Pulsänderungen von Reiz und Gefühl. Archiv f. Psychol. 1905.

Knoll, Über die Druckschwankungen in der Cerebrospinalflüssigkeit und den Wechsel in der Blutfülle d. zentralen Nervensystems. Sitzungsber. d. Akad. d. Wissensch. Wien. **93.** III.

Kobert, Über die Beeinflussung der peripheren Gefäße durch pharmakologische Agenzien. Archiv f. experim. Pathol. und Pharmakol. **22.**

Kornfeld, Physische und psychische Arbeit und Blutdruck. Wiener med. Blätter. 1899.

Küßner, Archiv f. Psychol. 1878.

Landois, Lehrb. d. Physiol. 11. Aufl. Wien 1905.

Lange, C., Über Gemütsbewegungen; deutsch 1887.

Langley, Das sympathische und verwandte nervöse System der Wirbeltiere. Asher-Spiro, Ergebnisse d. Physiol. II. **2.**

— Journ. of Physiol. **11.** 1890. **30. 33.**

Langley and Dickinson, Proc. Roy. Soc. **46.** 1889.

Lehmann, A., Die Hauptgesetze des Gefühlslebens. 1892.

— Körperliche Äußerungen psychischer Zustände. I—III. Leipzig 1899—1905.

Lieben, Centralbl. f. Physiol. **20.** 1906. Heft 75.

Lipps, Göttingsche gelehrte Anzeigen. 1894.

Loeb, J., Pflügers Archiv. **39.** 1886.

Mantegazza, La physiognomie et l'expression des sentiments. 1889.

Masing, Über das Verhalten des Blutdruckes bei jungen und alten Menschen bei Muskelbewegung. Deutsches Archiv f. klin. Med. **74.** 1902. Heft 3.

Maximowitsch und Rieder, Untersuchungen über die durch Muskelarbeit und Flüssigkeitsaufnahme bedingte Blutdrucksteigerung. Deutsches Archiv f. klin. Med. 1890.

Mayer, Siegm., Sitzungsber. der Akad. d. Wissensch. Wien. **74,** VII. 1876.

Mays, Über die Bewegungen des menschlichen Gehirns. Virchows Archiv. **88.** 1892.

Meißl, Die Erfahrungen der Pawlowschen Schule usw. Journ. f. Psychol. u. Neurol. **6.**

Mentz, Die Wirkung akustischer Sinnesreize auf Puls und Atmung. Philos. Studien. **11.** 1895.

Mosso, A., Arch. Ital. de Biol. **1884.**

— Diagnostik des Pulses. Leipzig 1879.

— Die Furcht. Leipzig 1889.

— Kreislauf des Blutes im Gehirn. Leipzig 1881.

— Sopra un nuovo metodo per scrivere i movimenti dei vasi sanguini nell' uomo. Acad. d. scienze di Torino. **11.** 1875.

— Temperatur des Gehirns. Leipzig 1894.

Mosso, A., Über die gegenseitige Beziehung der Bauch- und Brustatmung. Archiv f. Physiol. 1878.

Mosso, A. e Pellacani, P., Sulle funzione della vesica. R. Accad. dei Lincei. 1881/82.

Müller, Otfried, Deutsches Archiv f. klin. Med. 1905.

— Über die Vasomotoren des Gehirns. Zeitschr. f. experim. Pathol. und Therapie. 4. 1907.

Müller, Rob., Die Verwendbarkeit der plethysmographischen Kurven für psychol. Fragen. Zeitschr. f. Psychol. 30. 1902.

Munk, J., Lehrb. d. Physiol.

Nicolai, Die physiol. Methodik zur Untersuchung d. Tierpsyche. Journ. f. Psychol. u. Neurol. 10.

Örtel, Allgemeine Behandlung der Kreislaufstörungen. Leipzig 1885.

Patrizi, Experimenti sopra l'influenza de la musica. Archivio di psychiatria. Vol. XVII.

Pawlow, Psychische Erregung der Speicheldrüsen. Ergebnisse d. Physiol. III. 1.

— Sur la sécrétion psychique des glandes salivaires. Arch. internat. de physiol. I.

Petersen und Jung, Brain. 1907.

Pfungst, Das Pferd des Herrn v. Osten. Berlin 1905.

Pick, Archiv f. experim. Pathol. und Pharmakol. 42. 1899.

Piderit, Grundzüge der Mimik und Physiognomik. 1858.

Pilcz, Die periodischen Geistesstörungen. Jena 1901.

Polimanti, Neue physiol. Beiträge über die Beziehung zwischen Stirnlappen und Kleinhirn. Archiv f. Physiol. 1908.

Porter and Beyer, The relation of the depressor nerf to the vasomotor centre. Amer. Journ. of Physiol. 4.

Reiner und Schnitzler, Archiv f. experim. Pathol. u. Pharmakol. 38.

Riegel und Jolly, Virchows Archiv. 52.

Rohnstein, Archiv f. mikr. Anatomie. 1900.

Roy und Sherington, Journ. of Physiol. 11. 1890.

Saiz, Plethysmographische Untersuchungen d. affektiven Psychosen. Ziehens Monatsschrift f. Psychol. u. Neurol. 1907.

Sander, Archiv f. Psychol. 9.

Schiff, La pupille considérée comme esthésiomètre. Virchows Archiv. 27. 1863.

Schüle, Über Blutdruckmessung mit dem Tonometer von Gärtner. Berliner klin. Wochenschr. 1900.

Shepard (Proc. Am. Physiol. Soc. 21. an meeting) zit. nach Coleman.

Shields, The effect of odours. Baltimore 1896.

Slaughter, The fluctuation of the attention. Journ. of Psychol. 1900. Vol. XII.

Sollier, De la sensibilité et de l'émotion. Revue philosoph. 37. 1894.

Sommer, Beitr. z. psych. Klinik. 1902.

— Die dreidimensionale Analyse d. Ausdrucksbewegungen. Zeitschr. f. Psychol. 16. 1898.

— Eine Methode zur Untersuchung feinster Ausdrucksbewegungen. Verhandl. d. Kongresses f. innere Med. 1896.

Sommer und Fürstenau, Klinik f. psych. u. nerv. Krankh., 1906, und frühere Arbeiten.

Spina, Wiener klin. Wochenschr. 1897. Nr. 38.

— Wiener med. Blätter. 1989. Nr. 16/17.

Stelling, Dissertation. Dorpat 1867, nach Hürthle, Pflügers Archiv. **44**.

Sticker, Wiener klin. Rundschau. 1897. Nr. 30, 31.

Stricker, Untersuchung über die Gefäßnervenzentren im Gehirn und Rückenmark. Med. Jahrbücher d. Gesellsch. Wiener Ärzte. 1886.

Stumpf, Über den Begriff der Gemütsbewegung. Zeitschr. f. Psychol. **21**. 1899.

Tangl und Zuntz, Einwirkung der Muskelarbeit auf den Blutdruck. Pflügers Archiv. **70**. 1898.

Tarchanoff, Über die galvanischen Erscheinungen in der Haut des Menschen bei Reiz der Sinnesorgane und bei verschiedenen Formen d. psych. Tätigkeit. Pflügers Arch. **46**. 1890.

Tschuewsky, Pflügers Archiv. **97**. 272. 1903.

Veraguth, Das psycho-galvanische Reflexphänomen. Monatsh. f. Psychiater u. Neurol. 1907, 1908.

Verworn, Physiol. Praktikum. Jena 1907.

Vogt, O., Zur Kenntnis des Wesens des Hypnotismus. Zeitschr. f. Hypnotismus. **4**.

Wernicke, Virchows Archiv. **56**.

Wesseley, Ein neues Verfahren zur graphischen Registrierung des Augendruckes. Bericht der ophthalmol. Versammlung zu Heidelberg 1906.

Westphal, Archiv f. Psychol. **7**.

Wiechowski, W., Über den Einfluß der Analgetica auf die intracranielle Blutzirkulation. Archiv f. experim. Pathol. und Pharmakol. 1902.

— Archiv f. experim. Pathol. u. Pharmakol. **1905**.

Wundt, W., Grundriß d. Psychologie. 7. Aufl. Leipzig 1905.

— Grundzüge d. physiol. Psychol. II. Bd. 5. Aufl. Leipzig 1902.

Zoneff und Meumann, Über Begleiterscheinungen psychischer Vorgänge in Atem und Puls. Wundt, Philos. Studien. **18**. 1903.

Zuntz, Vortrag. Deutsche med. Wochenschr. 1892.

Namen- und Sachregister.

Verlag von Julius Springer in Berlin.

Vorlesungen über Physiologie. Von **Dr. M. v. Frey**, Professor der Physiologie und Vorstand des Physiologischen Instituts an der Universität Würzburg. Mit zahlreich. Textfiguren. In Leinw. geb. Preis M. 10.—.

Die Untersuchung des Pulses und ihre Ergebnisse in gesunden und kranken Zuständen. Von **Dr. M. v. Frey**, Professor der Physiologie an der Universität Leipzig. Mit zahlreichen in den Text gedruckten Holzschnitten. In Leinwand gebunden Preis M. 7.—.

Die Nerven des Herzens. Ihre Anatomie und Physiologie. Von Professor **Dr. E. von Cyon.** Übersetzt von H. L. Heusner. Neue, vom Verfasser umgearbeitete und vervollständigte Ausgabe mit einer Vorrede für Kliniker und Ärzte. Mit 47 Textfiguren. Preis M. 9.—.

Das Ohrlabyrinth als Organ der mathematischen Sinne für Raum und Zeit. Von Professor **Dr. E. von Cyon.** Mit 45 Textfiguren, 5 Tafeln und dem Bildnis des Verfassers. Preis M. 14.—

Die Gefäßdrüsen als regulatorische Schutzorgane des Zentralnervensystems. Von Professor **Dr. E. von Cyon.** Mit ca. 120 Textfiguren und 8 Tafeln. (Erscheint im Frühjahr 1910.) Preis ca. M. 14.—.

Geschmack und Geruch. Physiologische Untersuchungen über den Geschmackssinn. Von **Dr. Wilhelm Sternberg.** Mit 5 Textfiguren. Preis M. 4.—.

Umwelt und Innenwelt der Tiere. Von **J. von Uexküll**, Dr. med. h. c. Preis M. 7.—; in Leinwand gebunden M. 8.—.

Die chemische Entwicklungserregung des tierischen Eies (Künstliche Parthenogenese). Von **Jacques Loeb**, Professor der Physiologie an der University of California in Berkeley. Mit 56 Textfiguren. Preis M. 9.—; in Leinwand gebunden M. 10.—.

Über das Wesen der formativen Reizung. Von **Jacques Loeb**, Professor der Physiologie an der University of California in Berkeley. Vortrag, gehalten auf dem XVI. Internationalen Medizinischen Kongreß in Budapest 1909. Preis M. 1—.

Biochemie. Ein Lehrbuch für Mediziner, Zoologen und Botaniker. Von **Dr. F. Röhmann**, a. o. Professor an der Universität und Vorsteher der chemischen Abteilung des Physiologischen Instituts zu Breslau. Mit 43 Textfiguren und 1 Tafel. In Leinwand geb. Preis M. 20.—.

Physiologie und Pathologie des Mineralstoffwechsels nebst Tabellen über die Mineralstoffzusammensetzung der menschlichen Nahrungs- und Genußmittel, sowie der Mineralbrunnen und -Bäder. Von **Dr. Albert Albu**, Privatdozent für innere Medizin an der Universität zu Berlin, und **Dr. Carl Neuberg**, Privatdozent und chemischer Assistent am Pathol. Institut der Universität Berlin. In Leinw. geb. Preis M. 7.—.

Zu beziehen durch jede Buchhandlung.